신경과학

NEUROSCIENCE

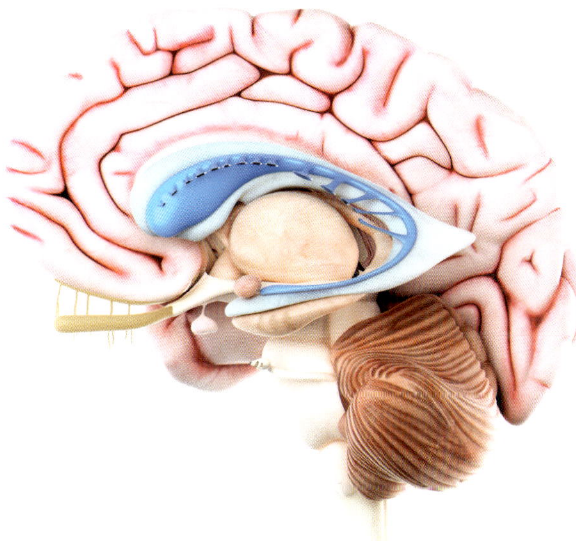

Pacific Books

NEUROSCIENCE

집 필 진

NEUROSCIENCE

대표저자

- 오태영 신라대학교
- 김병조 동의대학교
- 김창숙 구미대학교
- 김태훈 동서대학교
- 송주민 신라대학교
- 정다은 김해대학교

집 필 진

- 김영준 혜전대학교
- 김정진 여주대학교
- 김진아 한국국제대학교
- 남형천 경북전문대학교
- 성윤희 경남대학교
- 송주영 울산과학대학교
- 양대중 세한대학교
- 양승훈 전주비전대학교
- 오동환 경동대학교
- 이건철 경남정보대학교
- 이미영 대구한의대학교
- 이연섭 대원대학교
- 이우형 안동과학대학교
- 이주상 한림성심대학교
- 조용호 대구한의대학교
- 최은희 세한대학교
- 하미숙 춘해보건대학교
- 한승협 마산대학교
- 한종만 대구보건대학교
- 황윤태 강릉영동대학교
- 권해연 동의대학교

(가나다순)

NEUROSCIENCE

N·E·U·R·O·S·C·I·E·N·C·E

머.리.말

인체의 움직임을 생성, 조절 및 출력하고 나아가 움직임을 기억하고 개선시켜 나가는 신경계통은 신체 내부나 외부로부터 자극을 받아들이고 이를 통합하여 적절한 반응을 나타나게 하는 복잡하고 긴밀한 상호작용으로 정서, 지적능력, 행동 등 개인의 존재 특성을 결정하는 역할을 하는 것으로 알려져 있습니다.

이러한 관점에서 신경계통의 구조, 기능, 발달, 병리 등에 대해 연구하는 신경과학은 인체를 연구하고 움직임의 생성 및 손상 기전을 연구하는 전문가들의 근간을 세워주는 학문으로서 반드시 필요한 것이라고 할 수 있습니다.

최근의 신경과학은 사람이 외부 환경을 어떻게 인지하고 경험하는지, 그리고 상호작용을 하는지 등을 밝혀내는데 중점을 두고 있으며 행동에 대한 연구, 인공지능, 로봇 등과 같은 4차 산업과 관련된 연구에도 적용할 수 있도록 활발하게 진행되고 있는 실정입니다.

그러나 신경계통은 구조와 기능이 매우 복잡하고 발생학적 원리와 발달학적 원칙 등의 특수성으로 인하여 전공 학생들이 이해하기에는 매우 힘든 교과인 것이 사실인 것으로 알고 있습니다.

본 저서는 물리치료 임상에서 오랫동안 중추신경계 환자를 치료 한 경험이 풍부하신 저자, 그리고 대학원에서 신경생리학 연구를 전공으로 하신 저자, 그리고 물리치료 및 작업치료 영역에서 활발하게 연구 활동을 하신 저자들이 함께 모여 신경과학을 처음 접하는 학부 학생들이 보다 쉽게 접근하여 충분히 이해할 수 있는 수준의 교과서로 만들어 지게 되었습니다.

신경계의 구조에서부터 생리적 기능, 중추신경계를 구성하고 있는 조직과 말초신경까지 인간의 사고와 행동 그리고 감각과 운동, 생리와 움직임 등을 통합적으로 설명함으로써 학습의 효율성을 고려하였으며, 가급적 이해하기 쉬운 언어와 필요한 의학용어를 선택하여 불필요한 중복을 피하고 간결한 설명을 위주로 한 것이 본 저서의 특징이라 할 수 있습니다.

본 저서의 초기 작업을 위해 애써 주신 대학원 선생님들께 감사의 말씀을 드리며, 다양한 자료를 통하여 이 곳에 혼신의 힘을 쏟아 저자 여러분께 진심으로 감사의 말씀을 올립니다.

후학을 사랑하는 마음으로 불편하고 힘들었던 편집회의에도 솔선수범으로 힘써 주시고, 몇 차례의 거듭나는 진통을 함께 해 주신 편집위원 여러분께도 무한한 감사의 말씀과 심심한 인사의 말씀을 올립니다.

이 책으로 공부하는 많은 후학들이 신경과학을 제대로 이해하고, 충분히 학습하여 각자의 전문 분야에서 신경계통을 연구하는 연구자로서, 혹은 신경계통 환자들을 치료하는 임상가로서 각자의 전문 분야에서 크게 발전해 나가길 기원합니다.

2018년 8월

저자 일동

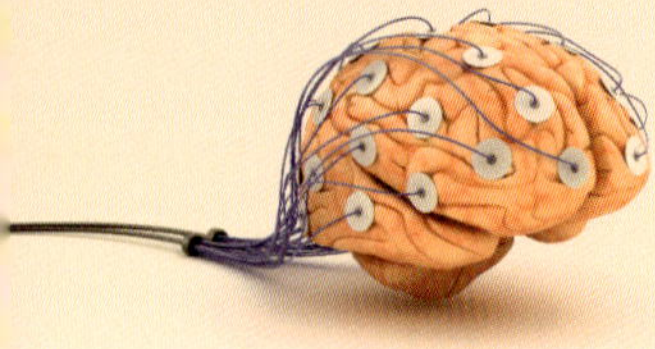

CONTENTS

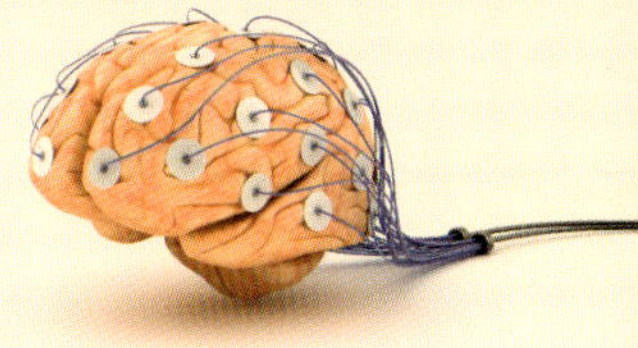

CONTENTS

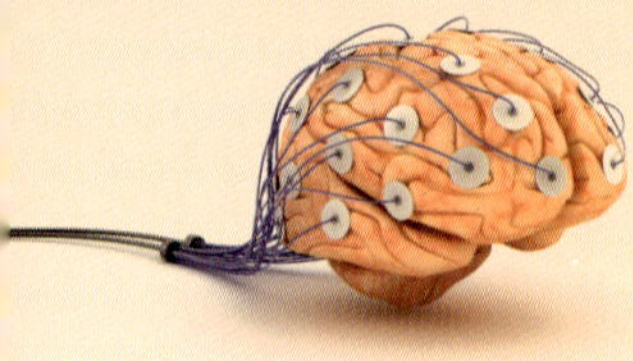

CONTENTS

01 CHAPTER

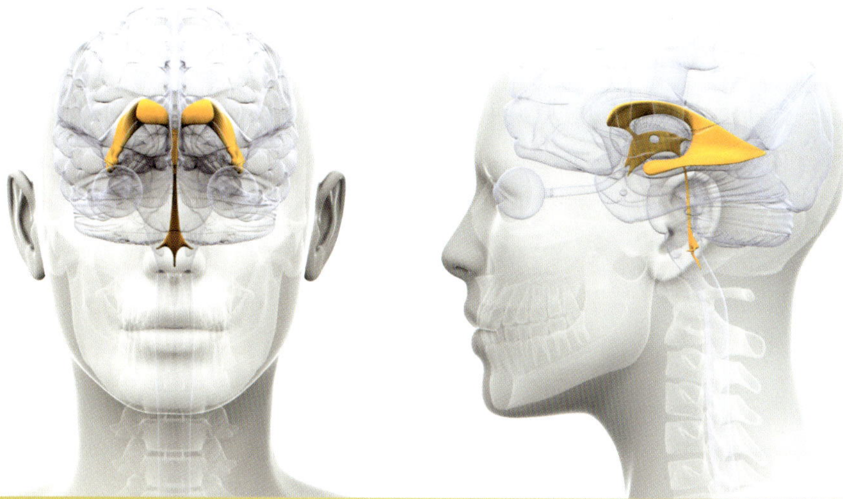

서 론

NEUROSCIENCE

CHAPTER 1

서 론

신경계는 신체 내부나 외부로부터 자극을 받아들이고 이를 통합하여 적절한 반응을 나타나게 한다. 또한 신경계의 복잡하고 긴밀한 상호작용에 의해 정서, 지적능력, 행동 등 개인의 존재 특성을 결정한다. 신경과학(neuroscience)은 이러한 신경계의 구조, 기능, 발달, 유전 및 병리에 대해 연구하는 학문이다. 또한 신경과학은 사람이 외부 환경을 어떻게 인지하고 경험하는지 그리고 상호작용을 하는지 등을 밝혀내는 데 중점을 두고 있으며 행동에 대한 연구 또한 활발하게 진행되고 있다.

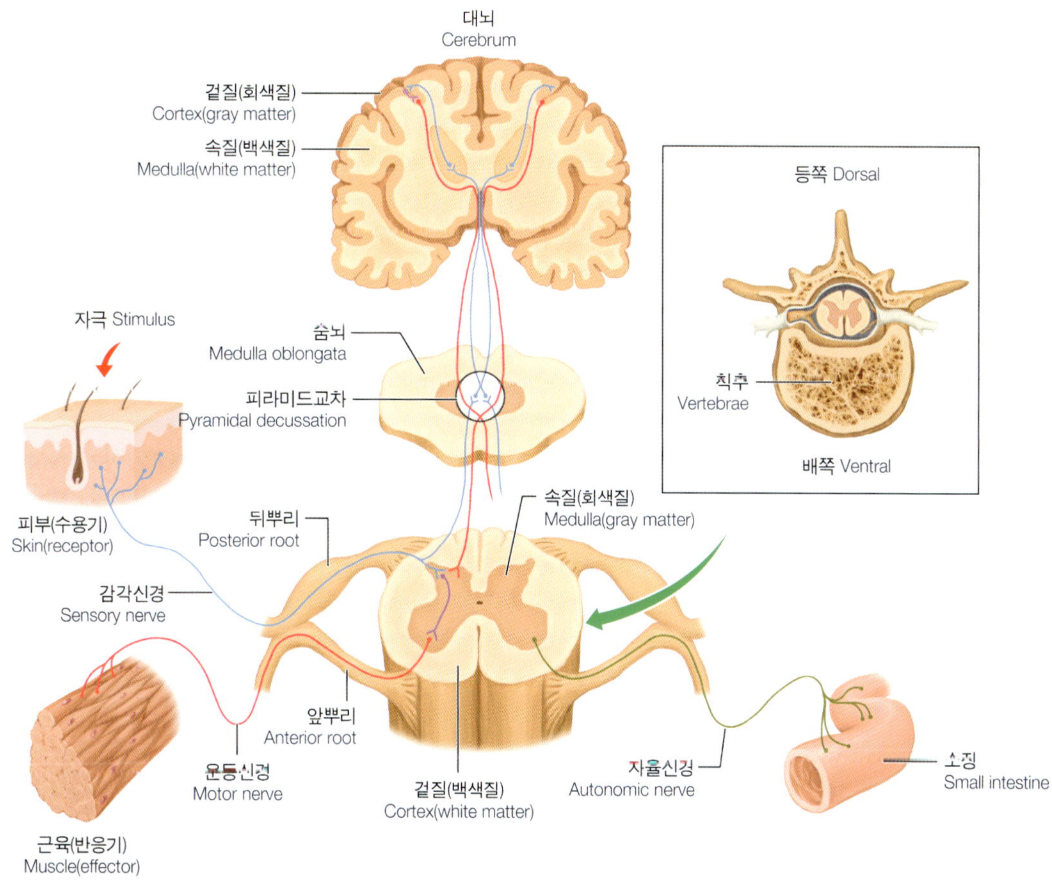

그림 1-1 **신경계의 구조**

신경계는 구조상 매우 복잡하지만 기능적, 구조적 및 발달적인 원칙들은 객관적이고 단순화된 형식으로 구성되어진다. 이 장을 통해 신경계를 이루고 있는 중추신경계 및 말초신경계의 주요부분에 대한 이해와 함께 신경계의 발생에 대해 알아보고자 한다(그림 1-1).

1 신경계의 구성

1) 중추신경계(central nervous system, CNS)

생명을 유지하기 위하여 신체의 내부와 외부에서 발생되는 다양한 정보를 받아들이고, 이를 통합·분석하여 적절한 반응이 일어날 수 있도록 신호를 전달하는 뇌와 척수로 구성된 영역을 중추신경계라고 한다(그림 1-2). 중추신경계는 중앙처리장치와 같은 중요한 기능을 담당하고 있기 때문에 외부의 충격으로부터 잘 보호되고 있다. 뇌와 척수는 모두 뇌척수액(cerebrospinal fluid, CSF) 속에 떠 있는 상태이며, 그 바깥으로 머리뼈(skull)와 척주(vertebral column)에 의해 각각 보호되고 있다.

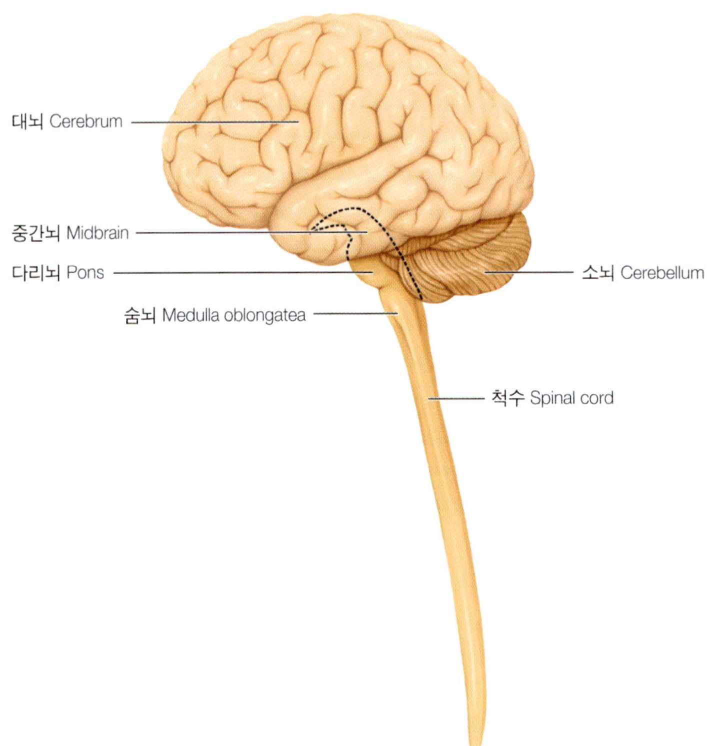

그림 1-2 중추신경계

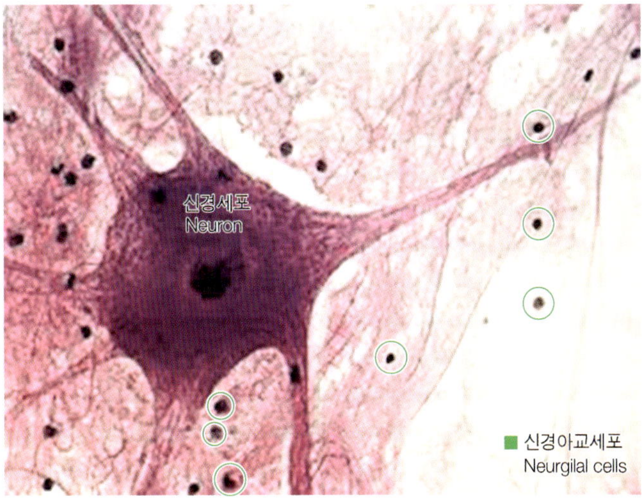

그림 1-3 신경세포와 신경아교세포

중추신경계는 수많은 세포체 및 그 돌기들로 구성된 신경세포(neuron)들과 이를 보호·지지 하는 역할을 담당하는 신경아교세포(neuroglia)들로 이루어져 있다(그림 1-3). 또한 중추신경계의 내부는 회색질(gray matter)과 백색질(white matter)로 구성되어져 있는데, 회색질은 신경세포체 및 신경세포돌기의 몸쪽으로 이루어지며, 백색질은 신경아교세포에 둘러싸인 신경섬유들로 구성된다.

2) 중추신경계의 주요구분

(1) 대뇌반구(cerebral hemispheres)

뇌 중에서 가장 큰 대뇌는 뇌 전체 중량의 약 80%를 차지하는 현저하게 분하된 구조이다. 좌·우 한 쌍의 대뇌반구로 구성되어있으며, 한 개의 대뇌반구는 말발굽형태를 하고 있다(그림 1-4). 대뇌반구는 대뇌겉질(cerebral cortex)과 그 아래의 백색질 및 가장 깊숙이 위치하는 바닥핵(basal nuclei), 해마체(hippocampal formation), 편도체(amygdala)의 3개의 핵들로 구성된다(그림 1-5). 또한 대뇌반구는 반구간틈새(interhemispheric fissure)에 의해 나누어지며 지각기능, 인지기능 및 고위운동기능들 뿐만 아니라 감정, 기억에 관여한다. 또한 대뇌겉질의 표면에는 많은 불규칙한 형태의 주름들이 표면적을 크게 늘려주고 있는데, 주름이 대뇌의 안쪽으로 들어간 구조를 고랑(sulcus)이라고 하며, 고랑과 고랑사이의 바깥쪽으로 돌출된 부분을 이랑(gyrus)라고 한다.

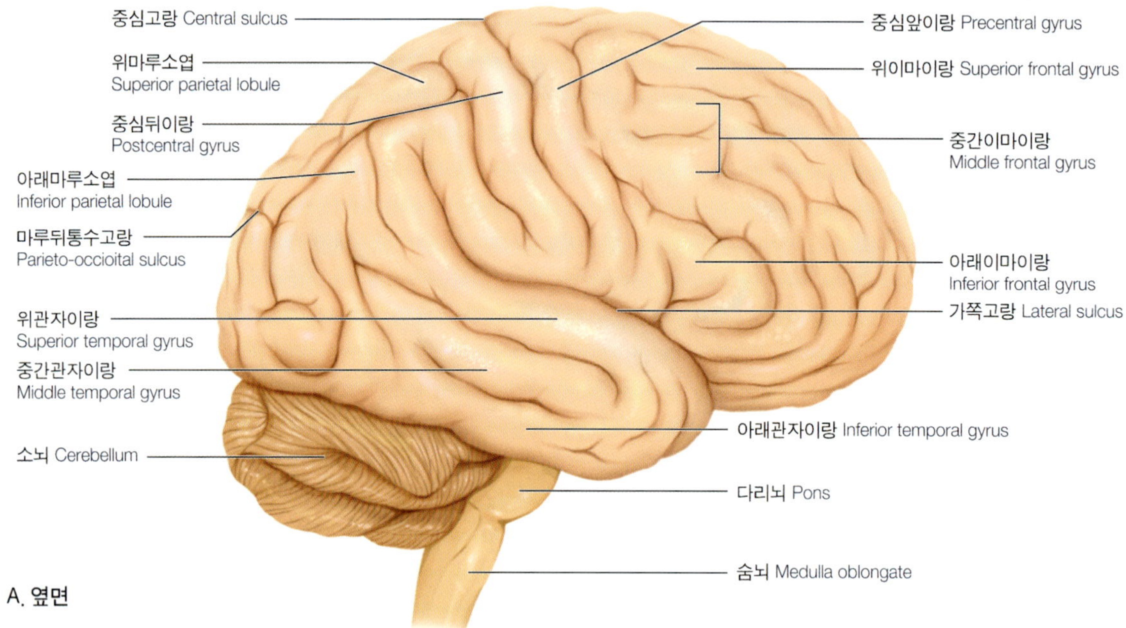

A. 옆면

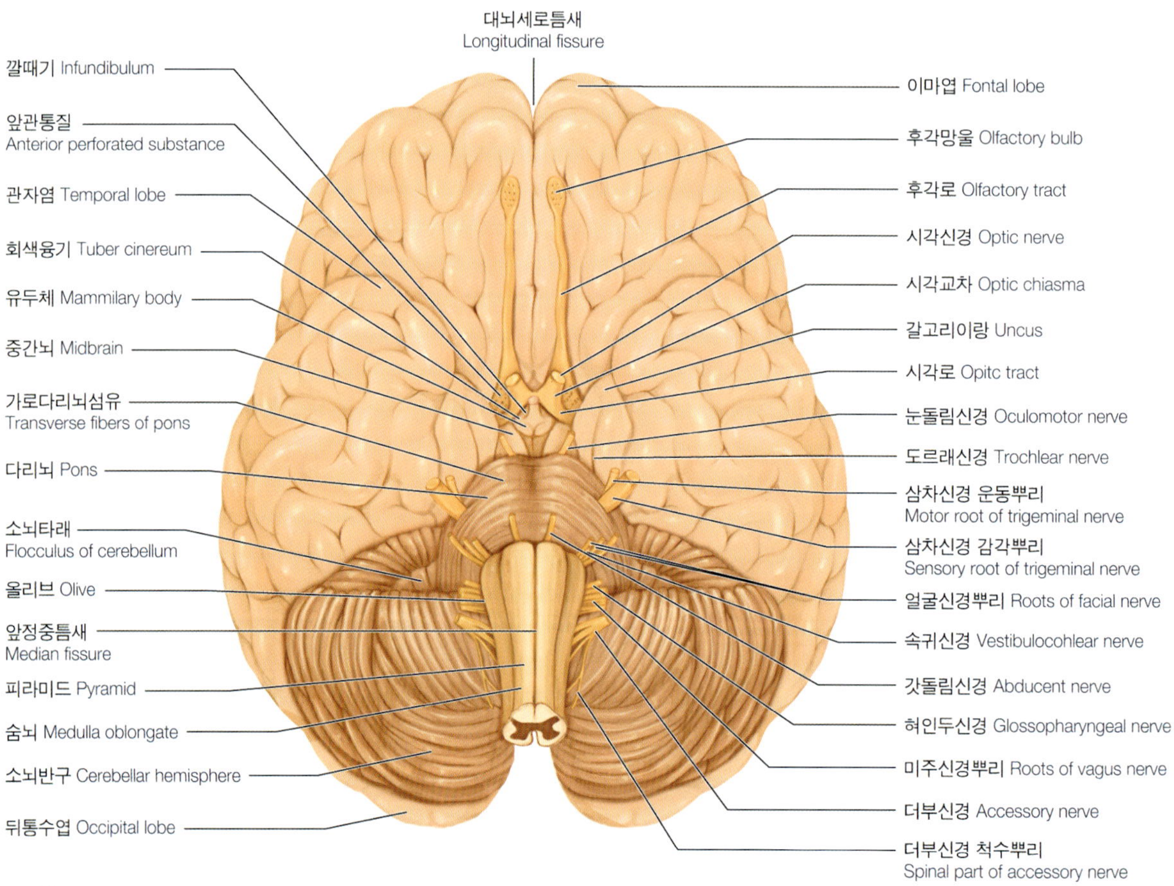

B. 윗면

그림 1-4 **대뇌**

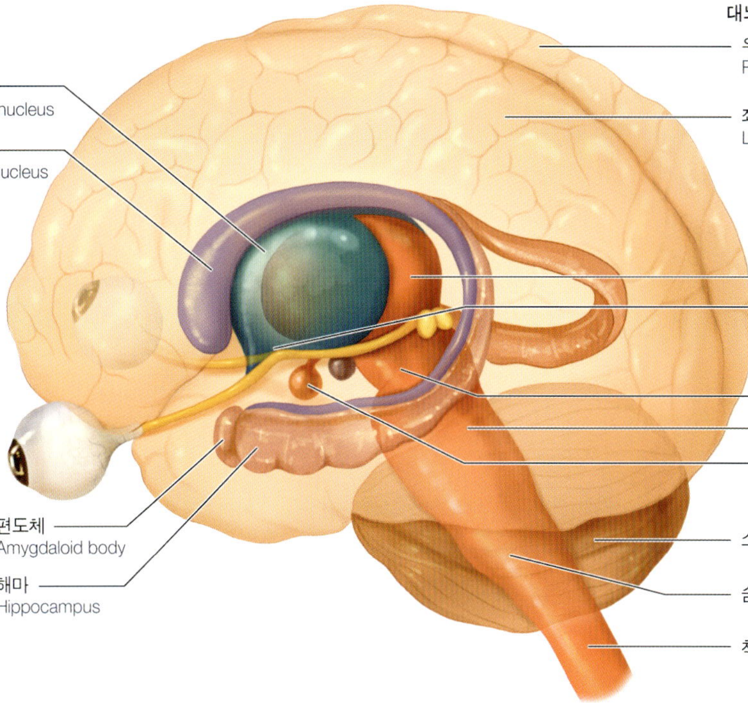

그림 1-5 **대뇌의 핵**

(2) 사이뇌(diencephalon)

대뇌반구와 중간뇌 사이에 위치하기 때문에 이름이 사이뇌라 붙여진 것으로, 여러 핵군들의 집합체로 구성된다. 셋째뇌실(third ventricle)의 양측과 뇌줄기(brainstem)의 앞에 위치에 위치하고 대뇌반구에 의해 덮여 있어 뇌의 밑부분에서 그 일부가 관찰되며 내장과 혈관의 활동을 조절한다. 사이뇌는 대체적으로 마름모꼴 형태이며, 대뇌쪽으로 뇌실사이구멍(interventricular foramen) 주변까지 뻗쳐있고, 유두체(mammillary body)에 의해 중간뇌와 경계되어진다. 이러한 사이뇌는 시상(thalamus), 시상하부(hypothalamus), 시상상부(epithalamus), 시상밑부(subthalamus) 4개의 부분으로 나누어진다.

시상은 거의 모든 감각과 운동정보를 받아서 대뇌겉질의 연관 영역으로 투사한다. 대뇌겉질에 대한 넓고 다양한 영향력을 통해 감각경험의 감정적 측면과 자각(awareness)의 정도를 조절한다. 시상하부는 시상의 앞쪽에 위치하며, 뇌하수체(pituitary gland)에 의해서 자율신경계와 호르몬 분비에 관여한다. 또한 자율신경계로부터 정보를 받아들이는 시상, 중간뇌 및 일부의 대뇌겉질 영역과의 광범위한 들신경과 날신경 연결을 가진다(그림 1-6, 그림 1-7).

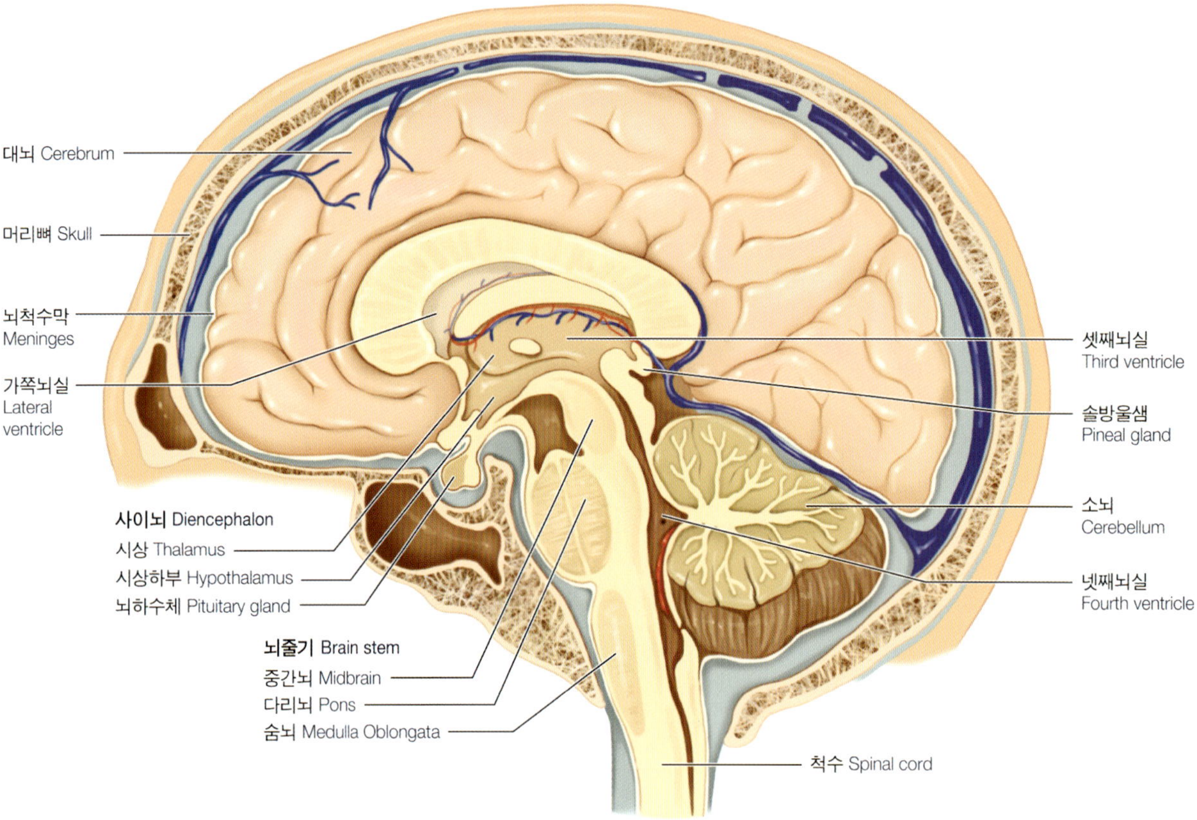

그림 1-6 사이뇌, 뇌줄기 등의 주요위치

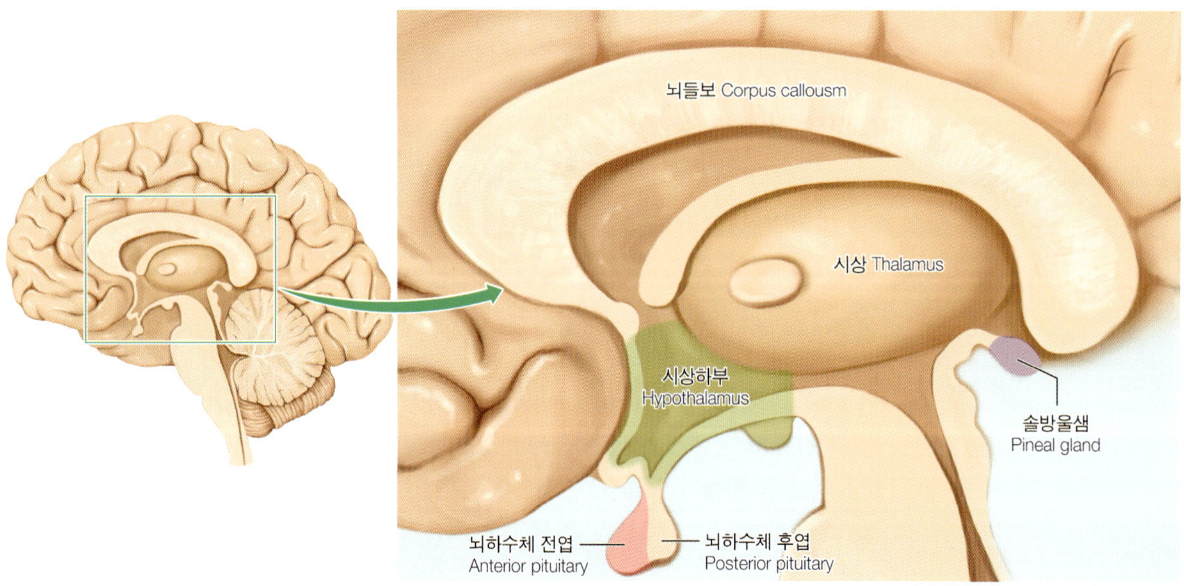

그림 1-7 사이뇌

(3) 뇌줄기(brainstem)

뇌의 가장 아랫부분인 뇌줄기는 중간뇌(midbrain), 다리뇌(pons), 숨뇌(medulla)를 총칭하는 명칭으로 대뇌반구와 사이뇌 및 소뇌를 제외한 나머지 뇌의 부분을 뜻한다. 또한 대뇌와 척수를 연결하여 대뇌로 들어오는 감각입력(sensory input)을 위한 오름신경로(ascending tract) 및 대뇌에서 나가는 운동출력(motor output)을 위한 내림신경로(descending tract)의 통로가 되며 후면의 소뇌와는 위·중간·아래 소뇌다리(superior·middle·inferior cerebellar peduncle)라는 신경섬유 다발로 연결되어있다(그림 1-8).

뇌줄기를 구성하는 중간뇌, 다리뇌, 숨뇌는 모두 비슷한 형태로 발생하기 때문에 구조가 흡사하며 그 중심부에는 그물체(reticular formation)가 형성 되어있다. 또한 생명유지에 필수적인 호흡, 심장박동, 혈압 등의 기능들을 담당하며 뇌신경(cranial nerve) 12쌍 중 후각신경(olfactory nerve), 시각신경(optic nerve)을 제외한 10쌍의 뇌신경 핵이 위치하고 있다.

① 중간뇌(midbrain)

중간뇌는 사이뇌와 다리뇌를 연결하는 뇌줄기의 잘록한 좁은 부위로 여러 신경로로의 통로 및 중계소가 된다. 또한 중간뇌는 시각과 청각의 반사중추 및 눈 운동(안구운동 및 동공수축)의 직접적인 조절에 중요한 역할을 하며, 뼈대근(skeletal muscle)의 운동조절에도 관여한다. 중간뇌는 청각계통과 시각계통의 중요한 중계핵(relay nuclei)을 포함하고 있으며, 내부에는 대뇌수도관(cerebral aqueduct)이 있어 셋째뇌실(third ventricle)과 넷째뇌실(fourth ventricle)을 연결하고 있다.

② 다리뇌(pons)

다리뇌는 왼쪽·오른쪽의 소뇌반구(cerebellar hemisphere)를 다리처럼 연결하는 가로로 달리는 많은 신경섬유들이 다리뇌의 앞쪽을 통과한다고 하여 유래된 말이다. 다리뇌는 소뇌의 앞쪽에 위치하며, 위로는 중간뇌와 아래로는 숨뇌(medulla)와 각각 연결된다. 볼록 튀어나온 모양을 하고 있으며, 소뇌(cerebellum)를 뇌줄기에 연결하는 역할을 한다.

③ 숨뇌(medulla)

숨뇌는 뇌의 끝 부분으로 원뿔모양을 하고 있으며, 큰구멍 높이에서 위로는 다리뇌와 아래로는 척수에 각각 이어진다. 길이 약 3cm, 무게 6~7g의 작은 신경조직이지만 내부에는 그물체가 발달되어 있으며, 생명 및 본능적 행동에 중요한 역할을 하는 폐, 심장, 혈관 및 소화기관의 반사중추들이 있다.

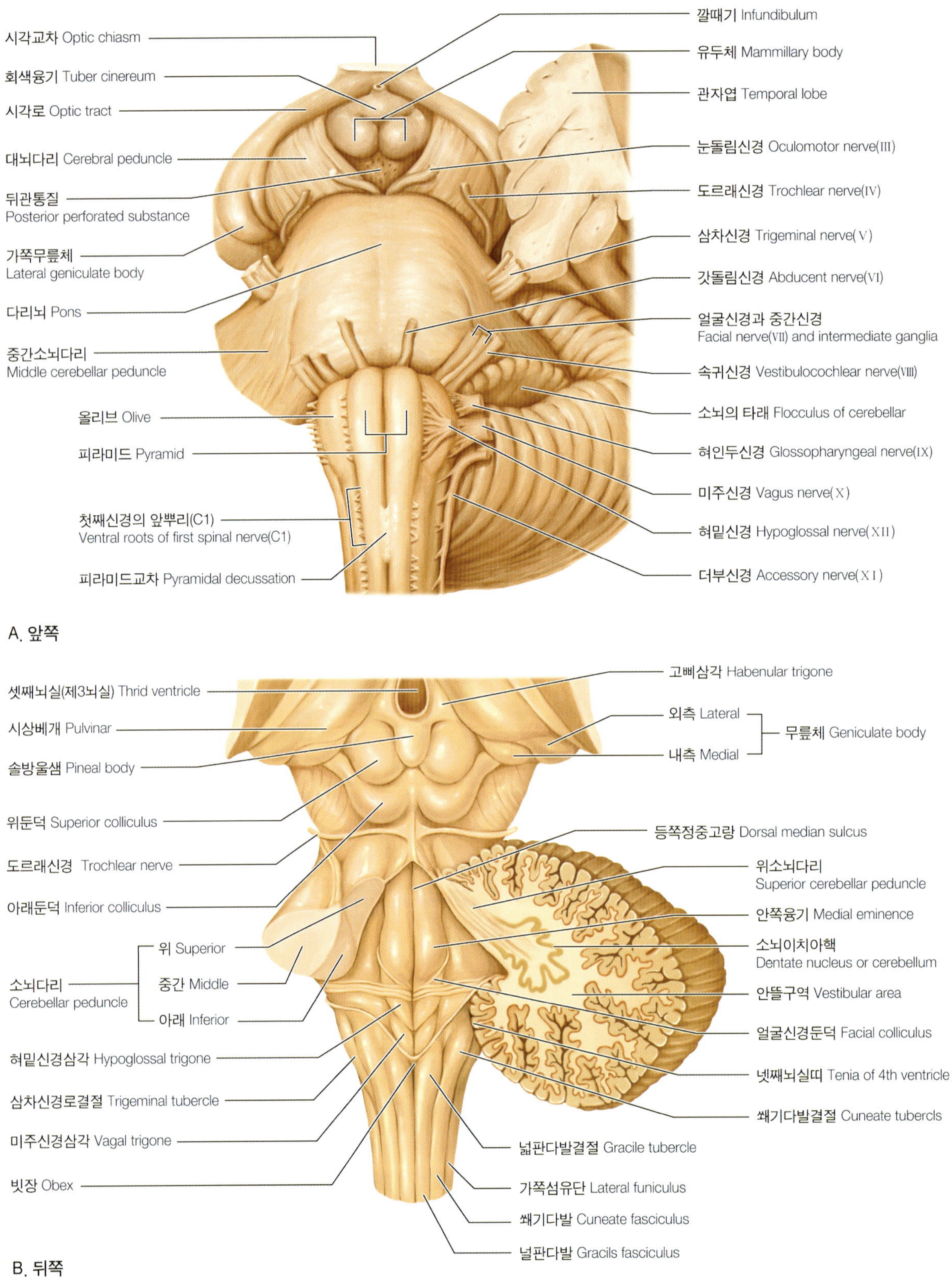

깔때기 Infundibulum
시각교차 Optic chiasm
유두체 Mammillary body
회색융기 Tuber cinereum
관자엽 Temporal lobe
시각로 Optic tract
눈돌림신경 Oculomotor nerve(III)
대뇌다리 Cerebral peduncle
뒤관통질
Posterior perforated substance
도르래신경 Trochlear nerve(IV)
삼차신경 Trigeminal nerve(V)
가쪽무릎체
Lateral geniculate body
갓돌림신경 Abducent nerve(VI)
다리뇌 Pons
얼굴신경과 중간신경
Facial nerve(VII) and intermediate ganglia
중간소뇌다리
Middle cerebellar peduncle
속귀신경 Vestibulocochlear nerve(VIII)
소뇌의 타래 Flocculus of cerebellar
올리브 Olive
피라미드 Pyramid
혀인두신경 Glossopharyngeal nerve(IX)
미주신경 Vagus nerve(X)
첫째신경의 앞뿌리(C1)
Ventral roots of first spinal nerve(C1)
혀밑신경 Hypoglossal nerve(XII)
피라미드교차 Pyramidal decussation
더부신경 Accessory nerve(XI)
A. 앞쪽
고삐삼각 Habenular trigone
셋째뇌실(제3뇌실) Thrid ventricle
외측 Lateral
무릎체 Geniculate body
시상베개 Pulvinar
내측 Medial
솔방울샘 Pineal body
위둔덕 Superior colliculus
등쪽정중고랑 Dorsal median sulcus
도르래신경 Trochlear nerve
위소뇌다리
Superior cerebellar peduncle
아래둔덕 Inferior colliculus
안쪽융기 Medial eminence
위 Superior
소뇌이치아핵
Dentate nucleus or cerebellum
소뇌다리
Cerebellar peduncle
중간 Middle
안뜰구역 Vestibular area
아래 Inferior
얼굴신경둔덕 Facial colliculus
허밑신경삼각 Hypoglossal trigone
넷째뇌실띠 Tenia of 4th ventricle
삼차신경로결절 Trigeminal tubercle
쐐기다발결절 Cuneate tubercls
미주신경삼각 Vagal trigone
넓판다발결절 Gracile tubercle
빗장 Obex
가쪽섬유단 Lateral funiculus
쐐기다발 Cuneate fasciculus
널판다발 Gracils fasciculus
B. 뒤쪽

그림 1-8 **뇌줄기**

(4) 소뇌(cerebellum)

다리뇌와 숨뇌의 뒷쪽에 위치하여 제4뇌실의 지붕을 이루는 소뇌는 크게 좌우로 넓게 펼쳐진 소뇌반구(cerebellar hemisphere)와 중앙의 소뇌벌레(vermis)로 구분되며, 표면은 가로로 주행하는 많은 소뇌고랑(cerebellar sulcus)과 소뇌이랑(cerebellar gyrus)에 의하여 주름이 깊게 져 있다. 아울러 뚜렷한 틈새들에 의해서 기능적으로 독립된 몇 개의 엽(lobe)으로 나누어진다(그림 1-9).

소뇌는 척수로부터 몸감각 입력을 받아들이고 대뇌겉질로부터 운동정보를 받아들이며 속귀(inner ear)로부터는 균형감각에 대한 입력정보를 받아들인다. 소뇌는 이런 정보의 통합과정을 통해 신체의 균형을 유지하며, 온몸의 뼈대근육을 정교하게 조절하여 정확한 수의적 운동을 일어나게 하는 역할을 한다. 또한 머리와 눈 운동의 협응(coordination)과 자세유지에 있어 중요한 역할을 한다.

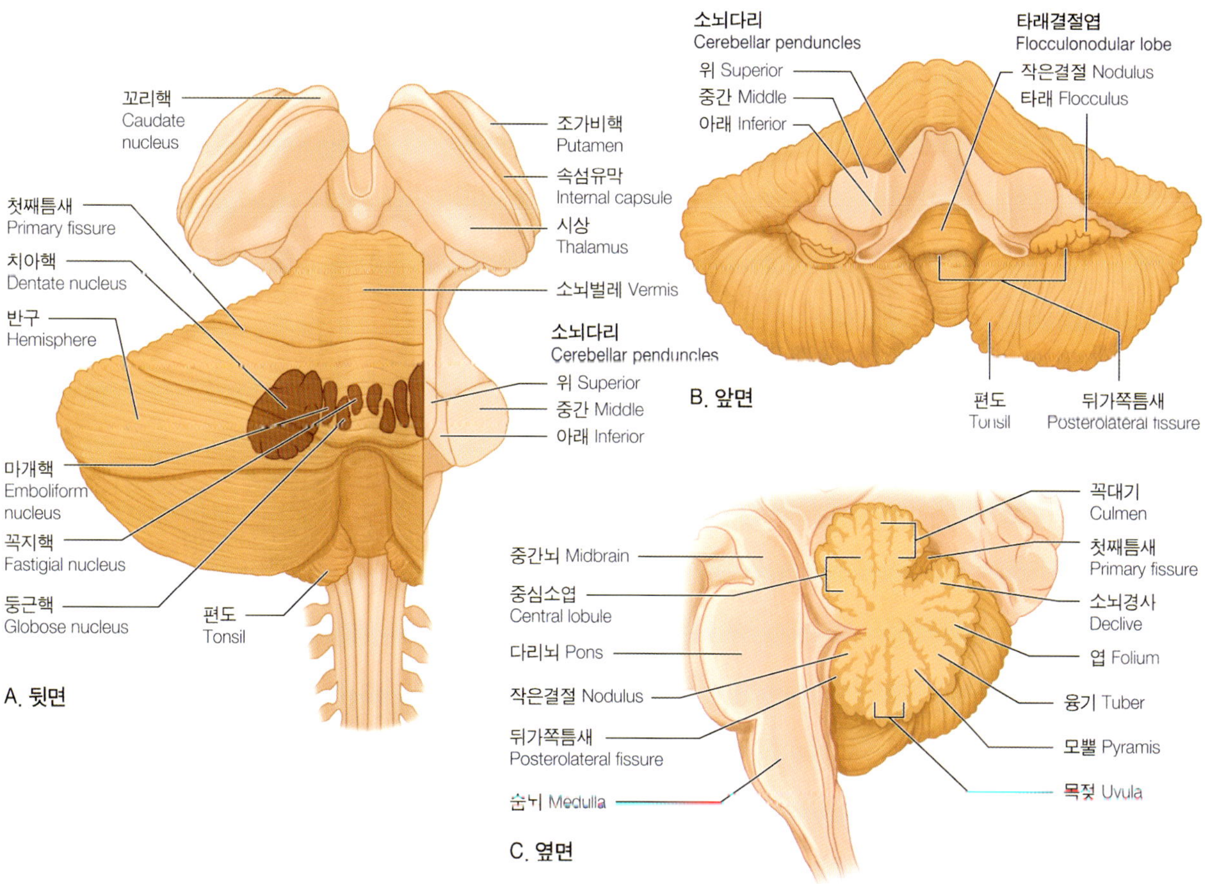

그림 1-9 소뇌

(5) 척수(spinal cord)

26개의 척추뼈(vertebrae)들이 형성한 척주관(vertebral canal)속에 들어있는 척수는 중추신경계에서 가장 아래쪽에 위치하는 단순한 신경구조이다. 위로는 숨뇌와 이어지고 머리뼈의 큰뒷통수뼈구멍(foramen magnum)에서 시작하여 아래로는 성인의 경우 첫째 허리뼈의 아래모서리에서 끝난다. 척수는 발생 3개월 정도까지는 척추뼈들이 이루는 척주관의 전체 길이에 따라 있지만, 척주관의 성장속도가 척수보다 빠르기 때문에 성인에서는 척추관의 약 2/3 정도의 길이를 차지하게 된다(그림 1-10).

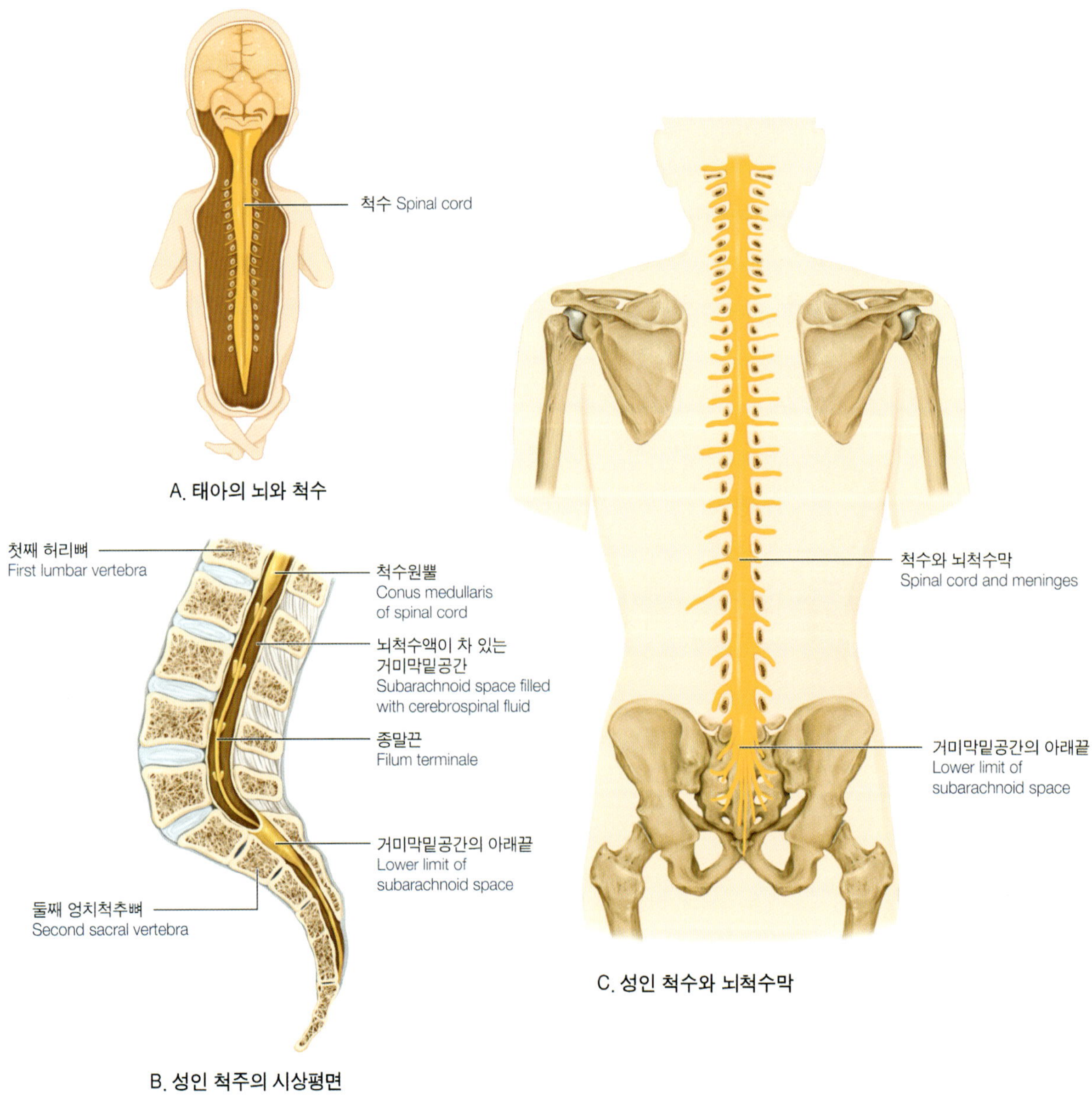

그림 1-10 태아의 척수와 성인의 척수

척수는 피부, 관절, 몸통과 사지의 근육들로부터 감각정보를 받아들이고 수의적 운동(voluntary movement)과 반사운동(reflex movement)을 담당하는 운동신경세포(motor neuron)를 가지고 있다. 또한 내장기관으로부터 감각정보를 받아들이고 많은 내장기능들을 조절하는 신경세포들의 집합체(complex)를 가지고 있다.

척수는 발생학적으로 몸분절(somite)의 흔적이라고 할 수 있는 약 31개의 분절적 배열(segmental arrangement)을 하고 있으며, 여기서 31쌍의 척수신경이 분지하고 있다(그림 1-11). 척수신경(spinal nerve)은 척수에서부터 나오는 앞뿌리(ventral roots)와 뒤뿌리(dorsal roots)들이 만나서 형성되는 말초신경(peripheral nerve)이다(그림 1-12). 뒤뿌리는 피부, 근육 및 내장기관으로부터 척수로 들어오는 감각정보를 전달하는 통로이고 앞뿌리는 근육을 신경지배하는 운동축삭과 신경절(ganglion)이전 교감신경의 축삭과 부교감신경의 축삭이 나가는 통로이다. 척수 안에는 말초로부터 감각정보를 받아들이는 감각세포군과 특정 뼈대근육군을 조절하는 역할을 하는 운동세포군이 규칙적인 배열을 이루고 있으며, 받아들인 감각정보를 뇌까지 전달하는 오름로(ascending tract)와 뇌에서부터 운동신경세포까지 운동명령을 전달하는 내림로(descending tract)를 포함하고 있다.

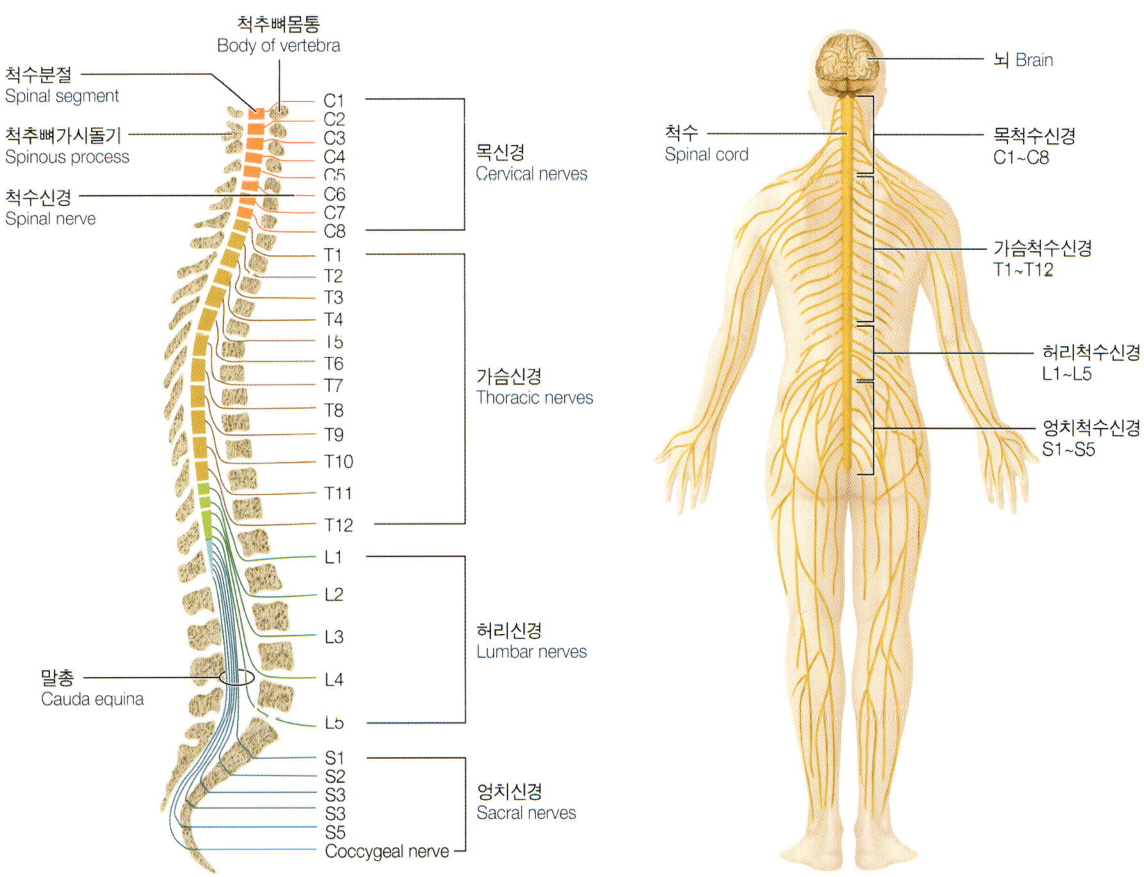

그림 1-11 척수의 분절과 척수신경의 통로

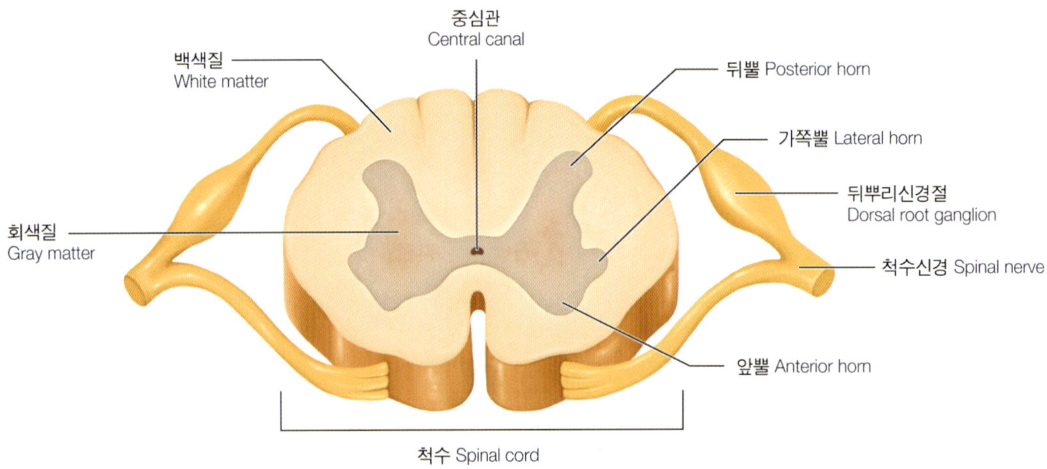

그림 1-12 **척수**

3) 말초신경계(peripheral nervous system, PNS)

중추신경계와 말초기관의 연결고리 역할을 하는 말초신경계는 신체의 각 말초기관에서 수용된 자극을 중추신경계로 전달하는 한편, 특정 자극에 대하여 일어나는 중추신경계의 반응을 다시 말초로 전달한다. 말초신경은 섬유성조직으로 둘러싸여 있지만, 중추신경보다는 보호하는 주위부가 빈약하여 외상에 의해 쉽게 손상을 입을 수 있다.

말초신경계는 뇌와 뇌줄기로부터 머리뼈에 있는 작은구멍(foramina)을 통해 나온 12쌍의 뇌신경(cranial nerve)과 척수에서부터 척추사이구멍(intervertebral foramina)을 통해 척주관을 나오는 31쌍의 척수신경 및 불수적인 기관들을 지배하는 자율신경계(autonomic nervous system)인 교감신경계(sympathetic nervous system)와 부교감신경계(parasympathetic nervous system)로 구성된다.

4) 말초신경계의 기능적 분류

말초신경계는 중추신경계와 말초기관을 이어주는 역할을 하는데, 신체 말초부에 위치하여 여러가지의 자극에 반응하는 감각신경말단(sensory nerve end)을 수용기(receptor)라고 하며, 운동신경섬유의 자극을 직접적으로 받아들여 수축과 분비와 같은 반응이 나타나는 근육이나 샘(gland) 등을 효과기(effector)라고 한다. 이때 수용기가 받은 자극을 중추신경계로 전달하는 역할을 하는 신경섬유들을 감각분지(sensory division) 또는 들신경분지(afferent division)라고 하며, 중추신경계의 운동명령을 효과기로 전달하는 역할을 하는 신경섬유들을 운동분지(motor division) 또는 날신경분지(efferent division)라고 한다(그림 1-13, 그림 1-14).

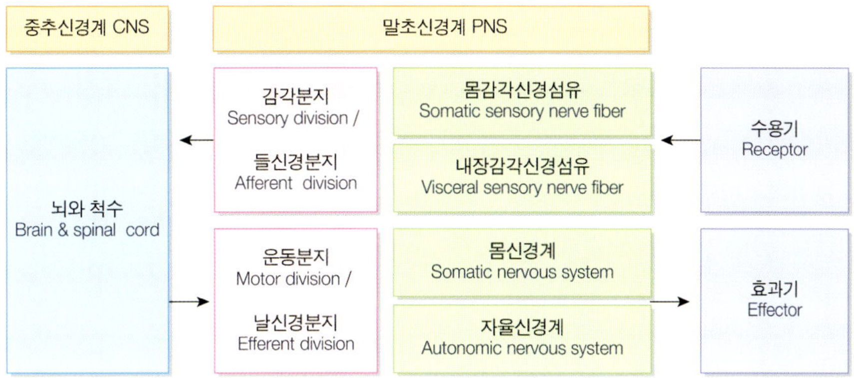

그림 1-13 신경계의 구분

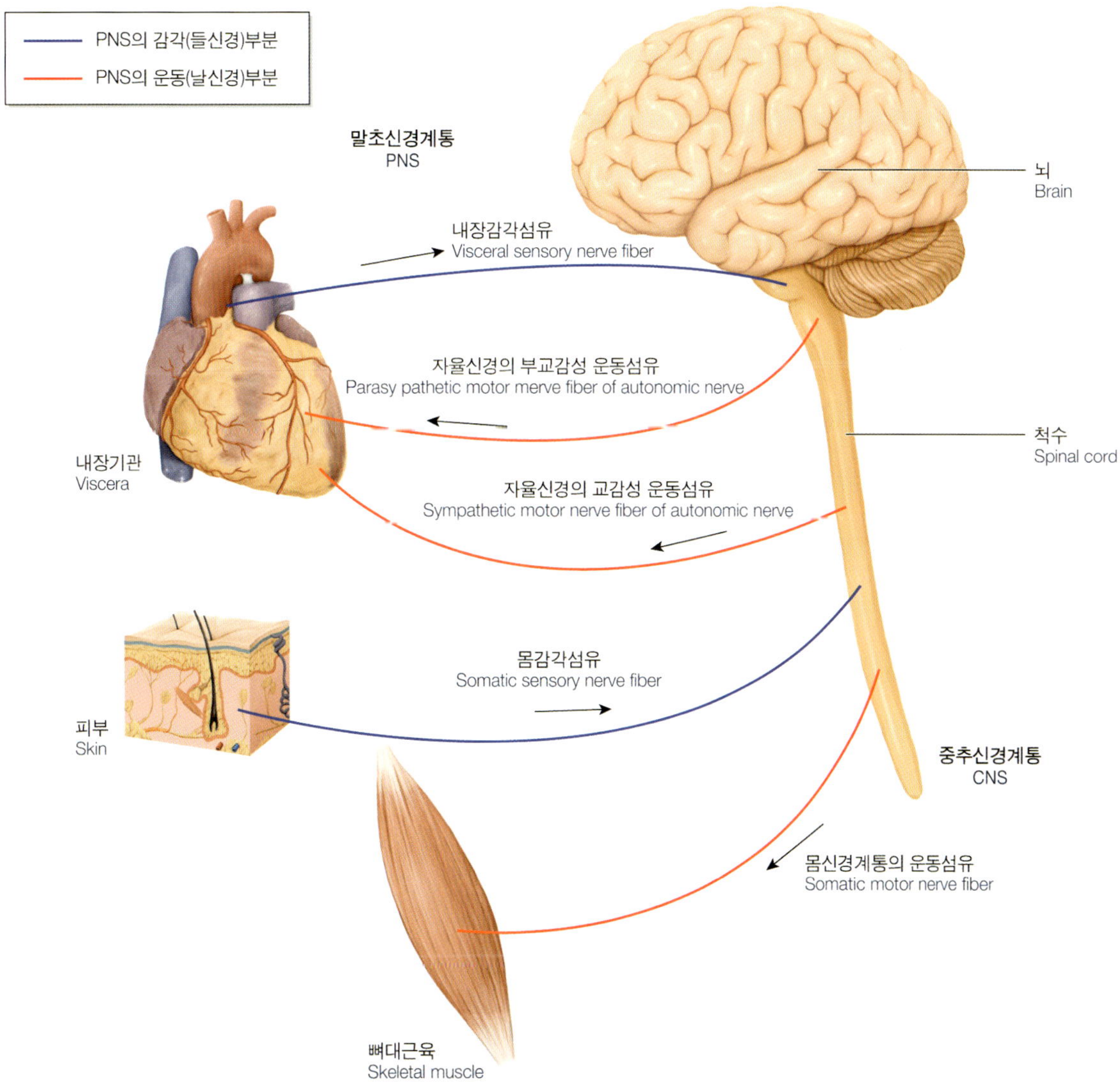

그림 1-14 신경계의 조직체계

(1) 감각분지(sensory division) / 들신경분지(afferent division)

감각분지 또는 들신경분지는 피부, 근육, 관절에서 받은 자극을 전달하는 감각신경섬유인 몸감각신경섬유(somatic sensory fiber)와 내장기관에서 받은 자극을 전달하는 감각신경섬유인 내장감각신경섬유(visceral sensory fiber)로 나누어진다. 이런 감각분지는 신체 안과 밖에서 일어나는 일들에 대한 정보를 계속하여 중추신경계에 제공하여 준다.

(2) 운동분지(motor division) / 날신경분지(efferent division)

운동분지 또는 날신경분지는 신체의 뼈대근육 운동을 수의적으로 지배하는 몸신경계(somatic nervous system, SNS)와 심장근(myocardium)이나 민무늬근(smooth muscle), 분비샘 등을 지배하는 자율신경계(autonomic nervous system, ANS)로 나누어진다.

몸신경계는 의지대로 움직일 수 있는 날신경섬유(efferent nerve fiber)를 내보내어 뼈대근육을 지배하는데, 이렇게 뼈대근육을 의식적으로 조절하는 기능이 있기 때문에 몸신경계를 수의적 신경계(voluntary nervous system)라 부르기도 한다.

자율신경계는 몸신경계에 비해 심장근, 민무늬근, 분비샘으로 흥분자극을 전달하는 내장운동신경세포(visceral motor nerve cell)로 이루어진다. 내장운동 흥분자극은 일반적으로 의식적으로 조절할 수 없다. 이렇듯 자율신경계는 불수의적인 혹은 자율신경을 조절하기 때문에 불수의적 신경계(involuntary nervous system)라고도 부른다.

자율신경계는 기능적으로 교감신경계와 부교감신경계로 나누어지는데, 이 두 신경계는 자율신경계의 날신경성분이며 대체로 상호협력적으로 작용한다. 즉, 교감신경계는 신체가 위급한 상태에 노출 시 빠르게 대처할 수 있게 도와주는 역할을 하기 때문에 교감신경계가 활성화되면 뼈대근육과 신경계에 혈액공급이 늘어나며, 심장의 박동이 증가하고 감각이 예민해지지만, 내장으로 가는 혈액공급은 크게 감소한다.

반면, 부교감신경계는 이러한 위급한 경우를 대비하여 미리 에너지를 비축해 두는 역할을 하는 계통이기 때문에 부교감신경계가 활성화되면 내장으로 가는 혈액공급이 증가되어 소화작용과 배설작용 등이 활성화되고, 심장의 박동이 느려져 전체적인 에너지의 사용이 감소하지만 생식기관은 활성화된다.

2 신경계의 발생

1) 신경계의 발생학적 구분(developmental subdivision)

신경계는 배아 외배엽(ectoderm)의 등쪽 정중선 부분에 있는 세포들이 증식하여 형성되는 신경판(neural plate)에서 발생된다. 사람에서 신경판은 수정 후 18일경에 나타나며, 20일 후에는 정중선 부위에 세로방향으로 깊게 파여진 신경고랑(neural groove)이 나타나게 되고, 그 바깥쪽에는 등쪽으로 돌출된 신경주름(neural fold)이 형성된다.

수정 후 22~23일경에는 신경주름의 뒤쪽 부분이 중앙부에서 서로 붙게 되어, 신경관(neural canal)을 이루어 신경계가 발달하게 된다. 이러한 변형은 신경주름의 중간부분(4~6번째 몸분절, somite)에서 시작되어 점차 머리쪽과 꼬리쪽으로 진행된다.

발생이 점차 진행되면 머리쪽과 꼬리쪽에 있던 구멍인 앞신경구멍(anterior neuropore)과 뒷신경구멍(posterior neuropore)만 남고 전체가 신경관으로 변형되며, 25일째에는 앞신경구멍이 막히고 27일째에는 뒷신경구멍도 막혀 중앙부는 비어있는 완전한 신경관이 된다(그림 1-15). 이 신경관에서 폐쇄된 머리측은 뇌(brain)의 형성부가 되고, 꼬리측은 척수(spinal cord)의 형성부가 되어 중추신경계(CNS)가 형성된다. 신경관의 뒷부분은 크게 변형되지 않은 상태로 척수로 분화되며, 앞부분은 여러 번 구부러지고 부분에 따라 다르게 두꺼워져 복잡한 형태의 뇌를 형성한다.

중추신경계는 신경관으로부터 발생되지만 말초신경계는 신경관, 신경능선(neural crest) 및 중배엽(mesoderm)에서 발생된다. 즉, 양측 신경주름이 합쳐져 신경관으로 변할 때 신경판의 바깥쪽에 위치하던 일부의 외배엽 세포들은 신경관 형성에 관여하지 않고 독자적으로 모여 하나의 돌출부가

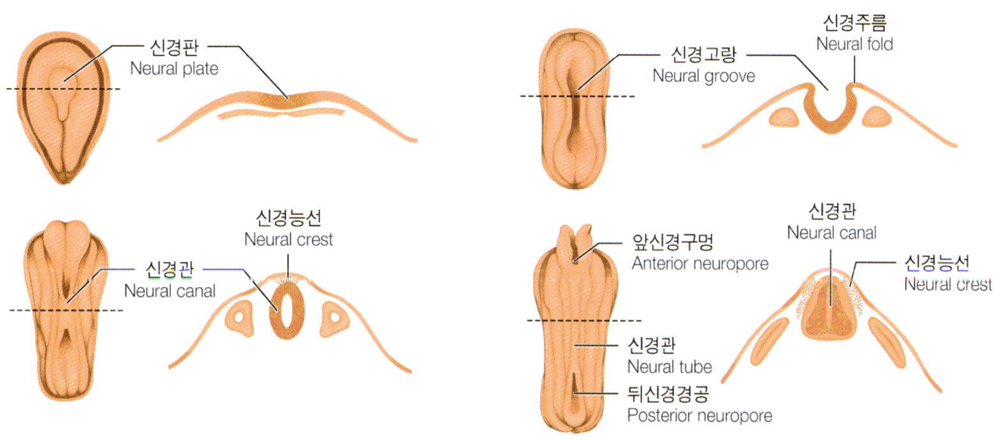

그림 1-15 신경관의 발생과정

생겨나는데, 이를 신경능선이라고 한다. 신경능선은 처음에는 정중선을 가로질러 연속되었으나 곧 좌·우로 나누어져, 신경관의 앞쪽과 바깥쪽으로 이동하여 척수 및 뇌신경의 감각신경절(sensory ganglion)로 분화된다.

또한 신경능에서 말초신경계의 거의 모든 구조들, 즉 신경절, 말초신경, 말초신경의 신경아교세포 등이 분화되며, 부신속질(adrenal medulla), 피부의 멜라닌세포(melanocyte), 치아속질(dental pulp)의 치아모세포(odontoblast) 등도 신경능에서 파생된다. 일부 말초신경계, 특히 후각상피(olfactory epithelium)와 속귀(inner ear)의 신경세포들은 머리의 표면 외배엽(surface ectoderm)에 있는 세포들이 증식되어 형성된 신경기원판(placode)에서도 발생한다.

한편, 뇌와 척수가 발생한 신경관에서는 자율신경의 절전섬유와 뼈대근육을 지배하는 날신경섬유들이 발생되고, 중배엽에서는 경막(dura matter)과 신경섬유를 싸는 결합조직인 신경내막(endoneurium), 신경다발막(perineurium) 및 신경바깥막(epineurium), 그리고 신경아교세포인 미세아교세포(microglia)가 발생된다.

2) 신경관(neural canal)의 구조

신경관은 한 층의 거짓중층원주상피(pseudostratified columnar epithelium)인 신경상피층(neuroepithelial layer)로 구성되어 있다. 뇌실층(ventricular layer)이라고 하는 이 신경상피층에서 미세아교세포(microglia)를 제외한 모든 중추신경계의 세포가 발생된다.

뇌실층의 아래쪽에서 점차 증가한 신경모세포는 여러 세포층으로 구성된 외투층(mantle layer)을 형성한다. 외투층의 신경모세포는 아래쪽으로 신경돌기(neurite)를 내어 외투층의 바깥쪽에는 돌기로만 구성된 가장자리층(marginal layer)이 형성된다(그림 1-16).

가장자리층은 이후 백색질이 되고, 외투층은 회색질이 되며, 뇌실층은 뇌실막(ependyma)으로 분화한다. 일부 외투층의 신경모세포는 변연층의 바깥쪽으로 이동하여 이곳에서 겉질을 형성한다. 신경관의 외투층에 세포가 점차 축적되면 신경수관의 바깥쪽에 경계고랑(sulcus limitans)이라고 하는 얕은 고랑이 생긴다. 경계고랑의 등쪽에 있는 외투층의 세포집단을 날개판(alar lamina)이라고 하며, 경계고랑의 배쪽에 있는 외투층의 세포집단은 바닥판(basal lamina)이라고 한다(그림 1-16). 바닥판의 세포는 운동기능을 하는 세포로 분화되며, 날개판의 세포는 감각기능을 맡는 세포로 분화된다. 바닥판의 앞쪽과 가쪽에 있는 세포집단은 내장운동을 담당하고, 날개판의 앞쪽과 가쪽에 있는 세포집단은 내장감각을 담당한다. 척수에서는 이러한 배열이 유지되지만, 뇌에서는 더욱 복잡한 형태로 변화한다. 넷째절(4th somite) 뒤쪽의 신경관은 척수로 분화하며, 그 앞쪽의 신경관은 복잡한 과정을 거쳐 뇌로 분화한다.

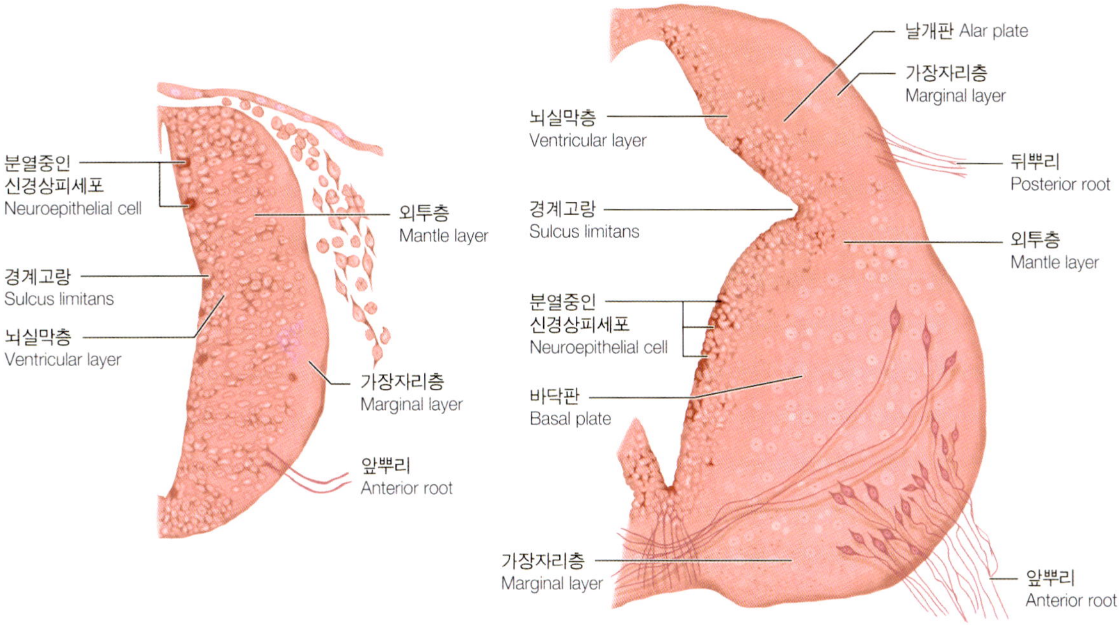

그림 1-16 **신경관의 구조**

3) 뇌(brain)의 발생

넷째몸분절 앞쪽의 신경관은 뇌로 발달한다. 앞신경구멍이 막힌 직후 신경관의 내강은 세 부분에서 확장되며, 이를 둘러싸는 신경관의 벽도 두꺼워져 세 개의 일차뇌포(primary vesicle)가 형성된다(표 1-1).

표 1-1 신경관의 분화와 유래물

<table>
<tr><th>구분</th><th>일차 뇌포</th><th>이차 뇌포</th><th>성인 뇌구조</th><th>성인 신경관</th></tr>
<tr><td rowspan="6">신경관</td><td rowspan="2">앞뇌</td><td>끝뇌</td><td>대뇌 : 대뇌반구</td><td>가쪽뇌실</td></tr>
<tr><td>사이뇌</td><td>사이뇌
(시상, 시상후부, 시상하부, 시상상부)</td><td>셋째뇌실의 대부분</td></tr>
<tr><td>중간뇌</td><td>중간뇌</td><td>뇌줄기 : 중간뇌</td><td>대뇌수도관</td></tr>
<tr><td rowspan="2">마름뇌</td><td>뒤뇌</td><td>뇌줄기 : 다리뇌
소뇌</td><td rowspan="2">넷째뇌실</td></tr>
<tr><td>숨뇌</td><td>뇌줄기 : 숨뇌</td></tr>
<tr><td colspan="3">척수</td><td>중심관</td></tr>
</table>

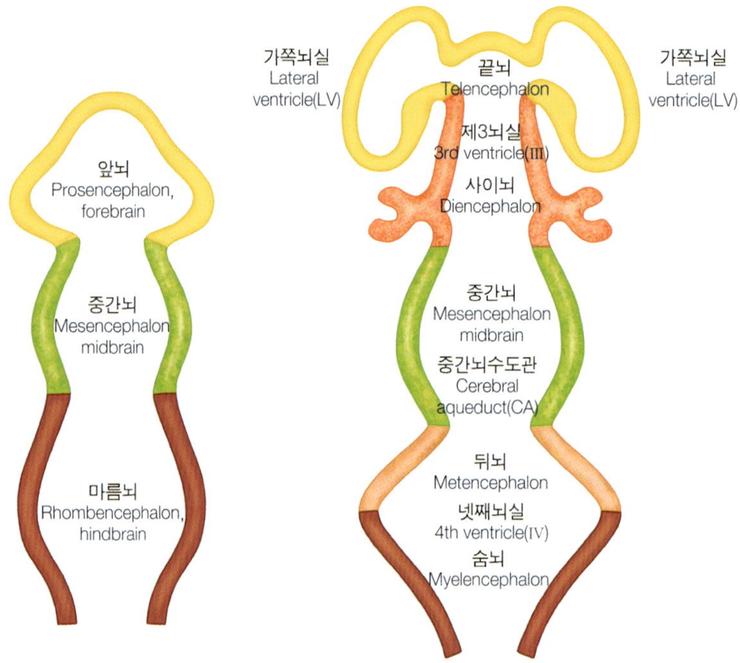

그림 1-17 **뇌의 발생학적 구분**

일차 뇌포는 앞쪽으로 부터 앞뇌(prosencephalon), 중간뇌(mesencephalon), 마름뇌(rhombencephalon)의 세 부분으로 구성되어 있다(그림 1-17). 일차 뇌포의 형성과 같은 시기에 뇌가 될 부분의 세포들은 크게 증식하여 두 부분에서 배쪽으로 구부러지게 된다. 이와 같은 굴곡이 형성되는 부위는 척수와 뇌가 이행되는 부분과 중간뇌 부분이며, 이를 각각 목굽힘(cervical flexure)과 머리굽힘(cephalic flexure)이라고 한다(3뇌포 2굽힘기)(그림 1-18).

임신 5주 중에 앞뇌는 다시 끝뇌(telencephalon)와 사이뇌(diencephalon)의 두 부분으로 나누어지며, 마름뇌는 뒤뇌(metencephalon)와 숨뇌(myelencephalon)로 다시 나누어져 다섯개의 이차 뇌포(secondary vesicle)가 형성된다. 이와 같이 뇌를 발생학적으로 끝뇌, 사이뇌, 중간뇌, 뒤뇌, 숨뇌로 분류하는 방법을 발생학적 구분(developmental subdivision)이라고 하며, 사람을 포함한 거의 모든 척추동물의 뇌는 이러한 분류에 따라 부위를 나눈다(5뇌포 3굽힘기).

뒤뇌는 등쪽으로 구부러지며, 이 굴곡을 다리뇌 굴곡(pontine flexure)이라고 한다. 다리뇌 굴곡 때문에 마름뇌의 등쪽부분은 얇아지며, 신경관의 날개판은 등쪽에서 점차 등 가쪽으로 밀려난다.

나중에 끝뇌는 대뇌피질(cerebral cortex), 대뇌백색질(cerebral white matter), 바닥핵(basal nuclei)을 포함하는 대뇌반구(cerebral hemisphere)로 분화되며, 사이뇌는 시상(thalamus), 시상밑부(subthalamus),

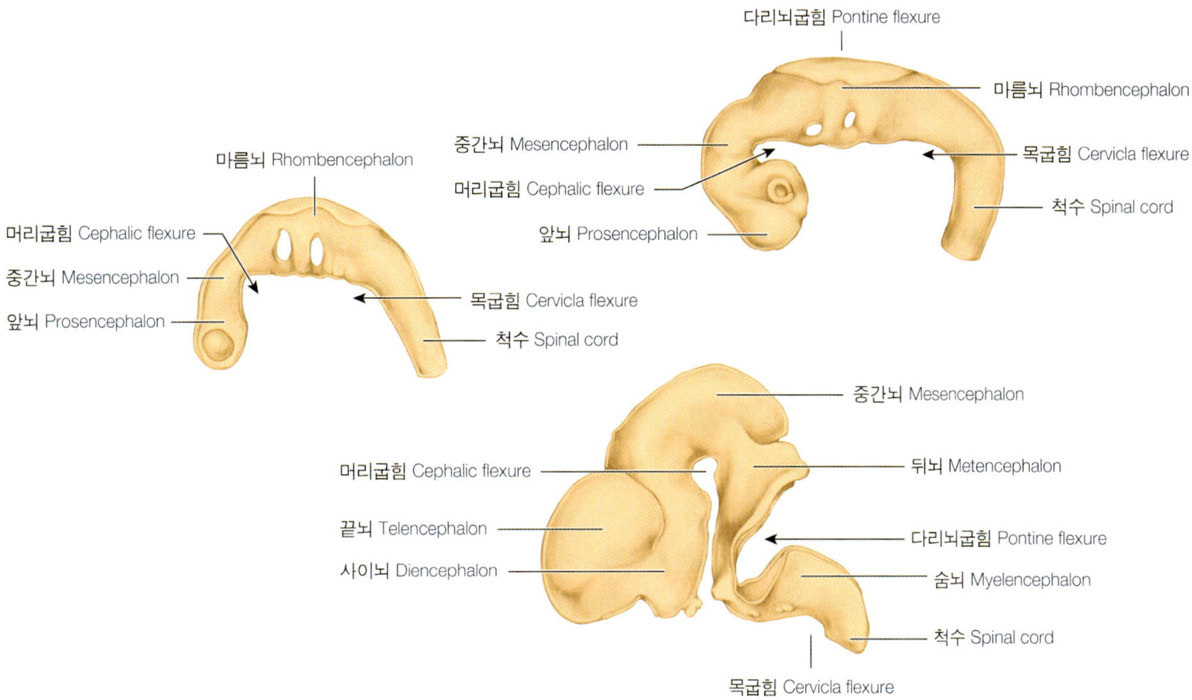

그림 1-18 **뇌굴곡의 형성과 발생학적 구분**

시상하부(hypothalamus), 시상상부(epithalamus)의 네 부분으로 나누어진다. 중간뇌는 다른 구조에 비해 발달이 느려 성인에서도 중간뇌로 남아있다. 뒤뇌의 등쪽에서는 소뇌가 발달되며, 배쪽에는 사이뇌가 발달되어 후뇌는 소뇌와 사이뇌로 분화된다. 숨뇌는 숨뇌(medulla oblongata)로 남아있다. 신경관의 내강은 척수까지 연속되어 있으며, 뇌실계(ventricular system)로 분화한다. 끝뇌 안쪽의 신경수관은 가쪽뇌실(lateral ventricle)로 분화하며, 사이뇌 안쪽은 셋째뇌실(3rd ventricle)로 분화한다. 가쪽뇌실과 셋째뇌실 사이에는 뇌실사이구멍(몬로공, interventricular foramen)이 있다. 중간뇌 안쪽은 대뇌수도관(cerebral aqueduct)이 되며, 마름뇌의 안쪽의 내강은 넷째뇌실(4th ventricle)로 분화한다. 넷째뇌실은 척수의 중심관으로 이어진다.

(1) 끝뇌의 발생(development of telencephalon)

끝뇌는 앞뇌의 앞쪽 부분을 말하며, 이 부분의 신경관은 가쪽으로 발달하여 두 개의 가쪽뇌실로 분화한다. 끝뇌는 가쪽뇌실의 벽에서 발달된 구조이며 대뇌반구로 분화한다.

발생 초기에 가쪽뇌실의 벽은 다른 신경관의 구조와 같이 세 층 즉, 뇌실막층, 외투층, 가장자리층으로 구성되어 있으나, 뇌실의 등쪽과 가쪽에 있는 외투층의 세포들은 가장자리층의 바깥쪽으로 이동하여 피질(cortex) 또는 외투(pallium)를 형성한다. 가쪽뇌실의 바닥부에 위치하는 세포들은 바깥쪽으로 이동하지 않고 그대로 외투층 안에서 바닥핵(basal nuclei)으로 분화한다. 가장자리층은 대뇌피질로 들어오고 나가는 신경섬유들로 구성되며, 대뇌 백색질이 된다.

① **대뇌피질의 발생**(development of cerebral cortex)

가쪽뇌실의 등쪽과 가쪽벽은 줄무늬체(corpus striatum)로 분화되는 바닥부에 비해 얇으며, 이 부분의 외투층 세포들은 가장자리층의 바깥쪽으로 이동하여 대뇌피질 또는 외투(pallium)의 원기(primordium)를 형성한다.

태생 6주 무렵에 대뇌반구 가쪽뇌실의 안측 및 아래쪽에서는 해마형성체(hippocampal formation)로 분화될 부분이 나타난다. 가쪽뇌실의 바닥핵의 바깥쪽에도 피질구조가 나타나며 이 부분이 점차 발달하여 후각엽(olfactory lobe) 또는 후각뇌(rhinencephalon)를 형성한다.

해마형성체는 가쪽뇌실이 길어짐에 따라 같이 늘어나 가쪽뇌실 아래뿔(inferior horn)의 안쪽 벽을 형성한다. 해마형성체는 해마(hippocampus)와 치아이랑(dentate gyrus) 및 해마 이행부(subiculum)로 분화된다. 처음에 해마형성체는 가장 안쪽으로부터 치아이랑, 해마, 해마이행부의 순서로 배열되어 있으나, 치아이랑과 해마 사이에서 가쪽뇌실쪽으로 돌출된 주름이 생기게 되며, 해마와 해마이행부의 사이에서는 가쪽뇌실에서 바깥쪽으로 주름이 생겨 성인에서 볼 수 있는 복잡한 형태의 해마형성체가 형성된다(그림 1-19). 해마형성체는 여섯 층으로 분화되는 다른 피질과는 달리 세 층으로 구성되어 있는 원시적인 형태의 원시피질(archicortex)이다.

처음에 후각엽은 대뇌반구의 바닥부가 약간 돌출된 형태로 나타난다. 후각엽의 일부는 앞쪽으로 돌출되어 후각망울(olfactory bulb)과 후각로(olfactory tract)를 형성하며, 뒤쪽은 후각피질(olfactory cortex)로 분화한다. 후각피질은 다시 앞조롱박피질(prepyriform cortex), 편도체주위피질(periamygdaloid cortex), 내후각뇌피질(entorhinal cortex)의 세 부분으로 분화된다. 후각피질에서는 다섯 또는 여섯 층판을 구분할 수는 있으나 비전형적인 형태를 보인다. 후각피질을 옛피질(paleocortex)이라고 한다.

원시피질과 옛피질을 제외한 대부분의 피질은 6개의 뚜렷한 층판으로 구성되어 있으며, 신피질(neocortex)이라고 한다. 신피질은 성인 뇌에서는 대뇌피질의 대부분을 차지하고 있다.

대뇌피질은 대뇌반구의 등쪽에서 성장하기 시작하며, 앞쪽으로 성장하여 이마엽(frontal lobe)을 형성하고, 뒤쪽으로 성장하여 뒷통수엽(occipital lobe)을 형성하며, 가쪽 및 배쪽으로 성장하여 관자엽(temporal lobe)을 형성한다. 등쪽 부분은 마루엽(parietal lobe)이 된다.

태생 6~7개월 사이에 대뇌반구 표면의 신피질은 매우 빨리 성장하여 주름이 형성되며, 안쪽으로 들어간 고랑(sulcus)과 인접한 고랑 사이에 있는 이랑(gyrus)을 구별할 수 있다.

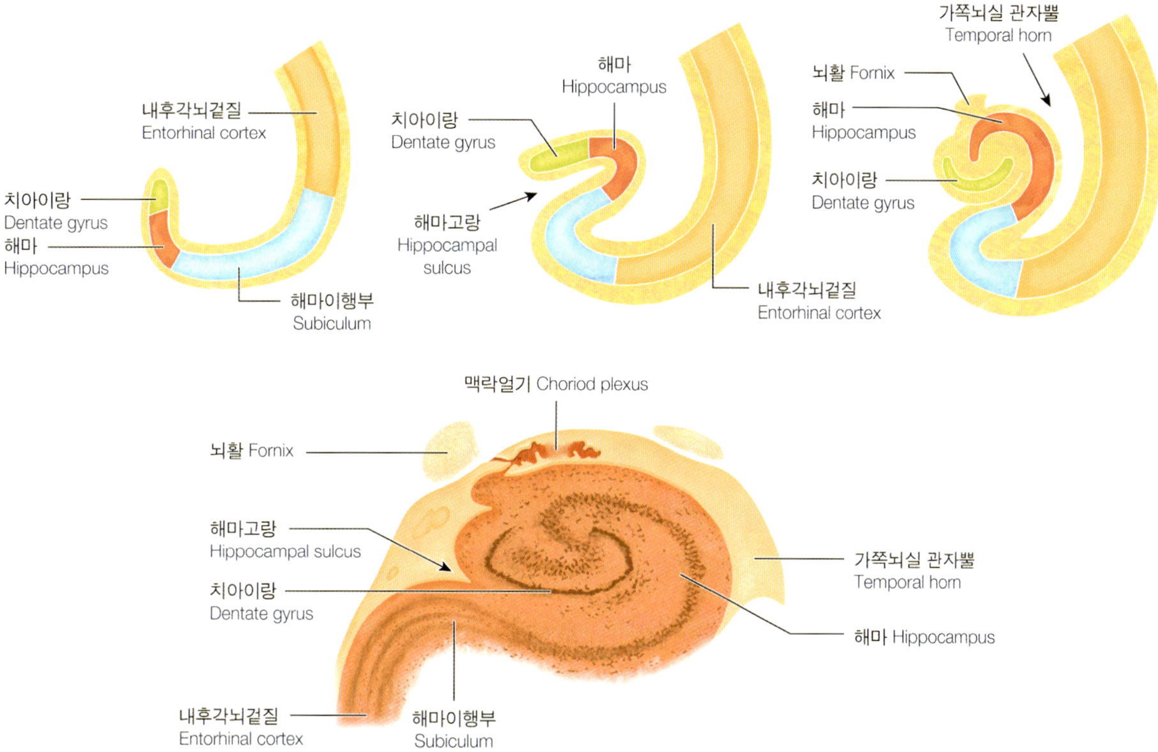

그림 1-19 **해마형성체 발달과정**

가장 처음 나타나는 고랑은 태생 4개월에 나타나는 후각고랑(rhinal sulcus)과 해마고랑(hippocampal sulcus)으로 이들은 각각 구피질과 원시피질의 중요한 분계구조가 된다. 이 고랑들이 나타나는 것과 비슷한 시기에 가쪽고랑(lateral sulcus)도 나타나기 시작한다. 가쪽고랑은 이마엽과 관자엽 사이에 있으며, 두 대뇌엽이 빨리 자라기 때문에 이 부분의 피질은 출생 무렵까지는 안쪽으로 움푹 파인 구조로 남아 있다. 이 부분을 대뇌섬(insula)이라고 하며, 출생 후 계속 성장하는 이마엽, 마루엽, 관자엽에 의해 완전히 덮히게 된다. 이와 같이 뇌섬엽을 싸고 있는 피질 구조를 각각 이마덮개(frontal operculum), 마루덮개(parietal operculum), 관자덮개(temporal operculum)라고 한다.

태생 6~7개월에는 대뇌피질에서 중요한 분계구조가 되는 중심고랑(central sulcus), 마루뒤통수고랑(parieto-occipital sulcus), 새발톱고랑(calcarine sulcus), 곁가쪽고랑(collateral sulcus) 등이 나타난다. 이들 고랑들이 발달함에 따라 성인 뇌 표면적의 2/3는 표면에 나와 있지 않고 고랑 내에 있다(그림 1-20).

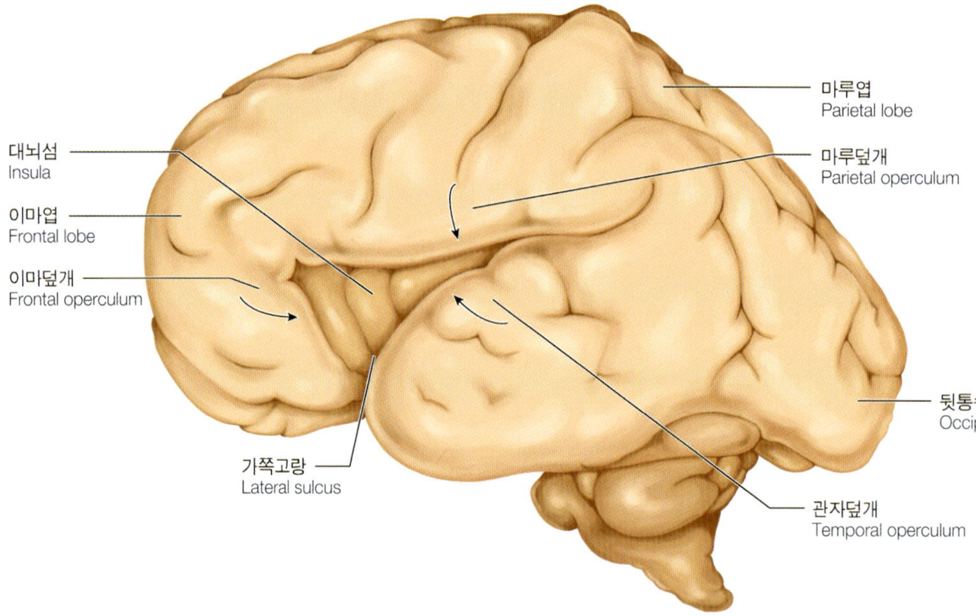

그림 1-20 대뇌피질 덮개(operculum)의 발생

② 바닥핵의 발생(development of basal nuclei)

바닥핵은 가쪽뇌실의 바닥에서 발생하며, 줄무늬체(corpus striatum)와 편도체(amygdaloid body)의 두 핵으로 분화된다. 원시줄무늬체가 처음 나타나는 시기는 태생 4주(24일) 정도로 상당히 빠르며, 7주(태생 44일 정도)에 가면 줄무늬체의 원기는 빠르게 성장하여 가쪽뇌실과 뇌실사이구멍의 내강으로 돌출하게 된다. 이후에는 대뇌겉질이 바닥핵에 비해 더 빨리 자라나므로 가쪽뇌실은 앞뒤로 길게 늘어나고 'C'자 형태로 휘어지게 된다(그림 1-21). 바닥핵의 원기의

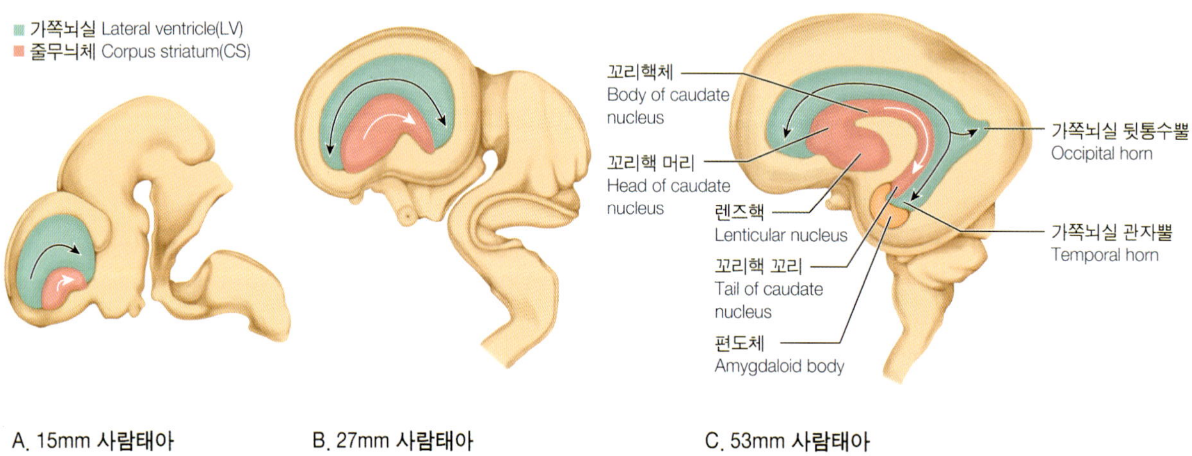

그림 1-21 줄무늬체의 발생

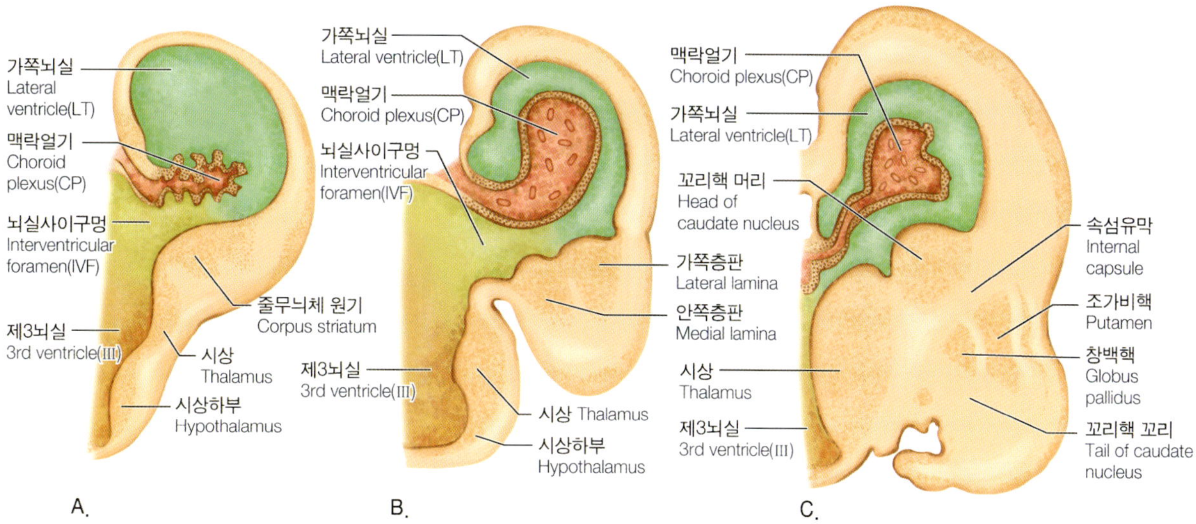

그림 1-22 줄무늬체의 발생

가쪽에 세포집단이 다시 생성되며 이를 가쪽층판(lateral lamina)이라고 하고 먼저 있던 세포집단을 안쪽층판(medial lamina)이라고 한다.

안쪽층판에서는 창백핵(globus pallidus)이 형성되며, 가쪽층판에서는 조가비핵(putamen)이 형성된다. 창백핵은 시상밑핵(subthalamic nucleus)과 함께 배쪽시상(ventral thalamus)에서 분화된다고 한다. 창백핵과 조가비핵은 서로 붙어 있으며 마치 렌즈와 같은 모양이므로 렌즈핵(lenticular or lentiform nucleus)이라고 한다. 가쪽층판의 바로 앞쪽 및 위쪽에는 줄무늬능선(striatal ridge)이 있으며, 이 부위에서 꼬리핵(caudate nucleus)과 편도체(amygdaloid body)가 형성된다. 꼬리핵과 편도체는 가쪽뇌실이 길게 휘어짐에 따라 같이 길게 늘어나며, 꼬리핵은 앞쪽의 큰 머리(head)와 뒤쪽의 꼬리(tail)로 나누어진다(그림 1-22). 편도체는 꼬리핵의 끝부분에 위치하며 꼬리핵이 아래쪽으로 휘어지기 때문에 결국에는 렌즈핵의 아래쪽에 위치하게 된다. 바닥핵과 시상 사이로는 대뇌피질로 들어가고 나가는 섬유다발인 속섬유막(internal capsule)이 발달하여 이 두 구조를 나누어준다.

(2) 사이뇌의 발생(development of diencephalon)

앞뇌는 앞쪽의 끝뇌와 뒤쪽의 사이뇌로 나누어진다. 사이뇌는 셋째뇌실의 가쪽벽이 두꺼워져 발달된 구조이다. 태생 7주 무렵에는 셋째뇌실의 가쪽벽에서 나타나는 등쪽사이뇌고랑(dorsal diencephalic sulcus), 중간사이뇌고랑(middle diencephalic sulcus), 배쪽사이뇌고랑(ventral diencephalic sulcus)으로 구분되며, 이들에 의해 사이뇌는 시상상부, 시상, 배쪽시상, 시상하부의 네 부분으로 나누어진다(그림 1-23). 셋째뇌실의 앞쪽 경계는 앞신경구멍(anterior neuropore)이

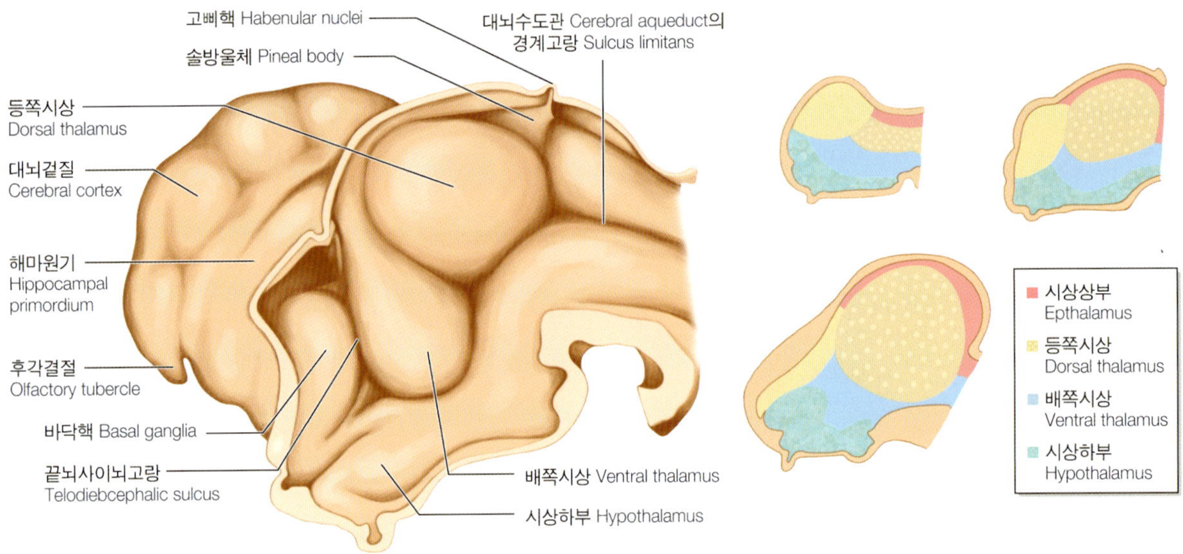

그림 1-23 **발생 7주(19.1mm) 배자(embryo) 뇌의 정중시상단면**

폐쇄된 부위이며 이를 종말판(lamina terminalis)이라고 한다.

사이뇌의 가쪽은 눈술잔(optic cup)과 이어져 있어 망막(retina)에서 시상의 가쪽무릎체(lateral geniculate body)로 이어지는 시각전도로(optic pathway)는 사이뇌의 일부로 분류된다.

시상상부(epithalamus)는 사이뇌의 천장과 가쪽벽 등쪽사이뇌고랑(dorsal diencephalic sulcus)의 상부에서 발생된다. 시상상부의 신경모세포는 고삐핵(habenular nuclei)으로 분화하며, 사이뇌 천장의 가장 뒤쪽부분의 세포들은 솔방울샘(pineal gland)으로 분화한다. 시상상부는 처음 발생할 때는 비교적 크지만 점차 발달할수록 사이뇌에서 차지하고 있는 비율이 감소한다.

태생 8주에 중간사이뇌고랑(intermediate diencephalic sulcus)은 없어지며 뇌실쪽에서는 배쪽사이뇌고랑(ventral diencephalic sulcus)만이 뚜렷하다. 이 시기부터 배쪽사이뇌고랑을 시상하고랑(hypothalamic sulcus)이라고 한다. 시상하고랑의 위쪽은 등쪽시상이 되고, 아래쪽은 시상하부가 된다.

시상하부는 내장기능, 내분비기능, 감정 등 다양한 기능에 관여하는 여러 핵군들로 분화한다. 사이뇌의 배쪽 꼬리쪽에 위치하는 유두체도 시상하부의 구조이며, 배쪽에서 중간뇌와의 경계 구조가 된다. 시상하부의 일부 조직은 배쪽으로 성장하여 깔때기를 형성한다. 구강상피(oral epithelium)의 천장에서 위쪽으로 성장하는 라트케주머니는 사이뇌쪽으로 이동하며, 깔때기와 만나 뇌하수체를 형성한다. 구강상피 기원의 내분비조직을 샘뇌하수체(adenohypophysis)라고 하며, 사이뇌에서 발생된 내분비조직은 신경뇌하수체(neurohypophysis)라고 한다. 신경뇌하수체는 시상하부에 세포체가 있는 신경세포의 축삭과 축삭종말로 구성되어 있다(그림 1-24).

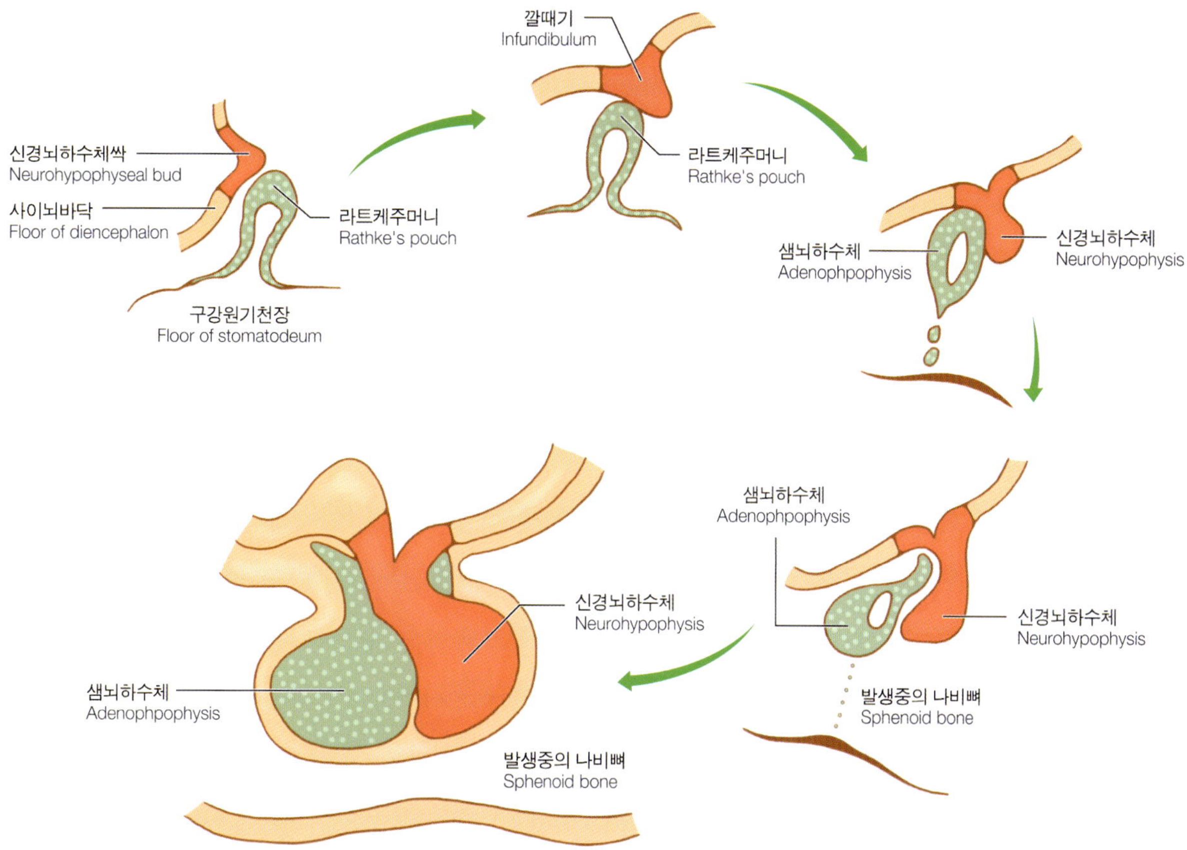

그림 1-24 **뇌하수체의 구성**

등쪽시상은 간뇌의 다른 부분에 비해 늦게 발생되며, 시상의 대부분은 등쪽시상에서 파생된다. 처음에는 시각을 전도하는 가쪽무릎체(lateral geniculate body, LGB)가 분화되기 시작하며, 이어 안쪽앞핵(medial pronucleus), 중심앞핵(central pronucleus), 등쪽앞핵(dorsal pronucleus), 안쪽무릎체앞핵(medial geniculate pronuclei) 등 많은 핵군들로 분화된다. 사이뇌의 다른 부분에 비해 등쪽시상이 빠르게 성장하여 사이의 대부분을 차지하게 되고, 셋째뇌실쪽으로 자라기 때문에 셋째뇌실은 좁은 틈새로 남게 된다. 뇌실쪽으로 자라나는 양쪽의 등쪽시상은 중간에서 융합되는 부분이 있으며, 이를 시상사이붙음(interthalamic adhesion)이라고 한다.

배쪽시상은 처음에는 셋째뇌실의 표면에 면해서 중간사이뇌고랑과 배쪽사이뇌고랑 사이에 위치하지만 발생과정이 진행됨에 따라 점차 가쪽으로 이동하여 등쪽시상의 배쪽과 가쪽, 시상하부의 등쪽과 가쪽에 위치하게 된다. 배쪽시상의 일부는 시상그물핵(thalamic reticular nucleus)과 가쪽무릎체 배쪽핵(ventral nucleus of lateral geniculate body, LGv)으로 분화하여 시상의 일부가 된다. 대부분의 배쪽시상은 시상밑핵과 불확정구역(zona incerta)으로 분화되며, 이들은 시상으로 들어가는 들신경 섬유다발과 함께 성인의 시상밑부를 구성한다. 기능적으로 시상밑핵은 바닥핵과 밀접하게 연관되어 몸운동기능(somatic motor activity)의 조절에 관여한다.

(3) 소뇌의 발생(development of cerebellum)

소뇌는 뒤뇌(metencephalon)의 등쪽 날개판의 신경세포들이 등쪽 안쪽으로 이동하여 형성된 마름뇌 입술(rhombic lip)에서 발생된다. 처음에 양쪽의 마름뇌 입술은 멀리 떨어져 있으며, 각각은 넷째뇌실쪽으로 약간 돌출되어 있다. 이들이 성장함에 따라 양쪽의 마름뇌 입술이 융합되고, 점차 뒤쪽으로 자라나 넷째뇌실의 등쪽 표면을 덮게 된다(그림 1-25). 일부 외투층의 세포들은 마름뇌 입술의 등쪽 표면으로 이동하여 원시 소뇌겉질(cerebellar cortex)을 형성한다(그림 1-26). 태생 3개월 경 이 소뇌피질의 원기는 아령 모양이 되며, 안쪽부분은 소뇌벌레(vermis)로 분화하고 가쪽부분은 소뇌반구(cerebellar hemisphere)로 분화한다. 태생 4개월 말에는 소뇌를 가로지르는 뚜렷한 주름이 나타나기 시작한다. 처음 형성되는 깊은 가로주름은 뒤가쪽고랑(posterolateral fissure)으로 소뇌의 결절(nodule)과 타래(flocculus)를 나머지 부분과 분리시켜준다.

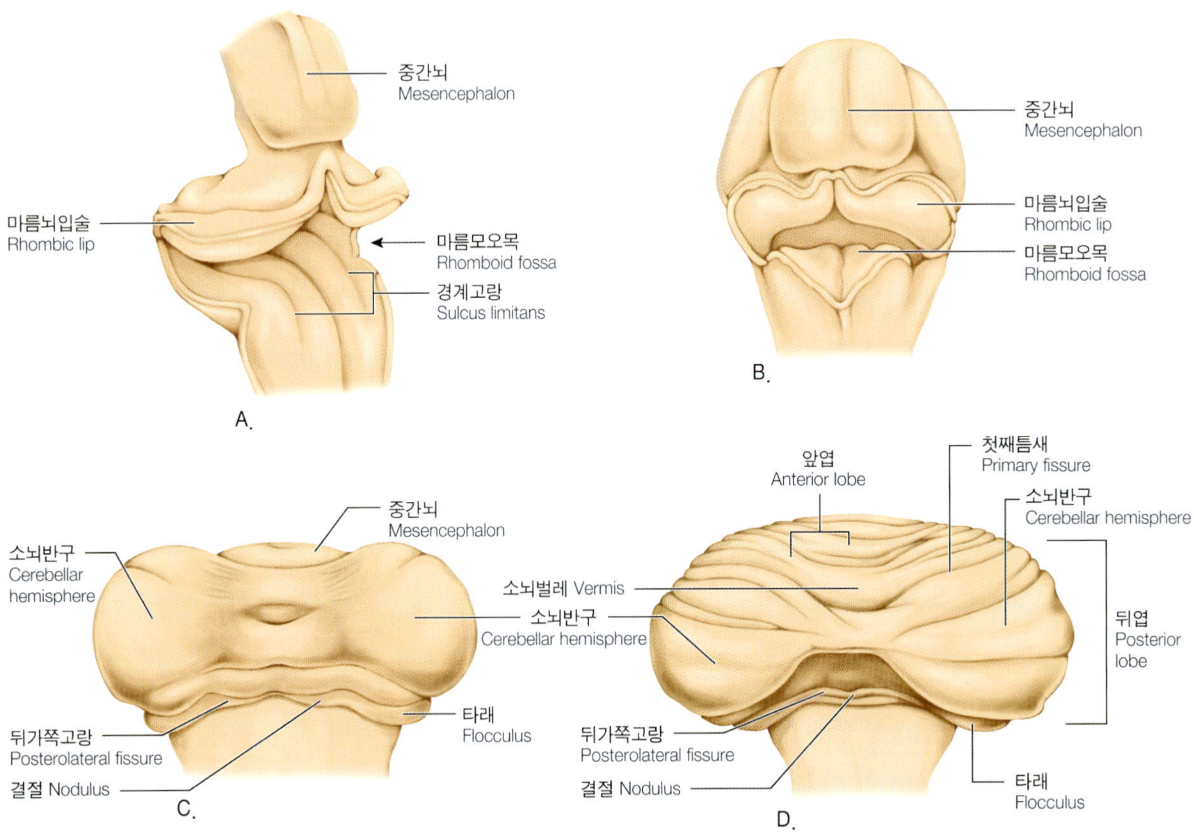

그림 1-25 소뇌의 발생

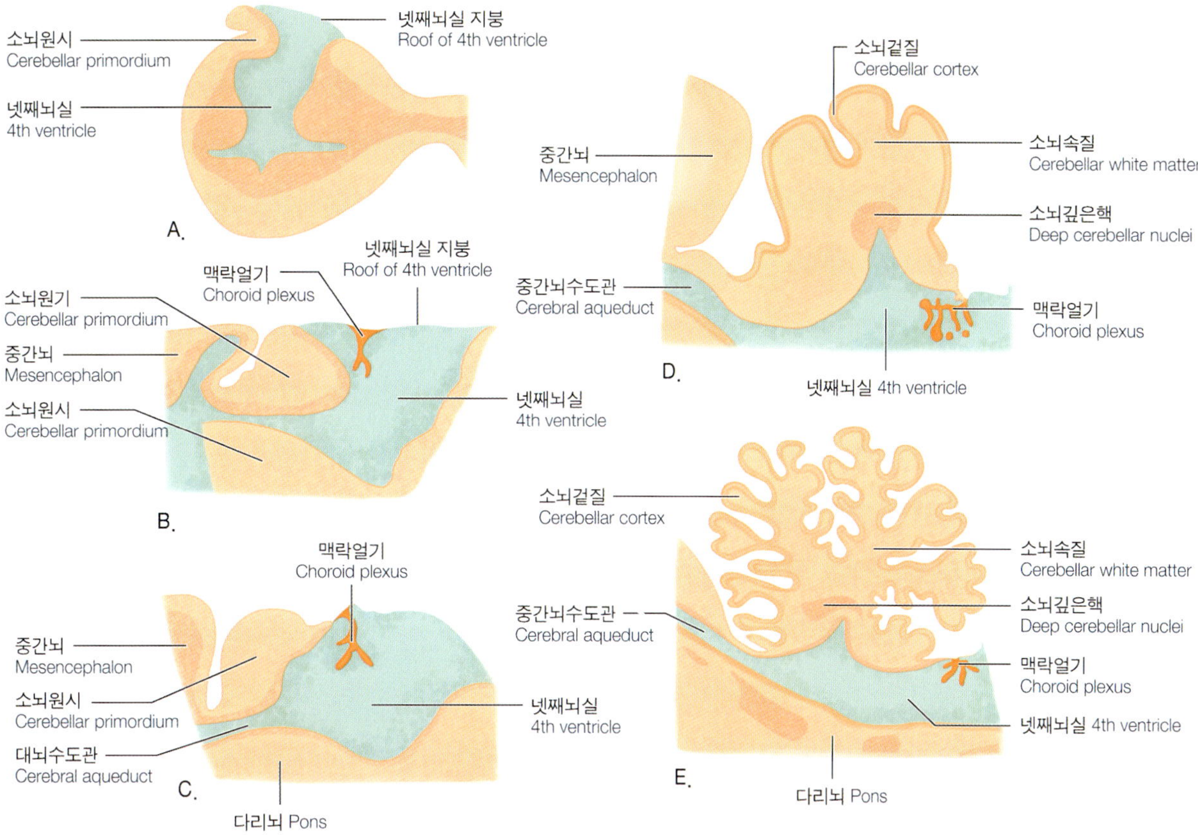

그림 1-26 **소뇌의 발생과정**(시상면)

결절과 타래를 타래결절엽(flocculonodular lobe)이라고 한다. 이 부분은 주로 안뜰핵(vestibular nuclei)과 이어져 있기 때문에 안뜰소뇌(vestibulocerebellum)라고도 한다.

나머지 부분은 점차 커지며, 첫째틈새(primary fissure)에 의해 앞엽(anterior lobe)과 뒤엽(posterior lobe)으로 나누어진다. 첫째틈새 앞쪽의 소뇌엽이 앞엽이며, 첫째틈새와 뒤가쪽고랑 사이의 소뇌엽은 뒤엽이다. 소뇌앞엽은 주로 척수에서 상행하는 섬유와 연결되어 있기 때문에 척수소뇌(spinocerebellum)라고도 하며, 뒤엽은 다리핵(pontine nuclei)과 주로 연결되어 있기 때문에 다리뇌소뇌(pontocerebellum)라고도 한다. 앞엽과 뒤엽의 표면에는 다시 많은 수의 소뇌틈새(cerebellar fissure)인 가로고랑들이 형성되어, 표면적이 크게 늘어난다. 소뇌 표면에서 고랑과 고랑 사이의 돌출된 부분은 소뇌이랑(folia)이라고 한다.

외투층에 남아 있는 세포들은 소뇌깊은핵(deep cerebellar nuclei)으로 분화한다. 소뇌깊은핵은 네 쌍의 핵, 즉 치아핵(dentate nucleus), 마개핵(emboliform nucleus) 둥근핵(globose nucleus), 꼭지핵(fastigial nucleus)으로 분화한다. 치아핵은 주로 다리뇌소뇌와 밀접하게 관련되어 있다. 마개핵과 둥근핵은 주로 척수소뇌와, 꼭지핵은 안뜰소뇌와 연관되어 있다.

(4) 뇌줄기의 발생(development of brain stem)

뇌줄기를 형성하는 중간뇌(mesencephalon), 다리뇌(pons), 뒤뇌(metencephalon), 숨뇌(myelencephalon)는 모두 유사한 형태로 발생하게 된다. 경계고랑(sulcus limitans)은 중간뇌까지 뚜렷하며, 그 이상에서는 뚜렷하지 않아 중간뇌까지만 날개판과 바닥판에서 기원된 구조를 확인할 수 있다.

① 숨뇌(medulla oblongata)

숨뇌의 밑부는 척수와 같이 중앙부에 중심관이 있으며, 등쪽에 넷째뇌실이 있는 열리지 않은 구조이기 때문에 닫힌숨뇌(closed medulla)라고도 한다. 척수와 같이 안쪽에 회색질이 있고 바깥쪽에 백색질이 있지만, 날개판 신경모세포(neuroblast)의 일부가 등쪽의 가장자리층(marginal layer)으로 이동하여 얇은핵(nucleus gracilis)과 쐐기핵(nucleus cuneatus)을 형성한다. 이를 덮개(tectum)라고 하는데, 이렇게 등쪽의 가장자리층으로 이동한 신경모세포의 집단은 중간뇌에도 존재하기도 한다.

얇은핵과 쐐기핵은 부위와 강약, 질감을 명확하게 구별할 수 있는 식별촉각(discriminative touch sensation)의 중계핵이 된다. 앞쪽 바닥부(basilar part)에는 대뇌겉질에서 척수와 뇌줄기로 내려오는 섬유다발인 겉질척수로(corticospinal tract)와 겉질숨뇌로(corticobulbar tract)의 두 신경로로 구성된 피라미드(pyramid)가 형성된다.

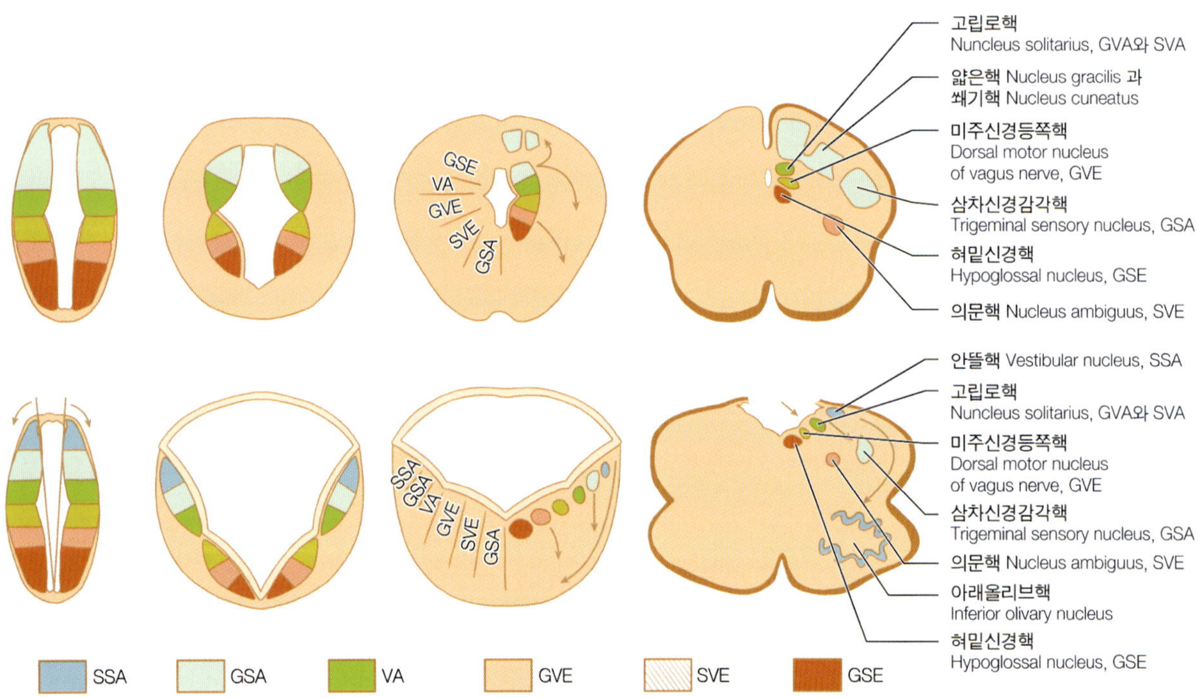

그림 1-27 뇌줄기 구조 : 숨뇌의 발생

숨뇌의 상부와 뒤뇌의 등쪽에는 넷째뇌실이 있으며, 등쪽은 열려 있기 때문에 숨뇌 상부를 열린숨뇌(open medulla)라고도 한다. 이 부분은 다리뇌굴곡(pontine flexure)이 형성되는 부분으로 이 굴곡부 때문에 경계고랑의 등쪽에 있던 날개판이 바깥쪽으로 밀려나게 된다. 따라서 바닥판은 넷째뇌실의 배쪽 및 안쪽에 있게 되고 그 가쪽 및 등쪽에는 날개판이 위치한다(그림 1-27). 또한 숨뇌에서는 혀인두신경(glossopharyngeal nerve, Ⅸ), 미주신경(vagus nerve, Ⅹ), 더부신경(accessory nerve, Ⅺ), 혀밑신경(hypoglossal nerve, Ⅻ)이라는 4쌍의 뇌신경들이 기시하고 있다.

4) 척수(spinal cord)의 발생

신경관의 꼬리부분이 발달하여 척수가 되는데, 신경관 바깥벽은 계속 두꺼워지며, 신경관은 상대적으로 작아져 좁은 내강이 있는 중심관이 된다. 중심관 내강은 단층원주상피(simple columnar epithelium) 또는 단층입방상피(simple cuboidal epithelium)로 구성된 뇌실막에 의해 싸여 넷째뇌실과 교통하는 뇌척수액의 순환경로가 된다.

발생과정을 보면 신경관의 바깥벽이 세포들의 증식으로 두꺼워짐에 따라 경계고랑(sulcus limitans)이라는 홈이 생긴다. 이를 기준으로 하여 바깥벽을 날개판(alar plate)과 배쪽의 바닥판(basal plate)으로 나눈다.

신경관의 바닥판은 척수의 운동신경세포가 포함된 앞뿔(anterior horn)이 되며, 척수로 날개판은 척수로 들어가는 감각신경세포 및 이들과 연접을 이루는 연합신경세포가 포함된 뒷뿔(posterior horn)을 형성하게 된다. 신경능선에서 기원된 척수신경절(spinal ganglion)과 신경세포의 중추돌기(central process)는 뒷뿔로 이어지며, 척수신경의 뒷뿌리(posterior root)가 된다. 이 신경세포의 말초돌기는 척수신경을 통해 말초부위에 분포한다. 앞뿔 신경세포는 뼈대근육을 지배하는 운동신경세포로 이 세포의 축삭은 척수신경의 앞뿌리(anterior root)를 형성하며 계속 척수신경을 통해 말초부위에 분포한다(그림 1-28).

바닥판과 날개판의 일부 신경세포들은 가쪽뿔(lateral horn), 그리고 일부 바닥판의 신경세포들은 중간회백질(intermediate gray matter)을 형성하는데, 이들은 내장기관을 지배하는 자율신경계의 신경절이전 신경세포(preganglionic neuron)가 된다. 이 신경세포의 축삭은 척수신경의 앞뿌리를 거쳐 나가다가 백색교통가지(white rami communicantes)를 통해 교감신경질(sympathetic ganglia)의 교감신경절이후신경세포(postganglionic sympathetic neuron)와 연접한다.

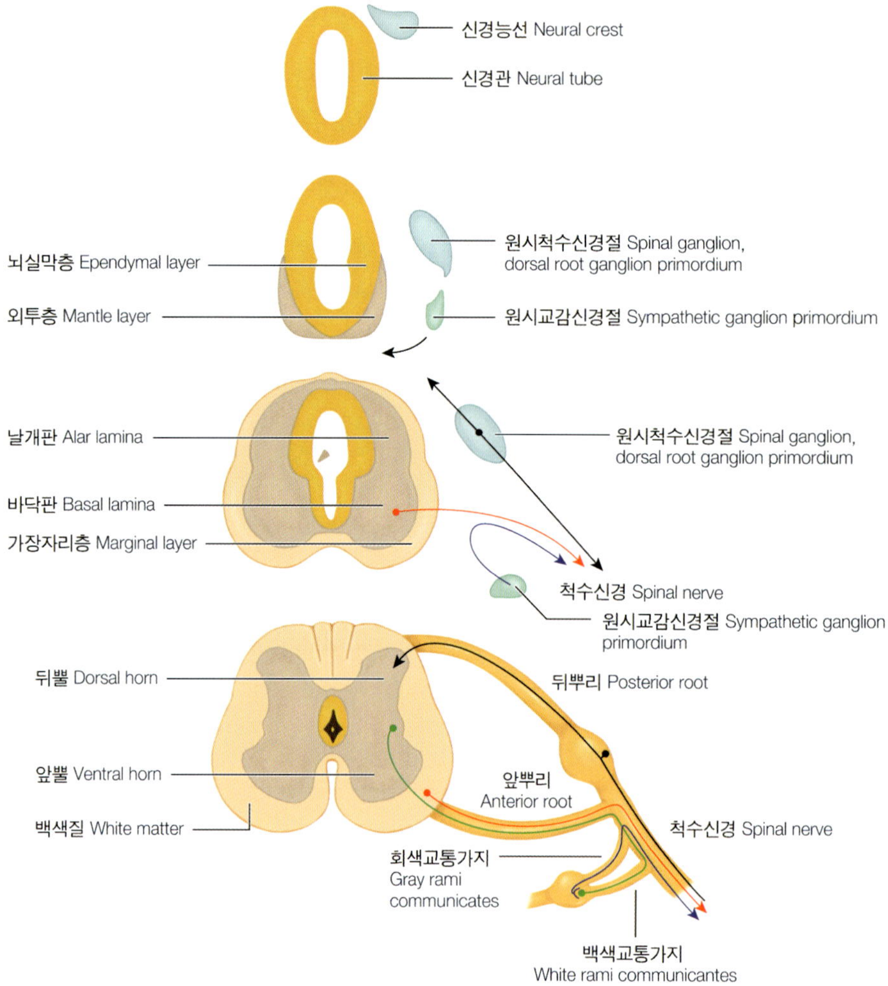

그림 1-28 **척수의 발생과정**

뼈대근육에 분포하는 앞뿔 신경세포의 성분은 일반몸날신경기둥(general somatic efferent column, GSE)이라고 하며, 내장, 샘, 혈관에 분포하는 바닥판의 운동성분은 일반내장날신경기둥(general visceral efferent column, GVE)이라고 한다. 피부수용기(skin receptor)와 고유감각수용기(propriocepter)로부터 감각자극을 받아들이는 뒷뿌리의 감각성분은 일반몸들신경기둥(general somatic afferent column, GSA)이며, 내장과 혈관에 분포하는 뒷뿌리의 감각성분은 일반내장들신경기둥(general visceral afferent column, GVA)이라고 한다.

참·고·문·헌

- 퍼시픽 학술국(2013). PACIFICS'S Anatomy&Physiology. Pacific Books.
- Adelman G (ed) Encyclopedia of Neuroscience. Boston, Birkhauser, 1987.
- Angevine JB Jr, Cotman CW: Principles of Neuroanatomy. New York, Oxford University Press, 1981.
- Anthoney TR: Neuroanatomy and the Neurological Exam. Boca Raton CRC Press, 1994.
- Ari ns-Kappers CU, Huber GC, Crosby EC: The Comparative Anatomy of the Nervous System of Vertebrates, Including Man. 3 vols., New York, Macmillan, 1936.
- Barr KL, Kiernan JA: The Human Nervous System. An Anatomical Viewpoint, 6th ed., Philadelphia, J.B. Lippincott, 1993.
- Benninghoff: Anatomie, Makroskopische und mikroskopische Anatomie des Menschen. 3. Band, 13./14. Auflage, M nchen, Urban & Schwartzenberg, 1985.
- Bullock TH: Introduction to Nervous Systems. New York, W.H. Freeman, 1977.
- Burt AM: Textbook of Neuroanatomy. Philadelphia, W.B. Saunders, 1993.
- Carpenter MB, Sutin J: Textbook of Neuroanatomy, 8th ed. Baltimore, Williams & Wilkins, 1983.
- Clarke E, O'Malley: The Human Brain and Spinal Cord. A Historical Study Illustrated by Writings from Antiquity to the Twentieth Century. Berkley, University of California Press, 1968.
- Curtis BA, Jacobson S, Marcus EM: An Introduction to Neurosciences. Philadelphia, W.B. Saunders, 1972.
- Ferner H (ed): Penkopf Atlas of Topographical and Applied Human Anatomy. 2nd revised ed., Vol. I Head and Neck, Baltimore, Urban & Schwarzenberg, 1980.
- Finger S: Origins of Neuroscience. A History of Explorations into Brain Function. New York, Oxford University Press. 1994.
- Hamilton WJ, Boyd JD, Mossman HW: Human Embryology, Prenatal Development of Form and Function. 4th ed., Baltimore, Williams & Wilkins, 1972.
- Harvey PH, Krebs JR: Comparing brains. Science 249:140-146, 1990.
- Heimer L: The Human Brain and Spinal Cord. Functional Neuroanatomy and Dissection Guide. 2nd ed., New York, Springer Verlag, 1995.
- Hildebrand M: Analysis of Vertebrate Structure. 4th ed., New York, John Wiley & Sons, 1995.
- House EL, Pansky B, Siegel A: A Systematic Approach to Neuroscience. 3rd ed., New York, McGraw-Hill, 1979.
- Jansen J, Brodal A (ed): Aspects of Cerebellar Anatomy. Oslo, Johan Grundt Tanum, 1954.
- Jacobson M: Developmental Neurobiology. 3rd ed., New York, Plenum, 1991.
- Kahle W: Nervous System and Sensory Organs. Vol. 3 of Kahle W, Leonhart H, Platzer W, Color Atlas and Textbook of Human Anatomy. 3rd revised ed., Translated by Dayan HL, Dayan AD, New York, Georg Thieme, 1986.

참·고·문·헌

- Kandall ER, Schwartz JH, Jessell TM: Principles of Neuroscience. 3rd ed., New York, Elsevier, 1991.
- Kardong KV: Vertebrates, Comparative Anatomy Function Evolution. Dubuque, Wm C. Brown, 1995.
- Kuhlenbeck H: The human diencephalon. A summary of development, structure and pathology. Confin Neurol (Basel) Suppl 14:1-230, 1954.
- Larsell O, Jansen J: The Comparative Anatomy and Histology of the Cerebellum. Mineapolis, University of Mineapolis Press, 1967-72.
- Lockhard I: Desk Reference to Neuroanatomy: A Guide to Essential Terms. New York, Springer-Verlag, 1977.
- Martinez Martinez PFA: Neuroanatomy: Development and Structure of the Central nervous System. Philadelphia, W.B. Saunders, 1982.
- Meyer A: Historical Aspects of Cerebral Anatomy. London, Oxford University Press, 1971.
- McHenry LC: Garrison's History of Neurology. Springfield, Charles C. Thomas, 1969.
- McNab BK, Eisenberg JF: Brain size and its relation to the rate of metabolism in mammals. Am Natur 133:157-167, 1989.
- Nauta WJH, Freitag M: Fundamental Neuroanatomy, New York, W.H. Freeman, 1986.
- Nieuwenhuys R: Comparative Anatomy of the Spinal Cord. In Eccles JC, Schade JP (eds) Organization of the Spinal Cord. Amsterdam Elsevier, 1964.
- Nieuwenhuys R, Voogd J, van Huijzen C: The Human Central Nervous System. A Synopsis and Atlas, 3rd ed., Berlin, Springer-Verlag, 1988.
- Noback CR, Demarest RJ: The Human Nervous System: Basic Principles of Neurobiology, 3th ed. Philadephia, Lea & Febiger, 1981.
- O'Rahilly R, Muller F: The Embryonic Human Brain. An Atlas of Developmental Stages. New York, Wiley-Liss, 1994.
- Pansky B, Allen DJ: Review of Neuroscience. New York, Macmillan, 1980.
- Paxinos G (ed): The Human Nervous System. New York, Academic Press, 1990.
- Parent A.: Comparative Neurobiology of Basal Ganglia. John Wiley & Sons, 1986.
- Leonhart H, Tillman B, Tondury G, Zilles K (ed) Rauber/Kopsch Anatomie des Menschen, Lehrbuch und Atlas. Band III, Stuttgart, Georg Thieme, 1987.
- Sanides F: The cytoarchitecture of the human frontal lobe and its relation to phylogenetic differentiation of the cerebral cortex. J Hirnforsch 6:269-282, 1964.
- Sarnat HB, Netsky MG: Evolution of the Nervous System. 2nd ed., New York, Oxford Univ Press, 1981.
- Warwick R, Williams PL: Gray's Anatomy, 35th British ed., Philadelphia, W.B. Saunders, 1973.

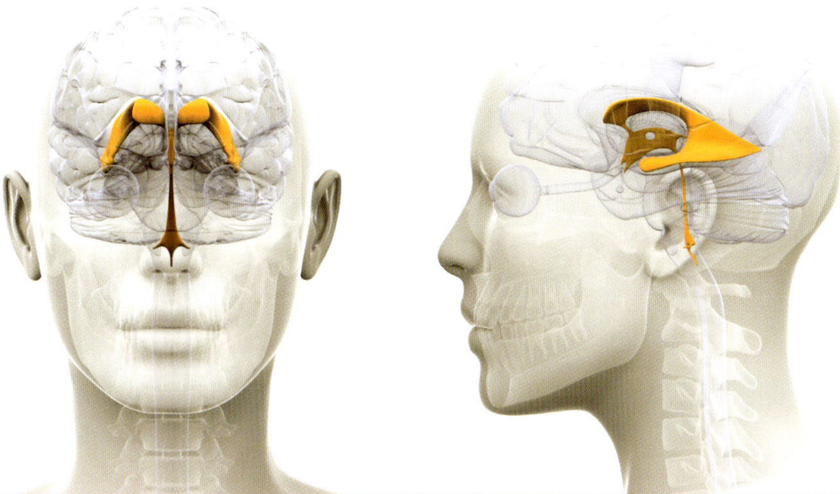

02

CHAPTER

신경세포와 신경아교세포

NEUROSCIENCE

CHAPTER 2

신경세포와 신경아교세포

신경계의 기본적 기능은 신체에 가해지는 자극을 수용기를 통해 받은 후 통합하여 효과기로 전달하여 적절한 반응을 일으키게 하는 전달·조절 기능이다. 이러한 신경계는 다수의 신경세포(nerve cell)와 여러 다른 모양의 신경아교세포(neuroglia cell)라는 버팀세포(supporting cell)로 구성되어 있다. 신경세포는 전기적 흥분을 전달하며 분비작용도 하는 고도로 분화된 흥분성 세포이고, 신경아교세포는 신경세포를 구조적·기능적으로 지지하고 보호하며 신진대사를 담당한다.

1 신경세포(neuron, nerve cell)

신경세포는 신경세포체와 그 주위의 돌기(processes) 그리고 축삭을 가리키는 말로 인체에 약 14조개가 존재한다. 신경세포는 신경계를 구성하는 기능적, 구조적 최소 단위인 동시에 물리·화학적 자극에 반응하는 흥분성(excitability)과 이를 다른 세포에 전달하는 전도성(conductivity)이라는 특성을 지닌 고도로 분화된 세포이다. 그 크기와 모양은 위치와 기능에 따라 매우 다양하지만 각 신경세포는 세포체(cell body, perikaryon)와 세포체의 표면에서 시작되는 신경돌기(neurite)들을 가지고 있다(그림 2-1). 정보(자극)를 수용하여 신경세포체 쪽으로 전달하는 돌기를 가지돌기(dendrite)라 하고 세포체로부터 자극을 전달하는 하나의 긴 돌기를 축삭(axon)이라고 한다. 가지돌기와 축삭을 합해서 신경섬유(nerve fibers)라고 부르기도 한다.

신경세포는 신경흥분을 신체의 한 부분에서 다른 부분으로 전달하는데, 수명이 길어서 영양 상태만 좋다면 인간의 전 생애동안 적절한 기능을 유지할 수 있다. 또한 대사율이 높아서 산소와 포도당의 지속적이고 풍부한 공급을 필요로 하여 산소공급이 몇 분만 중지되어도 신경세포는 죽게 된다.

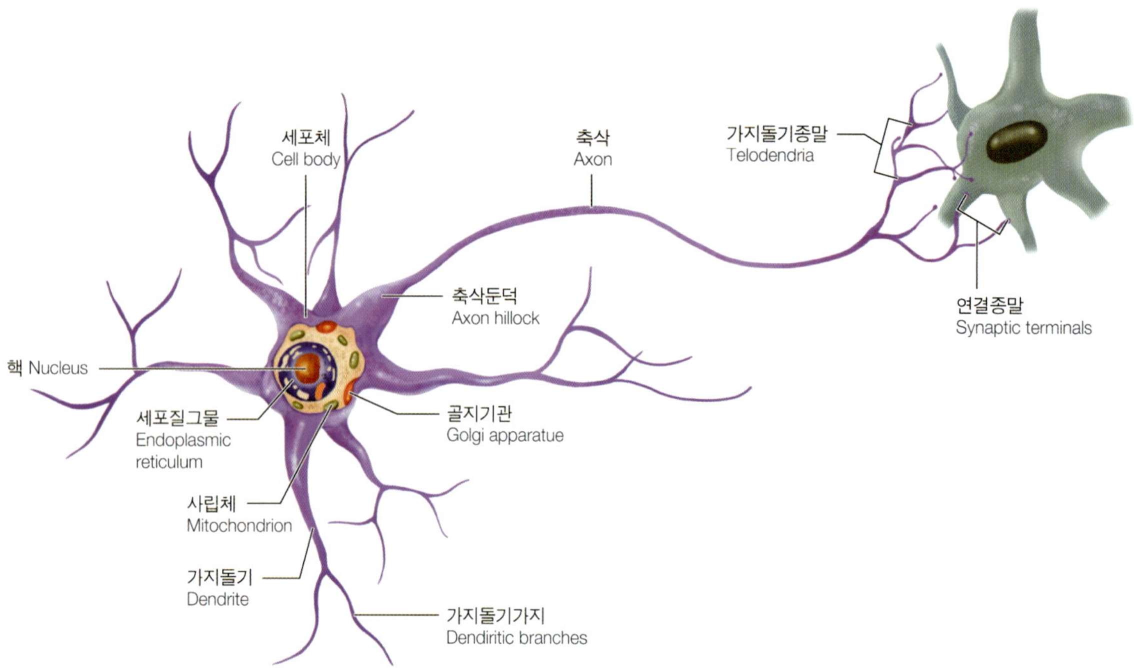

그림 2-1 신경세포의 구조

1) 신경세포의 종류

신경세포는 그 구조나 형태, 즉 돌기의 수 혹은 축삭의 길이나 수행하는 기능에 따라 구분할 수 있다.

(1) 형태에 따른 분류(그림 2-2)

① 뭇극신경세포(multipolar neuron)

신경돌기들이 많으며 긴 돌기인 축삭 외에는 모두 가지돌기이다. 중추신경에서 볼 수 있는 중요한 신경세포로서 자율신경절(autonomic ganglion)에서 볼 수 있고. 뼈대근육을 지배하는 운동신경세포는 모두 이러한 형태로 되어 있다. 또한 사이신경세포(interneuron), 대뇌겉질의 피라미드세포(pyramidal cell), 소뇌겉질의 조롱박세포(Purkinje cell) 등도 예로 들 수 있다.

② 두극신경세포(bipolar neuron)

세포체가 길쭉하며 세포체의 양쪽 끝에서 각각 1개씩의 가지돌기와 축삭이 나오는 신경세포로 특수감각과 관계가 있다. 코점막(olfactory mucosa), 눈의 망막(retina), 속귀의 안뜰 및 달팽이신경절(vestibular and cochlear ganglion) 등이 그 예이다.

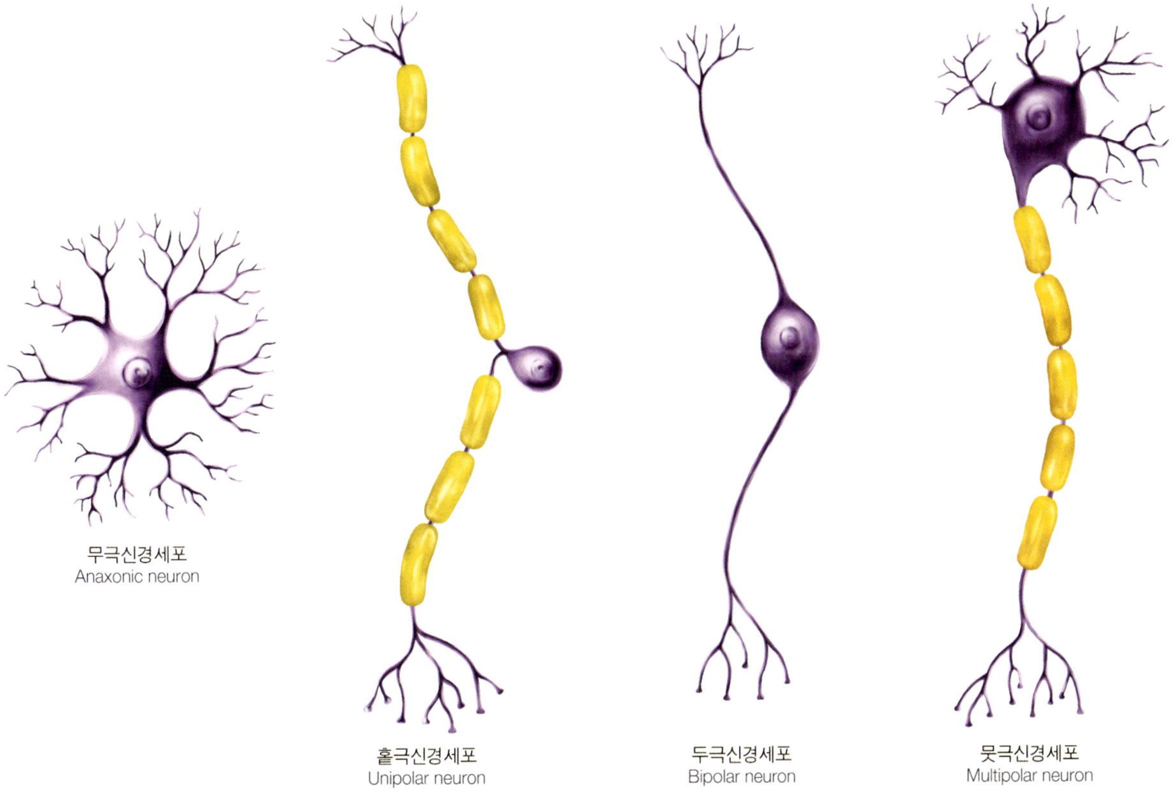

그림 2-2 **신경세포의 구조적 분류**(형태에 따른 분류)

③ 홑극신경세포(unipolar neuron)

세포체에서 1개의 돌기가 나오는 신경세포를 말하는데 실제로 이런 형태의 신경세포는 거의 없으며, 처음에는 돌기가 하나로 나오지만 곧 'T'자 형태의 2개의 돌기로 나누어지는 거짓홑극신경세포(pseudounipolar neuron)의 형태로 존재한다. 기능적으로 언제나 감각을 담당하며 척수신경의 뒤뿌리신경절(dorsal root ganglion)과 일부 감각성 뇌신경절(sensory cranial ganglion)을 구성하고 있는 특징적인 신경세포이다. 이렇게 나누어진 돌기 중 하나는 가지돌기이며 또 다른 하나는 축삭이 되어 각각 말초와 중추 신경계를 연결한다. 즉, 말초에 분포하는 것을 말초돌기(peripheral process)라고 하며, 척수로 들어가는 것을 중추돌기(central process)라고 하는데, 이 중추돌기는 척수신경의 뒤뿌리가 된다.

④ 무극신경세포(anaxonic neuron)

상대적으로 크기가 작고 여러 개의 가지돌기가 있지만 축삭이 없는 신경세포로서 중추신경계와 특수감각기 등에서 볼 수 있으나 명확한 기능은 알려져 있지 않다.

(2) 축삭 길이에 따른 분류

① 골지 I 형 신경세포(golgi type I neuron)

축삭의 길이가 매우 길어 긴축삭뭇극신경세포라고도 하며, 신경핵으로부터 멀리 떨어져 있는 신경세포에 정보를 전달하는 투사신경세포(projection neuron)의 역할을 한다. 대뇌겉질의 피라밋 세포(pyramidal cell), 소뇌의 조롱박세포(Purkinje cell), 척수의 운동신경세포(motor cell)가 그 예이다.

② 골지 II 형 신경세포(golgi type II neuron)

축삭의 길이가 짧아 짧은축삭뭇극신경세포라고도 하며 골지 I 형 신경세포보다 숫자가 월등히 많다. 가지돌기도 짧아 마치 별처럼 보이기도 한다. 대뇌 및 소뇌 겉질에 매우 많으며 주로 주위의 신경세포에 영향을 미치는 사이신경세포의 역할을 한다.

(3) 기능에 따른 분류(그림 2-3)

① 들신경세포(afferent neuron)

감각신경세포라고도 하며, 말초 수용기에서 중추신경계 혹은 하위 중추에서 상위 중추로 흥분충동을 전달하는 신경세포를 말한다. 감각자극을 받아들이는 감각신경세포의 가지돌기 끝을 감각수용기라고 하며 다음과 같이 특수하게 분화되어 있다.

내수용기(interoceptor)는 내부장기로부터 오는 자극을 받는 수용기로 압각과 통각, 근육의 신장 등의 감각 정보를 받는다. 외수용기(exteroceptor)는 신체표면으로부터 자극을 받는 감각수용기로 통각, 압각, 촉각, 냉각과 온각에 대한 정보를 받는다. 고유수용기(proprioceptor)는 힘줄과 뼈대근육, 그리고 관절에서 오는 자극을 받는 감각수용기로 근육과 힘줄의 신전과 관절의 위치변동에 대한 감각정보를 받는다. 특수감각수용기(special sensory receptor)는 후각과 미각, 시각, 평형감각 및 청각기관에서 오는 자극을 받는다.

② 날신경세포(efferent neuron)

운동신경세포라고도 하며 중추신경계에서 근이나 각종 선과 같은 효과기 혹은 상위 중추에서 하위 중추로 흥분충동을 전달하는 신경세포를 말하며 다음과 같은 것들이 있다.

몸운동신경세포(somatic motor neuron)는 수의근(뼈대근육)을 지배하는 신경세포로 위운동신경세포(upper motor neuron)는 세포체가 대뇌겉질이나 소뇌겉질에 있고, 아래운동신경세포(lower motor neuron)는 뇌줄기나 척수에 세포체가 있다.

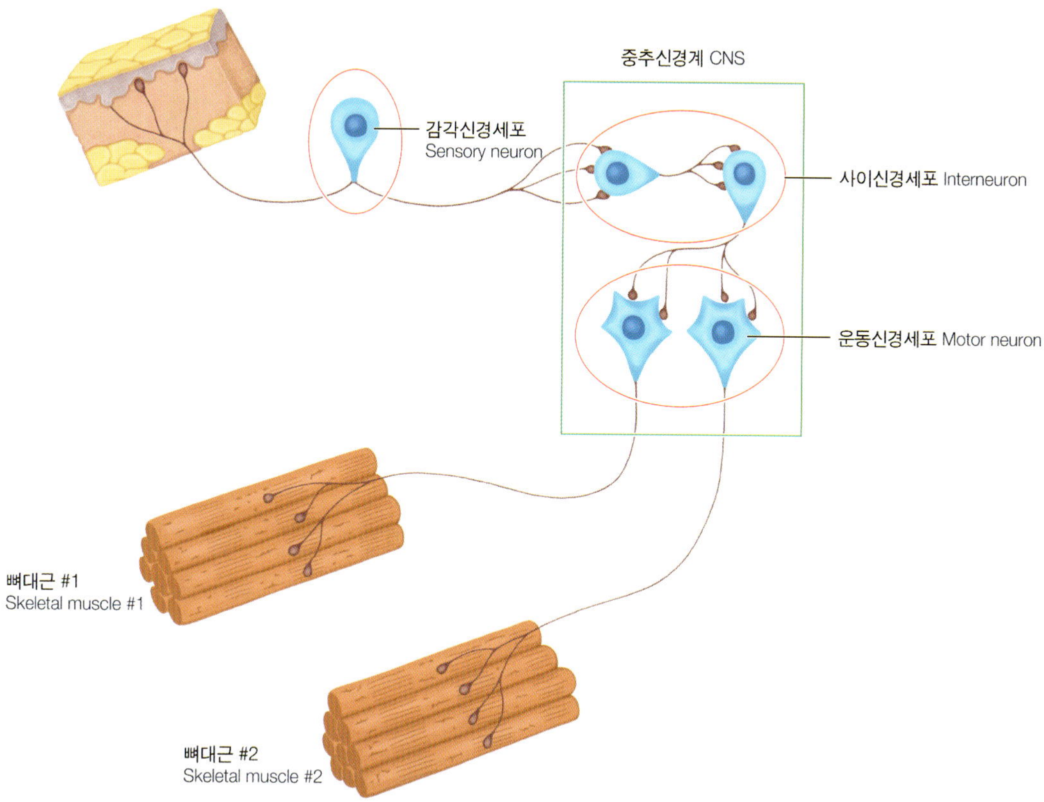

그림 2-3 **신경세포의 구조적 분류**(기능에 따른 분류)

내장운동신경세포(visceral motor neuron)는 민무늬근·심근 등의 불수의근과 샘을 지배하며 신경절이전신경세포(preganglionic neuron)는 세포체가 뇌줄기나 척수에 있고, 신경절이후신경세포(postganglionic neuron)는 세포체가 자율신경절에 있는 신경세포이다.

③ 사이신경세포(interneuron)

연합신경세포(association neuron)라고도 불리며 중추신경계 속에 있는 중개신경세포로 뇌와 척수에서 들신경 신경세포와 날신경 신경세포 사이를 연결하는 역할을 한다.

2) 신경세포의 구조

일반적으로 신경세포란 뭇극신경세포를 가리키는데, 다른 세포와는 달리 매우 긴 돌기들을 갖고 있기 때문에 핵과 세포질로 구분하지 않고 신경세포체와 돌기로 구분한다. 이 중 세포체는 핵과 세포질로 나누어지며, 세포체의 세포질을 돌기에 있는 세포질과 구분하기 위하여 핵주위부(perikaryon)라고 부른다. 따라서 세포체는 핵과 핵주위부로 구분되며 바깥에는 막이 싸고 있다. 돌기는 다시 정보를 받아들이는 돌기인 가지돌기와 흥분을 내보내는 돌기인 축삭으로 나누어진다.

(1) 신경세포체[cell body(soma)]

신경세포에서 세포체란 돌기를 제외한 핵과 세포질인 핵주위부를 뜻하는데, 세포의 대사가 일어나는 중심부로 구형, 타원형 혹은 별 모양이며, 일반적으로 다른 세포보다 크고 1개씩의 핵을 갖고 있다.

핵은 대부분 세포체의 중앙에 위치하며 전형적인 핵의 모양은 크고 둥글며 섬세한 염색질이 넓게 퍼져 있어 희미한 염색성을 띈다. 대개 한 개의 뚜렷한 핵소체(nucleolus)를 함유하고 있는데 이것은 리보핵산(RNA)의 합성에 관여한다. 이처럼 핵소체가 큰 이유는 세포체를 비롯한 긴 신경돌기에 있는 많은 세포질의 단백질을 공급·유지하기 위해 단백질 합성이 활발하기 때문이다.

여성의 신경세포에는 두 개의 X염색체 중 하나가 농축되어 바르소체(Barr's body)라는 성염색질소체(sex chromatin)로 나타난다. 이것은 성염색질로 구성되어 있고 핵막의 내면에 위치한다. 핵막은 이중막으로 구성되어 있으며 작은 핵구멍이 있어 물질들이 핵 안팎을 드나들 수 있다.

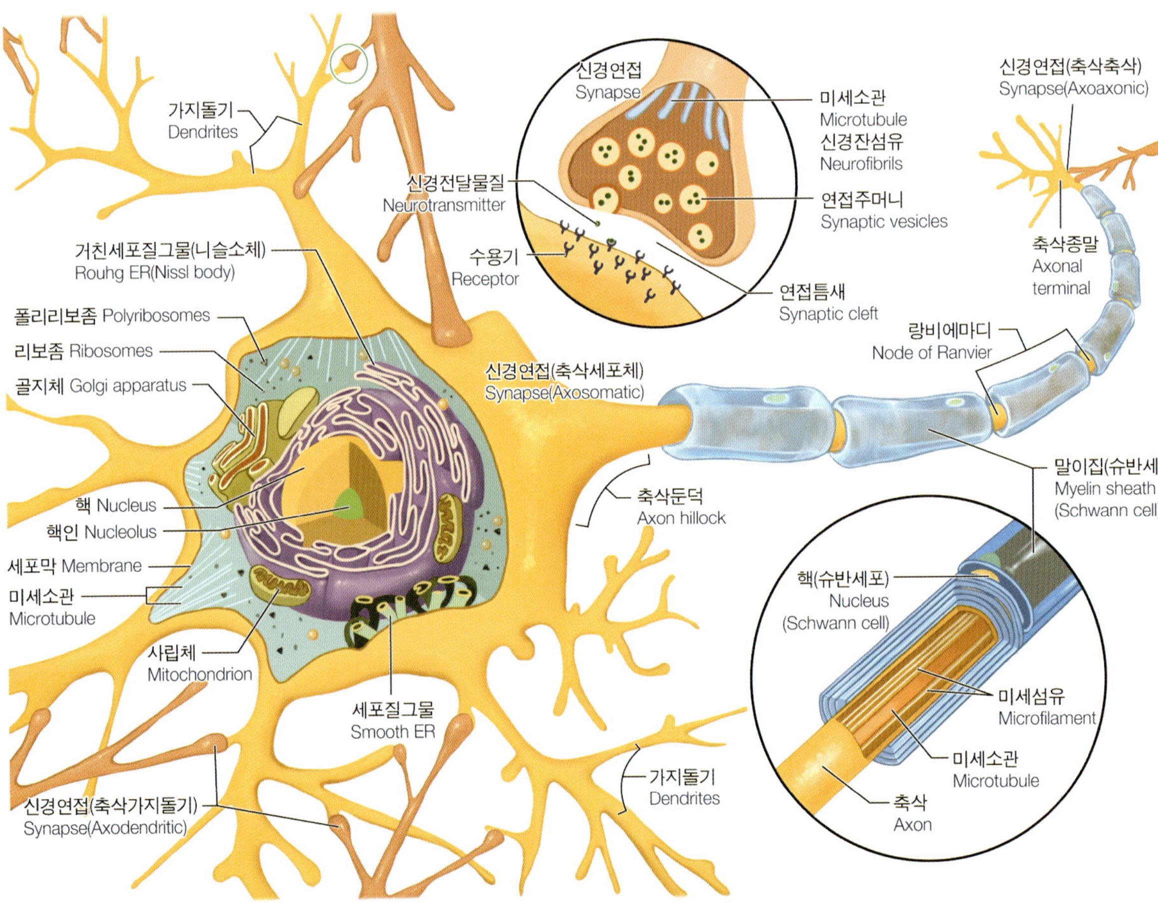

그림 2-4 신경세포 미세구조

세포질 내에는 일반 세포에서와 마찬가지로 사립체, 골지체, 용해소체 등과 같은 세포소기관과 각종 포함물이 들어 있고, 신경잔섬유(neurofilament)와 미세소관(microtubule) 및 미세섬유(microfilament)들이 망상을 이루고 있다(그림 2-4).

니슬소체(Nissl's body, tigroid body)는 축삭 근처의 세포체인 축삭둔덕(axon hillock)을 제외한 세포체 전체에 걸쳐 존재하며 과립 모양을 띤다. 대부분이 핵주위부에 있으며 가지돌기에는 존재하지만 축삭에는 없다. 전자현미경으로 보면 니슬소체는 넓은 수조(cisterna)들이 층층이 붙어 있는 과립세포질그물(granular reticulum)로 구성된다. 일반세포에서도 관찰할 수 있는 리보솜, 사립체, 골지체, 용해소체와 중심소체을 포함하고 있으며 많은 리보솜(ribosome)들이 세포질그물의 표면에 붙어 있지만 수조와 수조 사이의 간격에 자유리보솜(free ribosome)의 형태로도 많이 존재한다. 리보솜에는 RNA가 많기 때문에 니슬소체는 염기성을 띤다. 니슬소체의 기능은 단백질을 합성하는 것이며 합성된 단백질은 가지돌기와 축삭을 따라 운반되어 신경세포의 영양공급과 재생에 관여하게 된다. 니슬소체의 수는 신경세포의 종류나 생리적 상태에 따라 변화된다.

골지체(Golgi aparatus)는 핵 주위에 존재하며 불규칙한 물결 모양의 실로 구성된 그물처럼 보인다. 전자현미경으로 관찰해보면 납작한 수조들과 작은 소포(vesicle)들이 모여 있다. 니슬소체에서 합성된 단백질은 골지체로 전달되어 있다가 단백질에 탄수화물이 첨가되게 된다. 골지체는 용해소체생산과 세포막합성에도 관여하며, 이것은 축삭종말(axon terminal)에서 연접소포(synaptic vesicle)를 형성하는 것에 있어서 매우 중요하다.

사립체(mitochondria)는 축삭, 세포체, 가지돌기에 모두 분포한다. 사립체는 공모양 혹은 막대모양이며 특징적인 이중막이 있다. 속막은 주름이 접혀져 사립체 중심부 쪽으로 능선(crest)을 형성한다. 사립체에는 특히 속막에 많은 효소들이 붙어 있으며, 이것들은 에너지(ATP) 생산에 중요한 역할을 한다.

용해소체(lysosome)는 막으로 싸여진 소포로서 직경이 약 8nm이며 골지체에서 생성되어 떨어져 나와 형성되고, 가수분해 효소를 갖고 있어서 세포 안의 청소부로 작용한다. 용해소체에는 세 가지가 있는데 일차성 용해소체(primary lysosome)는 갓 형성된 것이고, 이차성 용해소체(secondary lysosome)는 부분적으로 소화된 물질들을 함유하며, 잔여소체(residual body)는 이차성 용해소체에서 유래되어 효소가 불활성화된 것으로서 색소나 지방같이 소화할 수 없는 물질들이 들어있다.

중심소체(centriole)는 활발하게 증식하고 있는 분열중인 미성숙한 신경세포에서 특징적으로 관찰되는 구조물이다. 하지만 성숙한 신경세포에서는 아주 드물게 관찰된다. 각 중심소체는 미세소관의 다발로 구성된 속이 빈 관 모양의 구조물이다. 세포분열 시에 방추(spindle)형성에 관여하며 미세소관의 형성에도 관여하며 때로는 섬모(cilia)와 축미세관(axoneme)을 형성하기도 한다. 미세소관, 신경잔섬유 및 미세섬유는 세포골격을 이루고 있다. 미세소관은 직경 25nm의 구조물로 세포체 이외에도 축삭이나 가지돌기에도 있으며, 세포의 형태 유지 및 세포내 물질 이동에 중요한 역할을 한다. 직경 10nm 정도인 신경잔섬유는 신경섬유의 발육과 재생에 관여한다. 미세섬유는 직경이 5nm 정도이며 액틴(actin)과 마이오신(myosin)으로 구성되어 있고 세포막 물질 이동 과 세포돌기들의 성장 촉진에 관여한다.

신경세포의 세포체 내 포함물 중에는 색소과립(pigment granule)이 있는데 그 중 대표적인 것은 멜라닌색소(melanin pigment)와 리포푸신과립(lipofuscin granule)이다. 진한 갈색 혹은 검정색의 멜라닌색소는 도파민(dopamine)이나 노르에피네프린(norepinephrine) 등 카테콜아민(catecholamine)을 신경전달물질로 함유한 신경세포에서 주로 나타난다. 이것은 도파민성 핵인 중뇌의 흑색질(substantia nigra)이나 노르에피네프린성 핵인 제4뇌실 바닥의 청색반점(locus ceruleus) 등과 같은 중추신경계의 일부 신경세포에서 볼 수 있으며, 미주신경등쪽핵(dorsal motor nucleus of vagus nerve), 척수신경절 및 교감신경절의 신경세포에서도 관찰된다. 멜라닌색소의 전구물질은 다이하이드록시페닐알라닌(dihydroxyphenylalanine, DOPA)으로 이 물질은 카테콜아민의 전구물질도 된다. 따라서 카테콜아민 생성의 부산물로 멜라닌 색소가 형성된다고 할 수 있다. 연한 갈색의 리포푸신은 지질을 함유하고 있으며 용해소체 작용의 결과로 형성되는 무해한 대사부산물이다. 이것은 나이가 들면서 신경세포에 축적되는데, 축적되는 정도는 신경세포에 따라 차이가 있다. 척수의 앞뿔신경세포나 숨뇌의 아래올리브핵복합체(inferior olivary nucleus) 신경세포는 일생동안 계속 일정한 정도로 증가하지만, 소뇌의 조롱박세포, 시상하부의 시각교차위핵(supraoptic nucleus) 신경세포와 뇌실곁핵(paraventricular nucleus)의 신경세포는 나이가 많아져도 색소가 축적되지 않는다.

(2) 가지돌기(dendrite)

가지돌기는 원형질돌기(protoplasmic process)라고도 하며 비교적 짧은 돌기로 하나의 세포에 여러 개가 있으나 드물게는 하나만 있는 경우도 있고, 전혀 없는 경우도 있다. 이러한 가지돌기는 이는 곳은 굵지만 점점 가늘어지면서 세포체에서 나와 나뭇가지 모양으로 분지되어 세포의 수용면적(receptic area)을 넓히는 역할을 한다. 즉, 각각의 가지돌기들은 다른 신경세포의 축삭돌기 또는 그 곁가지의 종말가지들과 연접(synapse)하여 신경흥분 충동을 받아들인다. 많은 신경세포들에서 가지돌기에 작은 돌기들이 있는데 이것을 가지돌기가시(dendritic spine)라고 한다. 가지돌기를 구성하고 있는 성분은 대부분 세포체의 세포질 성분과 비슷하여 니슬소체, 사립체, 미세소관, 신경잔섬유, 리보솜, 무과립형질내세망을 함유하나 골지체는 없다.

(3) 축삭(axon)

세포체에서 받은 자극을 다음 신경세포에 원심성으로 전달하는 축삭은 피라미드 모양인 축삭둔덕(axon hillock)에서 시작되며, 신경섬유를 형성하는 한 개의 원통형 돌기로서 길이가 짧은 것은 1mm, 긴 것은 1m에 이르는 것도 있으며 전체적으로는 굵기가 같고 매끈하다(그림 2-5). 축삭을 싸고 있는 형질막은 축삭집(axolemma)이라고 하고 축삭의 세포질은 축삭형질(axoplasm)이라고 한다. 축삭형질에는 약간의 사립체와 미세소관, 신경가는섬유 및 과립세포질그물의 수조가 있으나, 니슬소체나 골지체가 없다는 점에서 세포체의 세포질과 차이를 보인다. 즉, 단백질을 합성하는데 필요한 RNA나 리보솜이 없기 때문에 세포체에 의존하고 있다.

축삭이 시작되는 부분은 약간 돌출되어 있는데 이를 축삭둔덕(axon hillock)이라고 한다. 이곳에는 니슬소체가 없으며 미세소관이 다발을 이루고 있다. 이 축삭둔덕에서 말이집화가 시작되는 분절을 축삭의 첫분절 혹은 시작분절(initial segment)이라고 하며, 이곳에는 세포체나 가지돌기에 비하여 Na^+ 통로가 밀집되어 있기 때문에 축삭에서 가장 흥분성이 높은 부분이다. 또한 세포체에서 종말단추 쪽으로 흥분성과 억제성의 활동전위이 결정되는 곳이기 때문에 흔히 방아쇠 구역(trigger zone)이라고도 불린다.

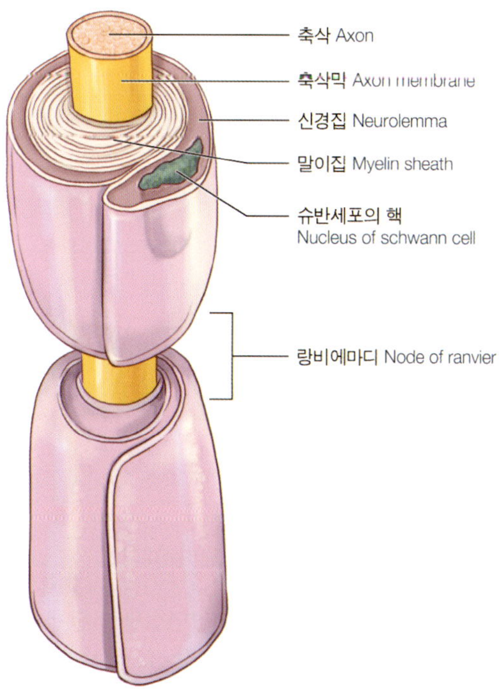

그림 2-5 축삭의 구조

축삭은 신경아교세포들의 특수한 분화에 의하여 형성된 피막에 싸여 있는데, 중추신경계에서는 희소돌기아교세포(oligodendrocyte), 말초신경계에서는 슈반세포(Schwann cell)가 피막 형성에 관여한다. 축삭을 둘러싸는 슈반세포 자체를 신경집(neurilemma, sheath of Schwann)이라고 하는데, 슈반세포의 세포막은 특수하게 분화되어 축삭을 여러 겹으로 둘러싸며 서로 융합된다. 이와 같이 축삭을 둘러싸고 있는 여러 겹의 융합된 슈반세포의 세포막 구조를 말이집(myelin sheath)이라고 하며, 이는 지질단백질인 마이엘린(myelin)으로 구성되어 있다. 그러나 모든 축삭이 말이집에 싸여 있는 것은 아니기 때문에 말이집에 의해 싸여 있는 축삭은 말이집신경섬유(myelinated nerve fiber)라고 하며, 말이집에 의해 싸여 있지 않은 것은 민말이집신경섬유(unmyelinated nerve fiber)라고 한다. 전자현미경으로 관찰하면 말이집은 세포막이 융합된 층판구조(lamellar structure)로 짙은 선과 옅은 선이 교대로 나타나는데, 짙은 선은 큰치밀선

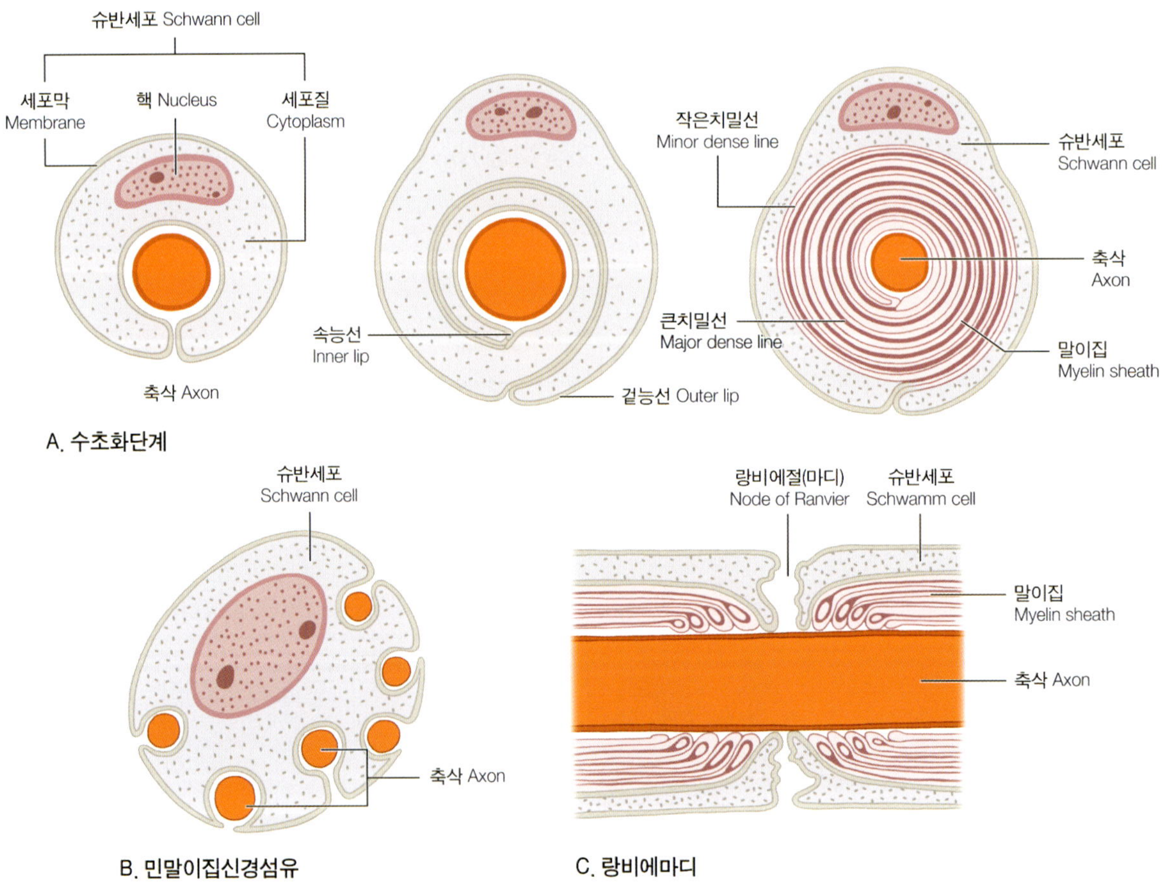

그림 2-6 신경섬유의 말이집형성 단계

A. 말초신경섬유의 말이집형성은 슈반세포가 축삭을 감싸면서 여러 겹의 말이집을 형성한다.
B. 민말이집신경섬유는 슈반세포의 형질이 여러 개의 축삭을 한 겹으로 감싸고 있다.
C. 여러 겹의 말이집으로 싸여 있는 말이집신경섬유는 일정한 마디에 말이집이 없는 곳이 있는데, 이를 랑비에마디라고 한다.

(major dense line), 옅은 선은 가는치밀선(minor dense line)이라고 한다(그림 2-6).

말이집신경섬유에서는 약 1.5mm 정도의 일정한 간격으로 말이집과 신경집이 없는 랑비에마디(node of Ranvier)이라는 틈이 형성되는데, 랑비에마디와 그 다음절 사이를 결절간분절(internodal segment)이라고 한다. 이 랑비에마디에는 Na^+와 K^+통로들이 집중되어 있어서 신경전도상 매우 중요한 부위가 되며, 또 다른 신경세포와 선세포 혹은 근섬유 등과 연접을 이루는 곁가지(collateral branch)가 나오는 장소가 되기도 한다.

세포체에서 축삭종말까지 물질이 수송되기도 하고(순방향수송, orthograde transport), 반대방향으로 수송되는 경우도 일부 존재한다(역방향수송, retrograde transport). 빠른순방향수송(fast orthograde transport)은 하루에 100mm의 속도로 단백질과 신경전달물질(transmitter substance)들을 수송한다. 느린순방향수송(slow orthograde transport)은 하루에 1～3mm의 속도로 축삭형질을 수송하며 미세소관과 미세사도 이런 방식으로 수송된다. 역방향수송에 의해 축삭의 끝부위에서 일어난 변화에 대해 세포체가 반응한다. 축삭종말에서 흡수된 소포는 즉시 세포체로 이동된다. 쇠퇴한 세포질소기관들은 세포체로 되돌아와서 용해소체에서 파괴된다. 축삭에서의 물질수송은 미세소관에서 일어나며 미세사가 도움을 준다.

축삭의 끝은 확대되어 종말단추[연접꼭지, terminal button(synaptic knob)]라는 형태를 이루고 있으며, 그 속에 있는 소포에는 신경전달물질(neurotransmitter)이 들어 있다. 이런 종말단추와 또 다른 신경세포의 가지돌기, 세포체 또는 축삭과의 접속을 연접(synapse)라고 하는데, 이들은 직접 연결되어 있는 것이 아니라 20～30nm 정도의 아주 좁은 틈인 연접틈새를 형성하고 있다. 일부 축삭의 종말부는 말초부위에서 뼈대근육과 특수한 연접 구조를 이루고 있어, 이를 신경근연접(neuromuscular junction) 또는 운동종판(motor end plate)이라고 하며, 일부 축삭은 민무늬근육(smooth muscle)이나 샘상피(gland epithelium)에서 끝나기도 한다.

일반적으로 신경섬유라는 용어는 피막에 싸여 있는 축삭을 말하고, 신경(nerve)이라는 용어는 결합조직에 싸여 있는 신경섬유인 축삭의 다발을 가리키는 것인데, 각각의 신경섬유 또는 신경섬유다발 사이에는 결합조직막이 있다. 이러한 결합조직막 중에서 하나의 신경섬유를 둘러싸고 있는 것은 신경속막(endoneurium), 여러 개의 신경섬유로 구성된 신경섬유다발을 싸고 있는 것은 신경다발막(perineurium), 그리고 신경의 바깥을 싸고 있는 것은 신경바깥막(epineurium)이라고 한다(그림 2-7).

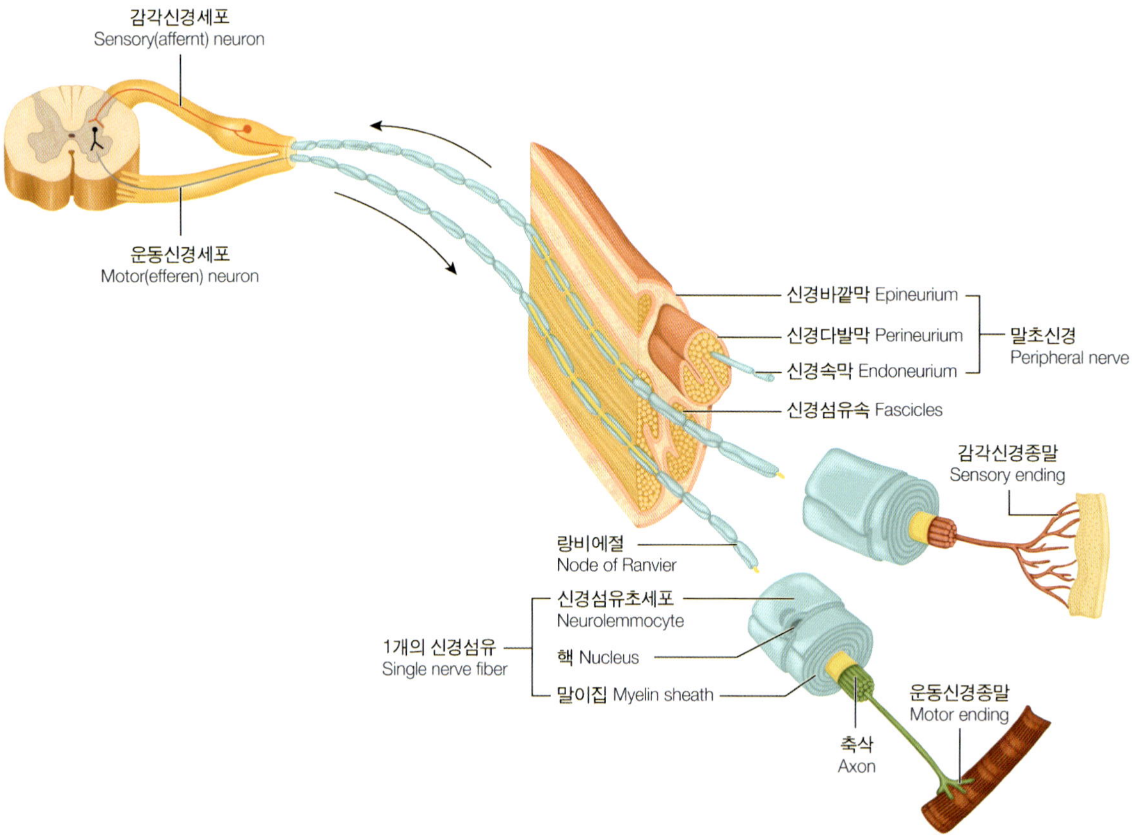

그림 2-7 신경섬유의 막

일반적으로 신경은 3겹의 막으로 싸여 있는데, 가장 안쪽막이 신경속막, 신경다발을 싸고 있는 막이 신경다발막, 바깥쪽에서 전체를 싸고 있는 막이 신경바깥막이다.

2 신경아교세포(neuroglial cell)

신경계에서 신경세포를 지지·보호하고 말이집을 형성하며, 신경세포의 물질 교환 등에 관여하는 세포를 신경아교세포라고 한다(그림 2-8). 일반적으로 신경세포들보다 크기는 작으나 수적으로 5~10배정도 더 많으며 뇌와 척수 전체 부피의 약 반을 차지하고 있다.

중추신경계의 지지세포에는 뇌실막세포(ependymal cell)와 별아교세포(astrocyte), 희소돌기아교세포(oligodendrocyte) 및 미세아교세포(microglia)가 있는데, 이들 중 별아교세포와 희소돌기아교세포는 비교적 크기 때문에 큰아교세포(macroglia)라고 한다. 중추신경계에서 신경아교세포는 신경섬유 사이에 산재성으로 존재한다. 한편, 말초신경계의 지지세포에는 축삭에서 말이집을 형성하고 지지하는 신경집세포(schwann cell)와 신경절이나 신경세포의 세포체 주위를 둘러싸서 보호하는 위성세포(satellite

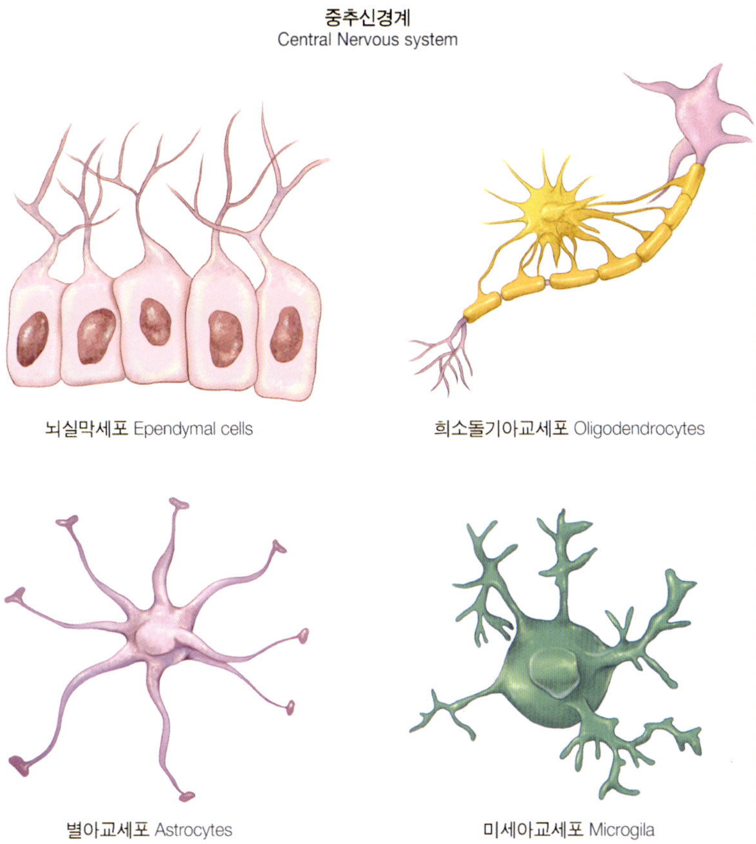

그림 2-8 **신경아교세포의 종류**

cell)가 있는데, 이 위성세포는 신경집세포의 일종이라고 여겨지고 있다. 신경조직에 있어서 지지조직이 일반 결합조직과 다른 점이 있다면 미세아교세포는 중배엽에서 기원하고 그 외에는 모두 외배엽에서 발생한다는 것이다.

1) 뇌실막세포(ependymal cell) (그림 2-9)

상피세포와 닮았다고 해서 붙여진 이름이며, 뇌실과 척수강의 내면을 덮고 있는 얇은 층으로 태생 초기에 신경관을 형성하던 조직이 그대로 남아 있는 것이다. 입방형이나 원주형의 단층상피를 형성하며 미세융모나 섬모를 가지고 있다. 섬모는 대개 운동성이 있어 뇌척수액의 순환을 돕는다. 뇌실막세포의 바닥부분은 점차 실처럼 기늘어져서 뇌실막섬유(ependimal fiber)라는 긴 돌기를 형성하는데 이것은 다른 신경아교에서의 신경아교섬유와 같은 것이며 속아교경계막 위에 놓인다. 뇌실막세포는 뇌척수액 분비 및 순환에 관여하는 것으로 알려지고 있으며 크게 세 가지로 나눌 수 있다.

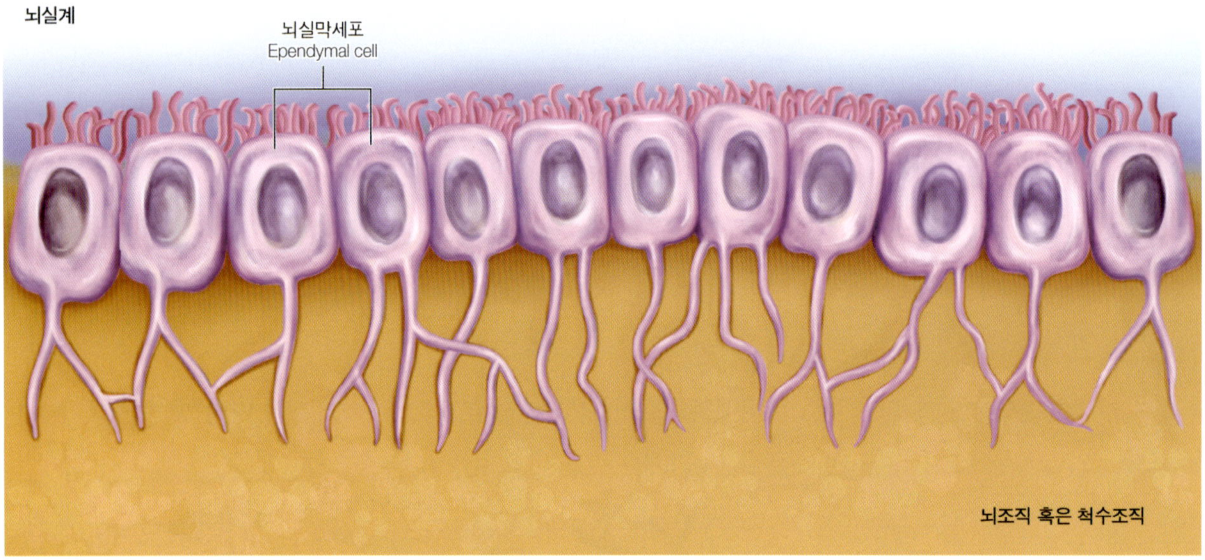

그림 2-9 **뇌실막세포**

(1) 고유뇌실막세포(ependymocyte)

뇌실과 중심관을 싸고 있다. 세포들 사이의 인접면에는 교통반이 있지만 뇌실계의 뇌척수액은 중추신경계의 세포사이공간과 자유로이 교통한다. 섬모의 운동으로 뇌실계통에서 뇌척수액의 순환을 보조하며 고유뇌실막세포의 자유면에는 미세융모가 있어서 흡수 기능도 가지고 있다.

(2) 띠모양뇌실막세포(tanycyte)

시상하부의 정중융기(median eminence)위에 셋째뇌실의 바닥을 싸고 있다. 이 세포들은 바닥쪽으로 긴 돌기들이 있어서 정중융기의 세포들 사이에서 분지하며 모세혈관에 종말발(end feet)을 보낸다. 뇌척수액에서 뇌하수체문맥계통으로 화학물질들을 수송하며 이 같은 방식으로 뇌하수체앞엽의 호르몬생산의 조절에 참여한다.

(3) 맥락뇌실막세포(choroidal epithelial cell)

맥락얼기(choroidal plexus)의 표면을 싸고 있다. 세포들의 측면과 바닥면은 주름이 잡혀져 있고 뇌실쪽 면 부근에 세포를 둘러싸는 폐쇄띠(zonula occludens)가 있어 세포들을 지지하고 있다. 폐쇄띠가 있음으로써 뇌척수액이 맥락얼기의 바닥 조직으로 스며들지 못한다. 맥락얼기에서 뇌척수액의 생산 및 분비에 관여하는 역할을 한다.

2) 별아교세포(astrocyte)

여러 방향으로 분지하는 돌기들을 가진 별 모양의 세포로 가장 수가 많으며 돌기의 끝은 팽대되어 혈관에서 혈관돌기(perivascular feet)로 끝나며, 모세혈관 바깥면을 거의 완전히 둘러싸고 있다. 별아교세포의 많은 돌기들은 중추신경계의 바깥면과 속면에서 바깥 및 속아교경계막(outer and inner glial limiting membrane)을 형성한다. 바깥아교경계막은 연질막 바로 아래에 존재하며, 속아교경계막은 뇌실과 중심관을 싸고 있는 뇌실막세포 바로 아래에 존재한다.

별아교세포의 돌기들은 대부분의 축삭의 시작분절 주위에서도 존재하며, 신경섬유 마디의 말이집이 없는 축삭 부위에도 존재한다. 많은 부위에서 신경축삭종말들 부위로 별아교세포돌기들이 싸고 있어서 다른 신경세포 및 신경돌기들과 분리된다.

별아교세포는 돌기들로 신경세포와 신경섬유를 지지하는 틀을 형성한다. 배아에서 별아교세포는 미성숙한 신경세포의 이동을 위한 길잡이 역할을 한다. 신경세포들 사이의 연접을 둘러쌈으로써 축삭종말이 근처의 무관한 신경세포들에 영향을 미치는 것을 막기 위한 전기절연체 역할을 하며, 연접에서 분비되는 신경전달물질의 퍼짐을 막는 장벽역할도 한다. 신경종말에서 분비하는 감마아미노부티르산(gamma aminobutyric acid(GABA))과 글루탐산(glutamic acid)을 흡수하여 이들 신경전달물질의 작용을 제한하며, 세포바깥공간에서 여분의 K^{+}을 흡수하기도 한다. 그리고 세포질 내에 당원을 저장하고 노르에피네프린에 대한 반응으로 당원이 포도당으로 분해되어 주위 신경세포들로 제공된다.

별아교세포는 손상된 연접축삭종말을 소화시키는 포식세포로서의 작용도 한다. 질병으로 신경세포가 죽으면 별아교세포가 증식하여 이전에 신경세포들이 차지했던 공간을 채우는데, 이 과정을 대체성신경아교증식증(replacement gliosis)이라고 한다. 별아교세포 돌기의 끝은 모세혈관벽과 접촉해서 대사물질이나 대사되지 않은 물질들을 혈관에서 신경세포로 혈관주위돌기를 거쳐 통과시키는 통로역할을 한다. 별아교세포가 교통반을 통해 연결되기 때문에 이온들이 세포바깥공간을 거치지 않고 한 세포에서 다른 세포로 이온이 통과할 수 있는 것이다. 별아교세포는 인접한 신경세포에 영양과 관련된 물질을 분비하기도 하며, 중추신경계의 손상된 부위에서 그물조직처럼 돌기를 분지하여 반흔조직을 형성하는데 관여하기도 한다. 별아교세포는 원형질성별아교세포(protoplasmic astrocyte)와 섬유성별아교세포(fibrous astrocyte)로 나눠진다. 섬유성별아교세포는 중추신경계 백질부에 있으며, 가늘고 길며 매끈하지만 가지가 많지 않은 돌기를 갖고 있다. 세포체와 돌기들의 세포질에는 잔섬유들이 풍부하게 존재한다. 이에 비해 원형질성별아교세포는 회백질에 많으며 돌기들이 신경세포체들 사이에서 분지한다. 섬유성별아교세포에 비해 짧고 굵으며 가지가 더 많은 돌기가 있고 세포질에는 섬유성별아교세포보다 잔섬유가 더 작다(그림 2-10).

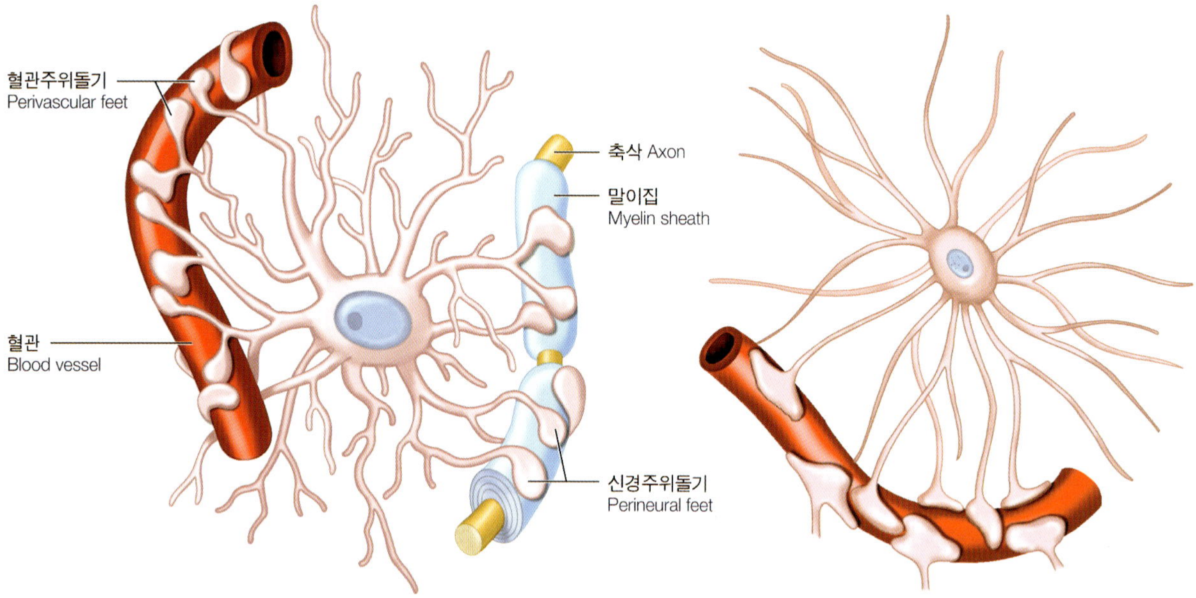

그림 2-10 **원형질성 별아교세포**(왼쪽)**와 섬유성 별아교세포**(오른쪽)

3) 희소돌기아교세포(oligodendrocyte) (그림 2-11)

명칭대로 적은 수의 작은 돌기를 갖고 있는 세포로 별아교세포에 비해 세포체도 작으며, 별아교세포에 풍부한 잔섬유도 희소돌기아교세포에는 없다. 신경섬유를 따라서 혹은 신경세포체들 주위로 줄을 지어 존재하며, 전자현미경으로 관찰하면 하나의 희소돌기아교세포의 돌기들이 여러 개의 신경섬유들의 말이집과 연속되는 것을 볼 수 있다.

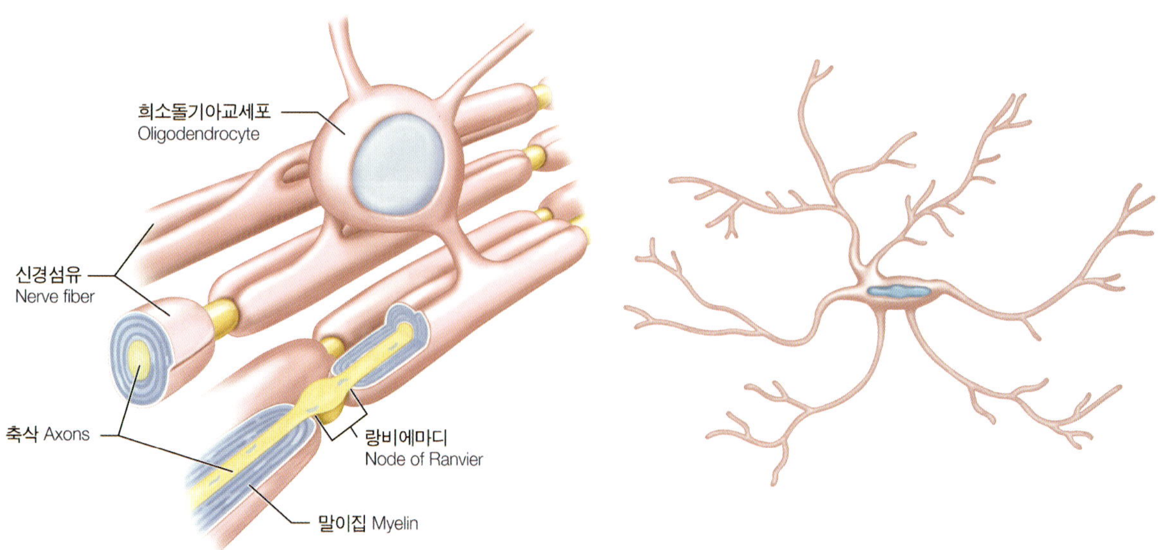

그림 2-11 **희소돌기아교세포**(왼쪽)**와 미세아교세포**(오른쪽)

중추신경계내의 축삭을 동심원상으로 둘러 감아 말이집을 형성하는데, 이러한 면에서 말초신경의 신경집세포와 유사하다. 하지만 신경집세포와는 달리 희소돌기아교세포에는 돌기들이 있기 때문에 각 돌기들이 동일 또는 다른 축삭들 위에 여러 개의 말이집의 결절간분절(internodal segments)을 형성한다. 하나의 희소돌기아교세포는 최고 60개의 마디사이분절을 형성할 수 있다. 희소돌기아교세포들은 신경세포의 생화학적 환경에 영향을 미친다.

4) 미세아교세포(microglia) (그림 2-11)

앞서 설명한 3종의 세포들에 비하여 매우 작고 불규칙한 세포로 핵도 작으며, 중배엽성 기원의 세포로 중배엽아교(mesoglia)라고도 한다. 중추신경계의 전역에 걸쳐 관찰되지만 회색질에 더 많이 분포한다. 작은 세포체에서 비틀리듯이 기시하는 돌기에는 수많은 가시모양의 돌출부분들이 있다. 이 세포는 결합조직의 큰포식세포를 많이 닮았으며, 태생기 동안에 신경계로 이주해 온다. 미세아교세포는 손상된 신경조직이 있으면 수가 증가하며, 이 새로운 세포들의 대부분은 혈액에서부터 이주해 온 단핵구(monocyte)들이다.

정상상태의 뇌와 척수에서는 미세아교세포의 활동이 없는 것처럼 보여서 휴식미세아교세포(resting microglial cells)라고도 불린다. 뇌 조직 내를 유주하다가 중추신경계의 염증이나 퇴행성 질환이 발생하면 돌기들이 줄어들면서 병변부위로 이동한다. 이곳에서 미세아교세포가 증식하여 포식작용과 물질의 운반 및 파괴, 염증 제거, 세균과 병적 대시물질의 청소 등의 역할을 한다. 세포질은 지방과 죽은 세포의 잔유물들로 채워지며 인접한 혈관에서 온 단핵구들이 미세아교세포들과 합류한다.

5) 신경집세포(schwann cell, neurolemma cell)

신경집의 내부 표면에 배열해 있는 원형질이 큰 유핵세포로 세포막은 말이집말초신경의 축삭을 나선상으로 둘러싸고 있다. 말이집신경섬유에서 말이집을 형성하지만 민말이집신경섬유도 둘러싸고 있다. 하나의 세포가 하나의 축삭을 둘러싸고 있는 말이집신경섬유와는 달리 민말이집신경섬유의 신경집세포는 하나의 세포가 여러 개의 섬유를 둘러싸고 있다. 절연작용을 하며 신경재생 및 축삭의 영양과 말이집형성에 관여한다.

6) 위성세포(satellite cell)

신경절이나 신경세포의 세포체를 둘러싸고 있는 피막을 형성하기 때문에 피막세포(capsular cell)라고도 하며, 신경세포 주위에 있는 위성처럼 보이기 때문에 위성세포라고도 한다. 말초신경계통에서 신경절이나 신경세포의 세포체 주위를 둘러싸서 보호하는 작고 편평한 세포로 일종의 슈반세포라고 생각되기도 하나 전혀 다른 종류의 세포라는 주장도 있다. 이 세포는 신경세포와 혈액 사이의 대사물질 교환에서 중요한 역할을 수행할 것이라고 생각되고 있으며, 형질막 바로 아래에 소포, 즉 미세세포흡수소포(micropinocytotic vesicle)가 많이 있어 포음작용을 하는 것으로도 생각된다.

3 신경종말

말초신경은 1개 혹은 몇 개의 종말분지를 이루어 말초조직에 분포하는데, 이러한 신경종말은 운동신경과 감각신경에서 각각 특수한 형태를 취하고 있다.

1) 신경종말의 분류

운동신경세포의 종말은 근육의 표면에서 여러 갈래로 분지되며 운동종판이라는 독특한 구조를 이루어 효과기인 근육이나 선으로 자극을 전달한다. 반면, 모든 감각신경세포는 특수한 감각신경종말인 수용기를 형성하는데, 이는 기계적, 열적, 광적, 화학적 에너지를 신경의 흥분전위로 바꾸어 주는 기관이다. 이러한 감각수용기 중 피부와 피하조직에 위치하면서 외부환경의 변화를 감지하는 것은 외수용기(extroceptor)이라고 하며, 이들에 의해 수용된 감각을 외부감각(exteroception)이라고 한다. 이에 비해 내장벽에 있으면서 장관벽의 장력이나 혈관에 대한 정보, 즉 내부감각(interoception)을 감지하는 것은 내수용기[interceptor(visceroceptor)]라고 한다. 또한 근방추나 골지힘줄기관에 분포하면서 신체 운동과 자세 변화를 감지하는 것은 고유수용기(proprioceptor)라고 하는데, 이들로부터 인식되는 감각은 수용기에 대한 감각이 몸 속에서 기원하기 때문에 이를 고유감각(proprioception)이라고 하며, 이는 다시 대뇌겉질까지 전해져 의식할 수 있는 의식적고유감각(conscious proprioception)과 소뇌겉질로 전해져 의식할 수는 없지만 현재 근육의 수축상태 및 관절의 위치 등에 대한 정보를 감지하는 무의식적고유감각(unconscious proprioception)으로 나눌 수 있다.

이외에도 수용기는 수용하는 자극의 종류에 따라 수용기나 연접된 조직세포의 기계적 변형에 반응하는 기계적수용기(mechanoreceptor), 온도의 변화에 대해 반응하며 일부는 추위에, 일부는 열에 반응하는 온도수용기(thermoreceptor), 통각 혹은 조직의 손상을 초래하는 어떠한 자극에도 반응하는 유해수용기(nociceptor), 미각, 후각, 혈중산소 및 이산화탄소 농도 등과 관련된 화학적 변화에 반응하는 화학수용기(chemoreceptor), 광도와 파장의 변화에 민감한 망막의 막대세포와 원뿔세포에 관련된 전기자장수용기(electromagnetic receptor) 등 여러 가지로 분류된다.

그리고 감각은 신체의 어느 부분에서나 받아들일 수 있는 일반감각(general senation)과 머리에 있는 특정한 수용기를 통해서만 수용하는 특수감각(special sensation)으로 나눌 수 있는데, 특수감각은 모두 뇌신경을 통해 뇌로 들어가며, 척수신경을 통해 척수로 들어오는 감각은 모두 일반감각이다. 일반적으로 각각의 신경로를 통해 전달되는 감각 성분은 서로 다르며, 대체적으로 이러한 여러 감각성분을 받아들이는 특정한 수용기가 있다. 그러나 감각 성분을 나누는 정확한 기준은 아직 확실하게 정립되어 있지는 않다.

2) 운동종말판(motor end plate)

뼈대근의 운동신경은 분지되면서 근섬유에 이르러 1개의 신경섬유와 1개의 근섬유 사이에 약 50~100nm정도의 간극을 두고 신경근이음부(neuromuscular junction)가 형성된다. 이때 운동신경의 축삭은 근섬유에 가까워지면서 말이집이 없어지고 축삭의 끝이 약간 부풀어 올라 커지는데, 이를 신경종말(nerve ending) 또는 종말단추(terinal button)이라고 한다(그림 2-12). 또한 이 신경종말이 접속하는 바로 밑의 근막은 약간 함몰되어 신경종말을 감싸면서 핵과 사립체가 집결하고 있는 특수한 형태를 이루는데, 이 신경종말과 이를 받아들이는 근막의 특수 구조를 합쳐서 운동종판이라고 한다.

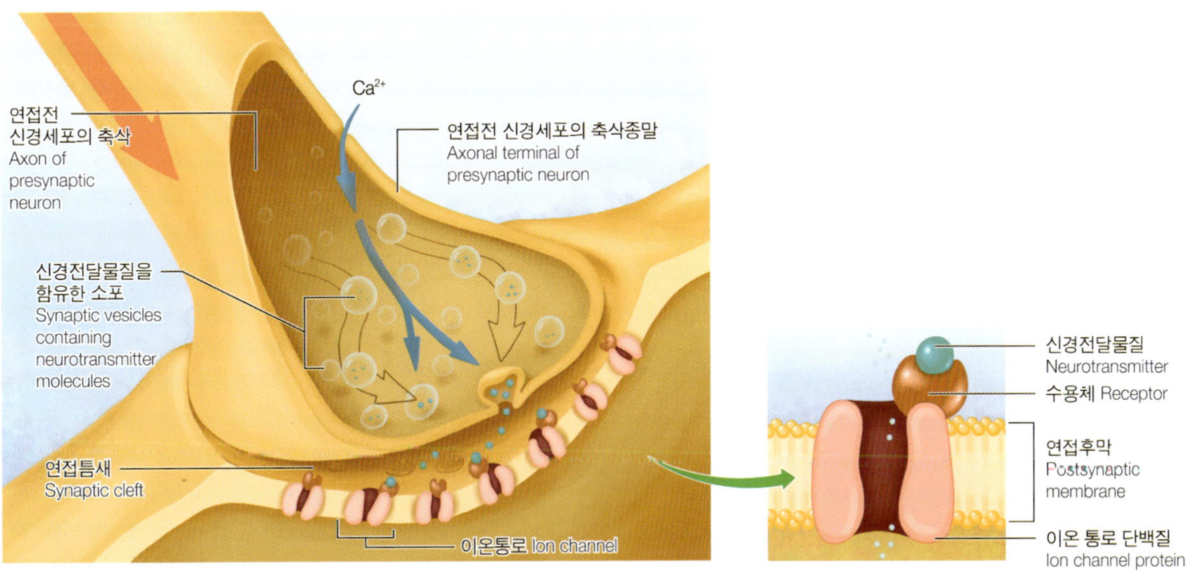

그림 2-12 운동신경종말

다른 연접에서와 같이 신경종말에는 수많은 사립체와 소포가 존재하며, 신경근이음부의 소포에는 신경전달물질인 아세틸콜린(acetycholine)이 함유되어 있다. 신경종말과 근육 사이에는 연접틈새(synaptic cleft)가 있으며, 연접 이후 부분인 뼈대근세포의 세포막은 근형질 쪽으로 함입되어 많은 연접주름(junction fold)을 형성하고 있는데, 이 주름 부위의 세포막에는 아세틸콜린 수용기가 있다. 이러한 주름 구조는 아세틸콜린과 수용기가 결합할 수 있는 면적을 넓혀주는 역할을 하고 있다.

3) 외수용기(extroceptor)

피부와 피하조직에 존재하면서 외부환경의 정보를 받아들이는 것을 외수용기라고 하는데, 신체 표면으로부터 감각을 수용하는 감각신경종말은 신경세포의 가지돌기에 해당되며 온몸에 분포하고 있으나 감각에 따라 그 수용기의 구조는 다르다(그림 2-13).

예를 들어 통각 수용기는 가지돌기가 아무런 피막도 없이 끝나는 단순한 자유종말이지만 나머지 감각 수용기는 복잡한 망울형태를 이루고 있다.

(1) 자유신경종말(free nerve ending)

신체에 널리 분포되어 있는 수용기이다. 피부, 각막, 소화관의 상피세포나 진피, 근막, 인대, 관절낭, 힘줄, 뼈막, 연골막, 뼈의 뼈단위(haversian system), 고막, 치아수질 등의 결합조직에서 관찰할 수 있으며 근육 안에도 존재한다.

자유신경종말에서 오는 들신경섬유는 직경이 작고 말이집은 있거나 없다. 신경종말에는 말이집이 없으며 종말의 끝부분은 신경집세포가 싸고 있지 않다.

일차적인 통각 수용기(pain receptor)로 알려지고 있으며, 일부의 촉각이나 온각, 냉각 등의 수용기로도 작용한다고 생각된다.

(2) 마이스너소체(Meissner's corpuscle)

피부의 진피유두(dermal papilla)내에 있는 가벼운 촉각 수용기(light touch receptor)이다. 특히 손바닥 및 발바닥에 많으며 유두(nipple)와 외부생식기에도 많다. 각 소체는 타원형이며 납작하게 변형된 신경집세포들의 무리로 구성되는데 이들은 소체의 긴 세로축에 대하여 가로로 배열되어 있다. 촉각소체는 신경섬유막과 연속된 결합조직피막으로 싸여 있다. 몇 개의 말이집신경섬유들이 촉각소체의 아래로 들어가는데, 그 가지는 크기가 작아지고 신경집세포들 사이에서 분지한다. 노년이 되면 촉각소체의 수가 대폭 감소한다.

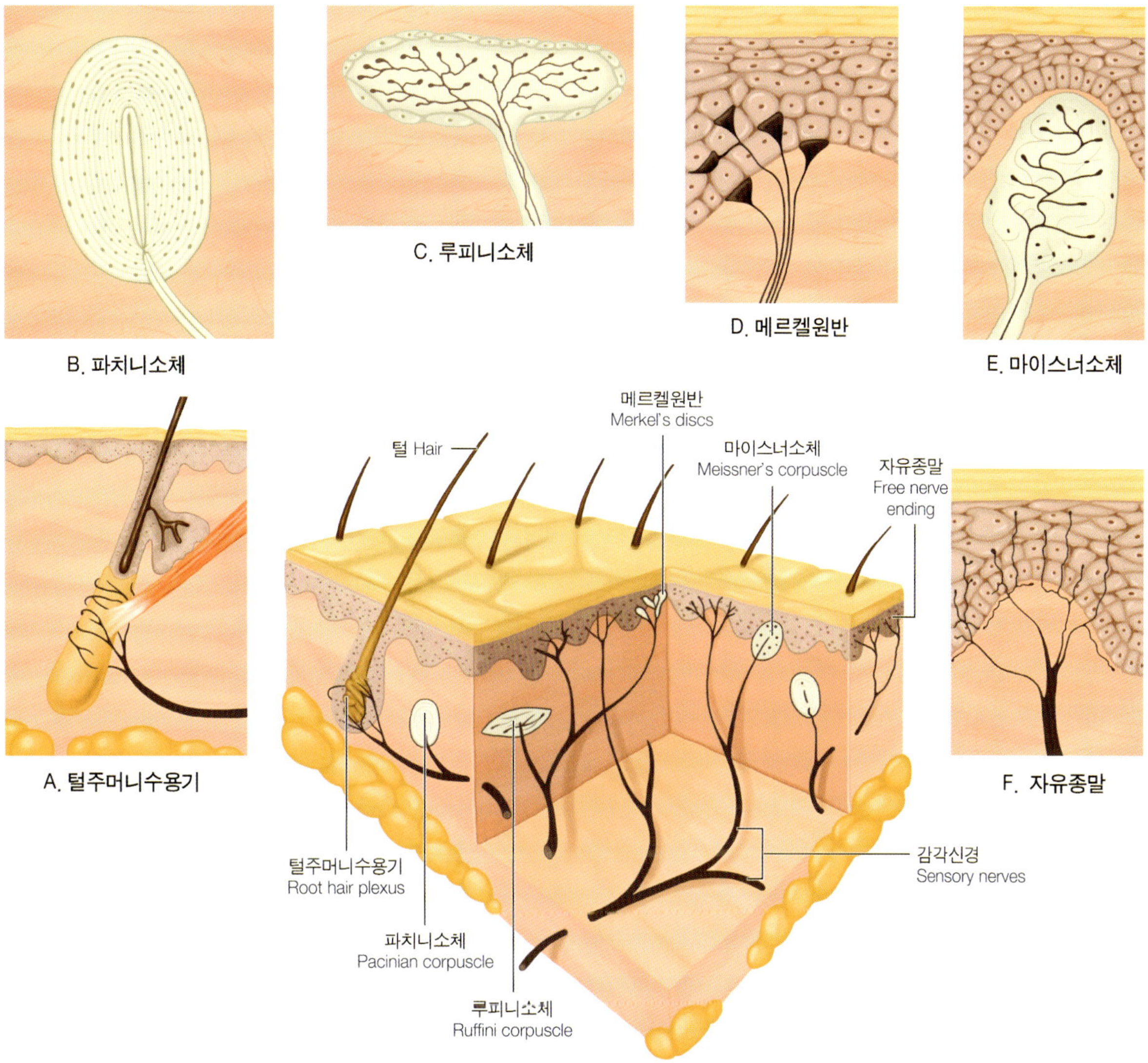

그림 2-13 **감각신경의 종말**

피부에 분포된 감각신경의 종말은 받아들이는 자극에 따라 여러 형태로 이루어져 있다.

이 소체는 매우 민감하며 적응속도가 빠른 기계적 수용기에 속한다. 촉각소체를 통하여 서로 인접한 피부 위의 두 점의 자극을 구별할 수 있는데 이것을 두점식별촉각(two-point tactile discrimination)이라고 한다.

(3) 메르켈촉각소체(Merkel's touch corpuscle)

털이 없는 피부와 털주머니(hair follicle)에서 관찰된다. 표피 기저층에 있는 특수 상피세포인 메르켈세포(Merkel cell)와 여기에 연접하는 팽대된 축삭종말인 메르켈원반(Merkel's disc)으로 구성되어 있다. 이 촉각세포는 진하게 염색되는 상피세포이며 털이 있는 피부에서는 촉각융기(tactile dome)로 알려진 촉각원반의 무리들이 모낭들 사이의 표피에서 발견된다. 이 수용기는 적응속도가 느리며 표피의 부위와 자극의 강약 및 질감을 명확히 구분할 수 있는 식별촉각을 감지하고, 피부의 어떤 부위가 정상에 비해 얼마나 변형되었는지를 감지하는 위치감지기(position detector)이다.

(4) 털주머니수용기(Hair follicle receptor)

신경섬유들이 기름샘(sebaceous gland)보다 아래 부분의 모낭을 싸고 있다. 일부 신경가지들은 모낭을 에워싸고 나머지는 모낭에 세로로 평행하게 위치한다. 털의 바깥뿌리상피집(outer root sheath)의 세포들 사이에 말이집이 없는 축삭가지들의 종말들이 위치한다.

털주머니수용기는 적응속도가 빠른 기계적 수용기에 속하며 털이 굽혀지면 자극된다. 털이 굽혀진 상태로 있으면 수용기는 잠잠하지만 털이 세워지면 수용기가 다시 자극된다.

(5) 파치니소체(Pacinian corpuscle)

압각 수용기로 층판소체(lamellated corpuscle)라고도 한다. 신체에 널리 분포하며 진피, 피부밑조직, 인대, 관절낭, 가슴막, 배막, 유두, 외부생식기에 많이 존재한다. 각 소체는 타원형으로 길이가 약 2mm이고 너비가 약 100~500μm이다. 피막과 신경종말을 포함한 중앙의 핵심(core)로 구성된다. 피막은 납작한 세포들의 층판들이 동심원을 이루어 구성된다. 큰 말이집신경섬유가 들어오면 말이집이 벗겨지고 이어서 신경집세포도 벗겨진다. 축삭은 층판으로 둘러싸여 망울의 중심부를 통과하여 팽대된 끝부분에서 끝난다.

층판소체는 적응속도가 빠른 기계적 수용기로서 초당 600번까지의 자극에 반응할 수 있을 만큼 진동에 특히 민감하다.

(6) 루피니소체(Ruffini's corpuscle)

털이 있는 피부의 진피에 존재한다. 각 소체는 아교섬유의 다발 속에 여러 개의 큰 민말이집신경섬유의 종말들로 구성되며 세포성피막에 의해 싸여 있다. 적응속도가 느린 기계적 수용기에 속하며 피부가 신장(stretch)되었을 때 반응하는 신장수용기이다. 온각 수용기(heat receptor)로도 작용한다.

(7) 크라우제끝망울(End-bulb of Krause)

냉각 수용기(cold receptor)로 몸 전체에 널리 퍼져있다.

4) 근방추(신경근방추, muscle spindle)

특수한 근육섬유로 구성된 소기관(길이 약 7mm)으로 근육의 내부에는 산재해 있고, 특수 근육섬유의 신경지배는 고도로 분화되어 있다.

근방추는 뼈대근의 길이와 속도의 변화에 관한 정보를 중추신경계에 제공하는 방추형(주머니, spindle shape)의 수용기로 근 신전반사의 구심성 요소이다. 따라서 이 수용기는 근육길이를 감지하는 수용기의 민감도를 바꿀 수 있는 운동신경섬유도 포함하고 있다.

근방추의 길이는 벌레근(lumbricals)과 같은 작은 근육에서는 1∼3mm 이지만, 큰 근육에서는 7∼10mm로 다양하다. 또한 근방추는 근육에 따라 개수와 밀도가 다르지만 일반적으로 손의 미세근육 같은 작은 근육에 많이 존재한다. 내부에는 림프 모양의 액(젤리 모양의 다당류)이 들어있다. 각각의 근방추는 10여개의 변형된 가로무늬근인 얇은 근섬유로 구성되어 있는데, 이런 섬유들은 방추형의 피막(capsule)속에 들어있기 때문에 방추속근섬유(intrafusal muscle fiber)라고 부른다. 이에 비해 방추속근섬유를 싸고 있는 피막 바깥의 일반적인 근섬유들을 방추바깥근섬유(extrafusal muscle fiber)라고 한다. 근방추는 방추바깥근섬유 사이에 있는 결합조직의 사이막에 부착되어 있고, 바깥의 방추바깥근섬유와 평행하게 배열되어 있으며, 끝은 근육의 건에 연결되어 있다. 이러한 구조는 근방추의 기능에 있어서 매우 중요한 역할을 한다. 즉, 근방추가 실질적인 근섬유와 평행으로 배열되어 있으며, 그 끝이 힘줄에 부착되어 있기 때문에 근육의 수축과 신장에 적절히 반응을 할 수 있게 된다(그림 2-14).

방추속근섬유는 방추바깥근섬유보다 가늘고 짧으며 긴 근 섬유는 적도부가 팽대되어 있고 여기에 많은 핵을 가지고 있다. 이것을 핵주머니섬유(nuclear bag fiber)라고 한다. 짧은 근육섬유는 긴 근육섬유보다 가늘고 적도부의 팽대도 작다. 적도부의 핵은 1∼2열의 연쇄로 배열되어 있어서 핵사슬섬유(nuclear chain fiber)라고 한다.

(1) 방추속근섬유 (그림 2-15)

① 핵주머니섬유(nuclear bag fiber)

일반적으로 2개 정도가 있으며 핵사슬섬유에 비해 직경 및 길이가 약 2배 정도 큰 섬유로 핵들이 적도부에 모여 있어 몽우리 모양으로 볼록하기 때문에 붙여진 이름이다. 동적 핵주머니섬유[dynamic nuclear bag fiber(bag 1)]와 정적 핵주머니섬유[static nuclear bag fiber(bag 2)]의 2종류가 있는데, 이들의 한쪽 끝은 방추바깥근섬유에 부착되어 있고, 다른 한쪽은 힘줄에 부착되어 있다.

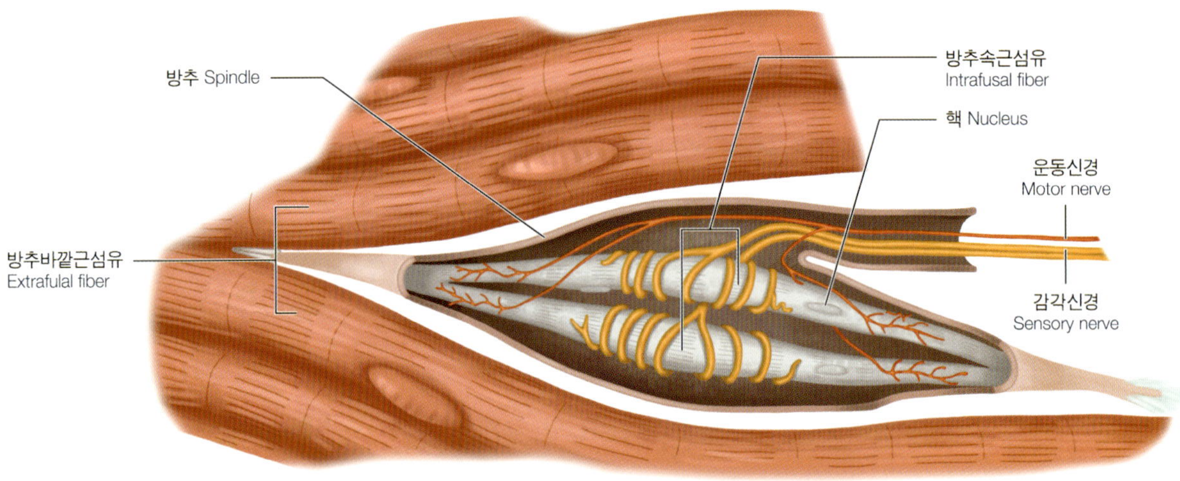

그림 2-14 **방추바깥근섬유와 방추속근섬유**

근방추의 구성 섬유들을 방추속근섬유라 하고, 근방추를 싸고 있는 일반적인 근섬유들은 방추바깥근섬유라고 한다.

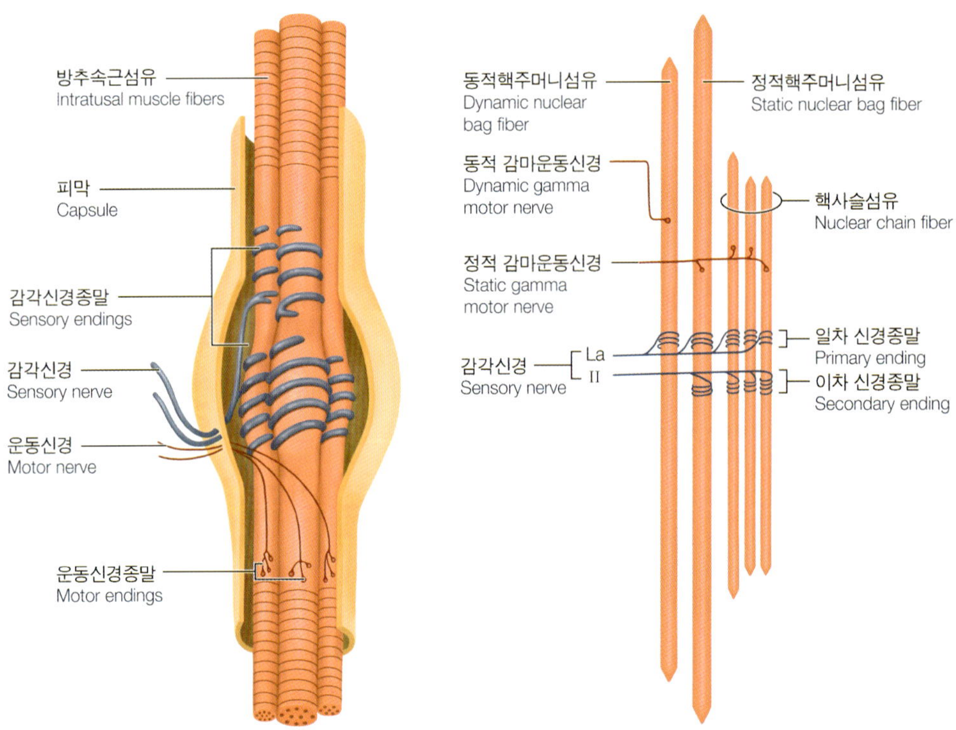

그림 2-15 **근방추의 방추속근섬유**

② **핵사슬섬유**(nuclear chain fiber)

핵주머니섬유에 비해 수적으로는 많이 존재하나 길이가 짧고 가는 섬유이다. 염주처럼 한 줄로 중앙부에 배열된 핵을 가지고 있어 핵사슬섬유라고 부르며 핵주머니섬유의 양 끝에 부착되어 있다.

(2) 신경분포

근방추는 방추바깥근섬유의 길이 및 그 변화 속도를 감지하여 중추신경계로 전달하는 역할을 하기 때문에 신장수용기(stretch receptor)라고 하며, 이곳에는 감각신경과 운동신경이 모두 분포되어 있다.

① **감각신경**(afferent nerve fiber)

group Ia섬유와 group Ⅱ 섬유라는 두 종류의 감각신경이 분포되어 있는데, 일차 신경종말 또는 고리나선종말(primary or annulospiral ending)에서는 group Ia섬유가 시작되고, 이차 신경종말 또는 꽃술종말(secondary or flower spray ending)에서는 group Ⅱ 섬유들이 기원한다. 일차 신경종말은 핵주머니섬유 및 핵사슬섬유의 중앙부에 나선형으로 부착하지만, 이차 신경종말은 대부분 핵사슬섬유에만 분포하고, 일차신경종말의 한쪽 끝에 위치해 있다. 일반적으로 group Ia섬유는 근육의 길이와 그 길이가 변하는 속도 모두에 반응하며, group Ⅱ 섬유는 주로 근육의 길이 변화에 반응하는 것으로 알려져 있다.

② **운동신경**(efferent nerve fiber)

척수의 앞뿔(anterior horn)에 위치한 감마운동신경세포(gamma motor neuron)의 축삭들이 해당 근육에 들어와 분포하는데, 이들은 방추속근섬유에 이르러 종판종말(plate ending)과 덩굴종말(trail ending)이라는 신경종말을 형성한다. 종판종말은 주로 핵주머니섬유에서 볼 수 있는 종말이지만, 덩굴종말은 두 종류의 근섬유에 모두 발견되나 주로 핵사슬섬유에서 많이 나타난다. 이러한 감마운동신경세포에는 두 종류가 있는데, 하나는 동적 감마운동신경세포(dynamic gamma motor neuron)로 동적 핵주머니섬유에만 분포하며 근방추의 동적민감도를 증가시켜 몸의 균형을 깨뜨리거나 또는 진행 중인 운동을 동요시키는 외부 자극에 반응한다. 또 다른 하나는 정적 감마운동신경세포(static gamma motor neuron)로 정적 핵주머니섬유와 핵사슬섬유에 분포하고 이들은 근방추의 정적 민감도를 증가시켜 근육이 길이가 일정하게 유지되는 동안 근방추의 구심성섬유의 흥분 속도를 증가시킨다.

③ 근방추의 기능

근방추는 근육의 신장에 대한 감수성을 갖는다. 긴 방추속근섬유와 짧은 방추속근섬유의 적도부가 장축 방향으로 신장되면 Ia섬유와 II군 섬유는 활동전위를 유발한다.

적도부의 신장은 근육이 전체적으로 신장할 때도 발생하고 γ계의 활동 결과 방추속근섬유의 가로무늬부분이 수축했을 때도 일어난다.

근육이 전체적으로 길어지면 Ia섬유종말은 신장의 속도에 관한 정보를 보내고 II군 섬유종말은 각각 변화하는 근육의 길이에 관한 정보를 보낸다. 따라서 짧은 방추속근섬유는 길이 검출기(length detector)로 작용하고 근육의 정적인 상태(길이)에 관한 정보를 제공한다. 그리고 긴 방추내근 섬유는 근육신장의 속도에 관한 동적인 정보를 제공하며 변화 검출기(change detector)로 작용한다.

γ섬유에 의해 보내지는 자극은 방추속근을 단축해서 근방추를 어느 정도 신장된 상태로 유지한다. 이와 같은 방법으로 신장의 미세한 변화가 나타난다. 근육 길이의 감소 역시 근방추의 발사빈도가 감소하여서 나타난다. γ계의 활동은 표준화(standardization)에 유용하며 γ계의 작용에 의해 근방추와 근섬유의 길이 변화에 대응하여 감도를 조절하는 것이다.

가로무늬근이 이완되는 경우에도 근방추의 기준선활동(baseline activity)은 γ신경세포가 끊임없이 발사됨으로서 유지된다. 즉, γ신경세포의 발사에 의해 Ia섬유의 발사빈도가 증가하고 근육과 근방추에 항상 적절히 작용하는 상태로 유지된다.

표 2-1 근방추 구조물의 특징

<table>
<tr><th colspan="3">구조물</th><th>특징</th></tr>
<tr><td rowspan="2">방추속근섬유</td><td colspan="2">핵사슬섬유</td><td>• 길이가 짧고 가는 여러 개의 섬유
• 핵은 염주처럼 배열되어 있음
• 양끝이 핵주머니섬유에 부착</td></tr>
<tr><td colspan="2">핵주머니섬유(동적·정적핵주머니섬유)</td><td>• 길이가 길고 굵은 2개의 섬유
• 핵은 적도부에 모여 있음
• 양 끝이 각각 방추바깥근, 건에 부착</td></tr>
<tr><td rowspan="2">감각신경</td><td>Group Ia</td><td>일차신경종말(고리나선)</td><td>• 핵주머니 및 핵사슬섬유에 분포
• 중앙부에 나선형으로 종지
• 근육의 길이와 속도 변화 감지</td></tr>
<tr><td>Group Ⅱ</td><td>이차신경종말(꽃술)</td><td>• 주로 핵사슬섬유에 분포
• 일차신경종말의 한쪽 끝에 종지
• 주로 근육의 길이 변화 감지</td></tr>
<tr><td rowspan="2">운동신경</td><td>동적감마</td><td>종판종말</td><td>• 동적핵주머니섬유에 분포
• 근방추의 동적민감도 증가시킴</td></tr>
<tr><td>정적감마</td><td>덩굴종말</td><td>• 정적핵주머니 및 핵사슬섬유에 분포
• 근방추의 정적 민감도 증가시킴</td></tr>
</table>

5) 골지힘줄기관[golgi tendon organs(GTOs)]

골지힘줄기관은 근육과 건이 연결되는 부위의 건에 부착되어 있는 피막성 구조물로 피막 속에는 성긴 교원섬유 다발이 들어있다. 근방추와 같이 복잡한 구조를 갖고 있지 않으며 원심성 신경지배도 없다. 골지힘줄기관을 지배하는 들신경은 Ib섬유라 하며 Ia섬유와 거의 같은 지름과 전도 속도를 가지고 있다. 이는 피막 속에 있는 건의 교원섬유 다발에 부착하는데, 근육 수축과정에서 근육의 길이가 짧아지면 골지힘줄기관이 위치해 있는 비수축부분이 잡아당겨지며 그 결과로 골지힘줄기관을 지배하는 구심성섬유의 흥분이 나타난다. 이들로부터 생긴 구심성 자극은 척수 내에서 다중연접을 통해 주동근을 지배하는 알파운동신경세포를 억제시키고, 길항근의 운동신경세포를 활성화시킨다.

골지힘줄기관은 수용기들은 주로 근육 수축에 민감하지만 구조상 근육의 수축요소에 직렬로 위치해 있기 때문에 근육이 신장되어도 자극을 받는다. 이런 이유로 골지힘줄기관은 근육의 길이 변화보다는 근육에 미치는 장력 변화를 감지하는 기관으로 알려져 있다.

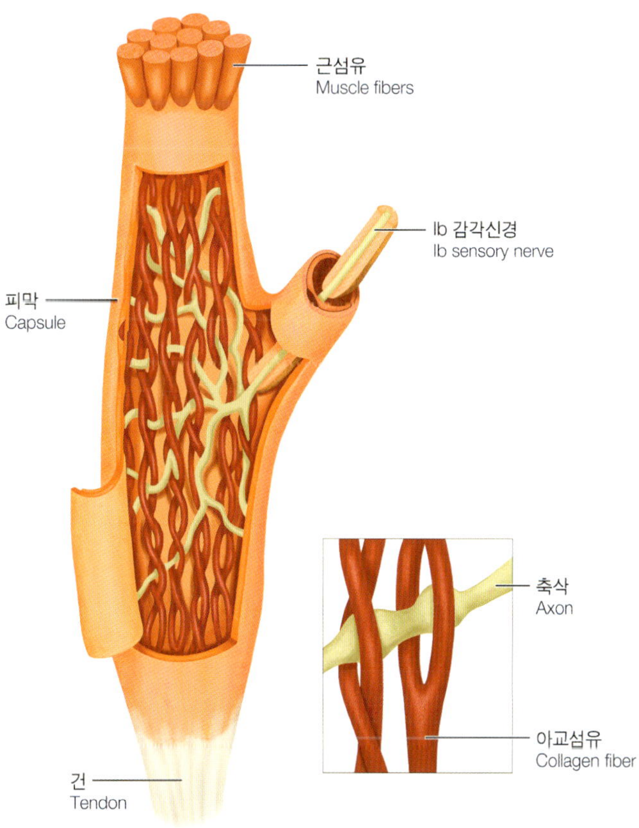

그림 2-16 골지힘줄기관

근육과 건 접합부에 위치한 골지힘줄기관은 긴장에 관한 정보를 Ib섬유로 전달하며 장력검출기로 작용한다.

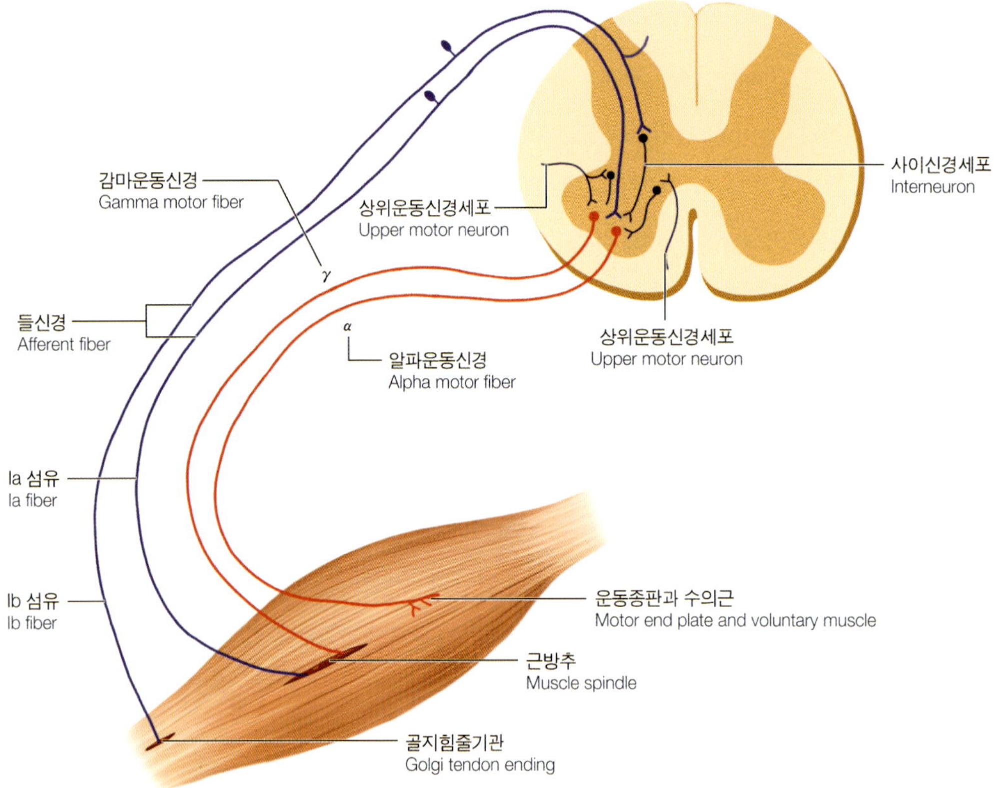

그림 2-17 **근방추와 골지힘줄기관의 신경지배**

4 신경섬유(nerve fiber)의 분류

신경섬유는 직경, 말이집 두께, 전달 속도 및 기원 등에 따라 여러 가지로 분류할 수 있는데, 일반적으로는 두 가지 분류법이 통용되고 있다. 신경섬유의 전달 속도는 축삭의 직경이 클수록 더 빠르기 때문에 이런 전기생리학적 차이에 따라 신경섬유를 A, B, C로 분류하는 방법이다. 이중 A, B섬유는 말이집신경섬유이고, C섬유는 말이집이 없는 민말이집신경섬유이다(그림 2-18).

A섬유는 섬유 직경에 따라 다시 알파[alpha(α)], 베타[beta(β)], 감마[gamma(γ)], 델타[delta(δ)]로 구분되는데, 직경이 가장 큰 알파섬유는 뼈대근육인 방추바깥근섬유에 분포하고, 직경이 작은 감마섬유는 근방추 안에 있는 방추속근섬유에 분포한다. 직경이 중간 정도인 베타섬유는 방추바깥근과 방추속근섬유 모두에 분포한다.

B섬유는 말이집이 얇은 말이집신경섬유로 자율신경의 신경절이전섬유와 일부 내장들신경섬유가 여기에 속하며, C섬유는 자율신경의 신경절이후섬유로 통증이나 온도감각을 전달하는 섬유가 이에 속한다.

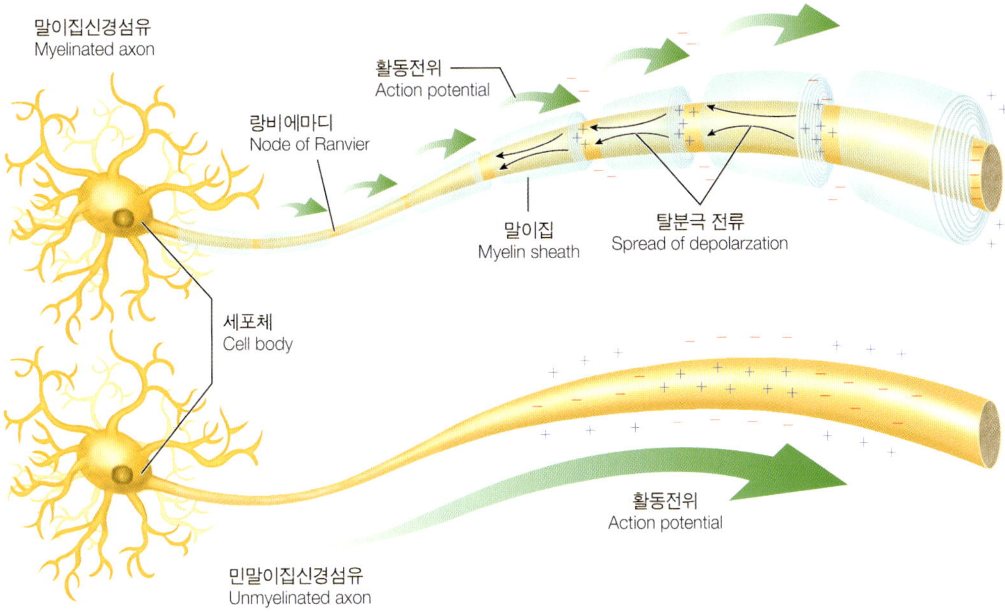

그림 2-18 **말이집신경섬유와 민말이집신경섬유의 구조와 활동전위 전달방식**

또 다른 신경섬유의 분류 방법은 감각신경섬유를 직경과 기원에 따라 Ⅰ군, Ⅱ군, Ⅲ군, Ⅳ군이라는 4개의 그룹으로 구분하는 것으로, 이를 앞서 분류법과 연결시키면 Ⅰ군~Ⅲ군은 A섬유에 해당되고, Ⅳ군은 C섬유에 해당된다. 이들 중 group Ⅰa와 group Ⅱ는 근방추로부터, group Ⅰb는 골지힘줄기관으로부터 기원한다. 자율신경계의 날신경섬유는 절전신경세포와 절후신경세포의 두 신경세포로 구성되어 있는데, 절전섬유(preganglionic fiber)는 B섬유로 얇은 말이집신경섬유이며, 절후섬유(postganglionic fiber)는 민말이집신경섬유로 C섬유 즉, Ⅳ군의 범주에 속한다. 자율신경계의 들신경섬유는 일부 B섬유도 있지만 대부분은 민말이집신경섬유인 C섬유로 구성되어 있다.

표 2-2 신경섬유의 분류

유형		직경(μm)	전도속도(m/sec)	특성
감각성	• Ⅰa(A-α)	• 12~20	• 70~120	• 근방추-고유감각
	• Ⅰb(A-α)	• 12~20	• 70~120	• 골지힘줄기관-고유감각
	• Ⅱ(A-β)	• 5~12	• 30~75	• 근방추-촉각, 압각, 진동
	• Ⅲ(A-δ)	• 2~5	• 12~30	• 촉각, 압각, 빠른통각, 온각
	• Ⅳ(C)	• 0.5~2	• 0.5~2	• 느린 통각, 온각
운동성	• Alpha(A-α)	• 1~20	• 5~120	• 척수 앞다리-추바깥근
	• Gamma(A-γ)	• 2~10	• 10~45	• 척수 앞다리-방추속근
	• B	• 1~3	• 3~15	• 자율신경의 절전섬유-말이집신경섬유
	• C	• 0.5~1.5	• 0.6~2	• 자율신경의 절후섬유-민말이집섬유

참·고·문·헌

- Barr ML: The significance of the sex chromatin. Int Rev Cytol 19:35-95, 1966.
- Black MM, Baas PW: The basis of polarity in neurons. Trends Neurosci 12:212-214, 1989.
- Bourne GH: The Structure and Function of Nervous Tissue. Vol I. Structure I. New York, Academic Press, 1968.
- Brady ST: Molecular motors in the nervous system. Neuron 7:521-527, 1991.
- Brown AG: Nerve Cells and Nervous Systems. An Introduction to Neuroscience. London, Springer Verlag, 1991.
- Bunge RP: Glial cells and the central myelin sheath. Physiol Rev 4:197-251, 1968.
- Coggeshall RE: A fine structural analysis of the rat myelin sheath in rat spinal roots. Anat Rec 194:201-211, 1979.
- Fernandez-Moran H, Finean JB: Electron microscope and low angle X-ray diffraction studies of the nerve myelin sheath. J Biophys Biochem Cytol 3:725-748, 1957.
- Fink RP, Heimer L: Two methods for selective silver impregnation of degenerating axons and their synaptic endings in the central nervous system. Brain Res 4:369-374, 1967.
- Geren BB: The formation from the Schwann cell surface of myelin in the peripheral nerves of chick embryos. Exp Cell Res 7:558-562, 1954.
- Hail ZW (ed) An Introduction to Molecular Neurobiology, Sutherland, Sinauer Associates, 1992.
- Harding HA: Neurological disease and mitochondrial genes. Trends Neurosci 14:132-138, 1991.
- Heimer L, Zaborsky L (eds): Neuroanatomical Tract-tracing Methods 2. Plenum, New York, 1989.
- Hollenbeck PJ: The transport and assembly of the axonal cytoskeleton. J Cell Biol 108:223-227, 1989.
- Koeppen AH, Ronca NA, Greenfield EA, Hans MB: Defective biosynthesis of proteolipid protein in Pelizaeus-Merzbacher disease. Ann Neurol 21:159170, 1987.
- Lee JCY: Electron microscopy of Wallerian degeneration. J Comp Neurol 120:65-79, 1963.
- Lemke G: Unerapping the genes of myelin. Neuron 1:535-543, 1988.
- Levi-Montalcini R, Angellotti PV: Essential role of the nerve growth factor in the survival and maintenance of dissociated sensory and sympathetic embryonic nerve cells in vitro. Dev Biol 7:653-659, 1963.
- Livett BG: Immunocytochemical localization of nervous system specific proteins and peptides. Int Rev Cytol 7:53-237, 1978.
- Matus A: Microtubule associated proteins: Their potential role in determining neuronal morphology. Annu Rev Neurosci 11:29-44, 1988.
- Nauta WJH, Gygax PA: Silver impregnation of degenerating axons in the central nervous system: A modified technic. Stain Technol 29:91-93, 1954.
- Nicholls JG, Martin AR, Wallace BG: From Neuron to Brain. Sutherland, Sinauer Associates, 1992.

참·고·문·헌

- Peters AS, Palay SL, Webster H deF: The Fine Structure of the Nervous System. 3rd ed., Philadelphia, W.B. Saunders, 1991.
- Peterson ER, Murray MR: Myelin sheath formation in cultures of avian spinal ganglia. Am J Anat 96:319355, 1955.
- Purves D, Lichtman JW: Principles of Neural Development. Sutherland, Sinauer Associates, Inc., 1985.
- Robertson JD: Ultrastructure of adult vertebrate peripheral myelinated nerve fibers in relation to myelogenesis. J Biophys Biochem Cytol 1:271-278, 1955.
- Shepherd GM: Neurobiology. 2nd ed., New York, Oxford University Press, 1988.
- Thomas PK: The connective tissue of peripheral nerve: An electron microscopical study. J Anat 97:35-44, 1963.
- Vallee RB, Bloom GS: Mechanisms of fast and slow axonal transport. Annu Rev Neurosci 14:59-92, 1991.

NEUROSCIENCE

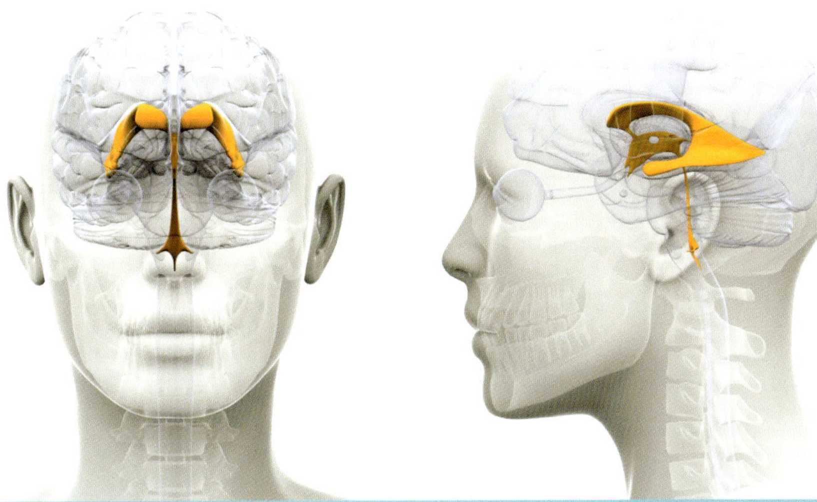

03

CHAPTER

연접과 신호전달

NEUROSCIENCE

NEUROSCIENCE

3
CHAPTER

연접과 신호전달

신경계에서 정보의 유입, 통합 및 적절한 반응을 위해 신경세포사이의 정보 전달은 필수이다. 정보 전달을 위해 신경세포와 신경세포 사이 또는 신경세포와 효과기세포사이에는 독특한 구조의 연접(synapse)이 형성되어 있다. 또한 연접 부위에서 신호전달을 위해 신경전달물질(neurotransmitter)이 유리되고 이들 물질은 고유의 기능을 한다.

1 연접의 구조

연접은 신경세포의 신경돌기 말단이 신경세포, 근육세포 및 샘세포에 접합하는 부위이며 형태학적으로 분화된 접속부로서 연접이전신경세포로부터 연접이후신경세포로 흥분충동의 전달과 정보의 통합이 이루어진다. 연접이라는 용어는 1897년 Sherrington에 의해 처음 사용되었으며 연접의 미세구조가 전자현미경에 의해 처음 밝혀진 것은 1950년대이다.

1) 연접(synapse)

연접은 가지돌기와 가지돌기 혹은 가지돌기와 세포체 사이 등 신경세포의 모든 부위에서 형성될 수 있다. 가장 많은 형태는 한 신경세포의 축삭과 다른 신경세포의 가지돌기나 세포체 사이에 연접이 이루어지는 경우이다. 신경세포에서 연접을 이루는 부위에서는 흥분을 전달하는 측에서는 종말부의 팽대를 이루면서 연접틈새(synaptic cleft)를 이루고, 흥분을 받아들이는 측의 세포막에 근접해있다.

전자현미경을 통해서 보면 연접막에서는 전자 밀도가 높은 부분이 있고 연접간격은 다른 부위보다 전자 밀도가 높으면서 어두운 부분이 나타난다. 종말팽대 부위에는 다수의 연접소포와 사립체를 볼 수 있으며, 연접소포는 신경전달물질의 저장장소이고 흥분이 전달될 때 그 물질이 분비되어 다른 쪽의 세포에 흥분을 전달한다.

2) 종말연접과 곁가지연접

축삭이 다른 신경세포축삭의 시작분절, 즉 말이집이 시작되기 전의 부분과 연접하거나 종말팽대들끼리 연접하는 경우가 있다.

(1) 종말연접(terminal synapse) (그림 3-1)

① 축삭-가지돌기연접(axodendritic synapse)

가장 많은 형태로 축삭은 1개 내지 여러 개의 가지돌기에 연접한다. 축삭끝가지가 가지돌기극(dendritic spine)에 접하는 경우와 가지돌기 표면에 직접 접하는 경우로 나눌 수 있다.

② 축삭-세포체연접(axosomatic synapse)

축삭과 세포체의 원형질막 사이에서의 연접이다.

③ 축삭-축삭연접(axoaxonic synapse)

연접종말은 다른 축삭의 시작부분 혹은 종말분지(telodendron)와 연접 결합한다.

④ 가지돌기-가지돌기연접(dendrodendritic synapse)

중추신경계의 일부(뒤고랑 혹은 시상)에서 발견되는 연접이다. 이와 같은 연접은 상호적인 특성을 지니고 있다. 즉, 서로 접하는 2개의 가지돌기 사이에 양방향성의 연접 전달이 일어난다.

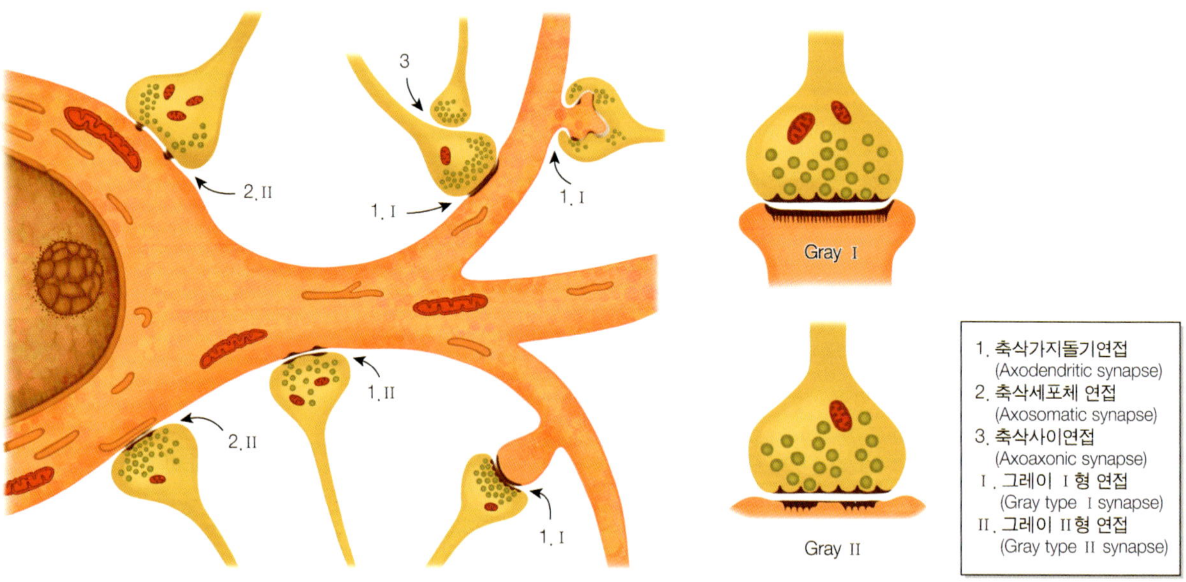

그림 3-1 여러 종류의 화학적 연접

⑤ 사구체연접(glomerular synapse)

많은 연접이 모여 그 주위를 아교세포가 얇은 돌기로 싸고 있는 구조를 말한다. 전형적인 예로 뒤고랑의 사구체 연접과 소뇌의 과립세포층의 사구체 연접이 있다.

(2) 곁가지연접(collateral synapse)

곁가지연접은 축삭이 달리는 도중에 그 가쪽 면에서 연접이후요소와 접하면서 형성되는 연접이다. 축삭은 여기서 끝나지 않고 더욱 뻗어나가면서 같거나 다른 신경세포의 가지돌기 혹은 세포체와의 사이에 종말연접을 형성한다.

3) 화학적 연접(chemical synapse)과 전기적 연접(electrical synapse)

연접은 자극의 전도방식에 따라 화학적 연접과 전기적 연접으로 구분하는데, 신경계 대부분의 연접은 화학적 연접이다. 화학적 연접은 흥분충동의 전달과정 중에 화학적 전달물질의 방출이 일어나는 것을 말하며 보통 포유동물에서 나타난다. 전기적 연접에는 전달물질이 사용되지 않으며 연접 간격은 아주 좁다. 그러므로 이곳에서 직접적인 전기적 전달이 가능하다. 형태학적으로는 전기적 연접의 연접이전막과 연접이후막은 완전히 같은 구조를 하고 있어 대칭성 연접이며 흥분충동의 전달은 양방향성으로 이루어진다.

(1) 전기적 연접

전기적 연접은 두 신경세포 사이에 존재하는 틈새이음(gap junction)이라는 통로를 이온들이 직접 이동하여 흥분이 전달되는 연접이다. 틈새이음은 간극이 매우 좁고 저항이 낮아서 이것을 통해 한 신경세포에서 다른 신경세포로 활성을 전파한다. 신경전달물질이 없으므로 세포들 사이에 정보가 전달되는 데 지체시간이 매우 적으며 의사소통은 한방향 또는 양방향으로 이루어진다.

전기적 연접의 특징은 상호 연결된 신경세포의 활동이 동시에 일어나는 것이다(동시성, synchronizing). 전기적 연접은 배아기의 신경조직에 많아 신경발달 초기에 길잡이 역할을 하며 교환되어 신경세포들이 서로 잘 연결될 수 있도록 한다. 대부분의 전기적 연접은 신경계 발달이 계속됨에 따라 화학적 연접으로 바뀐다. 그러나 심장과 민무늬근육 같은 비신경조직에 여전히 풍부하게 남아 있으면서 율동적이고 연속적인 흥분이 발생할 수 있도록 한다.

(2) 화학적 연접

신경세포들 사이에서 이온 통과를 위해 분화된 전기적 연접과는 다르게 화학적 연접은 신경전달물질이 방출되고 또 그것을 수용하도록 분화되어 있다. 신경전달물질은 막전위에 영향을 주는 이온통로를 열고 닫는 기능을 한다.

아세틸콜린과 같은 화학적 전달물질이 세포 사이의 좁은 공간을 가로질러 연접이후막의 단백질인 수용기에 결합되어 흥분을 전도한다. 화학적 연접은 전도성에 따라 흥분성(excitory) 또는 억제성(inhibitory)으로 나누며, 일단 자극이나 억제가 이루어지면 신경전달물질은 효소에 의해 분해되거나 연접이전축삭종말에 재흡수된다. 이 연접은 전기적 연접에 비해 틈새가 넓고 직접적인 연결통로가 없어 연접지연이 일어나지만 여러 화학물질로 인한 다양성을 가지고 있으며 자극의 크기를 증폭시킬 수 있다.

축삭 끝의 팽대된 부위와 이에 인접한 신경세포 사이의 서로 마주보는 면들을 각각 연접이전막(presynaptic membrane)과 연접이후막(postsynaptic membrane)이라고 하는데, 두 막 사이에 20~30nm 두께의 연접틈새(synaptic cleft)가 있다(그림 3-2). 연접이전막과 연접이후막은 세포막 아래쪽에 전자밀도가 높은 구조물이 있어 다른 부분에 비해 두껍고 세포막과 인접한 세포질에는 치밀질이 있으며 이를 각각 연접이전치밀질(presynaptic density)과 연접이후치밀질(postsynaptic density)이라고 부른다. 연접이전막 쪽에는 치밀한 세포질이 몇 개의 군으로 나누어져 있으며 연접이후막 쪽의 치밀질은 연접밑망(subsynaptic web)을 형성한다.

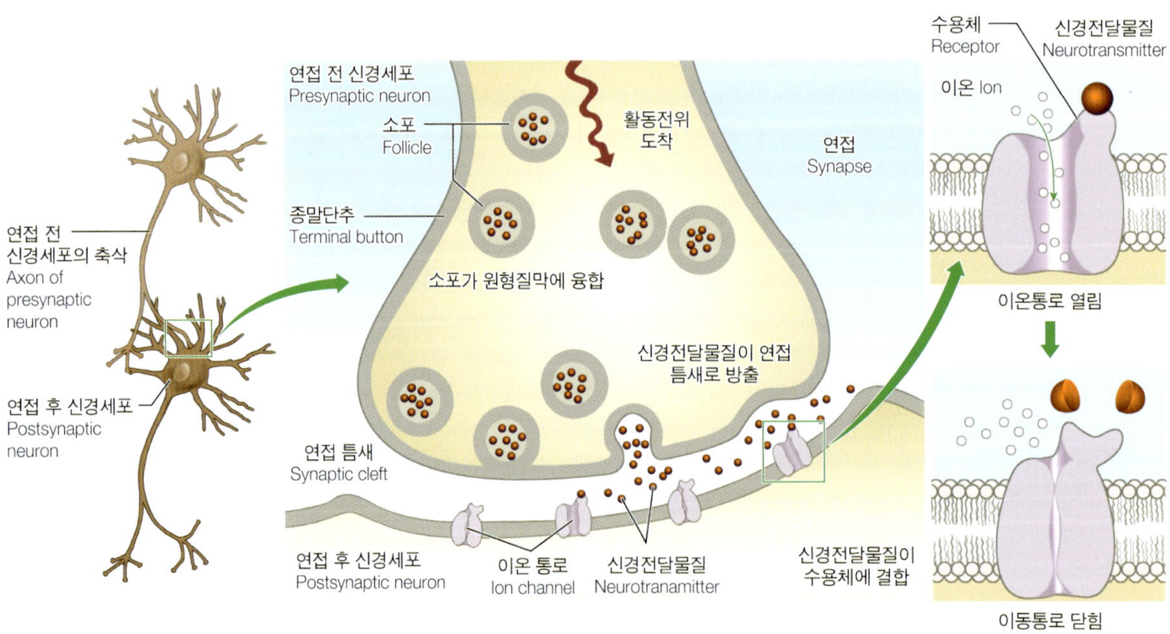

그림 3-2 신경세포 간의 연접 구조와 역할

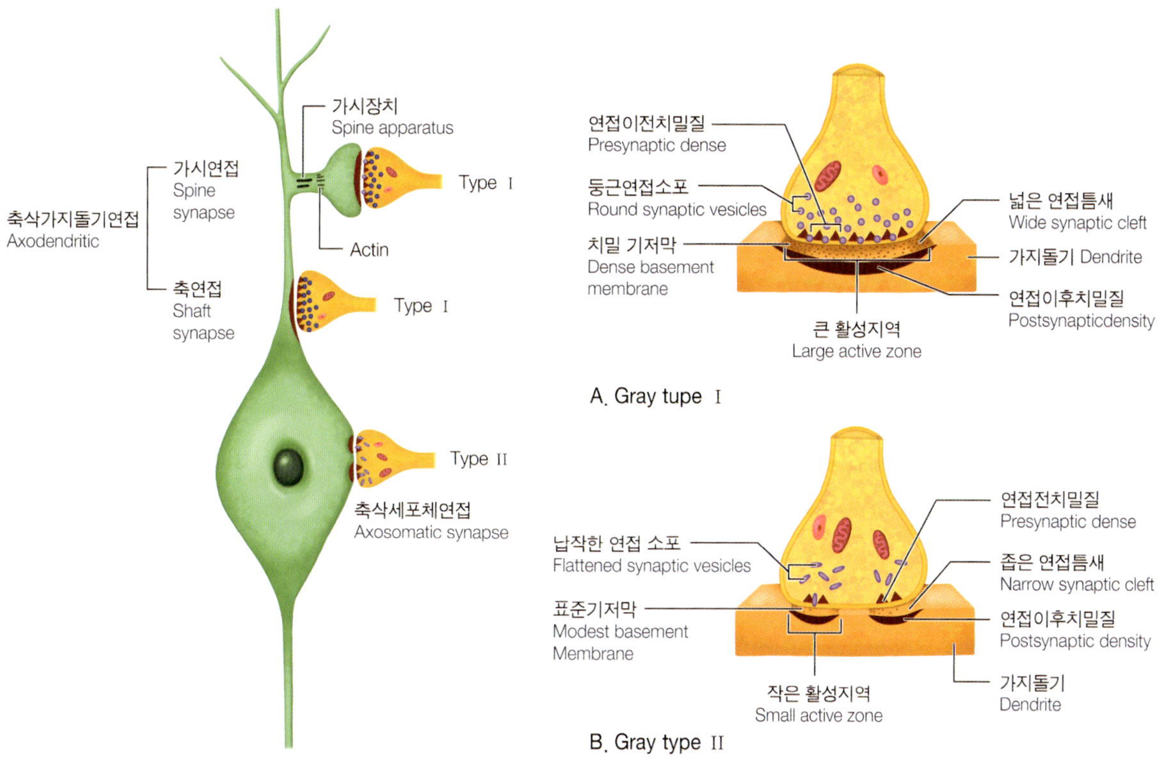

그림 3-3 Gray type Ⅰ과 type Ⅱ의 연접

연접이전소포(presynaptic vesicle), 사립체 및 용해소체들이 연접이전막 근처의 세포질에 존재한다. 연접이후 부위에는 세포질 안에 평행한 수조들이 있으며 연접틈새에는 다당질이 함유되어 있다. 연합이전신경종말에는 신경전달물질을 함유한 작은 연접이전소포들이 들어있다. 이 소포들은 연합이전막과 융합하여 세포외유출(exocytosis)을 통해 신경전달물질을 연접틈새로 방출한다. 중추신경계에서 가장 보편적인 두 가지 연접 유형은 그레이 I 형(Gray type Ⅰ)과 그레이 Ⅱ형(Gray type Ⅱ)이다. 그레이 I 형은 보통 흥분성연접으로 연접이전치밀질은 얇으나 연접이후치밀질은 두꺼우며(비대칭성 연접) 가지돌기축에서 발견되며 전자밀도가 높은 세포사이물질로 가득 차 있다(그림 3-3). 반면 그레이 Ⅱ형은 억제성연접으로 연접이전치밀질과 연접이후치밀질의 두께가 거의 비슷하며(대칭성 연접), 주로 세포체에서 발견된다.

표 3-1 전기적 연접과 화학적 연접의 특성 비교

연접	간격	세포질 연속성	구성	전달인자	연접지연	전달방향
전기적 연접	3.5nm(좁다)	연속	틈새이음부, 통로	이온	없음	양방향
화학적 연접	30~50nm(넓다)	단절	연접이전막, 연접틈새, 연접이후막	화학전달물질	있음(0.3~5ms)	한방향

2 연접의 전달과정

1) 신경전달물질(neurotransmitter)

신경세포가 흥분하면 종말단추의 소포에서 유리되고, 연접틈새를 지나서 표적세포를 흥분 또는 억제시키는데 이러한 화학물질을 총칭하여 신경전달물질이라고 한다. 연접이전소포와 사립체가 연접에서의 신경전달물질의 유리에 핵심적인 역할을 한다. 소포 내에는 연접틈새로 분비될 신경전달물질이 들어 있으며 사립체는 새로운 전달물질을 합성하는데 필요한 ATP를 생산한다.

많은 종류의 신경전달물질이 알려지고 있다. 중추신경계에서 가장 많은 흥분성 신경전달 물질은 글루탐산염(glutamate)이고 억제성 신경전달물질은 글라이신(glycine)과 감마아미노부티르산(γ-amino-butyric acid, GABA)이다(표 3-2).

신경세포의 종류에 따라 방출하는 전달물질도 다르고 대부분의 신경세포는 대개 한 종류만의 신경전달물질을 생산하여 신경종말에서 분비한다. 그러나 일부 신경세포들은 한쪽 연접에서는 글루탐산염을 분비하고 다른 연접에서는 신경펩티드를 분비하기도 한다.

표 3-2 신경전달물질

물질	소재	비고
아세틸콜린(ACh)	• 뇌(창백핵 등), 척수 • 신경근연접, 자율신경연접	• 알쯔하이머병 • 중증근무력증
생체아민		
도파민(DA)	• 뇌(흑색질, 시상하부 등), 척수, 자율신경연접	• 파킨슨병, 정신분열증
노르에피네프린(NE)	• 뇌(청색반점 등), 척수, 자율신경연접	• 우울증, 각성, 주의력
에피네프린(Epi)	• 부신속질, 전도로	• 교감신경계 자극
세로토닌	• 뇌(솔기핵 등), 척수	• 우울증, 수면
히스타민	• 뇌(시상하부 등), 척수	• 각성, 수면
아미노산		
글루탐산염 & 아스파라진산염	• 뇌, 척수	• 흥분성
가바(GABA)	• 뇌(꼬리핵, 조가비핵 등)	• 억제성
글리신	• 뇌, 척수	• 억제성
신경펩티드		
물질P	• 뇌, 척수	• 통증자극
엔돌핀 & 엔케팔린	• 중추 및 말초신경계	• 통증경감
산화질소(NO)	• 뇌, 척수, 부신 등	• 2차 전령, 학습

다양한 종류의 신경세포들이 여러 신경전달물질을 합성하여 분비한다. 예를 들면 아세틸콜린은 중추 및 말초신경계에서 수많은 신경세포들에 널리 분포하며, 도파민(dopamine)은 흑색질(substantia nigra)의 신경세포들이 분비한다. 또 다른 신경전달물질인 글라이신(glycine)은 척수의 연접에서 주로 관찰된다.

이런 신경전달물질의 작용을 조절 혹은 중개한다고 여겨지는 일련의 물질을 신경조절물질(neuro-modulatory)이라고 하는데, 이들 역시 신경세포에서 유리되며 탈분극 과정에 관여하기 때문에 신경전달물질과 구분하기가 어렵다.

(1) 아세틸콜린(acetylcholine, ACh)

신경전달물질 중에 가장 널리 알려진 물질로 콜린작동성 연접의 연접소포 내에 아세틸콜린이 함유되어 있다. 아세틸콜린은 중추신경계통의 일부 신경세포와 신경근육이음부의 몸운동신경세포에 의해 흥분신경전달물질로 이용된다. 연접전요소에 흥분충동이 도달하면 아세틸콜린이 연접간격 내에 방출된다. 척추동물의 운동신경, 자율신경의 절전섬유, 부교감신경의 절후섬유 및 중추신경계의 일부 신경세포 말단에서 유리되는 전달물질로 종말단추가 탈분극되면 연접틈새 사이로 방출되고 틈새로 확산하여 연접후막에 작용하여 Na^+에 대한 투과성을 증대시킨다. 자율신경 말단에서 아세틸콜린은 관련되어있는 기관에 따라 흥분성 혹은 억제성으로 작용하고 대부분의 콜린 직동성 연접은 흥분성이 있지만 심장에 대해서는 미주신경(부교감신경)의 작용은 억제성이다. 아세틸콜린을 전달물질로 이용하는 신경이나 연접을 콜린성연접(cholinergic synapse)이라고 한다.

연접소포가 연접이전막에 접촉하여 내용물을 방출할 때는 Ca^{2+}이온이 필요하다. 연접틈새에 과다하게 아세틸콜린이 존재할 때 콜린에스터가수분해효소[choline esterase (acetylcholine esterase)]가 방출된 아세틸콜린(acetylcholine)을 choline과 acetate로 분해하기 때문에 아세틸콜린의 작용 시간은 매우 짧다. 따라서 종말단추 하나의 탈분극으로 하나의 흥분성연접후전위[excitatory postsynaptic potential(EPSP)]만 생기며, 흥분성연접후전위도 지속할 수 있는 시간이 짧아 연접후신경세포의 세포막은 Na^+-K^+ 펌프 작용으로 다시 안정막전위를 회복하게 된다. 즉, 콜린에스터가수분해효소가 있기 때문에 연접후신경세포의 흥분은 반복이 억제되고 안정막전위의 회복을 돕게 된다(그림 3-4, 그림 3-5). 만약 전달물질의 작용이 상시간 계속된다면 연접후 신경은 재분극되지 않고 결국 흥분 충동의 발사가 불가능하게 된다. 분해산물인 콜린은 연접전신경세포에 회수되어 아세틸보조효소와 작용하여 다시 아세틸콜린으로 합성된다.

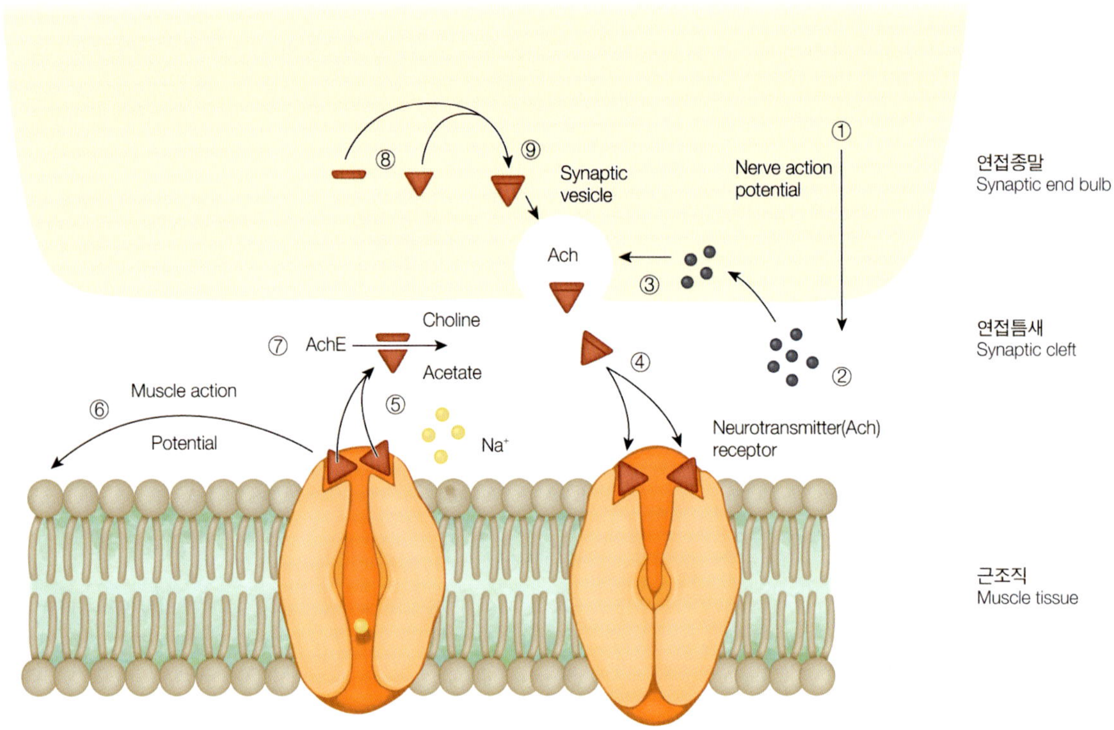

그림 3-4 신경근연접에서의 ACh 분비 및 작용

① 축삭종말에 자극이 전달되면 ② 세포외액으로부터 Ca^{2+}가 유입된다. ③ 이로 인해 소포내 ACh이 연접간격으로 분비된다. ④ 분비된 ACh는 근세포막에 있는 ACh수용기에 결합되고 ⑤ 근세포막의 Na^+통로 등이 열리면서 활동전위가 발생해 ⑥ 근 수축이 일어난다. ⑦ ACh는 연접틈새에 있는 AChE에 의하여 choline과 acetate로 분해되며 ⑧ choline은 종말단추 속으로 흡수되어 ⑨ 새로운 ACh 합성에 이용된다.

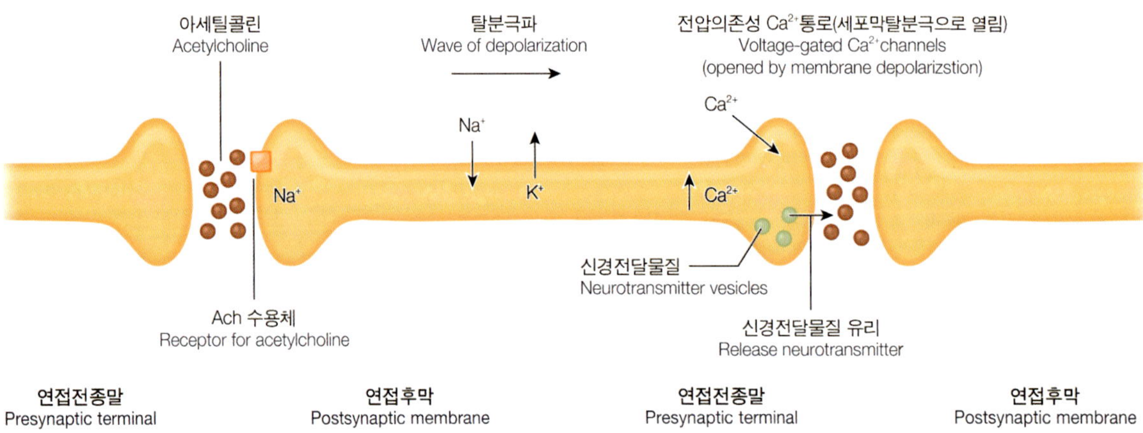

그림 3-5 신경전도에서 Na^+, K^+, Ca^{2+}의 관계

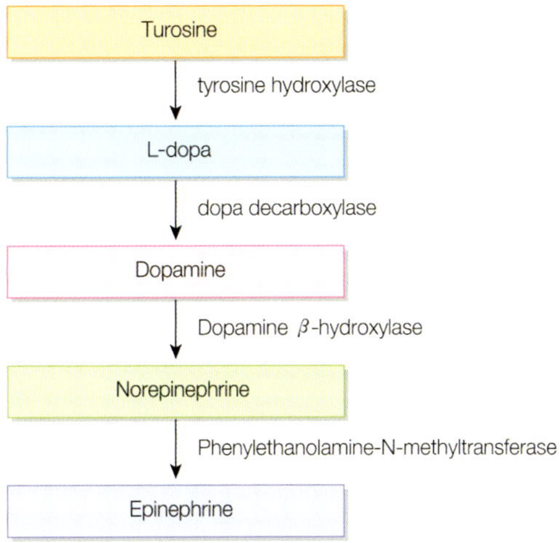

그림 3-6 **도파민, 노어에피네프린, 에피네프린의 합성 과정**

(2) 아민화합물 (그림 3-6)

아민화합물은 아미노산의 탈탄산에 의해 생성되며 교감신경의 절후섬유 및 중추신경계의 전달물질로 알려져 있다. 아민화합물에는 도파민, 노어에피네프린, 에피네프린, 세로토닌, 히스타민 등이 있다. 노어에피네프린이나 에피네프린을 전달물질로 이용하는 신경이나 연접을 아드레날린성연접(adrenergic synapse)이라고 하며, 도파민을 사용하는 것은 도파민성연접(dopaminergic synapse), 세로도닌을 이용히는 것은 세로토닌성연접(serotoninergic synapse)이라고 한다.

도파민, 노어에피네프린, 에피네프린을 카테콜아민(catecholamines)이라고 하는데, 교감신경 흥분작용을 나타내는 유사화합물군의 일종으로 분자의 방향족 부분은 카테골, 지방족 부분은 아민으로 되어 있기 때문에 이렇게 부른다. 카테콜아민은 tyrosine(또는 phenylalanine)에서 유도되며 전자밀도가 높은 과립[함립소포 또는 유심소포(cored vesicle)]을 갖고 있고 신경종말의 일부에 있다. 중추신경계에는 카테콜아민 농도가 높은 곳이 있다.

청색반점핵으로부터 오는 오름섬유는 시상하부와 가장자리계통에 다수 분포하며 내림섬유는 척수까지 이어진다. 흑색질이나 흑색질줄무늬체섬유는 도파민이 풍부한데 비해 소뇌피질과 대뇌피질에는 카테콜아민의 농도가 매우 낮다. 인돌라민(indolamine)은 세로토닌과 히스타민을 포함하는데 이것은 트립토판(tryptophane)에서 유도된다. 뇌줄기의 솔기핵으로부터 세로토닌 작동성 섬유가 사이뇌로 올라간다. 이 섬유는 각성과 수면의 리듬 조절을 한다.

아민화합물로 된 신경전달물질은 감정적 행위를 담당하는 뇌(둘레계)와 생물시계(biological clock)를 조절하는 곳에 넓게 분포되어 있다. 그리고 카테콜아민(특히 norepinephrine)은 자율신경계의 일부 운동신경세포에서 분비된다. 이들 신경전달물질의 분비가 균형을 잃게 되면 정신질환이 일어난다. 예를 들어 조현병에서는 도파민이 과다 생산되며, 알츠하이머 환자들의 뇌에서는 세로토닌 수용기가 소실되어 침울성과 공격성이 더 증가된다. 정신활성약물(LSD, mescaline)은 아민화합물 수용기와 결합하여 망상을 일으킨다.

(3) 아미노산물질

일반적으로 중추신경계의 전달물질로 알려져 있는 아미노산물질은 흥분성 전달물질과 억제성 전달물질로 구분되는데, 대뇌겉질과 뇌줄기 및 척수의 연접에서 흥분성 전달물질로 작용하는 것에는 글루탐산염(glutamate)과 아스파리트산염(aspartate)이 있다. 억제성전달물질로 작용하는 것에는 가바[gamma aminobutyric acid(GABA)]와 글리신(glycine)이 있다. 억제성 전달물질은 연접이후막에 작용하여 Cl^-통로를 열어 Cl^-이 세포 내부로 들어오게 하기 때문에 세포 안쪽이 더 낮은 음전하를 띠게 되는 과분극(hyperpolarization)이 되어 흥분하기 어렵게 된다. 이때 연접이후신경세포 세포막에 나타난 전위변동을 억제성연접이후전위[inhibitory postsynaptic potential(IPSP)]이라고 부른다(그림 3-7).

(4) 신경펩타이드(neuropeptides)

아미노산들이 모여 형성된 신경펩타이드는 일종의 신경조절물질들로 많은 종류가 보고되고 있으며 그만큼 다양한 효과를 나타낸다.

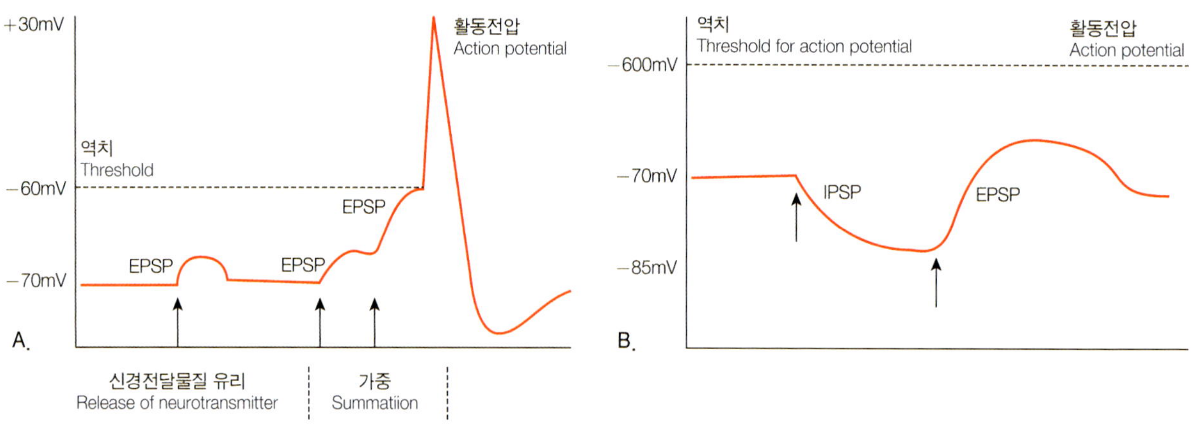

그림 3-7 흥분성연접이후전위(EPSP)와 억제성연접이후전위(IPSP)

A. 흥분성연접이후전위는 가중되어 문턱값 이상의 자극이 되어 활동전위를 일으킨다.
B. 억제성연접이후전위는 세포내의 전위를 더 낮게 해서 문턱값에 이르지 못한다.

물질 P(substance P)는 7개의 아미노산으로 구성된 펩티드신경물질로 사람의 신경계와 내장에 정상적으로 존재하지만 감염된 조직에서도 발견된다. 원래 장관 수축을 일으키는 물질로 알려졌으나 이후 중요한 통증 매개물이자 민무늬근에 작용(내장수축과 혈관확장)하는 강력한 물질 중의 하나로 밝혀졌다. 또한 염증과정에서 중요한 역할을 하고 있다.

엔돌핀(endorphin)과 엔케팔린(enkephalin)은 자연 마약제로 작용하며 스트레스 상황에서 통증을 감소시키는 역할을 한다. 엔케팔린은 신경전달물질 혹은 신경조정물질로서 뇌와 척수에 존재하며, 통증, 운동, 정서, 행동, 신경 및 내분비조절에 영향을 미친다. 이것은 분만중인 임부에게서 현저히 활성도가 증가한다. 뇌와 척수에서 분비되는 엔돌핀은 내인성 폴리펩타이드에 속하는 물질로 뇌의 여러 부위에 있는 아편수용기와 결합하여 통증에 대한 문턱값을 높인다. 몰핀(morphine)과 유사한 구조를 갖고 있으며 진통 효과를 가지고 있고 운동 시에 증가되어 마라톤 선수들이 경기 중에 희열감(runner's high)을 느끼게 한다. 몰핀과 그 외 다른 마약제제들은 자연 마약제인 엔돌핀과 엔케팔린들이 결합하는 수용기에 결합하여 더욱 강력한 효과를 나타낸다.

소마토스타틴(somatostatin), 혈관작동성 장펩타이드[vasoactive intestinal peptide(VIP, 콜레시스토키닌 chlolecystokinin)] 등의 신경펩타이드는 비신경조직에서 생산되며 위장관에 넓게 펴져 있다. 소마토스타틴은 성장호르몬의 방출을 억제하는 성장호르몬 억제방출인자로서 이자에서 분비되는 인슐린과 글루카곤, 위의 가스트린, 작은창자의 세크레틴 등의 분비도 억제한다.

(5) 기타 물질

가스 중 일산화질소(NO)와 일산화탄소(CO)는 학습과성과 혈관이완에 관여하고, 프로스타글란딘(prostaglandin)은 민무늬근에 직접 작용하며 교감신경 자극에 따르는 반응성에도 영향을 미친다. 또한 호르몬 중 항이뇨호르몬(ADH)과 옥시토신(oxytocin)은 기억기전에 작용하고 식욕억제호르몬(CCK)은 포만중추기전에 관여하는 등 여러 호르몬들이 신경세포에 영향을 미치는 것으로 알려지고 있다.

2) 신경전달물질의 작용

모든 신경전달물질들은 신경종말에서 신경흥분이 도달하면 분비된다. 신경전달물질들은 연접에서 잠시동안 연접이후막의 안정막전위(resting membrane potential)를 올리거나 또는 낮추어서 신경전달물질의 목적을 달성한다.

연접이후막의 수용기단백질은 전달물질과 결합하여 막의 투과성을 증가시킨다. 흥분성연접의 경우에는 대부분의 이온의 투과성이 증가하지만 억제성연접에서는 염소이온의 투과성이 증가한다.

흥분성연접에서는 연접이후막이 탈분극상태가 되지만 억제성연접에서는 과분극상태가 된다.

여러 연접들에서 연접이후반응들의 가중에 따라 신경세포에 대한 흥분 또는 억제효과가 결정된다. 결과가 탈분극이라면 신경세포는 흥분되고 축삭의 시작분절에서 활동전위가 일어난다. 반대로 과분극이 일어나면 신경세포는 억제되고 신경흥분이 일어나지 않는다.

3) 신경전달물질의 분포와 처리

신경전달물질의 분포는 신경계의 부위에 따라 다르다. 아세틸콜린은 신경근육연결부와 자율신경절, 부교감신경종말에서 발견된다. 중추신경계에서는 렌쇼세포(Renshaw cell)로 가는 운동신경세포의 곁가지에서 아세틸콜린이 분비된다. 해마, 상행성그물구성체신경로와 시각 및 청각의 수입신경섬유 또한 콜린성, 즉 아세틸콜린이 신경전달물질이다.

노르에피네프린은 교감신경의 말단에서 발견되며 중추신경계에서는 시상하부에서 고농도로 존재한다. 도파민은 중추신경계의 바닥핵 등 여러 부위에서 고농도로 존재한다.

신경전달물질의 작용은 분해나 재흡수를 통하여 정지된다. 아세틸콜린은 아세틸콜린분해효소(AChE)에 의해 분해되며 그 효과가 정지된다. 그러나 카테콜아민(catecholamine)은 전달물질이 연접이전 신경종말로 재흡수됨으로써 그 효과가 정지된다.

4) 연접의 전달과정

연접 전달은 신경세포가 신경세포, 근육, 샘세포 등과 서로 소통하는 과정이며 연접은 이러한 소통이 발생하는 해부학적인 위치이다. 대부분의 연접전달은 신경전달물질이라 불리는 화학물질에 의해 이루어지나, 전기적 연접에서는 교통반(gap junction)을 통해 일어나기도 한다.

화학적 연접에서 정보전달은 연접이전신경세포의 연접종말이 탈분극(depolarization)되면 축삭종말막의 전압의존성 Ca^{2+}통로(voltage-gated Ca^{2+} channel)가 열려 Ca^{2+}이 세포 밖에서 연접이전종말 속으로 확산작용에 의해 들어온다. 이어서 세포막 내면에 있는 특정 위치에 신경전달물질을 함유한 소포들이 결합하여 세포외배출작용(exocytosis)에 의해 전달물질을 연접틈새로 배출시키면, 연접이후신경세포의 세포막에 있는 수용기와 결합하고, 그 결과 세포막의 특정 이온통로가 열리게 된다. 한 개의 종말단추에서 배출되는 전달물질의 양은 극히 적어서 이것만으로는 연접이후신경세포에서 흥분을 일으키기에 부족하며 그 종말단추에 근접해 있는 연접이후신경세포 세포막을 가볍게 탈분극시켜 연접후신경세포의 흥분성을 약간 높여 준다. 이때 연접후신경세포의 세포체에 미세전극을 삽입하고 전위변동을 기록하면 약간의 탈분극 전위 곡선이 기록되는데, 이것을 흥분성연접이후전위(excitatory postsynaptic potential, EPSP)라고 한다(그림 3-7). 만약 여러 개의 종말단추가 동시에 전달물질을 방출하면 이 흥분성연접이후전위가 서로 합쳐져서 커지게 되는데, 어느 크기 이상이 될 때 비로소 연접이후신경세포에서 활동전위가 발생한다.

이렇게 연접틈새로 유리된 신경전달물질은 세 가지 방법 중 한 가지에 의해 불활성화 된다. 즉, 연접틈새 밖으로 확산되거나, 연접이전신경종말로의 능동적 수송이 일어나거나, 효소의 저하가 일어날 때 등이다. 따라서 연접틈새로부터 신경전달물질을 제거하는 방법은 신경전달물질을 비활성 물질로 화학적 변환을 유발시키거나, 수용기로 신경전달물질이 확산되지 못하게 하거나, 연접이전 축삭종말로 신경전달물질을 되돌려 보내는 것 등이 있다.

5) 신경근연접의 흥분 전달과정

신경과 근육 사이의 흥분 전달은 신경근연접에서 발생하는 알파운동신경세포와 뼈대근육 섬유 사이의 연접 전달이다. 알파운동신경세포는 몇 개의 뼈대근육 섬유로 축삭종말을 보내어 근육에 접근하는데, 축삭종말은 연접홈(synaptic trough)이라 불리는 고랑에 위치하게 되며, 연접 전달은 뼈대근육 섬유의 종말판 지역(end-plate region)에서 일어난다.

신경전달물질인 아세틸콜린(ACh)을 함유한 직경 50nm 정도의 소포는 활성지역(active zone)이라 불리는 특정한 연접이전종말막 주위에 집중된다. 연접틈새는 바닥판인 결합조직의 부정형의 망으로 채워져 있고 효소인 아세틸콜린분해효소(acetylcholinesterase, AChE)를 함유하고 있다.

아세틸콜린의 합성, 저장 및 방출에 있어서 아세틸콜린은 연접이전종말에서 콜린아세틸기전이효소(cholonie acetyl transferase, CAT)에 의해 콜린(choline)과 아세틸보조효소(acetyl Co-A)의 합성을 통해 발생한다. 새롭게 합성된 아세틸콜린은 종말의 소포 안에 저장되는데, 약 5,000～10,000개의 아세틸콜린분자가 각각의 소포 안에 저장된다. 소포가 활성지역의 부착자리에 결합할 때는 언제나 세포의 배출작용(exocytosis)에 의해 아세틸콜린의 자연적인 방출이 일어난다. 소포는 연접이전막에 용해가 되고 그 함유물인 아세틸콜린은 연접틈새로 내보내진다. 아세틸콜린은 소포를 나와 연접틈새로 확산되고, 소포는 연접이전막에 흡수되며, 다시 새로운 소포는 세포내이입(endocytosis)을 통해 연접이전막으로부터 생성된다. 연접이전막은 결국 새로운 소포를 형성하기 위해 새롭게 생기는 함입부를 만들고, 새로운 소포는 아세틸콜린으로 다시 채워지며, 자극에 의해 다시 연접틈새로 그 함유물을 방출하는 과정을 되풀이한다.

뼈대근육의 종말판인 연접이후막은 많은 접합부 주름을 형성하고 있으며 이곳에 아세틸콜린 수용기가 존재한다. 아세틸콜린 수용기는 니코틴(nicotin)에 의해 자극되고 큐라레(curare)에 의해 억제되기 때문에 니코틴수용기(nicotinic receptor)라고 한다. 이 수용기를 포함하고 있는 이온통로는 신경전달물질의 결합에 의해 열리기 때문에 화학적으로 활성화되는 통로이다. 통로가 열리면서 세포는 탈분극하게 되는데 통로가 열릴 때 Na^+는 유입되고 K^+는 상대적인 전기화학적 경사도를 따라 세포

안에서 세포 밖으로 유출된다.

아세틸콜린 수용기에 결합한 후 아세틸콜린은 수용기로부터 분리되고 연접틈새에서 아세틸콜린E에 의해 가수분해되어 그 기능을 상실하게 된다.

6) 연접의 특성과 신경회로

신경세포는 대부분 서로 연결되어 신경회로(neural circuit)를 형성하는데, 가장 간단한 구조는 2개의 신경세포와 그 사이의 1개의 연접으로 이루어지는 것이다. 하지만 일반적으로 신경회로는 수백에서 수천 개의 신경세포 연쇄에 의해 이루어진다.

이런 신경회로에는 개방회로(open circuit)처럼 한 방향으로 흥분충동이 전달되는 회로가 있고, 흥분충동이 방향으로 전달되며 1개의 되돌이곁가지를 지나 연접된 신경세포에 1개 또는 여러 개의 신경세포가 개재되어 있는 폐쇄회로(closed circuit)가 있다. 또한 이보다 복잡한 회로는 폐쇄다중회로(closed multi catenary circuit)인데 여기에는 1개의 신경세포에 되돌이곁가지와 그 세포체 사이에 다수의 신경세포가 개재되어 있다(그림 3-8).

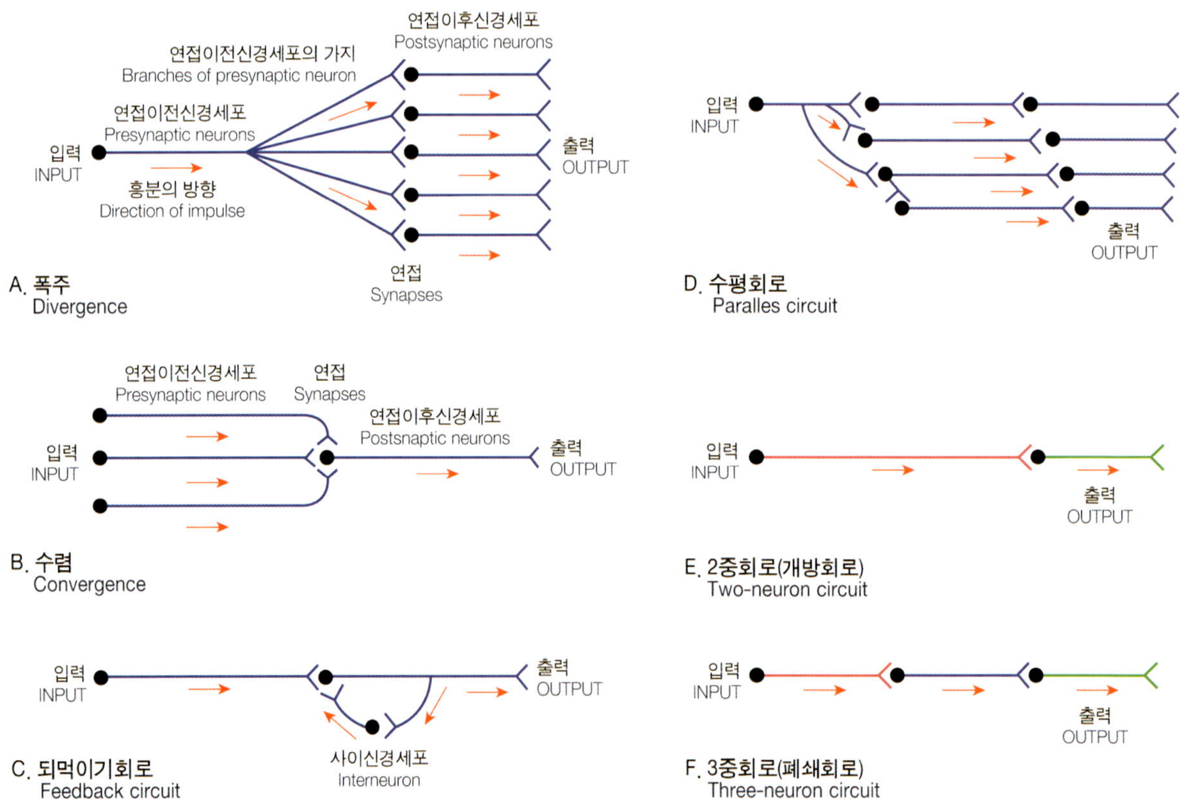

그림 3-8 신경회로

연접의 흥분전달 양상은 단일 신경세포에서의 전달방식과는 많은 차이가 있는데, 일반적인 특성은 다음과 같다.

(1) 한방향 전도

단일 신경섬유의 어느 부위에 자극을 가하면 국소전류는 자극부의 양쪽으로 흐른다. 그러나 생체 내에서 흥분전도는 연접이전신경세포에서 연접이후신경세포로 전달되고 연접이후신경세포에서 연접이전신경세포로는 전달되지 않는데 이는 가지돌기나 세포체에는 연접틈새로 유리되는 전달물질이 없기 때문이다.

(2) 연접 지연

흥분이 연접을 통과할 때 늦어지는 현상을 연접 지연이라고 하는데, 지연시간은 0.5～1ms정도가 된다. 이러한 연접 지연은 흥분파가 신경말단에 도달한 순간부터 다음의 신경세포에서 흥분파가 발생하는 순간까지의 시간으로 온도가 낮으면 현저하게 길어진다. 전기적 연접에서는 흥분이 바로 전도되기 때문에 화학적 연접처럼 흥분전도의 연접 지연은 거의 일어나지 않는다.

(3) 연접 피로

신경세포가 충분한 산소의 공급을 받고 있고 또한 사립체가 충분한 양의 ATP를 생산할 수 있을 때는 신속하게 반복하여 활동전위를 나타낼 수 있다. 그러나 종말단추에서는 빠른 빈도로 반복하여 흥분성 활동전위가 들어오면 여기에 알맞은 전달물질과 에너지를 방출하여 흥분을 전달하여야 하는데 그렇지 못하면 신경의 종말단추에는 과흥분성후전위가 남아 연접된 다음 신경에 흥분을 전달하지 못하여 피로하게 된다. 이러한 연접 피로는 종말단추에서의 전달물질 생산속도보다 더 빠른 빈도로 반복하여 흥분성 활동전위가 생기기 쉽게 한다.

피로를 제거하기 위한 흥분제는 억제성 전달 물질의 방출을 억제하거나 억제성 전달물질의 연접이후신경세포 세포막에 대한 작용을 차단함으로써 흥분효과를 나타내는 것이 있다.

마취제는 이와 반대작용을 한다. 즉, 연접이후신경세포의 세포막을 과분극시켜 활동전위의 발생을 어렵게 하는 것이다. 연접에서는 전달물질이라는 화학 물질이 개재하여 생화학적인 복잡한 반응에 의하여 흥분 전달이 일어나기 때문에 신경섬유의 흥분 전도보다는 더욱 쉽게 약물에 영향을 받는다. 마취상태에서는 연접전달은 되지 않으나 그 신경세포사슬을 구성하고 있는 신경섬유에는 전도능이 남아 있다. 즉, 신경세포를 자극하면 그 신경세포 내에서만은 흥분의 정도가 일어날 수 있다.

(4) 퍼짐(divergene)과 집중(convergene)

들신경흥분이 척수뒤뿌리로 들어와 척수와 뇌에 광범위하게 정보를 전달하는 신경연결로 1개의 연접이전신경세포가 여러 개의 곁가지로 갈라져서 많은 신경세포와 접속하여 연접을 형성하는 것을 퍼짐이라고 한다. 다수의 신경세포가 1개의 신경세포와 접속하는 현상을 집중이라고 한다. 중추신경계는 이 두 가지를 기본형으로 하여 복잡한 신경회로망이 형성되어 있기 때문에 이런 회로망에 따라 자극의 전달양상은 매우 달라지게 된다.

(5) 가중(summation)

연접전신경세포에 문턱값 아래자극이라도 여러 자극이 빠르게 가해질 경우에는 그 자극에 따른 흥분이 중첩되어 연접이후신경세포를 흥분시킬 수가 있는데, 이를 가중이라고 한다. 중추신경계 내에서 하나의 운동신경세포에 집중하는 수천 개의 억제성과 흥분성 연접의 연접이후효과는 가중이라는 과정에 의해 완성된다. 그 이유는 연접이전종말의 직경이 몇 μm여서 한 번에 몇 개의 연접소포만을 방출시킬 수 있어 가중이 요구되기 때문이다. 연접이후 효과의 지속시간이 상대적으로 길기 때문에 가중은 일어나고 부가적인 신경전달물질은 첫 연접 기전의 효과가 분산되기 전에 축삭끝가지에 의해 방출된다.

시간적 가중(temporal summation)은 첫 연접이후전위가 사라지기 전에 매우 짧은 시간적 간격을 두고 다른 활동전위가 신경종말에 침입하여 흥분이 반복될 때 연접이후전위의 첫 번째 활동전위에 두 번째 연접이후전위가 더해져 반응을 크게 일으켜 더 큰 연접이후전위가 발생한다.

공간적 가중(spatial summation)은 서로 다른 연접에서 시작하는 몇 개의 신경종말이 거의 같은 시기에 신경전달물질을 발생시켜 서로 합쳐져서 활동전위가 발생하는 것을 말한다.

이처럼 자극이 동시 혹은 연속적으로 가해졌을 때 가중에 의하여 나타나는 효과가 각각의 자극효과를 더한 것보다 크면 촉진(facilitation), 반대로 작으면 막힘(occlusion)이라고 한다(그림 3-9).

① 촉진

a와 b 각각의 자극으로는 각기 2개의 신경세포만이 흥분되지만 점선에 둘러싸인 부분에서는 문턱값 이하의 자극에 의한 국소흥분이 발생된다. 이것을 문턱끝범위(subliminal fringe)라 하고, 이것에 대해 실선으로 둘러싸인 부분을 발사영역(discharge zone)이라고 한다.

a와 b를 동시에 자극하면 문턱값아래자극이 겹쳐져서 문턱값에 이르러 6개의 신경세포가 흥분되게 된다. 이 경우 단독 자극효과보다 커지며 이것을 공간적 촉진(spatial facilitation)이라고 한다.

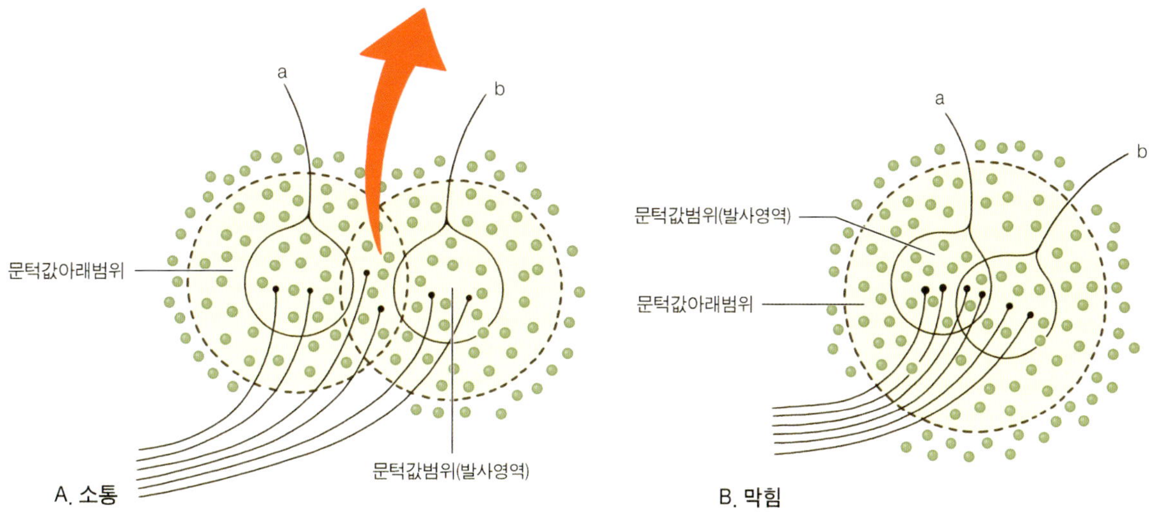

그림 3-9 소통과 막힘

A. 촉진은 각각 자극(a, b)을 가했을 때 보다 동시에 자극을 가하면 흥분하는 신경세포 수가 더 커지는 현상을 말하고, B. 막힘은 동시에 자극을 가하는 것보다 각각 자극을 가하면 오히려 흥분하는 신경세포 수가 더 작아지는 현상을 말한다.

a만을 자극하여 2개의 신경세포가 흥분할 때 2개의 자극을 계속 a에 가하면 문턱값아래 범위의 국소 흥분이 중첩되어 문턱값에 도달해 제2자극이 가해질 때는 4개의 신경세포가 흥분하게 된다. 이를 시간적 촉진(temporal facilitation)이라고 한다.

② 막힘

a의 자극에 의하여 4개의 신경세포가 흥분되고 b의 자극에 의해서도 역시 4개의 신경세포가 흥분되는 경우 a와 b를 동시에 자극하면 8개의 신경세포가 흥분되어야하나 실제로는 6개만 흥분된다. 이처럼 동시자극의 효과가 단독 자극효과보다 적어지는 경우를 막힘이라고 한다. 소통에서 연접전달효율이 증가하는 것과는 반대로 막힘에서는 연접전달효율이 감소한다.

(6) 전달차단(transmission block)

연접의 전도과정은 신경섬유 전도에 비하여 약물이나 산소부족 등의 영향을 받기 쉬우며, 피로하기도 쉽기 때문에 신경계의 전도 차단은 신경섬유의 전도가 단절되기보다 연접 전도의 차단이 먼저 일어나는데 이것을 전달차단이라고 한다. 많은 연접으로 구성된 전도로 일수록 차단되기 쉬우며 대표적인 예로 남미 인디언들이 화살독으로 사용했던 큐라레(curare)를 투여하면 신경의 활동전위는 아무런 변화가 없으나 실무율의 법칙에 따라 발생하던 근의 활동전위 및 수축과정이 일어나지 않는다. 이는 큐라레가 연접이전신경세포나 근세포 자체의 활동전위에 영향을 미치는 것이 아니라 신경근연접이라는 연접 전도 과정 자체를 차단하기 때문이다. 즉, 큐라레는 아세틸콜린 수용기의 강력한 차단제 역할을 한다.

(7) 후발사(after discharge)

연접이전신경세포는 한번 흥분했는데 연접이후신경세포에는 여러 차례의 자극이 전달되는 현상이 일어나는 경우가 있는데, 이와 같이 자극이 정지된 후에도 계속되는 흥분발사를 후발사라고 한다. 이러한 현상은 흥분전달 도중에 있는 사이신경세포에서 흥분이 선회되면서 일어난다.

7) 신경전도의 장애

(1) 중증근무력증(myasthenia gravis)

신경근접합부의 질환 중 대표적인 질환인 중증근무력증은 근육의 힘이 비정상적으로 약해지거나 피로해지는 병으로 처음에는 눈꺼풀처짐 및 겹보임이 나타난다. 이후 얼굴근육의 약화, 씹기장애, 삼킴곤란 등의 증상이 나타나고, 일부에서는 호흡마비가 오기도 한다.

이 병은 증상의 호전과 악화의 변동이 뚜렷하여 자고 일어난 아침에는 호전되고 일을 하면 할수록 악화되어 주로 오후에 증상을 호소하게 된다. 또한 이 병은 연령에 상관없이 발생할 수 있으나 여자에게는 주로 20~30대, 남자에게는 50~60대에 발병하는 경우가 많다.

지금까지 밝혀진 원인은 신경과 근육이 만나는 부분인 신경근접합부에 아세틸콜린 수용기가 이상을 일으키기 때문인 것으로 알려져 있다. 즉, 근육을 움직이게 하려면 신경말단에서 아세틸콜린이 분비되어 근 세포막에 있는 수용기와 결합해야 하는데, 어떤 원인이 의해 아세틸콜린 수용기에 대한 자가항체(autoantibody)가 형성되어 아세틸콜린 수용기에 결합하여 신호전달을 막기 때문에 나타나는 일종의 자가면역질환(autoimmune disorder)이다.

중증근무력증이 태어날 때부터 나타나는 드문 경우가 있는데, 이 경우에는 비정상적인 항체가 존재하지 않는다. 이러한 선천성 질환의 원인에는 아세틸콜린의 분비 장애, 수용기가 아세틸콜린과 결합하는 능력의 장애, 운동종말판에서의 아세틸콜린에스테라아제의 결핍, 또는 아세틸콜린 수용기의 수적감소 등이 있다.

(2) 파킨슨병

1817년 James Parkinson이라는 의사에 의해 명명된 질환으로 중간뇌 흑색질의 신경세포가 줄어들어 야기되는 질환이다. 흑색질에 있는 신경세포들은 도파민을 생산하여 대뇌 바닥핵의 기능을 조절하게 되는데, 이러한 도파민이 정상수준보다 80%이상 줄어들면 떨림, 운동완만증, 강직(rigidity), 균형 장애 등의 증상이 나타나게 된다.

중간뇌 흑색질은 대뇌 바닥핵과 연결 회로를 구성하고 있는데, 바닥핵은 대뇌의 운동겉질 및 기타 여러 부위와 복잡하게 연결되어 있으며 신체의 운동을 부드럽고 정확하게 수행할 수 있도록 해주는 매우 중요한 핵군이다. 흑색질의 병리학적 변화는 조가비핵과 꼬리핵에 있는 도파민의 고갈을 야기하고 도파민의 고갈은 줄무늬체로 투사되는 신경섬유의 활동에 복잡한 변화를 일으킨다. 파킨슨병에서 창백핵의 안쪽분절과 흑색질의 그물체로 투사하는 줄무늬체 기능이 감소하지만 창백핵의 바깥쪽분절로 연결되는 투사는 더욱 활성화된다. 따라서 억제성인 창백핵의 원심성섬유에 대한 억제가 감소하게 되고, 그 결과 파킨슨병 환자에서 나타나는 증상의 대부분은 바닥핵으로부터 시상과 중심앞운동겉질로 전달되는 억제정보가 증가되어 나타난다.

대뇌 바닥핵의 기능을 조절하는 물질인 도파민이 부족하게 되면 파킨슨병이 발병되기 때문에 현재 사용되고 있는 상당수의 치료 약물은 부족해진 도파민을 보충하는 역할을 한다. 파킨슨병을 앓고 있는 환자의 뇌를 검사하면 손상 받거나 죽은 흑색질의 신경세포 내에 루이소체(Lewy body)가 나타나고, 이것은 파킨슨병에서 나타나는 특별한 병리학적 소견으로 간주된다.

이미 기술했듯이 파킨슨병의 특징적인 증상은 신체 운동 근육의 억제성 및 긴장성 조절에 문제가 발생하여 운동못함증(akinesia), 강직 및 떨림(tremor)과 같은 운동기능장애가 나타나는데, 특히 신체 전반의 근육에 나타나지만 폄근보다 굽힘근에 다발한다. 그리고 자세유지에 관여하는 협동근과 대항근이 서로 율동적 수축으로 불수의 운동인 떨림이 팔다리에서 1초에 3~6회로 일정하게 나타난다. 이때의 떨림은 수의적 운동을 하고 있지 않을 때에 일어나며, 수의운동이 시작되는 경우에는 사라지는 안정성떨림(resting tremor)이다.

(3) 연접차단제(synaptic blocking agents)

연접을 통한 신경흥분의 전달은 연접 틈새로 신경전달물질이 분비됨으로써 이루어진다. 연접부위는 신경전도가 쉽게 차단되는 장소로 신신나쥐세의 작용기진은 연접의 전달과정을 차단하는 것이다.

자율신경절에서는 신경절이전섬유의 신경전달물질로 아세틸콜린이 분비되어 신경절이후신경세포에 신경흥분을 일으킨다. 이 신경절의 전도과정을 차단하는 약물은 작용기전에 따라 세 부류로 구분하는데, 첫째는 연접이후막에 마치 아세틸콜린처럼 작용함으로써 실제로 아세틸콜린의 효과를 차단하는 들면 헥사메토늄염(hexamethonium salts)과 테트라에틸암모늄염(tetraethylammonium salts) 등이 있다. 둘째는 연접이후막에서 아세틸콜린과 동일한 작용을 하지만 아세틸콜린에스테라아제에 의해 분해되지 않기 때문에 그 결과 연접이후막이 계속 발분극 상태가 되어 아세틸콜린이 더 이상 자극해도 반응하지 못하게 하는 물질들로 니코틴 등이 여기에 속한다. 마지막으로 신경절이전섬유로부터 아예 아세틸콜린 분비를 억제하는 계통의 물질로 프로카인(procaine) 등이 있다.

참·고·문·헌

- Bourne GH: The Structure and Function of Nervous Tissue. Vol I. Structure I. New York, Academic Press, 1968.
- Brady ST: Molecular motors in the nervous system. Neuron 7:521-527, 1991.
- Brown AG: Nerve Cells and Nervous Systems. An Introduction to Neuroscience. London, Springer Verlag, 1991.
- Fink RP, Heimer L: Two methods for selective silver impregnation of degenerating axons and their synaptic endings in the central nervous system. Brain Res 4:369-374, 1967.
- Hail ZW (ed) An Introduction to Molecular Neurobiology, Sutherland, Sinauer Associates, 1992.
- Heimer L, Zaborsky L (eds): Neuroanatomical Tract-tracing Methods 2. Plenum, New York, 1989.
- Koeppen AH, Ronca NA, Greenfield EA, Hans MB: Defective biosynthesis of proteolipid protein in Pelizaeus-Merzbacher disease. Ann Neurol 21:159170, 1987.
- Livett BG: Immunocytochemical localization of nervous system specific proteins and peptides. Int Rev Cytol 7:53-237, 1978.
- Matus A: Microtubule associated proteins: Their potential role in determining neuronal morphology. Annu Rev Neurosci 11:29-44, 1988.
- Nicholls JG, Martin AR, Wallace BG: From Neuron to Brain. Sutherland, Sinauer Associates, 1992.
- Peters AS, Palay SL, Webster H deF: The Fine Structure of the Nervous System. 3rd ed., Philadelphia, W.B. Saunders, 1991.
- Shepherd GM: Neurobiology. 2nd ed., New York, Oxford University Press, 1988.
- Shepherd GM: The Synaptic Organization of the Brain. 3nd ed., Oxford University Press, New York, 1990.
- Shepherd GM: Foundations of the Neuron Doctrine. Oxford University Press, New York, 1991.
- Thomas PK: The connective tissue of peripheral nerve: An electron microscopical study. J Anat 97:35-44, 1963.
- Trimble W, Linial M, Scheller R: Cellular and molecular biology of the presynaptic nerve terminal. Annu Rev Neurosci 14:93-122, 1989.
- Vallee RB, Bloom GS: Mechanisms of fast and slow axonal transport. Annu Rev Neurosci 14:59-92, 1991.Harris KP, Littleton JT.Transmission, Development, and Plasticity of Synapses. Genetics. 2015 Oct;201(2):345-75.
- Slater CR. The Structure of Human Neuromuscular Junctions: Some Unanswered Molecular Questions. Int J Mol Sci. 2017 Oct 19;18(10).
- Surmeier DJ, Obeso JA, Halliday GM. Parkinson's Disease Is Not Simply a Prion Disorder. J Neurosci. 2017 Oct 11;37(41).

참·고·문·헌

- Li YC, Kavalali ET. Synaptic Vesicle-Recycling Machinery Components as Potential Therapeutic Targets. Pharmacol Rev. 2017 Apr;69(2):141-160.
- Wang Q, Zhang W. Maladaptive Synaptic Plasticity in L-DOPA-Induced Dyskinesia. Front Neural Circuits. 2016 Dec 20;10:105.
- Beart PM. Synaptic signalling and its interface with neuropathologies: snapshots from the past, present and future. J Neurochem. 2016 Oct;139 Suppl 2:76-90.
- Yuan A, Nixon RA. Specialized roles of neurofilament proteins in synapses: Relevance to neuropsychiatric disorders. Brain Res Bull. 2016 Sep;126(Pt 3):334-346.
- Weinstein JJ, Chohan MO, Slifstein M, Kegeles LS, Moore H, Abi-Dargham A. Pathway-Specific Dopamine Abnormalities in Schizophrenia. Biol Psychiatry. 2017 Jan 1;81(1):31-42
- Fedder KN, Sabo SL. On the Role of Glutamate in Presynaptic Development: Possible Contributions of Presynaptic NMDA Receptors. Biomolecules. 2015 Dec 14;5(4):3448-66
- Auerbach A. Activation of endplate nicotinic acetylcholine receptors by agonists. Biochem Pharmacol. 2015 Oct 15;97(4):601-608.

NEUROSCIENCE

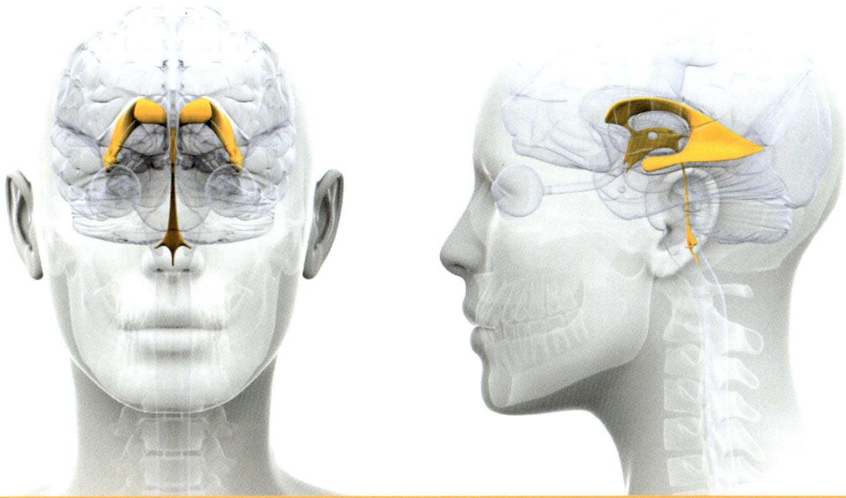

CHAPTER 04

신경계의 생리

NEUROSCIENCE

NEUROSCIENCE

4
CHAPTER

신경계의 생리

1 신경계의 흥분과 전도

중추신경계통은 일종의 정보처리장치로 생각된다. 외부환경 또는 개체 자신에 관한 정보는 여러 경로를 통해 중추신경계에 도달한다(들신경, afferent nerve). 이와 같은 정보들은 각각의 중추에서 분석되어 처리되고 그곳에서 신호는 날신경(efferent nerve)을 통해 효과기(effector)에 전달된다. 전달된 신호는 근육과 샘(gland)의 활동을 일으키고 개체는 외부환경 또는 내부환경에 대응한다.

생명유지에 관한 정보(소리, 빛, 손상, 온도변화)들은 신경계에서 그대로 처리되지 못하며 이러한 처리되지 못한 정보의 번역은 감지기(sensors)에서 이루어지게 된다.

감각신경종말(sensory nerve ending)은 많은 수용기(receptor)로 구성되며 온몸에 분포되어 있다. 속귀(inner ear)와 망막(retina) 등에는 수용기의 세포가 특수화되어 여기에 들신경이 연접되어 있다.

수용기는 특수한 에너지(맞는극, adequat stimulus)에 특히 민감하게 반응을 일으키고 그 에너지를 전위(수용기전위, rcceptor potential)로 변환시킨다. 수용기전위의 진폭은 자극의 강도에 따라 변하는 것으로 단계적(graded) 신호로 생각된다.

신경계의 활동은 모두 신경신호의 전도(conduction)와 전달(transmission)에 기초를 두고 있으며, 이러한 전도는 축삭을 통과하는 활동전위(action potential)에 의해 이루어진다. 또한, 신호의 전달과 통합은 연접전위에 의해 이루어진다. 활동전위와 연접전위는 완전히 다른 성질을 가지고 있다.

수용기전위가 첫째 신경섬유마디(랑비에 결절)를 탈분극시킬 정도로 커지면 들신경에 활동전위가 발생한다. 빛, 통각, 압각과 같은 자극은 모두 활동전위로 바뀌고 각각의 활동전위는 들신경 사이를 여러 가지 속도로 전도되어 중추신경의 특정영역에 도달한다.

신경세포(neuron)는 다양한 자극을 받아들이며 이를 통합하여 반응으로 전환시키기 위해 두 가지의 특성을 가지고 있는데, 이는 흥분성(excitability)과 전도성(conductivity)이다. 흥분성(excitability)이란 내부 또는 외부의 변화에 대한 여러 가지의 자극을 전기적인 신경흥분(nerve impulse)으로 바꿀 수 있는 성질을 말하며, 전도성(conductivity)이란 이렇게 생성된 전기적 흥분을 세포의 여러 곳으로 확산시키고 연접한 또 다른 신경세포나 근육세포로 전달하는 성질을 말한다.

이처럼 흥분성과 전도성은 신경세포(neuron)이라고 하는 신경계의 기본단위의 의해 이루어지기 때문에 신경세포의 세포막은 자극에 따라 전기적인 흥분을 쉽게 생성할 수 있도록 특수하게 분화되어 있으며, 이런 흥분을 멀리 전도할 수 있도록 축삭(axon)이라고 하는 긴 돌기를 가지고 있다.

1) 신경자극(nerve impulse)

신경자극은 신경섬유를 따라 정보를 운반하는 전기화학적 신호이다. 활동전위(action potential)는 세포 내부 안정기(음성, −)에서 탈분극(양성, +)으로, 다시 안정기(−)로 움직이는 전기적 변화를 일으킨다. 이는 분극, 탈분극, 재분극의 한 과정이다.

분극(polarization; 안정기)은 신경세포의 휴지기(resting potential period) 상태이다. 신경세포가 안정기일 때, 신경세포의 내부는 바깥쪽보다는 더 음성적이다. 이 시기동안 전달되는 신경자극은 없으며, 세포는 평온하거나 안정상태에 있다.

탈분극(depolarzation; 자극기)은 신경세포가 자극 받았을 때, 세포의 전기적 상태에 변화가 발생한 시기이다. 안정기(분극)일 때 세포 내부는 음성이었으나 세포가 자극되었을 때 내부는 양성이 된다. 세포 내부가 음성에서 양성으로 변할 때, 이를 탈분극(depolarization)이라고 일컫는다.

재분극(repolarization; 안정기로의 복귀)은 세포의 내부가 다시 음성으로 바뀌어 안정기로 되돌아오는 시기이다. 만일 세포가 재분극 되지 않는다면, 이는 다시 자극될 수 없다.

세포는 재분극될 때까지 다른 자극을 받아들이는 것이 불가능하며 이 시기를 불응기(refractory period)라고 일컫는다. 불응기는 반응이 없는 시기이다.

2) 안정막전위(resting membrane potential)

생체의 모든 세포는 전기를 띄고 있으며 세포의 활성에 따라 전기적 변화는 수시로 일어나고 있다. 활성이 없는 신경세포막 표면에 두 미세전극(microelectrode)을 접촉시키고, 이것을 예민도가 높은 전위계와 연결시켜 보면 전류는 어느 한 방향으로도 흐르지 않는다. 그러나 한 쪽의 미세전극을 세포막 안으로 넣으면 전류가 흘러 순간적인 전위차이가 나타나는데, 이를 안정막전위라고 한다.

이러한 안정막전위는 미세전극을 세포 안쪽으로 더 깊이 삽입해도 어느정도 일정하게 유지되기 때문에 세포막 안과 밖의 전위차를 증명한다(그림 4-1).

즉, 세포막을 경계로 세포 안은 음전하(−), 세포 밖은 양전하(+)를 띠고 있는데, 음전하의 크기는 세포에 따라 −5～−100mV 정도의 크기를 유지하는데, 일반적으로 신경세포는 −70mV 정도이고 근육세포는 −90mV이다. 이처럼 대전된 상태를 분극(polarization)이라고 하며, 이런 분극상태는 세포 안과 밖의 이온농도의 차, 서로 다른 이온에 대한 세포막의 투과성 때문에 형성된다(그림 4-2).

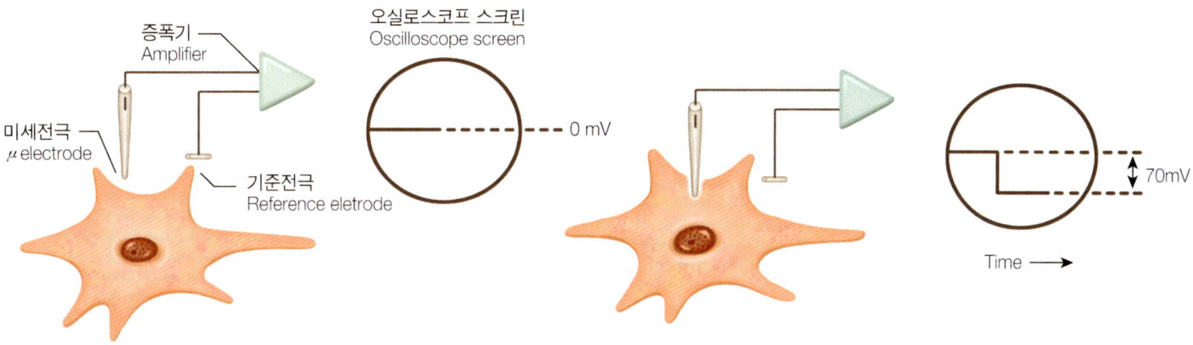

A. 양쪽 전극을 세포표면에

B. 한쪽 전극을 세포내에

그림 4-1 안정막전위

A. 신경세포막 표면에 두 개의 미세전극을 접촉시키면 전위계의 전류는 어느 방향으로도 흐르지 않는다.
B. 그러나 한 쪽의 미세전극을 세포막 안쪽으로 넣으면 순간적으로 전류가 흐르게 되고 −70mV 정도의 전위차이가 나타나게 되는데, 이를 안정막전위라고 한다.

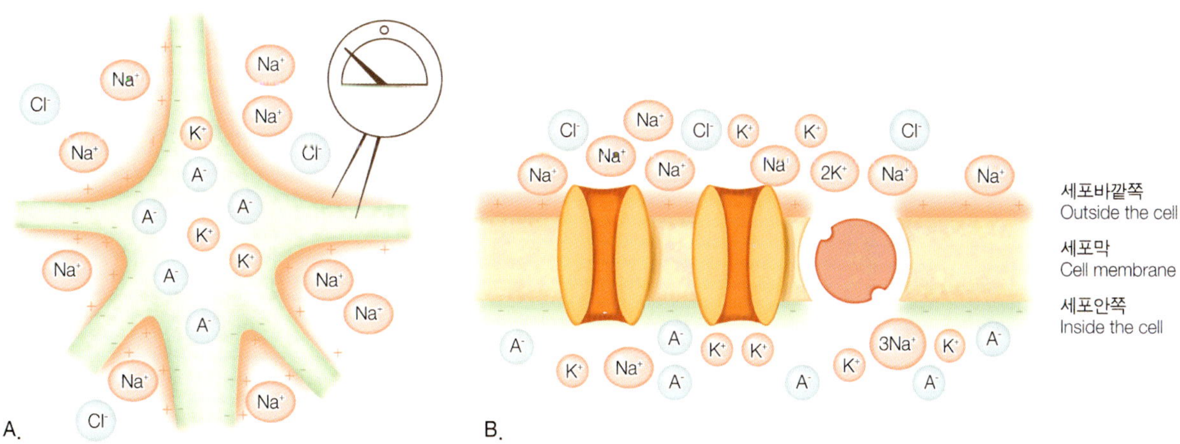

A.

B.

그림 4-2 안정막전위의 형성

A. 안정막전위는 세포막의 안쪽과 바깥쪽 사이에 전기적인 차를 비교하여 측정한다. 휴식 상태에서 세포막의 안쪽은 바깥쪽보다 약 70mV 더 음전하를 지닌다.
B. 안정막전위는 세포막에서 이온의 수동적인 확산과 Na^+-K^+펌프에 의한 Na^+과 K^+의 능동수송을 통해 유지된다. Na^+과 Cl^-의 농도는 세포 안쪽에 비해 바깥쪽이 더 높게 유지되며, K^+의 농도는 세포의 바깥쪽에 비해 안쪽이 더 높게 유지된다. 세포 내에서 음전하가 수렴되면 음전하 안정막전위가 이루어지게 된다.

세포외액은 Na^+와 Cl^-이 세포내액보다 높은 농도를 유지하며, 반대로 K^+와 PO_4^{3-}, Pr(음이온단백질)등은 세포내액에 더 많이 존재한다. 또한 인체의 세포막은 K^+와 Cl^-에 대해서는 비교적 높은 투과성을 보이나 Na^+에 대한 투과성은 매우 낮으며, 세포 내 음이온의 중심이 되는 단백질과 PO_4^{3-}은 거의 투과성이 없다. 따라서 신경세포가 −70mV 정도의 일정한 안정막전위를 유지하는 기원은 능동운반인 Na^+-K^+ 펌프, 확산작용에 의한 Na^+와 K^+의 투과성, 그리고 세포내에 있는 음전하를 지닌 단백질 등에 의한다고 할 수 있다. Na^+펌프와 K^+펌프는 동시에 일어나며, 이를 구성하는 운반단백질(carrier-protein)은 Na^+에 대한 3개의 수용기와 K^+에 대한 2개의 수용기가 있으며, Na^+ 부착부에 ATPase의 활성부가 있다.

Na^+-K^+ 펌프에 의해 3분자의 Na^+가 세포 밖으로 빠져 나오는 것에 비해 세포밖에서는 2분자의 K^+가 유입되기 때문에 세포 안은 양전하를 더 많이 세포 밖으로 배출하는 결과를 얻어 음전하를 띄게 된다(그림 4-3). 또한, 확산의 원리에 의해 K^+는 세포 밖으로 나가게 되고 Na^+는 세포 안으로 들어오게 되나, K^+의 투과성이 Na^+의 투과성 보다 50~70배 정도 높기 때문에 K^+가 세포 밖으로 빠져 나가게 되어 세포 안의 음성은 높아지게 된다. 이렇게 농도경사로 인한 K^+의 확산이 이루어지면서 세포안과 세포 밖은 이온의 확산에 의해 형성되는 확산전위(diffusion potential)가 형성된다. 그 후 K^+의 농도경사와 다른 전기력 전위가 상쇄되는 지점에서 K^+의 세포막을 통한 이동은 없어지게 되는데, 이때의 막전위를 K^+의 평형전위(equilibrium potential)라 하며, 그 전위는 −90mV로 안정막전위와 유사하게 된다.

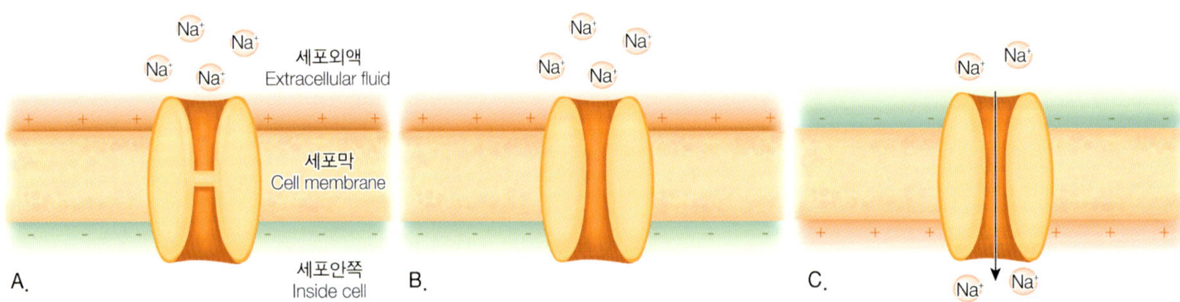

그림 4-3 **단순한 전기화학적 경사**

A. Nacl은 세포의 바깥쪽에 존재하여 막에서 Na^+ 통로가 차단되면 이온이 막을 통과하지 못하게 된다.
B. Na^+통로가 열리게된다.
C. Na^+은 세포 안으로 들어가지만 Cl^-은 바깥쪽에 남아있기 때문에 막의 바깥은 음전하로 불균형을 이룬다. Cl^-이온의 음전하가 세포 밖으로 Na^+을 당기기 전에 Na^+의 특정 일부만 열린 통로를 통과하게 된다. 전하의 배분은 세포막의 바깥을 따라서는 음전하, 세포막의 안쪽을 따라서는 양전하로 나타난다. 이 시점에서 이온은 전기화학적인 평형을 이루게 된다. 막에서는 이온의 움직임이 없으면 전기화학적으로 평형에 도달하게 된다. 세포의 안쪽과 바깥쪽에서 전하의 차이가 있으면 안정막전위를 만들어 낸다. 신경세포에서 주의할점은 그림에서 예시된 바와 같이 두 개의 이온과 더불어 다른 이온들도 안정막전위의 형성에 관여한다는 것이다.

안정막전위를 유지하고 있을 때에도 세포막을 통한 Na^+과 K^+의 이동이 계속해서 일어나지만 세포 밖의 K^+이 계속 증가되지 않는 것은 능동수송기전인 Na^+-K^+펌프 때문이다. 이처럼 Na^+-K^+－ATPase-pump는 세포 내·외부의 농도경사를 일정하게 고정시켜 줌으로써 세포막의 이온투과성과 안정막전위를 항상 일정하게 유지시켜주는 역할을 한다.

3) 안정막전위의 변화(change of resting membrane potential)

세포막은 전위의 변화에 대해 항상 준비되어 있기 때문에 안정막전위는 중요하다. 안전막전위는 세포막에 분포된 이온 통로로 전기적으로 대전된 이온이 빠져나가면서 급격하게 변한다. 막전위가 안정막전위보다 음극이 덜 되면 세포가 탈분극(depolarized)된다. 탈분극은 신경세포가 전달할 수 있는 전기적 신호를 만들어낼 가능성을 높이고 이것은 흥분성으로 여겨진다. 반대로, 세포가 과분극(hyperpolarized) 되었을 때, 막전위는 안정막전위 보다 더 음극이 된다. 과분극은 신경세포가 전기적 신호를 유발할 능력을 감소시키며 이것은 억제성으로 여겨지게 된다(그림 4-4).

막전위의 갑작스러운 짧은 변화(몇 m/sec 정도만 지속)와 더불어 막전위가 점차적이며 오래 지속되는 변화를 조절(modulation)이라 한다. 조절은 세포막에서 이온의 흐름을 변화시키는 막의 전기전위의 작은 변화를 필요로 한다. 이온 채널이 열려 특정 이온이 선택적으로 통과하면 전위에서 변화가 나타난다.

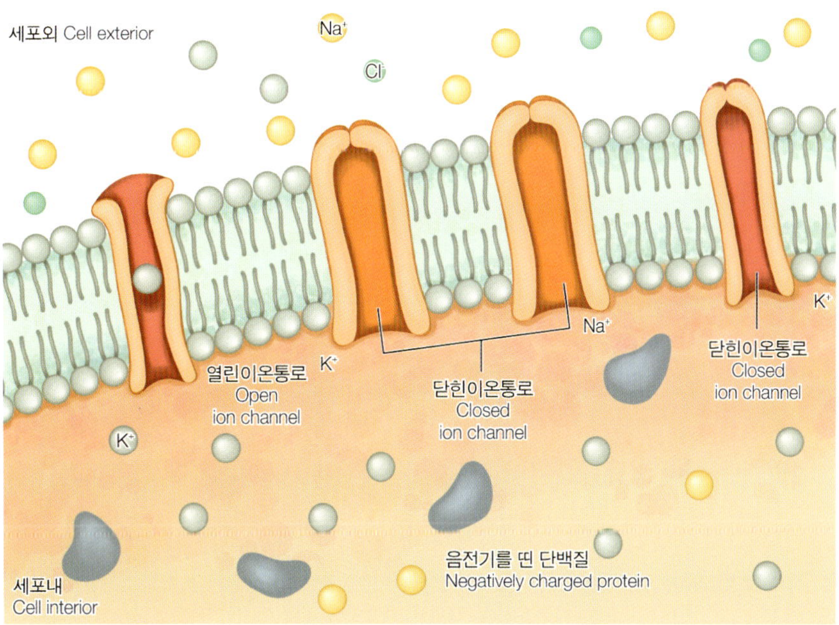

그림 4-4 안정시 이온들의 막 투과성

안정시에는 Na^+ 통로들은 대부분 닫혀있으나 K^+ 통로들은 열려 있는 곳이 많아서 K^+ 투과성이 Na^+비해 훨씬 높다.

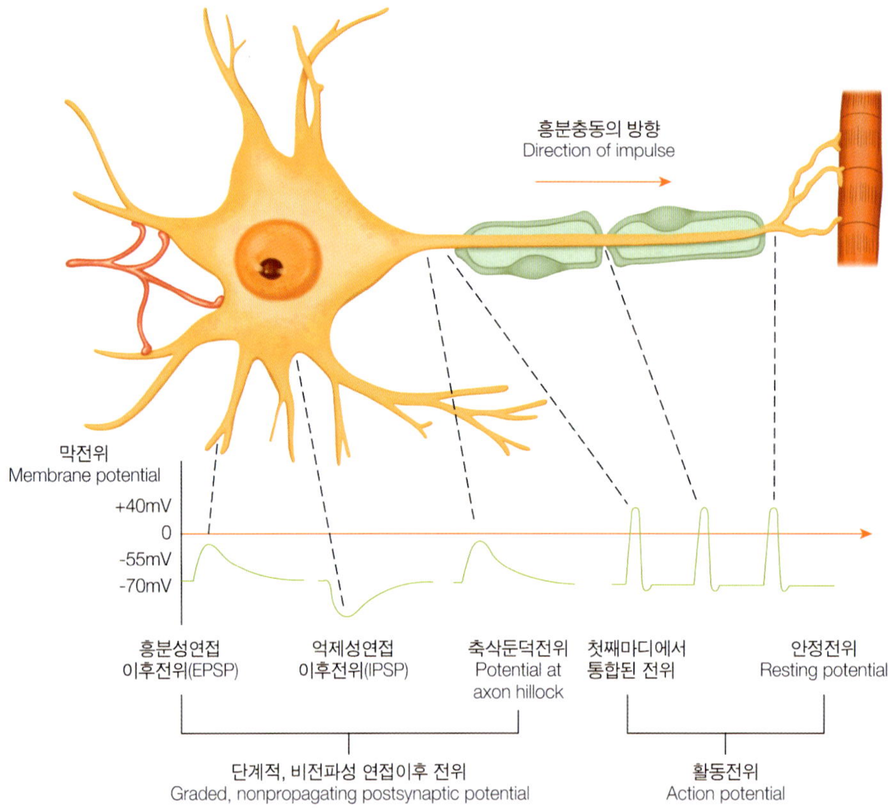

그림 4-5 활동전위의 발생

4) 활동전위(action potential)

안정상태에 있는 신경세포의 활동전위를 일으킬 수 있는 최소 자극 강도인 문턱값(역치, threshold) 이상의 자극을 가하면 세포막의 Na^+투과성이 갑자기 증가되어 Na^+가 빠른 속도로 세포 안으로 들어가게 되고, 이로 인하여 막전위가 감소하는 탈분극(depolarization)이 일어나면서 바깥쪽은 음전하(－)를, 막 안쪽은 양전하(＋)를 띠는 안정막전위의 역전현상 까지 보이게 되다가, 다시 안정막전위로 복귀하는 재분극(repolarization) 과정이 진행된다. 이러한 일련의 전위변동을 활동전위(action potential) 또는 Na^+ 평형전위라고 하며, 이를 세포막의 흥분이라고 한다(그림 4-5).

활동전위는 음극선 오실로스코프(cathode ray potential)라고 하며, 이를 이용하여 측정해 보면 마치 스파이크처럼 나타나기 때문에 스파이크 전위(spike potential)라고도 하는데, 이때 막전위가 －55mV에서 급속하게 변동하는 부분을 발화점(firing point)이 라고 하며, 0mV에서 ＋30mV 사이의 곡선을 지나치기(over shoot)라고 한다.

이와 같은 활동전위의 폭발적 성질은 신경섬유나 근육섬유에서 흥분성을 먼 거리까지 전도할 수 있는 중요한 요인이 되며, 탈분극에 의한 근육수축은 잠복기, 수축기, 이완기로 나뉜다. 또 활동전위는 감각세포와 분비세포 등의 세포막에서도 발생되는데, 그 기간은 신경세포에서는 1m/sec 내외지만 심근에서는 500m/sec로 비교적 길다.

안정상태에서는 세포막의 칼륨 이온통로는 열려져 있고, 문턱값 이상의 자극에 의해 Na^+통로가 열려 Na^+가 세포 안으로 들어오게 되면서 막전위의 변화가 오게 되는데, 이 때의 막전위는 Na^+의 평형전위와 유사하게 된다.

또한 활동전위가 발생한 후 아주 빠르게 다시 안정수준으로 되돌아오는데, 이 원인은 K^+ 통로가 열려 K^+이 세포밖으로 나오면서 재분극이 발생한다. 활동전위 동안 막 전위는 약 35mV까지 올라갔다가 다시 안정막전위를 향하여 빠르게 떨어지게 된다.

활동전위를 만들어내기에 충분한 자극강도를 역치 자극 강도(threshold stimulus intensity)라고 한다. 일반적으로 15mV에 도달하게 되면 많은 전위 의존적 Na^+ 통로가 열린다. 세포 밖에서 고농도의 Na^+으로 인한 확산과 막의 안쪽에서 음전하가 잡아당기는 힘에 의해 Na^+은 세포 내로 빠르게 유입된다. 이 후 K^+통로가 열리면서 K^+은 세포 안에서 높은 농도경사와 Na^+의 유입에 의해 막의 안쪽에 양전하가 증가되면서 그 힘에 반발하여 세포 밖으로 나오게 된다. 그러면서 순간적으로 막 전위는 안정기일 때보다 더 분극화되어지는데 이 상태를 과분극이라고 한다. 이러한 과정을 거친 후 이온의 확산에 의해 다시 안정막전위로 돌아온다.

(그림 4-6)은 활동전위동안 막 전위의 변화를 설명하고 있다.

활동전위는 다음과 같은 순서로 만들어 진다.

1. 전압의존성 관문 Na^+ 통로가 열리기 때문에 빠른 탈분극이 나타난다.
2. 통로 구멍이 닫히기 때문에 Na^+ 전도의 감소가 일어난다.
3. 전압의존성 관문 K^+ 통로가 열리기 때문에 빠른 재분극이 발생한다.

K^+의 지속적인 유출에 의해 재분극 후 과분극이 일어나는데 그것은 막전위가 안정상태보다 더 음극으로 내려가 있기 때문이다. 막이 과분극되면 다음의 활동전위를 시작하기가 어려워지며 이 시기를 막의 불응기라고 한다. 불응기는 이온 통로의 특징에 따라 절대불응기(absolute refractory period)와 상대불응기(relative refractory period) 상태로 나눌 수 있다.

절대불응기 동안 막은 자극에 반응하지 않는다. 이는 활동전위의 강화를 담당하는 Na^+ 통로가 닫혀 있는 일정시간 동안 반응이 절대로 나타나지 않기 때문이다. 상대불응기는 활동전위의 후반부에 나타난다. 이 기간 동안 막전위는 휴식 수준으로 되돌아오며 심지어 과분극이 나타날 수 도 있다.

활동전위는 막의 국소 탈분극에 대해 실무율(all-or-none)로 반응한다. 역치수준에서 막의 탈분극은 전위관문 Na^+ 통로 구멍이 열리는 수에 따라 다르다. 재분극은 K^+ 통로 구멍이 열리는 수에 따라 다르다.

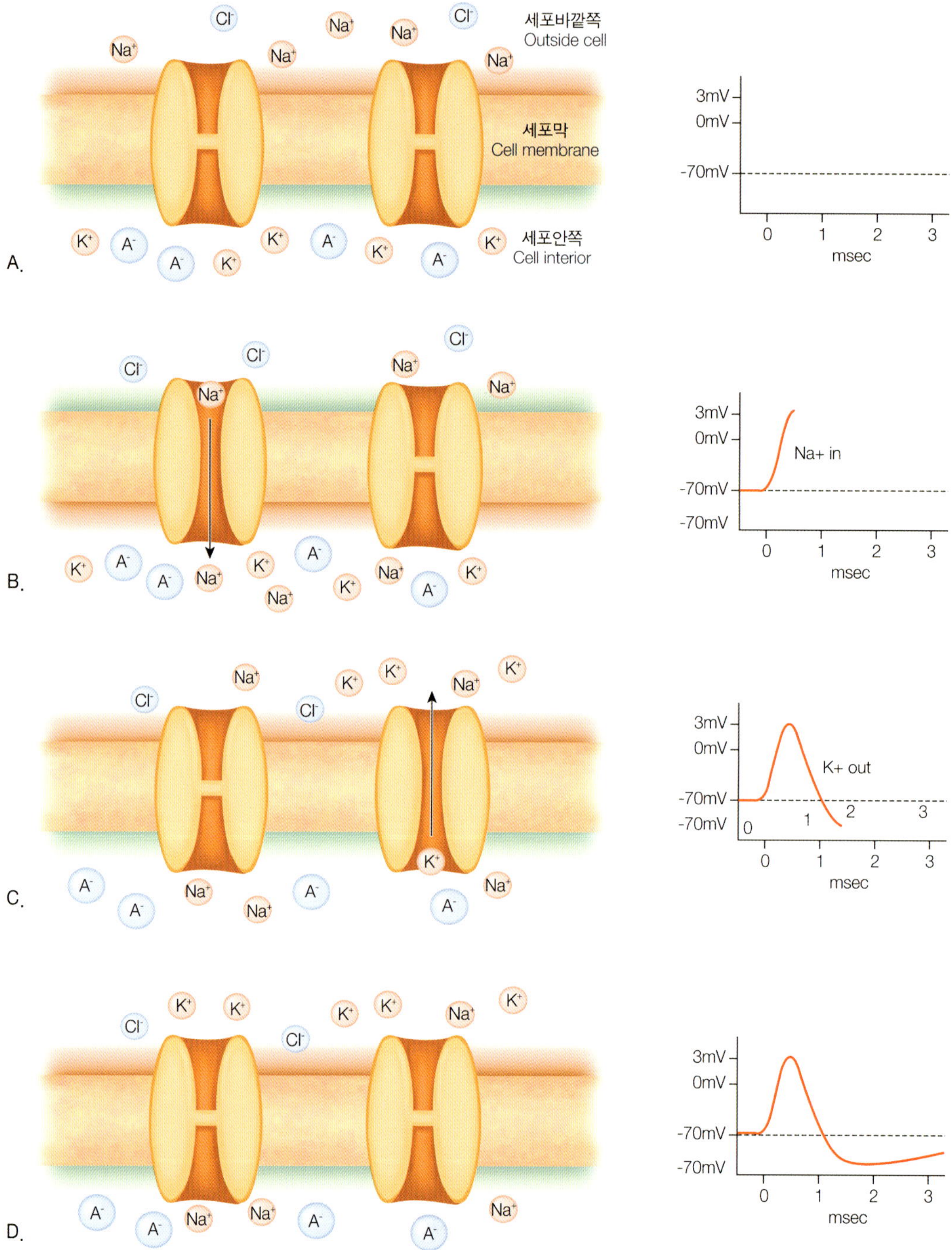

그림 4-6 활동전위

A. 세포의 안정막전위는 약 −70mV이며, 막 통로는 닫혀 있다.
B. 활동전위의 시작은 전위−의걸 Na$^+$ 통로로 Na$^+$의 급격한 유입이 일어나면서 시작되며, 세포막은 음극화가 떨어지는 탈분극이 된다.
C. Na$^+$ 통로의 닫힘과 K$^+$통로의 열림으로 막전위는 역전이 된다. 결과적으로 막의 짧은 과분극은 안정막 전위보다 더 음극이 되는 전위를 유발하게 된다.
D. 모든 막 통로가 닫히면서 세포막은 안정막전위로 되돌아온다.

표 4-1 활동전위

상태	이온의 이동과 분포
분극화	• 신경세포막 밖 : (+)극, 안 : (−)극 • Na^+이 세포밖에 많이 분포 • K^+과 음이온이 세포 안에 많이 분포(sodium & potassium pump가 이온 농도를 유지)
탈분극 (자극에 의해 생성)	• 신경세포막은 Na^+의 삼투력을 증가시켜 세포 안으로 이동시킴 • 신경세포막 밖 : (−)극, 안 : (+)극
자극으로부터의 흥분전달	• 세포막이 부분적으로 탈분극되면 점차 전달되면서 Na^+의 삼투력을 증가시킨다. • 탈분극은 축삭 끝의 신경세포막까지 계속적으로 일어난다.
재분극 (탈분극 직후)	• 탈분극이 일어나자마자 신경세포막은 K^+에 대한 삼투력을 증가시켜 세포 밖에서는 양극, 세포 내에서는 음극을 띄게 한다. • Na^+-K^+ 펌프(sodium & potassium pump)에 의해 Na^+이 세포밖으로, K^+은 세포 안으로 들어온다. • 신경세포는 또 다른 자극에 반응할 준비가 되어 진다.

5) 문턱·실무율 및 불응기(threshold : all or none law & refractory period)

(1) 문턱자극(threshold stimuli)

문턱값(threshold)이란 신경세포가 자극에 의한 활동전위를 일으킬 수 있는 자극강도(경계)를 말하며, −55mV까지 막전위를 떨어뜨릴 수 있는 자극이다. 또한 문턱자극은 신경섬유막을 문턱수준까지 탈분극시킬 수 있는 자극을 말한다.

이러한 문턱자극은 세포막의 조건, 자극 기간 및 막 저항 등에 따라 다르며, 어떤 자극이 이러한 문턱전위에 도달하지 못하면 K^+이 밖으로 나가는 것이 Na^+이 안으로 유입되는 것보다 크게 되어 양성되먹임기전(positive feedback cycle)은 형성되지 못한다.

즉, 자극이 문턱에 도달하지 못하면 Na^+ 전류는 K^+의 외향전류로 상쇄되어 활동전위가 발생하지 않지만, Na^+의 유입이 지속적으로 증가하여 K^+의 유출보다 문턱지점에 도달하면 이때 활동전위가 유발 되는 것이다.

(2) 실무율(all or none)

어떤 자극이 일단 문턱수준까지 이르게 되면 자극의 강도에 관계없이 활동전위는 같은 크기로 발생되지만 문턱에 도달하지 못하는 자극에 대해서는 활동전위는 전혀 일어나지 않는데, 이를 활동전위의 실무율이라고 한다. 이러한 실무율의 특성으로 신경정보는 활동전위의 크기에 의해 파악 되지 않고, 빈도 정도에 의해 파악된다.

(3) 불응기(refractory period)

신경세포에 문턱값 이상의 자극이 연속적으로 주어졌을 때 두 자극 사이의 기간이 너무 짧으면 두 번째 자극에 대한 불응기라고 한다. 그 기간은 0.001~0.005초 정도로 매우 짧다.

문턱값의 강도에 따라 불응기를 분류하면 절대불응기(absolute refractory period)와 상대 불응기(relative refractory period)로 구분할 수 있는데, 절대불응기는 활동전위가 진행되고 있는 동안에는 어떠한 자극에 대해서도 반응하지 않으므로 활동전위를 생산하지 못하는 기간을 말하며 이 시기동안 Na^+의 투과성이 증가된다.

상대불응기는 절대불응기에 이어지는 짧은 기간으로 활동전위가 일어나고 있는 동안 처음자극보다 강한 자극을 가했을 때 새로운 활동전위가 생산되는 기간을 말한다. 상대불응기는 절대불응기 이후에 나타나며 K^+의 투과성이 증가된 기간이다. 상대불응기의 특징은 활동전위를 일으킬 수 있는 문턱값자극이 앞 자극 보다 더 커야 하지만, 지나치기(over shoot) 곡선은 작아진다. 이러한 불응기는 두 활동전위가 융합되는 것을 막고, 독립된 활동전위만 전도하게 하는 원인이 된다.

(4) 도약전도(saltatory conduction)

말이집이 있는 신경섬유는 말이집으로 싸여 있는데, 수 mm간격으로 말이집이 없는 길이 1um 정도의 랑비에결절(node of Ranvier)을 이루고 있다. 이곳은 Na^+ 및 K^+ 통로가 밀집되어 있어서 속도가 빠른 활동전위를 발생시킨다(그림 4-7). 따라서 말이집으로 싸여있는 축삭부는 절연이 되어 활동전위가 발생되지 못하기 때문에 국소전류가 활동전위를 발생시킬 수 있는 장소로 빨리 전달된다. 즉 한 곳의 랑비에결절에서 생긴 활동전위가 다음의 랑비에결절로 마치 징검다리를 건너뛰듯이 전도되는 양상이 나타나는데, 이를 도약전도라고 한다. 이는 전류가 세포외액 또는 랑비에결절에서 랑비에결절로 축삭형질(axoplasm)을 통해 흐르는 것을 의미하는데, 이러한 도약전도는 신경의 전달속도를 높이는 한편 에너지를 절약하는 장점을 지니고 있다. 따라서 랑비에결절이 차단되어도 다음 결절이 정상이라면 차단 부위를 넘어서 전도될 수 있다(그림 4-8).

(5) 활동전위의 전파(transmission of action potential)

신경세포는 자극의 종류에 관계없이 1차 반응으로 전기적 변동이 생기며, 신경세포의 기능적 특징 중 하나가 자극에 대한 흥분이 전기적으로 전도된다는 것이다. 신경세포의 전기적 변동은 활동전위와 국소전류로 구별되는데, 활동전위는 거리에 따라 크기가 줄어들지 않지만, 국소전류는 크기가 다른 상태로 발생하고, 보통 1~2mm 정도의 짧은 거리 밖에 전도되지 않는다.

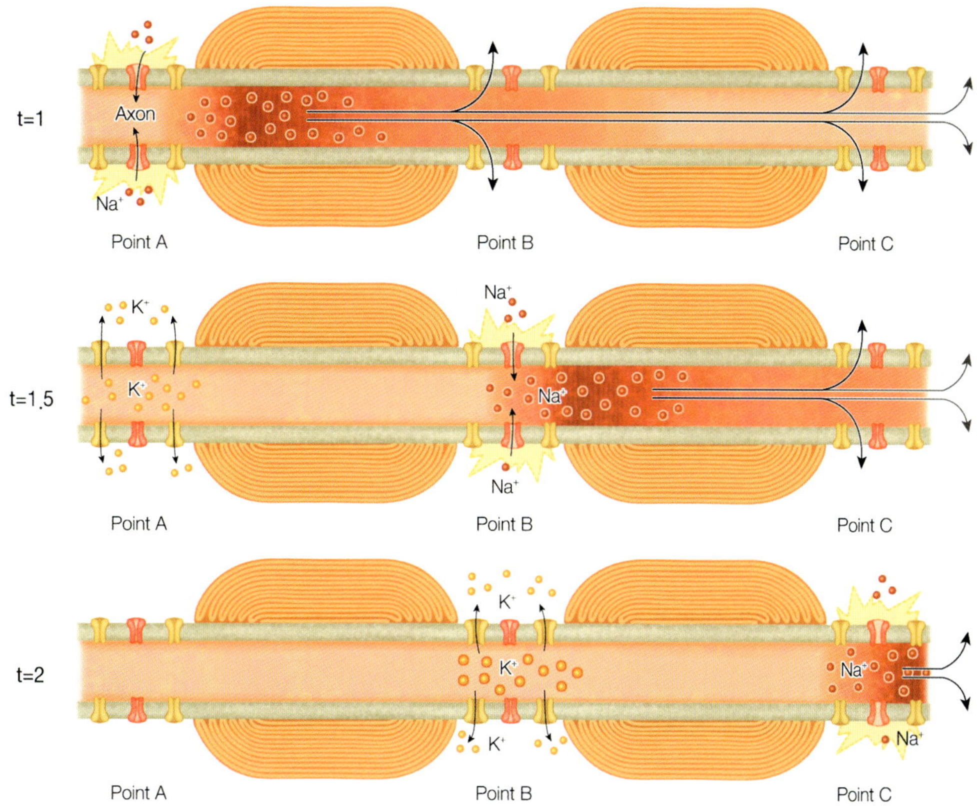

그림 4-7 **도약전도**

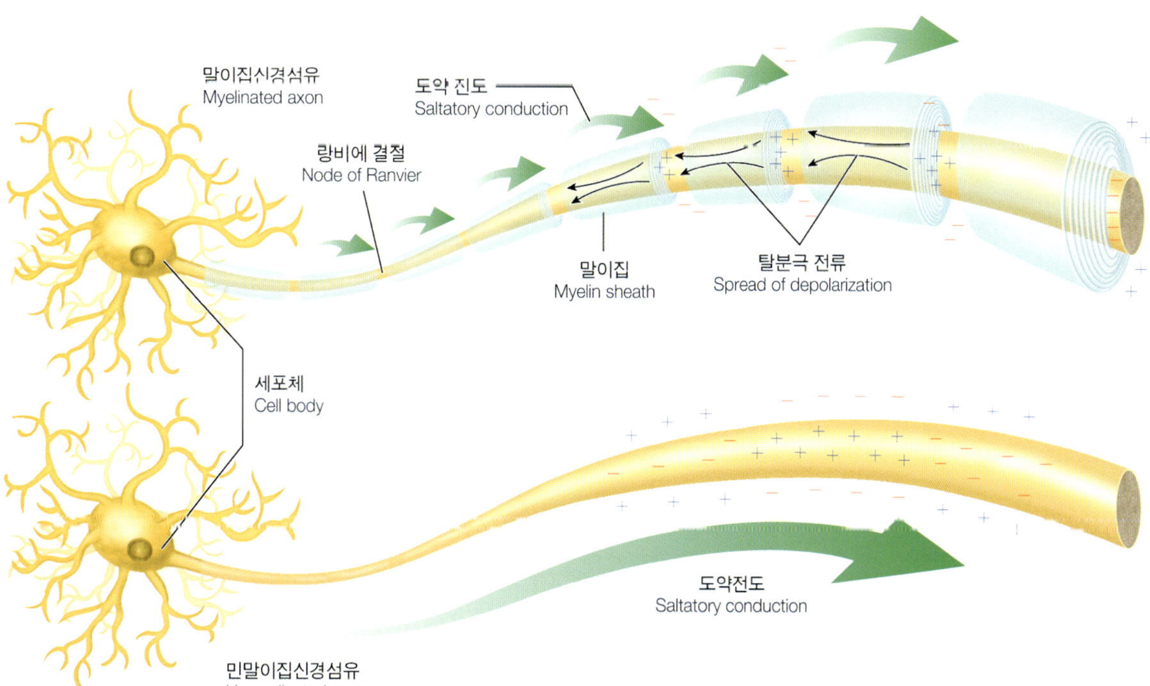

그림 4-8 **도약전도**

신경섬유의 어느 곳에서 발생된 활동전위는 신경섬유를 따라 국소회로로 이어지며 다른 곳으로도 전도된다. 즉, 국소전류는 새로운 활동전위를 신경섬유막의 인접지역에 일으키게 되는데, 이 때의 국소전류는 양성되먹임기 회로를 일으킬 정도로 커야한다. 단일 신경섬유의 일정부분을 자극하여 생긴 국소전류는 처음 탈분극된 지점을 중심으로 양쪽으로 흐르지만 정상적인 정보전달이 이루어지기 위하여 활동전위는 세포체로부터 신경말단을 향해 단일방향으로 진행되어야 한다. 이렇게 세포체에서 신경말단 방향으로 진행하는 흥분전도를 순방향 전도(orthodromic conduction)이라고 하며, 그 반대 방향으로의 전도를 역방향전도(antidromic conduction)이라고 한다.

신경섬유의 지름이 클수록 활동전위의 전파는 빠르고, 말이집이 있는 말이집 신경섬유가 도약전도로 인하여 민말이집 신경섬유보다 전파가 빠르다.

2 연접의 전달과정

1) 신경전달물질(neurotransmitter)

신경세포가 흥분하면 종말단추의 소포에서 유리되며, 연접틈새(synaptic cleft)를 지나 표적세포를 흥분 또는 억제시키는 화학물질을 총칭하여 신경전달물질이라고 하는데, 신경세포의 종류에 따라 방출되는 전달물질도 다르다. 또한 이런 신경전달물질의 작용을 조절(modulation) 혹은 중개(mediator)한다고 여겨지는 일련의 물질을 신경조절물질(neuromodulator) 이라고 한다. 이들 역시 신경세포에서 유리되며 탈분극 과정에 관여하기 때문에 종종 신경전달물질과 구분하기가 어렵다. 신경전달물질에는 (표 4-2)와 같은 많은 종류의 신경전달물질이 알려져 있지만 중추신경계 내에서 가장 흔한 흥분성 신경전달물질은 글루탐산(glutamate)이고, 억제성 신경전달물질은 글리신(glycine)과 가바[γ-aminobutyric acid(GABA)]이다.

표 4-2 신경전달물질 함유장소

신경전달물질	함유장소
Acctylcholine(ACh)	신경근육 이음부, 자율신경절, 부교감신경세포, 뇌신경운동핵, 꼬리핵과 조가비핵, 마이네르트(Meynert) 바닥핵, 가장자리계통(변연계)
Norepinephrine(NE)	자율신경계통(교감신경절후섬유), 청색반점핵(청반핵), 가쪽덮개(외측피개)
Dopamine(DA)	중간뇌흑색질, 시상하부, 줄무늬체(선조체)계통
Gamma-amino -butyric acid(GABA)	대뇌겉질, 소뇌, 해마, 줄무늬흑색질계통
Glycine	척수
Glutamic acid	중추신경계통, 척수
Serotonin(5-HT)	소화관에 있는 부교감신경세포, 솔방울샘, 다리뇌의 큰솔기핵(대봉선핵)

(1) 아세틸콜린(acetylcholine)

가장 널리 알려진 물질로 운동신경종말이 뼈대근에 접속하는 것을 연접(synapse)이라 하며 전달물질인 아세틸콜린은 중추신경계통의 약간의 신경세포와 신경근육 이음부(neuromuscular junction)의 몸운동신경세포(somatic motor neuron)에 의해 흥분신경전달물질로 이용된다. 아세틸콜린은 자율신경 말단에서 기관에 따라 억제성과 흥분성이 될 수 있다. 뼈대근육세포에 미치는 아세틸콜린의 자극효과는 아세틸콜린의 니코틴성 아세틸콜린 수용기(nicotinic ACh receptor)와의 결합에 의해 일어난다. 이 수용기는 니코틴(nicotine)에 의해서도 활성화될 수 있기 때문에 니코틴성 아세틸콜린 수용기로 불린다. 아세틸콜린이 결합하는 무스카린성 아세틸콜린 수용기(muscarinic ACh receptor)도 마찬가지로 무스카린(muscarine)에 의해서 수용기가 활성화될 수 있다.

아세틸콜린(Acetylcholine)을 전달물질로 이용하는 신경이나 연접을 콜린동작성(Cholinergic synapse)이라고 하며, 분해산물인 콜린은 연접이전신경세포에 회수되어 아세틸조효소(acetyl Co-A)와 작용하여 다시 아세틸콜린(Acetylcholine)으로 합성된다.

(2) 펩타이드(peptide)

신경전달물질로 많은 종류가 있으며, 그 중 원래 장관 수축을 일으키는 물질로 알려져 있던 물질 P가 처음으로 밝혀졌다. 뇌와 척수에서 분비되는 엔돌핀은 몰핀과 유사한 구조를 가지고 있으며 통증 완화에 관여하는 물질로 알려져 있다.

물질 P는 사람의 신경계와 내장에 정상적으로 존재하고, 감염된 조직에서도 발견되는 7개의 아미노산으로 구성된 펩티드신경전달물질이다. 일차적으로 통증 전달에 관여하며, 민무늬근육에 작용하는 가장 강력한 물질 중 하나이다. 또한 염증과정에 중요한 역할을 하는 것으로 추측할 수 있다.

표 4-3 신경전달물질

종류	신경전달물질
아민	• 아세틸콜린, 히스타민, 세로토닌
아미노산	• 아스파르트산, 감마 아미노부티르산(GABA), 글루탐산, 글리신
카테콜라민	• 도파민, 에피네프린, 노르에피네프린
폴리펩티드	• 글루카곤, 물질 P, 인슐린, 소마토스타틴, 부신겉질자극호르몬(ACTH) • 안지오텐신II, 엔케팔린, 바소프레신, 엔도르핀, 콜레시스토키닌(CCK) • 갑상샘자극호르몬 – 방출호르몬(TRH)
가스	• 일산화탄소(CO) • 산화질소(NO)

(3) 아미노산(amino acid)

아미노산은 주로 중추신경계의 전달물질로 인정되고 있지만, 신경전달물질로서의 역할을 입증하기에는 쉽지 않다. 아미노산은 흥분성과 억제성으로 구분되는데, 대뇌겉질과 뇌줄기 및 척수의 연접에서 흥분성 전달물질로 작용하는 것에는 글루탐산(glutamate)과 아스파트산(aspartate)이 있다. 억제성 전달물질로 작용하는 것은 감마 아미노뷰티르산(gamma aminobutyric, GABA)과 글리신(glycine)이 있다. 억제성 전달물질은 연접이후막에 작용하여 K^+에 대한 투과성을 높임으로써 K^+이 안정시보다 더 많이 세포막 안으로 유입되어 세포내가 더 낮은 음전하를 띄게 된다. 즉 막전위가 더욱 커지기 때문에 과분극(hyperpolarization)이 되어 흥분하기 어렵게 된다. 이때 연접이후신경세포 세포막에 나타나는 전위변동을 억제성연접이후전위(inhibitory post-synaptic potential, IPSP)라고 부른다(그림 4-9).

(4) 기타 전달물질

최근에는 ATP, 산화질소(NO, nitric oxide), 일산화탄소(CO) 등도 신경전달물질로 주목받고 있다. NO와 CO는 학습과정과 혈관이완에도 관여를 하고, 프로스타글란딘(prostaglandin)은 혈관 민무늬근에 직접 작용할 뿐만 아니라 교감신경 자극에 따르는 반응성에 영향을 미친다. 또한 호르몬 중 항이뇨호르몬(Antidiuretic hormone, ADH)과 옥시토신(Oxytocin)은 기억기전에, 콜레시스토키닌(Cholecystokinin, CCK)은 포만중추기전에 관여하는 등 여러 호르몬들이 신경세포에 영향을 미치는 것으로 알려져 있다.

3 연접의 전달과정(transmission process synapse)

연접은 신경세포가 다른 신경세포 또는 근육 및 샘세포 등과 서로 소통하는 과정이며 이런 소통이 발생하는 해부학적인 위치이다. 대부분의 연접 전달은 신경전달물질이라 불리는 화학물질에 의해 이루어지지만, 전기적연접에서는 틈새이음(gap junction)을 통해 일어나기도 한다.

화학적연접에 있어 정보전달은 연접이전신경세포의 연접종말이 탈분극(depolarization)되면 축삭종말에서 전위의존성 Ca^+통로(Voltage-gated Ca^+ channel)가 열려 Ca^+이 세포 밖에서 연접이전종말 속으로 확산작용에 의해 들어오게 된다. 이어서 세포막 내면에 있는 특정 위치에 신경전달물질을 함유한 소포들이 결합하여 세포외유출작용(exocytosis)에 의해 전달물질을 연접틈새로 유출시키면, 이들은 연접이후신경세포의 세포막에 있는 수용기와 결합하게 되고, 그 결과 세포막의 특정 이온통로가 열리게 된다.

한 개의 종말단추에서 유출되는 전달물질의 양은 매우 적은 양으로, 이것만 이용하여 연접이후신경세포에서 흥분을 일으키는데 충분하지는 않다. 그러나, 그 종말단추에 근접하고 있는 연접이후신경세포 세포막을 가볍게 탈분극시킴으로써 연접이후신경세포의 흥분성을 약간 높여 준다. 이때 연접이후신경세포의 세포체에 미소전극을 삽입하고 전위변동을 기록하면 약간의 탈분극 전위 곡선이 기록되는데, 이를 흥분성 연접이후전위(excitatory postsynaptic potential, EPSP)라 부른다(그림 4-9). 만일 여러개의 종말단추가 동시에 전달물질을 유출하면 이 EPSP가 서로 결합하여 커지게 되는데, 역치 이상의 크기가 되면 연접이후신경세포에서 활동전위가 나타난다.

표 4-4 콜린성 연접의 단계별 전달과정

단계별	전달과정
1단계	• 축삭을 따라 활동전위가 도착하여 연접이전종말을 탈분극시킨다.
2단계	• 연접이전종말에 있는 전위의존성 Ca^{2+} 통로들이 열린다. • 세포외액의 Ca^{2+}이 연접이전종말내로 유입되어 소포들이 ACh유리를 촉발시킨다. • 소포들은 세포외배출작용을 통하여 연접틈새로 ACh을 유리한다.
3단계	• ACh은 연접틈새에서 확산되어 연접이후막의 수용기와 결합한다. • 연접이후막의 Na^{+} 통로들이 활성화되면서 탈분극을 일으킨다. • 연접이전종말내의 Ca^{2+}이 제거되면서 ACh의 유리가 중지된다.
4단계	• 연접틈새에서 ACh이 AChE에 의하여 acetate와 choline으로 분해된다. • 연접이전종말이 연접틈새로부터 Choline을 흡수하여 새로운 ACh합성에 다시 사용한다. • Acetate는 주변 세포들에 의하여 흡수되어 대사된다.

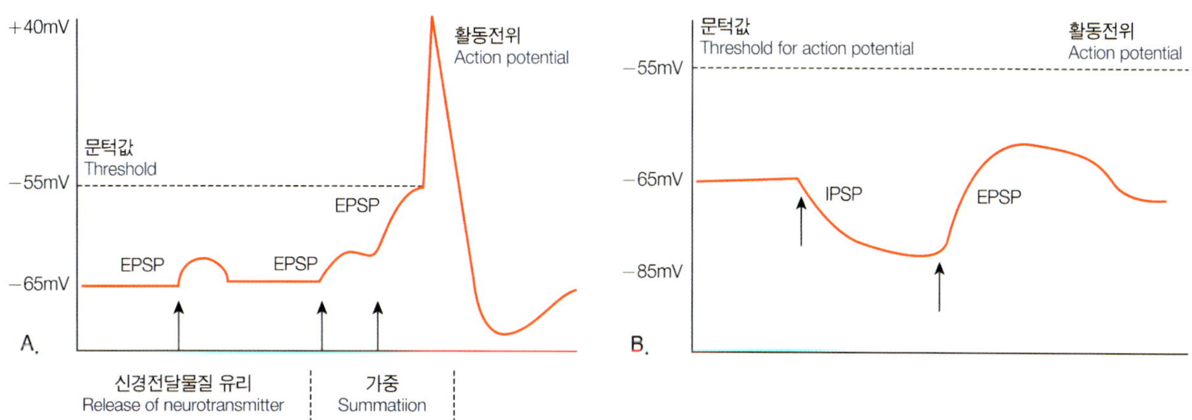

그림 4-9 흥분성 연접이후전위와 억제성 연접이후전위

A. 흥분성 연접이후전위는 가중되며 역치 이상의 자극이 되어 활동전위를 일으키지만,
B. 억제성 연접이후전위는 세포내의 전위를 더 낮게 하므로 역치를 일으킬 수 없게 된다.

참·고·문·헌

- 김종만(1992). 기능으로 본 신경해부학. 현문사.
- 노민희, 용준환 외(2005). 신경해부생리학. 청구문화사.
- 의과대학 신경해부학 교수편(1998). 증례를 통한 임상신경해부학. 한우리.
- 이광우(2005). 신경과학. 범문사.
- 조사선, 차중익 외(1993). 의학도를 위한 신경해부학. 범문사.
- 퍼시픽 학술국(2013). PACIFICS'S Anatomy&Physiology. Pacific Books.
- Czosnyka M, Czosnyka Z, et al. (2004). Cerebrospinal fluid dynamics. Physiological Measurement, 25(5), R51-R76.
- Ernst E(2002). Manipulation of the cervical spine: A systematic review of case reports of serious adverse events, 1995-2001.
- Glass TA, Hennessey PM, et al. (2002). Outcome at 30 days in the New England Medical Center posterior circulation registry. Archives of Neurology, 59(3), 369-376.
- Graf KJ, Pessin MS, et. al(1997). Proximal intracranial territory Posterior circulation infarcts in the New England Medical Center Posterior Circulation Registry. European Neurology, 37(3), 157-168.
- Hankey GJ, Wardlaw JM (2002). Clnical Neurology. (pp.181-183). New York, Demos Medical Publishing.
- Adams RD, Victor M: "Disorders of the Autonomic Nervous System," in: Principles of Neurology, 5th ed, New York: McGraw-Hill, 1993, pp.457-479.
- Chokroverty S: "Physiologic Changes in Sleep," in: Chokroverty S (ed), Sleep Disorders Medicine, 2nd ed, Boston: Butterworth Heinemann, 1999, pp.95-126.
- Rowland LP: Merritt's Neurology, 10th ed, Philadelphia: Lippincott, Williams & Wilkins, 2000.
- Victor M, Ropper AH: Adams and victor's Principles of Neurology, 7th ed, New York: McGraw-Hill, 2001.

05
CHAPTER

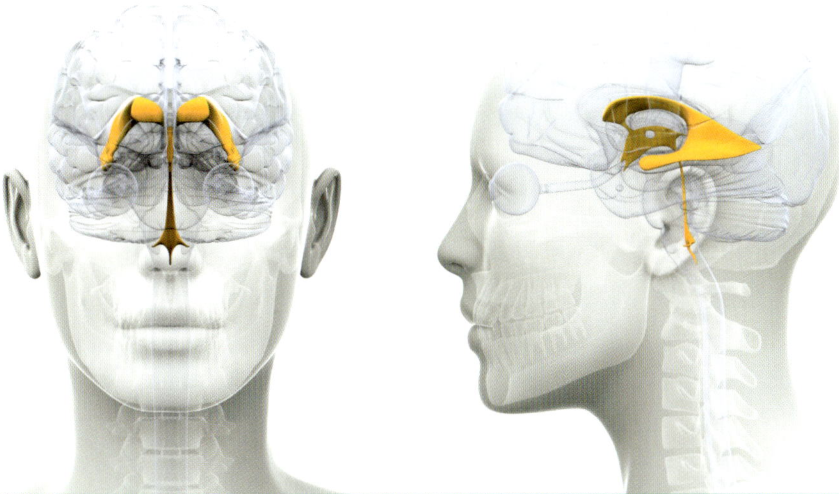

대 뇌

NEUROSCIENCE

CHAPTER 5

대 뇌

1 대뇌반구

대뇌는 사고, 판단, 언어, 기억, 감각 및 수의적 운동을 관장하는 중추신경계로서 한 개의 대뇌반구(cerebral hemisphere)는 가쪽에서 보면 말발굽 모양을 하고 있으며 반구의 아래 부분은 가쪽으로 약간 치우쳐 있고, 중앙부는 뒤통수엽 쪽으로 뻗쳐 소뇌를 싸고 있다. 세로틈새(longitudinal fissure)에 의해 나누어져 있는 오른쪽·왼쪽 한 쌍의 대뇌반구는 바깥쪽 표면을 싸고 있는 회색질(gray matter)인 대뇌겉질(cerebral cortex)과 대뇌겉질로 출입하는 신경섬유들로 구성된 백색실(white matter), 그리고 그 안쪽의 회색질인 바닥핵(basal nuclei)의 세 부분으로 구성되어 있다. 대뇌반구는 끝뇌(telencephalon)에서 파생된 구조로 안쪽에는 한 쌍의 가쪽뇌실(lateral ventricle)이 있다. 대뇌반구에 있는 후각망울(olfactory bulb)과 후각로(olfactory tract) 등 후각과 관련된 구조들도 대뇌반구의 일부로 포함되며, 이 부분을 후각뇌(rhinencephalon)라고도 한다. 대뇌엽(cerebral lobe)의 명칭은 대체로 각 대뇌엽이 있는 부위의 머리뼈의 이름을 따라 이마엽(frontal lobe), 마루엽(parietal lobe), 관자엽(temporal lobe), 뒤통수엽(occipital lobe)이라고 하며, 그 외에 가쪽고랑(lateral sulcus) 속에 숨겨져 있는 대뇌섬(insula)과 가쪽뇌실 주변의 둘레엽(limbic lobe)이 포함된다. 이마엽은 눈확의 위, 뒤통수엽은 소뇌천막 위, 마루엽은 중심고랑(central sulcus)과 마루뒤통수고랑(parieto-occipital sulcus) 사이에 위치하며, 관자엽은 중간머리뼈우묵의 위에 각각 위치하고, 섬은 가쪽고랑(lateral sulcus) 속에 위치한다. 대부분의 대뇌엽은 뇌의 한쪽 표면에만 위치하는 것이 아니라 가쪽 표면, 안쪽 표면, 바닥 표면 모두에 걸쳐 있다. 대뇌엽을 경계 짓는 중요한 고랑에는 가쪽고랑(lateral sulcus), 가쪽틈새(lateral fissure), 중심고랑(central sulcus), 마루뒤통수고랑(parietooccipital sulcus) 등이 있다(그림 5-1, 그림 5-2, 그림 5-3).

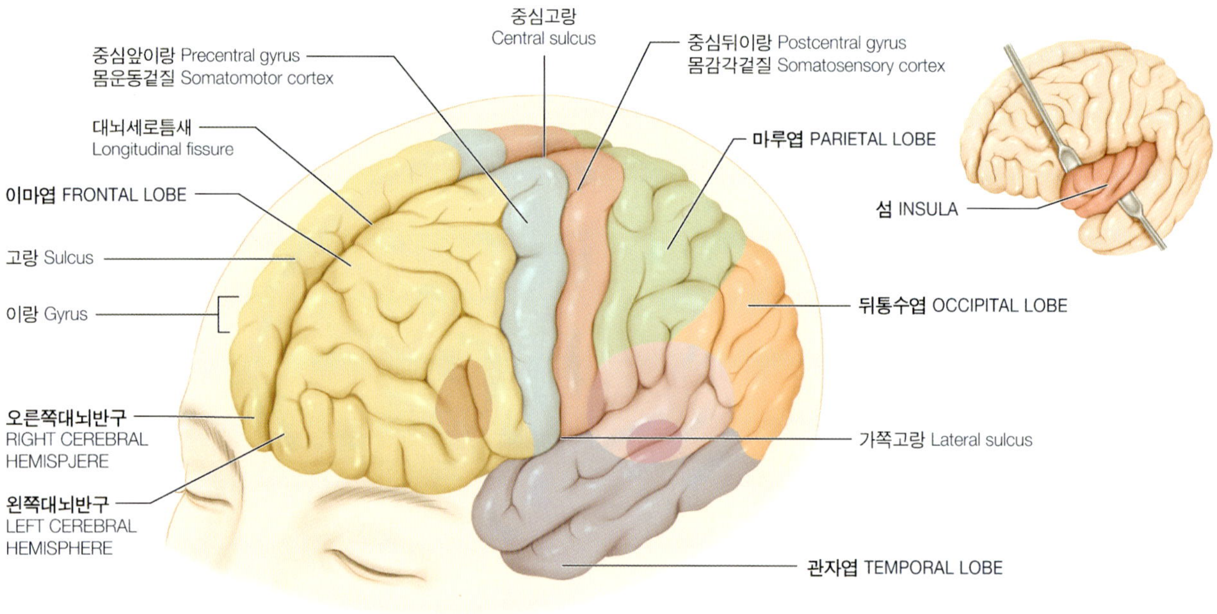

그림 5-1 **대뇌의 엽**

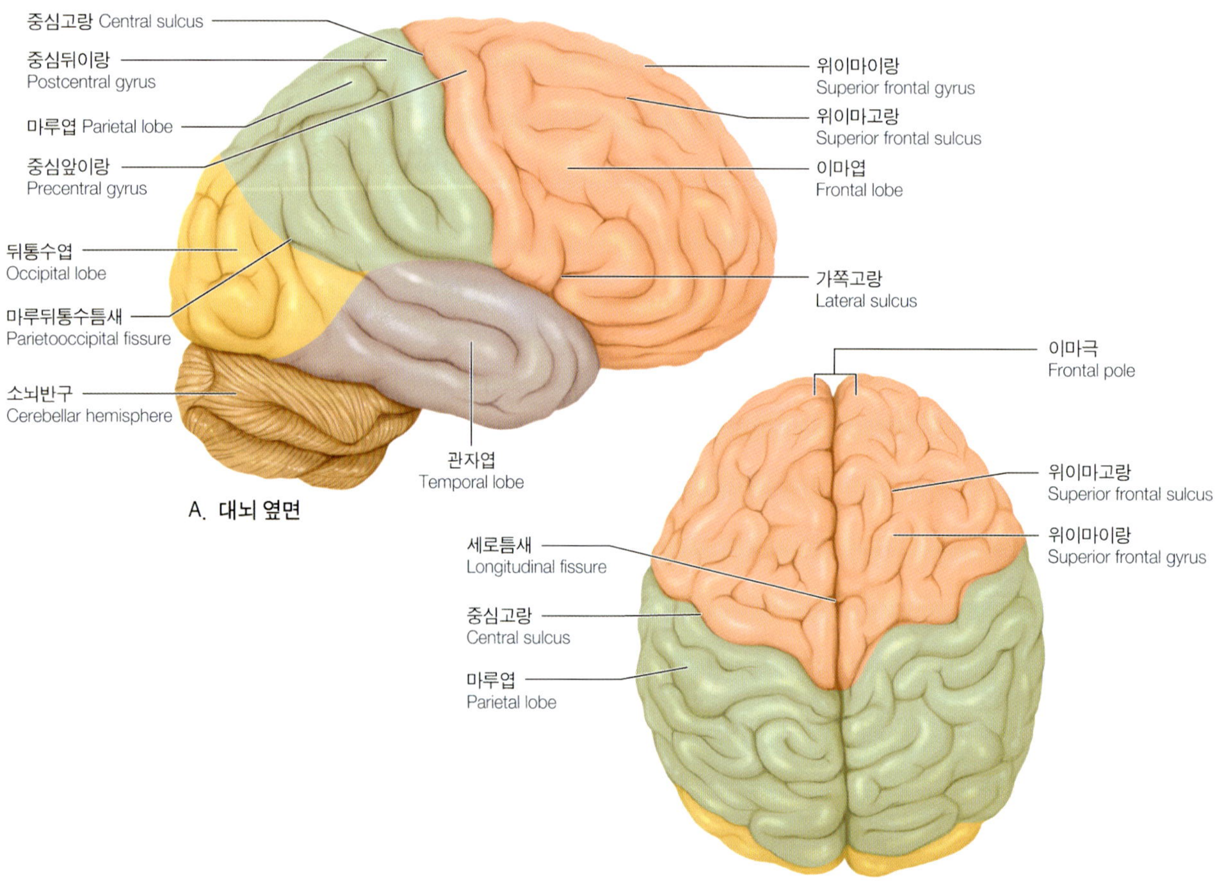

그림 5-2 **대뇌의 옆면과 윗면**

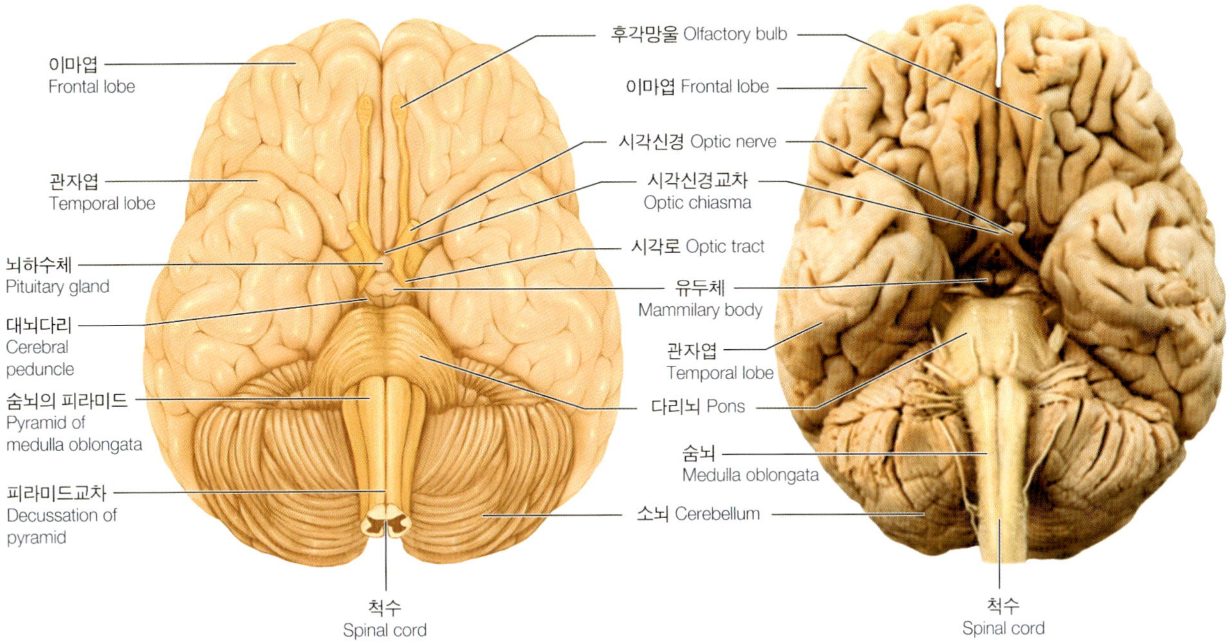

그림 5-3 **대뇌의 배쪽면**

1) 대뇌반구의 가쪽면(lateral surface)

대뇌반구의 가쪽면에는 다수의 대뇌이랑과 대뇌고랑을 볼 수 있다. 가쪽에서 볼 수 있는 2개의 고랑은 가쪽 고랑(lateral sulcus, Sylvian sulcus)과 중심 고랑(central sulcus, Rolandic sulcus)이다(그림 5-4, 그림 5-5).

가쪽 고랑은 앞쪽에서 관자엽과 이마엽으로, 뒤쪽에서는 관자엽과 마루엽으로 나누는 경계가 되며 대뇌섬(insula)이라는 겉질이 안쪽에 위치하고 있으며 앞가지, 오름가지, 뒷가지가 있다. 앞가지(anterior ramus)는 고랑의 아래쪽에서 시작되어 앞쪽으로 뻗어 있으며, 오름가지(ascending ramus)는 앞가지보다 약간 뒤쪽에서 시작되어 위쪽으로 뻗어있다. 그리고 뒷가지(posterior ramus)는 오름 가지의 뒤쪽에서 시작되어 뒤, 위쪽으로 길게 뻗어 있으며 중심고랑의 끝부분 근처로 이어진다. 뒷가지의 처음부분은 거의 수평한 방향으로 되어있지만 끝 부분 쪽에서는 위쪽으로 방향을 바꾸어 주행하는 특징이 있다.

중심고랑은 대뇌의 위쪽 표면에서 시작되어 가쪽표면의 아래쪽 약간 앞쪽으로 내려가며 가쪽 틈새의 약간 위쪽에서 끝난다. 뇌의 가장 앞부분인 이마극(frontal pole)과 가장 뒷부분인 뒤통수극(occipital pole)을 잇는 중간 지점의 약간 뒤쪽에서 시작되며, 끝부분은 가쪽고랑(lateral sulcus)과 만나지 않는다.

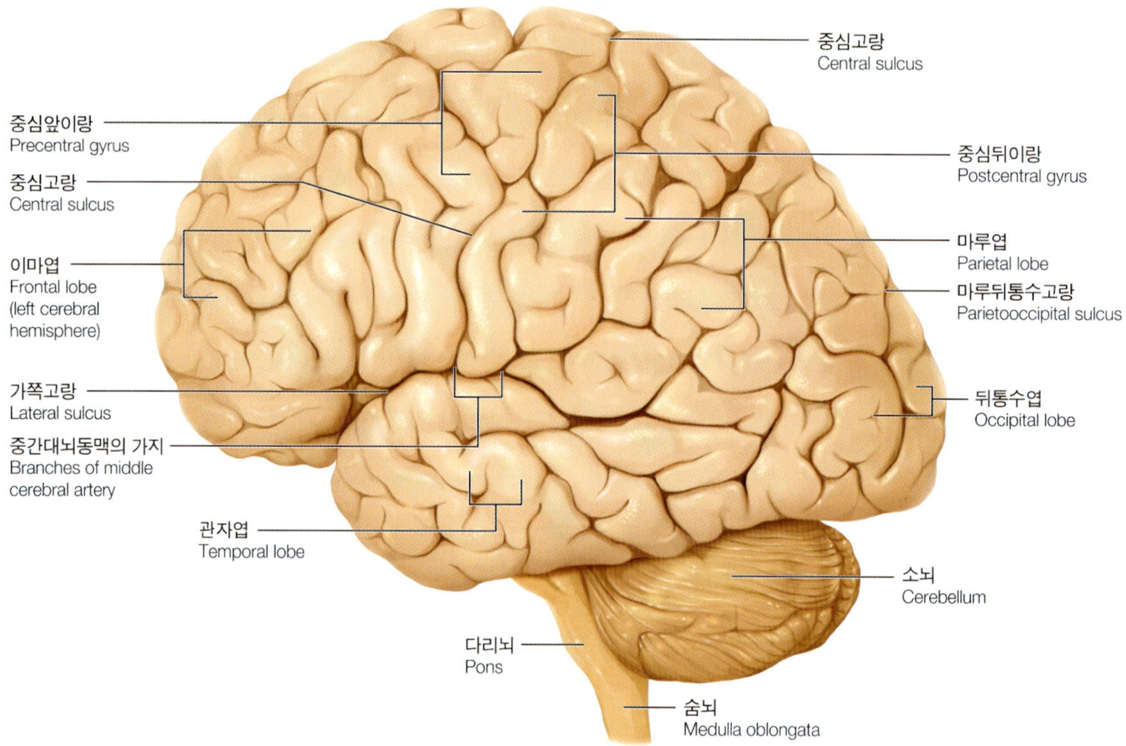

그림 5-4 대뇌의 가쪽면

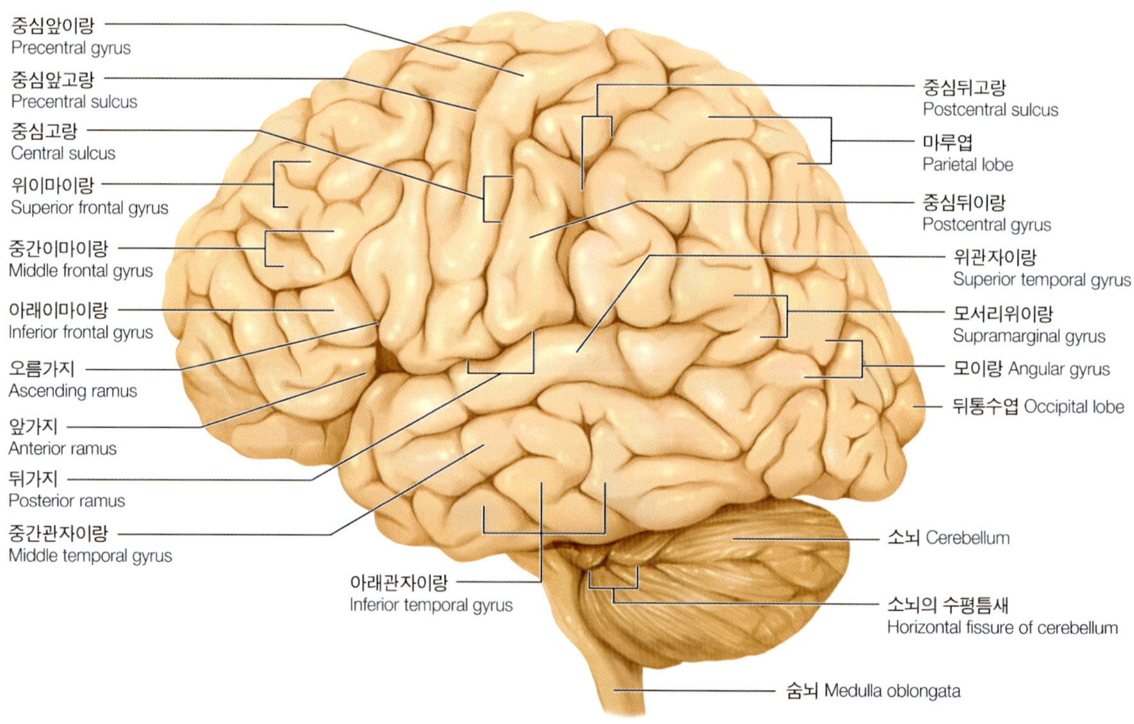

그림 5-5 대뇌의 가쪽면(오른쪽)

(1) 이마엽(frontal lobe)

이마엽은 사람에서 다른 포유동물보다 잘 발달되어있고 대뇌반구의 전체 표면적의 40%를 차지한다. 가쪽면에는 수직방향으로 1개, 수평방향으로 2개의 고랑이 있다. 그리고 주요한 고랑은 중심앞고랑(precentral sulcus), 위이마고랑(superior frontal sulcus), 아래이마고랑(inferior frontal sulcus)이 있다.

중심앞고랑(precentral sulcus)은 대뇌 반구의 윗면에서 시작해서 중심고랑과 평행하게 뻗친다. 중심고랑과는 달리 중간이 끊어져 있는 경우가 있고 안쪽표면 쪽으로도 길게 내려와 있다. 그리고 앞쪽에는 가로 방향으로 위이마고랑, 아래이마고랑이 가로질러 있다.

위이마고랑은 위이마이랑의 아래에 있는 고랑(sulcus)이며 중심앞이랑에서 시작해서 대뇌 반구 위모서리와 평행으로 위치하는 특징이 있다.

아래이마고랑은 중심앞고랑에서 앞쪽으로 향하는 고랑이며 위이마고랑과 평행하게 위치하는 특징이 있으며 이들 대뇌고랑의 사이에는 위이마이랑(superior frontal gyrus), 중간이마이랑(middle frontal gyrus) 및 아래이마이랑(inferior frontal gyrus) 등 3개의 이마이랑이 있다. 아래이마이랑은 가쪽고랑에서 올라가는 2개의 대뇌고랑에 의해 눈확 부분, 삼각 부분 및 덮개 부분으로 구분된다. 앞가지의 앞쪽은 눈확 부분이고, 앞가지와 오름가지 사이의 삼각형 모양의 구역은 삼각부분이며, 오름가지와 뒷가지 사이는 덮개부분이다. 이 부분은 가쪽 틈새 속에 있는 뇌섬엽(insula)을 덮고 있다. 뇌섬엽의 앞쪽을 덮고 있는 이마엽의 눈확 부분과 삼각부분을 이마덮개(frontal operculum)라고도 하며, 덮개부분은 마루엽과 함께 뇌섬엽의 뒷부분을 덮기 때문에 이미마루덮개(frontoparietal operculum)라고도 한다.

이마엽 안에는 신경자극을 생성해서 자발적으로 움직이게 하는 운동영역이 있고 왼쪽운동영역은 신체 오른쪽 부위의 운동을 조정(modulation)한다. 이마엽의 앞쪽(prefrontal area, area 9, 10, 11, 32)에 손상을 입으면 반사회적이고 억제되지 않는 성격으로 변화되면서 판단력 장애와 정서불안, 무감각(anesthesia) 무관심(indifference), 추상적 사고불능(poor abstract thought), 말수의 적어짐 현상(sparse verbal expression) 등이 나타난다.

(2) 마루엽(parietal lobe)

마루엽의 가쪽 표면 중심고랑의 바로 뒤쪽에는 중심고랑과 평행한 중심뒤고랑(postcentral sulcus)이 있으며, 중심뒤고랑의 뒤쪽에는 가로 방향의 마루엽속고랑(intraparietal sulcus)이 있다. 마루엽의 안쪽 표면에는 중심뒤고랑의 뒤쪽에서 시작되는 뚜렷한 고랑인 띠고랑(cingulate sulcus)이 있으며, 띠고랑의 처음부분은 아래쪽으로 내려가지만 앞쪽으로 휘어져 뇌들보 위를 일정한 간격을 두고 지나간다. 띠고랑과 뇌들보 사이 부분을 띠이랑(cingulate gyrus)이라고 한다. 이 부분은 둘레엽(limbic lobe)에 속하는 구조이다. 삼차연합영역(tertiary parietal association area)은 모이랑(angular gyrus, area 39)과 모서리위이랑(supramarginal gyrus, area 40)에 해당되며 촉각, 운동, 감각, 시각, 안뜰감각, 청각 등의 정보가 각각의 연합영역으로 연결된다. 그리고 다시 종합되어 지각 및 인지 능력에서 복합적인 형태의 업무를 수행한다.

(3) 관자엽(temporal lobe)

장기기억과 청각 영역인 관자엽에는 위관자이랑(superior temporal gyrus), 중간관자이랑(middle temporal gyrus) 및 아래관자이랑(inferior temporal gyrus)이 있다. 반면 아래관자고랑(inferior temporal sulcus)은 불연속적으로 명확하지 않은 것이다. 가쪽고랑의 바닥면(위관자이랑의 윗면)에는 여러 개의 가로이랑(transverse temporal gyrus)이 있으며 겉질 청각영역이 국재(localization)한다. 아래관자이랑은 대부분이 대뇌반구의 아랫면에 있다.

언어의 감지 영역(receptive)은 상대방의 말을 이해하며 말에 적절한 반응이 시작되는 부위이며 관자엽의 감지영역은 실비우스틈새(sylvian fissure)의 뒤쪽의 관자엽 부위로서 청각중추와 인접하고 있으며 마루엽 감지영역은 모이랑(angular gyrus)에 위치한다.

(4) 섬(insula)

대뇌 가쪽 오목의 바닥을 만드는 대뇌겉질의 삼각형 부분으로, 그 끝(도한, limen of insula)은 앞아래쪽으로 향하고 있다. 섬의 표면에는 섬이랑(insular gyrus)이 있는데, 앞쪽에는 섬 짧은이랑(insula brevis gyrus), 뒤쪽에는 섬 긴이랑(insula longus gyrus)이 있다.

(5) 뒤통수엽(occipital lobe)

뒤통수엽은 마루뒤통수고랑 뒤쪽의 작은 부분이며 바깥쪽 표면에서 마루뒤통수고랑 위쪽 끝부분과 뒤통수 앞패임을 잇는 가상적인 선의 뒤쪽부분이고, 안쪽 표면에서는 마루뒤통수고랑의 뒤쪽 부분이다. 시각겉질이라고 하는 시각중추가 있으며 눈으로 들어오는 시각 정보가 시각겉질에 도착하면 사물의 위치, 모양, 운동상태를 분석한다. 가쪽에는 가쪽뒤통수이랑(lateral occipital gyrus)이 있고 고랑과 이랑이 가장 분명치 않은 영역이다.

2) 대뇌반구의 안쪽면(medial surface)

대뇌를 시상 정중면으로 나누면 단면의 주변부에 대뇌반구의 안쪽면이 나타난다. 중심부는 셋째 뇌실로 그 가쪽벽의 전체와 앞벽, 아래벽 및 위벽의 일부가 보이며 뇌들보, 해마고랑, 띠이랑, 마루뒤통수고랑, 새발톱고랑, 곁고랑, 방추형이랑, 쐐기이랑, 해마이랑이 대부분을 차지한다(그림 4-6).

뇌들보(corpus callosum)는 중심부 가까이에 수직으로 절단된 큰 교차섬유이며 뇌들보고랑(sulcus of corpus callosum)에 의해 대뇌반구의 안쪽면과 구분되며 뇌들보고랑과 뇌들보 팽대(splenium corporis callosi)를 돌아서 아래 안쪽으로 뻗치는 치아이랑(dental gyrus)과 해마(hippocampus)사이의 해마고랑(hippocampal sulcus)으로 이행된다.

띠이랑(cingulate gyrus)은 뇌들보의 앞위모서리와 평행으로 달리며 뇌들보문(rostrum corporis callosi)의 아래쪽에서 시작해서 불규칙한 경로를 따라 쐐기부분(cuneus)에 도달해서 2개의 고랑으로 갈라져서 끝난다. 뇌들보고랑과 띠고랑의 사이는 띠이랑(cingulate gyrus)이며 둘레엽(limbic lobe)의 일부를 이룬다.

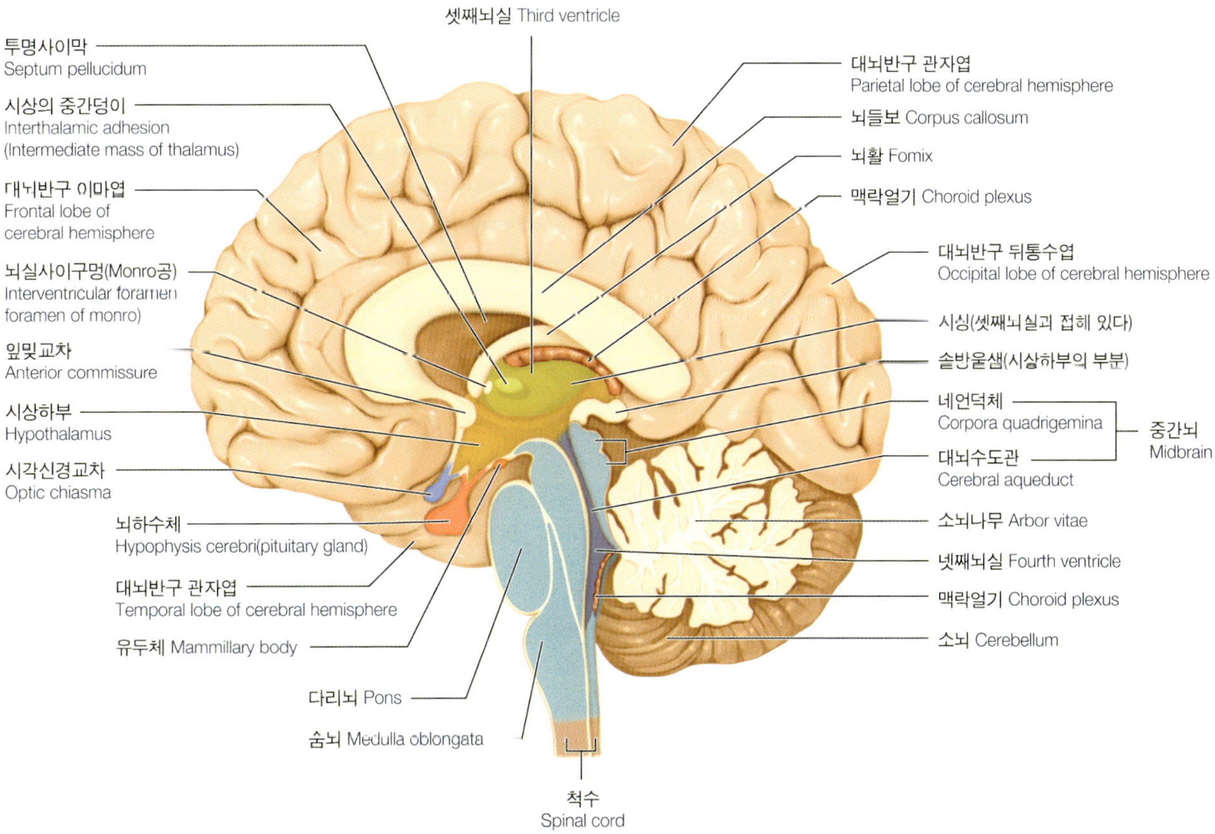

그림 5-6 **대뇌의 안쪽면**

마루뒤통수고랑은 가쪽 표면에서는 아래 앞쪽으로 짧게 내려와 있으나 안쪽 표면에서는 뚜렷하며, 마루엽과 뒤통수엽을 경계짓는 구조이다. 뇌들보팽대의 뒤쪽에 위치한 대뇌반구 위모서리에서 앞아랫쪽으로 뻗친다. 뇌들보팽대의 아래 끝 높이에서 새발톱고랑(calcarine sulcus)과 합쳐지고, 2가지는 해마고랑 아주 가까이에서 끝난다.

새발톱고랑은 뒤통수극(occipital pole)에서 뒤통수엽을 활처럼 가로질러 마루뒤통수고랑에서 끝나며 새발톱고랑과 마루뒤통수고랑에 둘러싸인 삼각형을 쐐기부분(cuneus)이라고 하고 마루뒤통수고랑의 앞쪽에 띠고랑과의 사이의 사각형 영역을 쐐기앞부분(precuneus)이라 한다.

곁고랑(collateral sulcus)은 새발톱고랑의 아래쪽에 있는데 마루뒤통수고랑과 평행하는 얕고 긴 고랑이다. 이행 이랑에 의해 중단되며. 곁고랑의 제일 앞쪽부위는 뒤뇌고랑(rhinal sulcus)으로 된다.

방추형이랑(fusiform gyrus)은 아래관자이랑과 곁고랑 사이에 위치하며 가쪽뒤통수관자이랑이라 부르기도 한다. 그리고 쐐기이랑(lingual gyrus)은 곁고랑의 안쪽에 있으며 앞쪽으로 뻗쳐 해마곁이랑(parahippocampal gyrus)과 연락한다. 해마곁이랑은 각 대뇌반구의 아랫면에서 해마고랑과 가쪽고랑 사이에 위치하는 이랑이며 뒤쪽에 띠이랑과 쐐기이랑에 연결되고 앞쪽에는 조랑박엽(piriform lobe)의 일부가 있어 갈고리이랑(uncus)에서 끝난다.

3) 대뇌반구의 아랫면(inferior surface)

대뇌반구의 아랫면에는 5개의 2차 뇌소포로 부터 발생한 구조들이 보인다. 형태학적으로는 3개의 부분으로 구별되는데 앞부분(이마엽)은 앞머리뼈우묵에 중간부분(관자엽)은 중간머리뼈우묵에 뒷부분(소뇌와 뇌줄기)은 뒷머리뼈우묵에 각각 들어있다. 그리고 숨뇌 시각로 깔때기, 다리사이오목, 다리뇌, 숨뇌, 소뇌 등이 대부분을 차지한다.

숨뇌(medulla oblongata)와 다리뇌는 비스듬틀(clivus)의 위에 있다. 중간부분의 대뇌세로틈새는 대뇌반구를 왼·오른쪽으로 나누며 종말판(lamina terminalis)까지 추적할 수 있으며 종말판의 뒤쪽에는 시각신경교차(chiasma)가 있고 앞쪽은 시각신경(optic nerve)이 있으며, 꼬리쪽은 시각로(optic tract)가 있다.

시각로는 뒤가쪽으로 뻗쳐서 시상에 도달하고 관자엽에 싸여있기 때문에 외부에서는 거의 보이지 않는다. 시각신경교차의 가쪽에는 작은 혈관이 많이 출입하는 부분이 있는데 이들을 앞관통질(anterior perforate substance)이라 한다. 시각신경교차의 뒤에는 회색융기(tuber cinereum)가 있다. 이것은 회색질의 융기로 셋째뇌실아래의 일부를 형성하고 원추형으로 되어 깔때기(infundibulun)에서 끝난다. 깔때기는 안장(sella turcica)의 위에 위치하는 뇌하수체와 연락되며 좀 더 뒤쪽에는 두 개의 둥근 융기가 보이는데 이들이 유두체(mammillary body)로서 시상하부의 일부이다. 유두체는 다리사이오목(interpeduncular fossa)의 앞쪽의 경계를 형성한다.

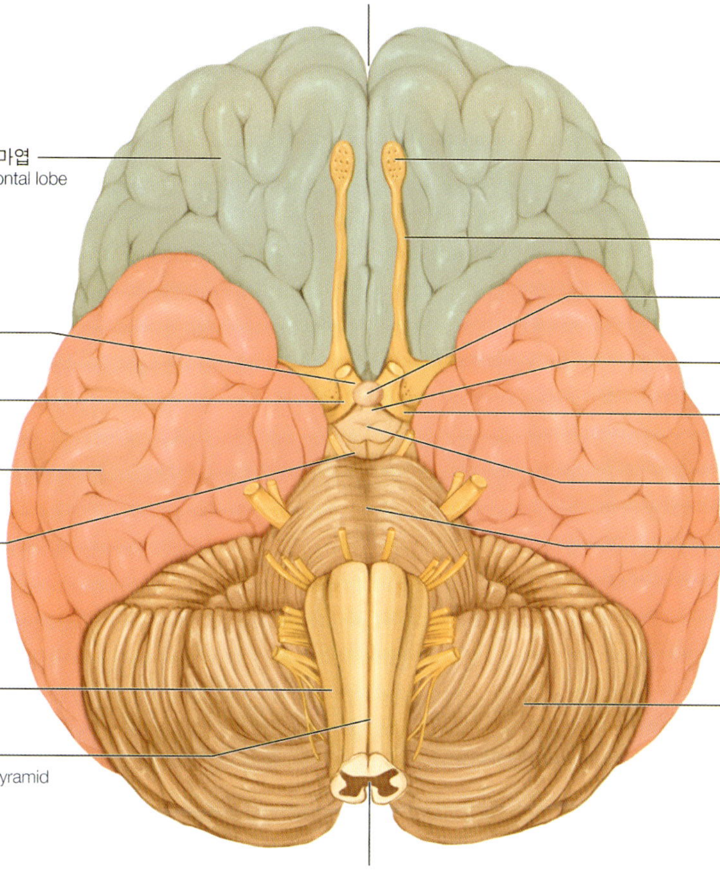

그림 5-7 대뇌의 아랫면

다리사이오목에는 작은 혈관이 많이 출입하며. 다리사이오목의 가쪽은 중간뇌(mesencephalon)의 대뇌다리(crus cerebri)에 의해 경계가 이루어지며 대뇌다리의 안쪽면에서는 눈돌림신경(oculomotor nerve)이 나온다. 도르래신경(trochlear nerve)은 뇌줄기의 등쪽에서 나와 대뇌다리를 돌아 배쪽으로 달린다.

다리뇌(pons)는 가로로 달리는 신경섬유로 형성된 큰다리이다. 다리뇌의 섬유는 가쪽으로 달려 중간소뇌다리(middle cerebellar peduncle)가 되어 소뇌에 들어간다. 그리고 다리뇌의 표면에는 가로로 달리는 섬유다발에 의해 이루어진 고랑이 보인다. 다리뇌의 정중선상에는 뇌바닥고랑(basilar sulcus)이 있어서 뇌바닥 동맥이 달리며, 다리뇌 가쪽에는 삼차신경(trigeminal nerve)이 나온다.

숨뇌(medullar oblongata)는 다리뇌의 꼬리쪽에 연속적으로 되어 있으며 다리뇌의 아래모서리에서 시작해서 큰구멍(foramen magnum)의 수준에 도달한다. 표면에서 본 척수와의 경계는 겉질척수로

(corticospinal tract) 섬유의 존재에 의해 알 수 있으며 이 섬유는 정중선에서 교차해서 앞정중틈새(anterior median fissure)를 가로지른다. 피라미드교차의 섬유는 때때로 앞정중틈새와 같은 곳에 있기도 한데 이런 경우에 앞정중틈새는 중단되지 않는 것과 같이 보인다. 앞정중틈새의 양쪽에 피라미드(pyramid)가 있으며 모뿔(angular horn)은 많은 겉질 척수로 섬유에 의해 형성된다. 피라미드의 가쪽에는 올리브(olive)라고 하는 타원형의 융기가 있고 내부에 올리브핵(olive nucleus)이 있다. 그리고 피라미드와 올리브사이로부터 혀밑신경(hypoglossal nerve)이 나와 숨뇌를 지나간다.
소뇌는 뇌줄기의 양쪽에 위치하며 소뇌의 표면에는 거의 평행으로 해서 가로로 달리는 많은 고랑이 있다. 이 고랑에 의해 소뇌표면은 폭이 좁은 소뇌이랑(folia cerebelli)으로 분할되며 깊이는 여러 가지로 정중단면의 모양이 살아있는 나뭇가지와 같아 소뇌나무(arbor vitae)라고 한다.

2 대뇌겉질(cerebral cortex)

대뇌겉질은 대뇌반구 표층을 이루는 얇은 회색질(gray mater) 부위이며, 계통 발생적으로 가장 먼저 생성된 원시겉질(archicortex, archipallium), 좀 더 늦게 생성된 옛겉질(paleocortex, paleopallium), 그리고 가장 나중에 발달한 새겉질(neocortex, neopallium)로 구분 되는데, 후각과 관련된 조롱박(piriform lobe)의 겉질이 옛겉질이며, 해마형성체(hippocampal formation)의 겉질은 원시겉질에 해당한다. 즉, 뇌는 후각기의 발달과 함께 앞뇌의 용적이 늘어나 해마 부분인 원시겉질과 뒤뇌 부분인 옛겉질이 발달하고, 이어 배쪽(ventral)에서는 바닥핵(basal nuclei)이 분화한다.
그러나 파충류 이상의 동물에서는 바닥핵들이 대뇌반구 내부로 이동하고 원시겉질과 옛겉질위에 새겉질이 발달하는데, 원시겉질과 옛겉질은 둘레계통(limbic system)에 속하며, 인간과 같은 고등동물일수록 새겉질이 현저하게 발달되어 대부분을 차지하고 있다. 또한 원시겉질과 옛겉질을 이루는 층판구조는 일정하지않아 부등겉질(allocortex)이라고 하며, 새겉질은 일정하게 6층 구조로 되어있어 같은겉질(isocortex)이라고도 한다. 이들 같은겉질 중에서도 부등겉질로 이행되는 부위인 띠이랑(cingulate gyrus)의 겉질은 중간겉질(mesocortex)이라고도 한다. 흔히 대뇌겉질이라고 하는 것은 새겉질을 일컫는 말이다.

1) 대뇌겉질의 구조(structure of cerebral cortex)

대뇌겉질은 세포체, 축삭, 가지돌기가 거대한 집합체를 이루며 대뇌 새겉질(neocortex)의 표면적은 약 2.500cm^2, 평균 두께는 약 1.5~4mm, 부피는 약 300mL이다. 운동영역이 4.5mm로 가장 두껍고 시각영역이 가장 얇다.

이러한 새겉질은 후각겉질과 안쪽관자겉질만 3층 구조이며, 나머지 대뇌겉질은 분자층, 바깥과립층, 바깥피라미드층, 속과립층, 속피라미드층, 뭇모양층의 6층 구조를 하고 있다. 구성 세포들은 피라미드 세포(pyramidal cell)와 별모양세포(stellate cell)가 주된 세포이고 일부의 방추 세포(fusiform cell)와 카할수평세포(horizontal cell of Cajal) 및 마르티노티세포(cell of Martinotti) 등으로 수백억 개의 신경세포가 서로 얽혀 연접(synapse)을 형성하고 있다(그림 5-8).

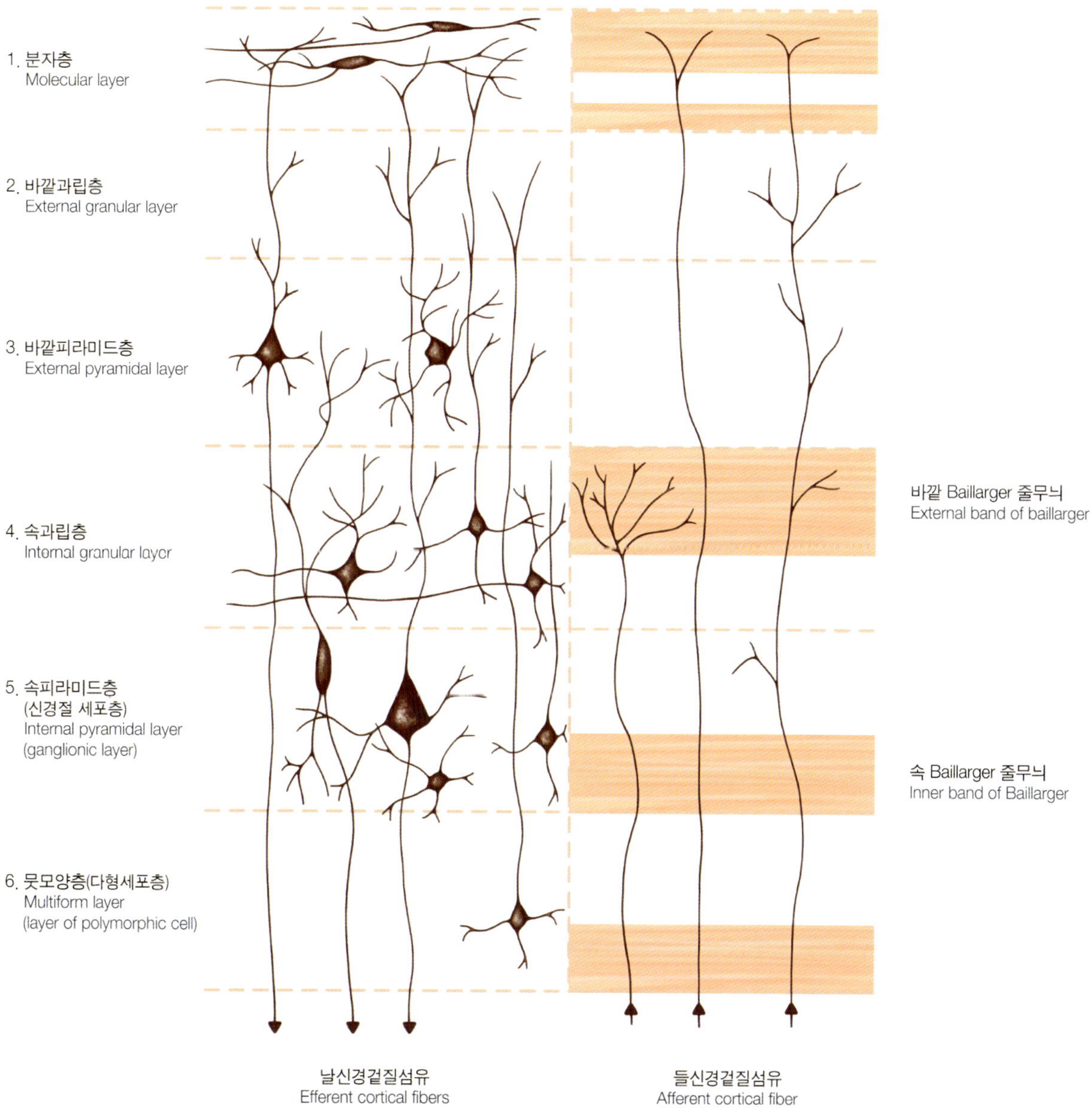

그림 5-8 대뇌겉질의 구조

대뇌겉질은 가장 바깥쪽에 분자층(1)에서 가장 안쪽에 뭇모양층(6)으로 구성되어 있다.

피라미드세포는 겉질의 표면으로 향하는 하나의 꼭대기가지돌기(apical dentrite)와 세포체의 바닥으로부터 가쪽으로 뻗어나가는 몇 개의 바닥가지돌기(basal dentrite), 그리고 하나의 축삭으로 구성되고 거의 모든 피라미드세포의 축삭들은 투사섬유, 맞교차섬유 또는 연합섬유로서 백색질을 형성한다. 방추세포(fusiform cell)는 방추모양이며 주로 시상으로 내려간다. 별모양세포(stellate cell)는 사이신경세포로서 작용한다. 카할수평세포(horizontal cell of Cajal)는 작은 방추형세포로 대뇌겉질의 가장 표층에 위치하며 축삭은 비교적 길고 수평하게 주행하며 분자층 내에서 분지한다. 마르티노티세포(cell of Martinotti)는 겉질의 표면을 향해 올라가는 오름축삭(ascending axon)이 있는 세포로 이 축삭은 분자층까지 올라가 종말가지를 낸다. 세포체는 작은 삼각형이며 가지돌기는 여러 방향으로 뻗어있어서 대뇌겉질의 모든 층에 나타날 수 있다. 각각의 층에 존재하는 신경세포들과 이들의 연결구조는 부위에 따라 차이가 있으며 이러한 신경세포의 존재와 연결을 통해 복잡한 기능을 수행하게 된다(그림 5-9).

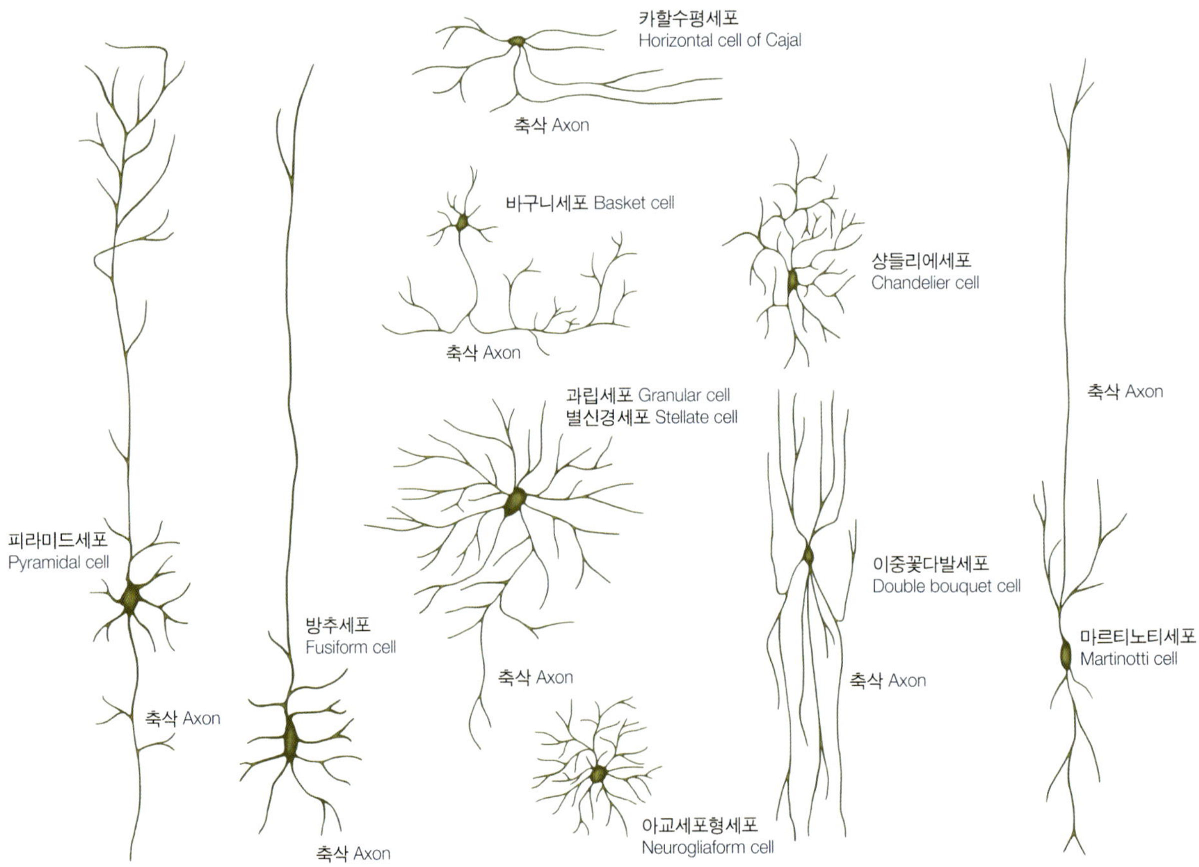

그림 5-9 **대뇌겉질의 신경세포**

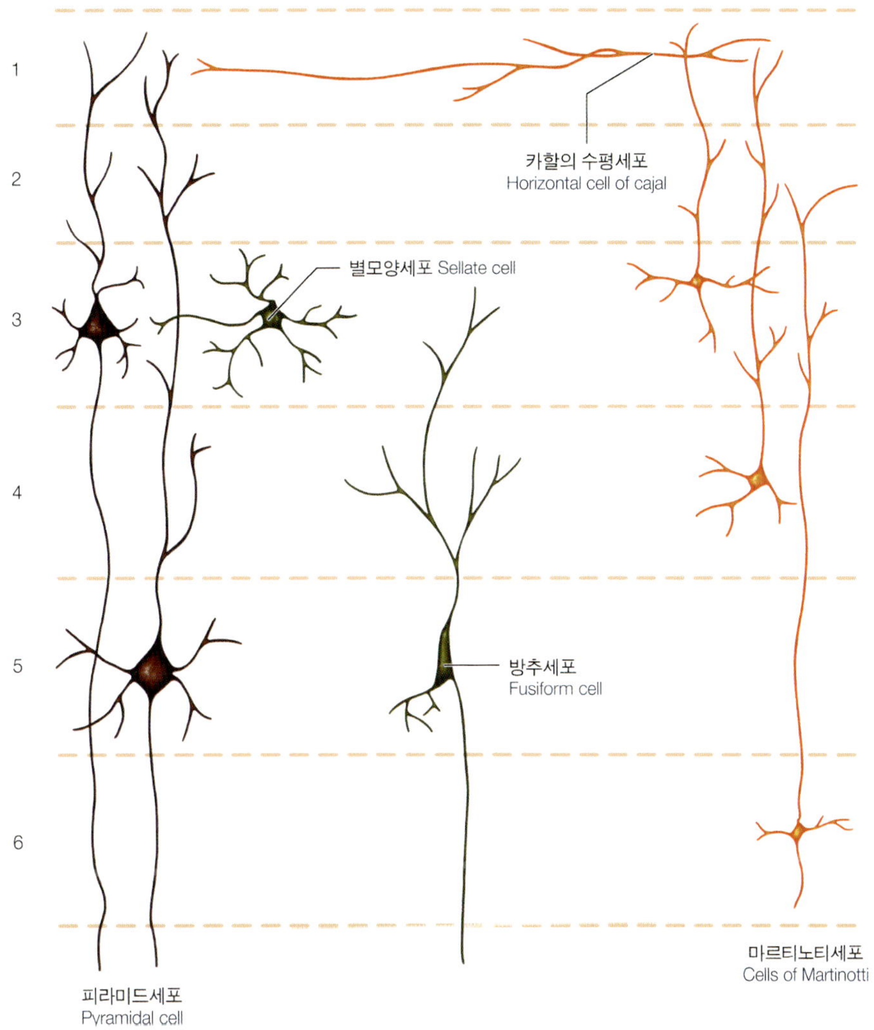

그림 5-9 대뇌겉질의 신경세포(계속)

대뇌겉질의 가장 바깥쪽 분자층(1)에서 가장 안쪽 뭇모양층(6)으로 구성되어 있는 구조의 신경세포는 피라미드세포와 별모양세포가 주된 세포이고, 일부의 방추세포, 카할수평세포 및 마르티노티세포 등이 있다.

(1) 분자층(molecular or plexiform layer of Cajal, Ⅰ층)

가장 바깥층의 좁은 층이며, 주로 수평방향으로 배열되어있는 신경섬유로 구성되어 있는데 산재성의 카할수평세포(horizontal cell of Cajal)와 작은 별모양 세포(stellate cell)를 함유하고 있다. 이곳은 사이뇌, 시상, 대뇌겉질의 다른 부위에서 들신경 섬유들이 연접한다.

(2) 바깥과립층(outer granule layer, Ⅱ층)

작은 피라미드세포(pyramidal cell)와 작은 과립세포인 별모양 세포(stellate cell)가 조밀하게 모여 있는 층이다.

(3) 바깥피라미드층(outer pyramidal cell layer, III층)

중간크기에서부터 큰 피라미드세포들이 형성하고 있는데, 이 세포들의 축삭은 연합섬유(association fiber)와 맞교차섬유(commissural fiber)가 되어 대뇌겉질의 다른 부분으로 이어진다.

(4) 속과립층(inner granule layer, IV층)

주로 별세포들과 마르티노티세포들이 존재하며, 특수 시상 겉질 섬유(specific thalamocortical fiber)가 종지하는 부분이다. 따라서 이 부분은 대뇌겉질의 주 입력부(main input portion)가 된다.

(5) 속피라미드층(internal pyramidal layer, V층)

여러 가지 크기의 피라미드세포가 가장 많이 모여 있는 곳으로 특히 중심앞이랑(precentral gyrus)의 제1차운동영역에는 베츠세포(Betz cell)인 대형피라미드세포(giant pyramidal cell)가 있다. 이 피라미드세포들의 축삭은 대부분 투사섬유(projection fiber)를 이루어 겉질 아래구조에 분포한다. 별세포와 다른 사이신경세포들이 함께 존재한다.

(6) 뭇모양층(polymorphous layer, VI층)

방추세포(fusiform cell)가 중심이며, 일부의 피라미드세포와 과립세포도 관찰된다. 이 층의 신경세포는 주로 시상으로 이어지는 겉질시상섬유(corticothalamic fiber)를 형성한다.

2) 대뇌겉질의 기능영역(functional area of cerebral cortex)

대뇌겉질은 최고의 정신기능이 영위되는 곳으로 각 부분마다 특징적인 기능을 수행하는 곳이 정해져 있는데, 이를 대뇌겉질의 기능적 국재(functional localization of cerebral cortex)라고 한다. 즉, 특정한 기능은 특정부위의 겉질에서 이루어지므로 해당 부위를 그 기능의 중추(center)라고 하며, 대뇌겉질의 일정한 영역을 차지하고 있기 때문에 기능영역(functional area)이라고도 한다.

이러한 기능영역은 크게 몸의 운동을 주관하는 운동영역(motor area)과 몸 감각 및 특수감각을 감지하는 감각영역(sensory area), 그리고 고도의 정신기능과 관련이 깊은 언어, 기억, 상상, 감각, 학습, 이성 및 인격 등의 기능을 주관하는 곳인 연합영역(association area)으로 구분할 수 있으나, 고등동물일수록 연합영역이 넓어 사람에 있어서는 겉질 면적의 약 86%정도가 되는 것으로 알려지고 있다. 또한 대뇌겉질의 여러 중추들과 교통하므로 각종 상황을 종합하는 연합영역에 비교해서 몸의 말초부와 전도로에 의해 직접 연락되는 대뇌겉질을 그 기능의 일차영역(primary area)이라고 한다.

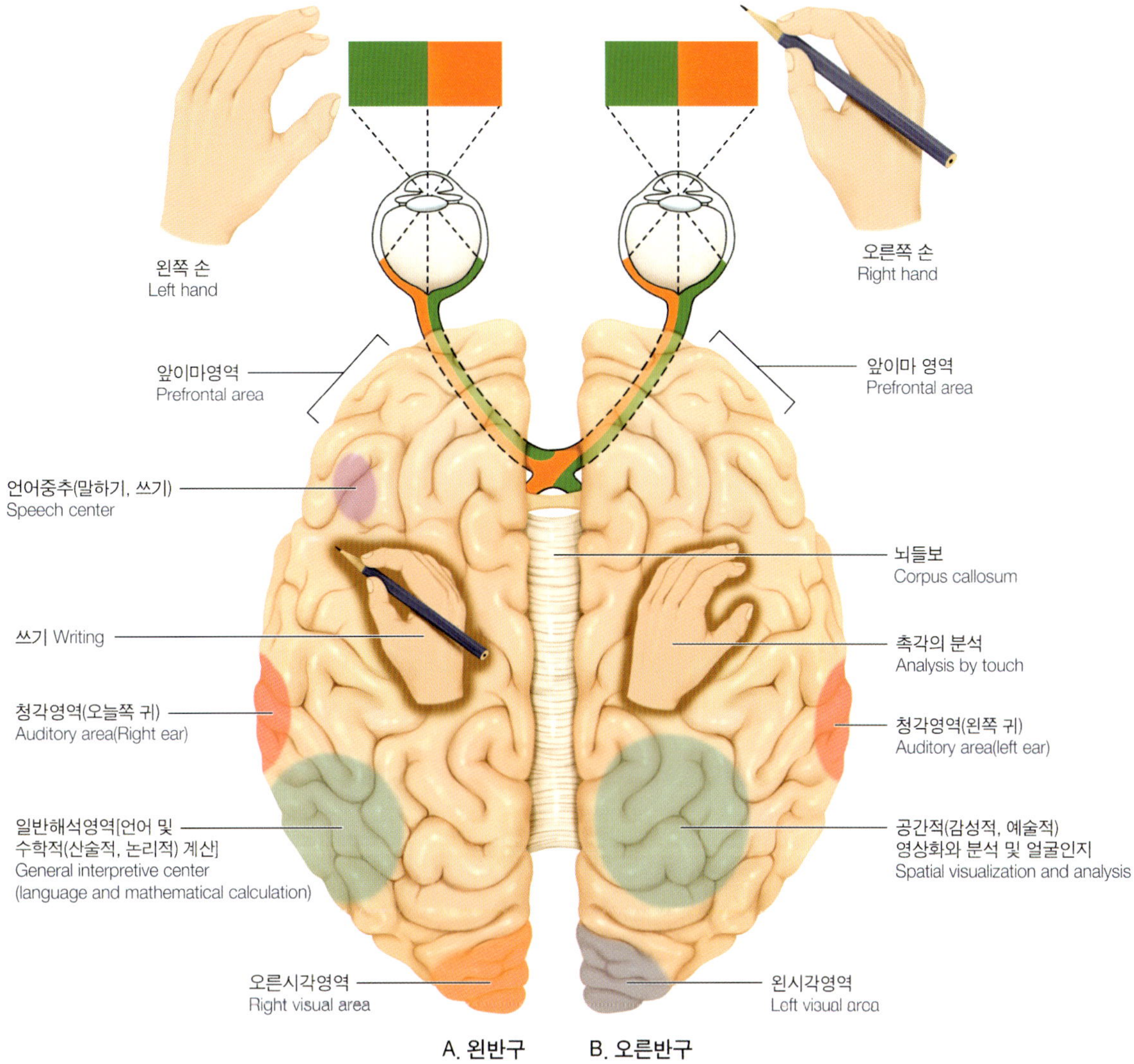

그림 5-10 대뇌반구의 전문화

오른쪽 대뇌반구와 왼쪽 대뇌반구는 기능적 차이가 있다.

그러나 오른쪽·왼쪽 대뇌반구의 연합영역에서는 동일한 부분이라도 그 기능은 똑같지 않고 어떤 기능상에서는 오른쪽·왼쪽대뇌반구의 우열이 나타는데, 이러한 현상을 대뇌 쪽치우침(cerebral lateralization)이라고 하며, 더 우세하게 발달한 쪽을 우성반구(dominant hemisphere)라고 한다. 사람에서 대뇌 쪽치우침의 대표적인 예는 언어(language)이며 언어가 자리 잡은 대뇌반구를 우성반구(dominant hemisphere)라고 하는데 대부분 왼쪽 대뇌반구에 언어중추가 있기 때문에 왼쪽 대뇌 반구가 우성반구이고 오른쪽 대뇌 반구는 비우성반구(non-dominant hemisphere)가 된다. 일반적으로 우성반구는 말하기, 쓰기 등 언어 외에 간단한 산술적 계산도 담당한다. 반면 비우성반구는 복잡한 3차원적 구조를 인식하는 공간지각, 예술적 기능, 사람 얼굴의 인식 등을 관찰하는 것으로 알려져 있다(그림 5-10).

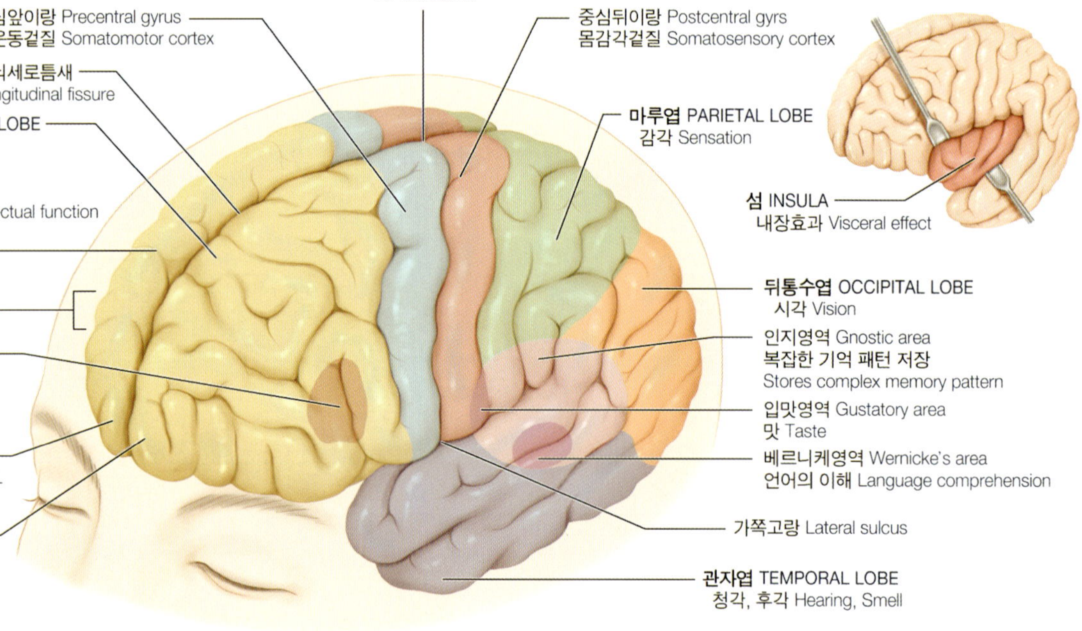

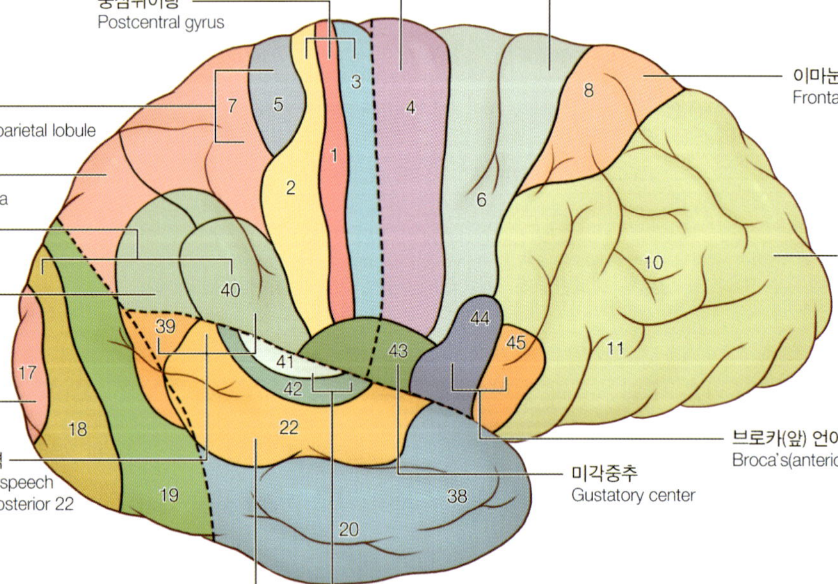

그림 5-11 대뇌겉질의 기능영역

브로드만(Brodmann)은 이러한 대뇌의 기능적 차이와 세포의 구조적 차이 등을 고려하여 대뇌겉질의 47개 영역, 대뇌속질은 5개영역으로 구분하여 총 52개 영역으로 나누고 영역별로 번호를 사용하였다(그림 5-11).

(1) 운동영역(motor area)

대뇌겉질에는 뇌줄기나 시상 아랫부분 및 둘레계통에서 일어나는 몸의 무의식적 운동과 달리 의식적인 운동을 조절하는 중추인 운동영역들이 있는데, 이러한 운동영역은 일차운동영역(primary motor area), 앞운동영역(premotor area), 보조운동영역(supplementary motor area), 그리고 이마눈영역(frontal eye field) 등이 있으며, 이들은 모두 이마엽에 위치해 있다.

① 일차운동영역(primary motor area, Brodmann 영역 4)

중심고랑의 앞쪽인 중심앞이랑(precentral gyrus)에 있으며, 안쪽 표면에서는 중심곁소엽(paracentral lobule)의 앞부분에 위치해 있다. 이 영역은 대뇌겉질 중에서 가장 두꺼운 곳으로 베츠대형피라미드세포(giant pyramidal cell of Betz)를 함유하고 있는데, 이곳에서 반대쪽 뼈대근육의 수의운동을 담당하는 피라미드로가 시작되기 때문에 피라미드로 중추(pyramidal center)라고 하며, 주로 섬세한 운동이 요구 되는 몸 먼쪽부분의 근육 운동을 조절한다. 등 근육과 같이 양쪽이 동시에 활동하는 많은 근육들은 일차운동겉질의 양쪽에서 조절된다.

이 운동영역에 투사되는 몸의 부위를 보면 나리는 섵실의 윗부분에, 머리는 아랫부분, 그리고 손은 중간에 위치하는데, 몸 부위의 크기에 따라 비례하는 것이 아니고 손, 입과 같은 섬세한 운동을 하는 부위가 상대적으로 넓게 나타난다. 이러한 배열에 따라 사람을 그리면 머리와 손이 매우 큰 난장이 형태의 모습이 나타나는데, 이를 운동 호문쿨루스(motor homunculus)라고 부른다(그림 5-12, 그림 5-13).

일차운동겉질이 손상되었을 때 초기에 팔다리 몸쪽부분보다 손과 같이 숙련되고 미세한 운동을 하는 몸 먼쪽부분의 수의운동에 제한이 있다가 점차 회복된다. 손상 초기에는 반사와 근긴장도가 저하되지만 곧 근육은 강직성마비를 나타내고 바빈스키반사(Babinski reflex)가 나타나는 등 전형적인 위운동신경세포증후군(upper motor neuron syndrome)이 나타나게 된다.

② 앞운동영역(premotor area, Brodmann 영역 6)

대뇌 가쪽 표면의 일차 운동영역 앞부분에 위치한 이 영역은 주로 무의식적인 운동이나 긴장을 지배하는 피라미드바깥길 중추(extrapyamidal center)이다. 팔 다리의 몸쪽 근육과 몸통 근육간의 협동운동을 조절하고 시각, 청각, 몸감각과 같은 감각자극에 따른 운동과 밀접한 관계가 있다. 예를 들면, 눈의 편향적 운동, 음식을 씹는 작용 및 삼킴과 같은 율동적 운동을 관장한다. 앞운동영역이 손상되면 행위상실증(apraxia)이 나타날 수 있는데, 행위상실증이란 근육의 마비나 운동, 지각, 언어 등의 이상이 없는데도 목적하는 동작을 올바르게 수행 할 수 없는 현상을 말한다.

③ **보조운동영역**(supplementary motor area, Brodmann 영역 6의 대뇌반구 안쪽면)

대뇌 안쪽면에 위치하며 앞운동영역과 함께 수의운동의 복합적 연속운동을 계획하는 역할을 담당한다. 몸통 및 팔 다리의 몸쪽 근육의 협동과 자세의 조절, 눈과 머리의 방향 등에 관여하는데, 주로 바닥핵에서 들신경 섬유를 받고 뇌줄기나 척수에 날신경 섬유를 투사한다. 보조운동영역 부분만 손상되면 양손을 쓰는 행동에 문제가 생기는 경우가 많다. 어떠한 운동을 수행할 때 두 손을 동시에 쓰는 일에는 문제가 없으나 양손을 서로 다른 일에 쓰게 하면 잘 되지 않는다. 이는 반대쪽 보완운동영역과 뇌들보를 통해 잘 연결되어 있기 때문에 한쪽이 손상된 경우 반대쪽에서 일부 기능을 떠맡기 때문이라고 생각되고 있다. 보완운동영역이 손상된 경우 고유감각자극에 의해 일어났던 운동은 재학습되지 않는 반면 시각자극에 의해 일어나는 운동은 재학습에 별 문제가 없다.

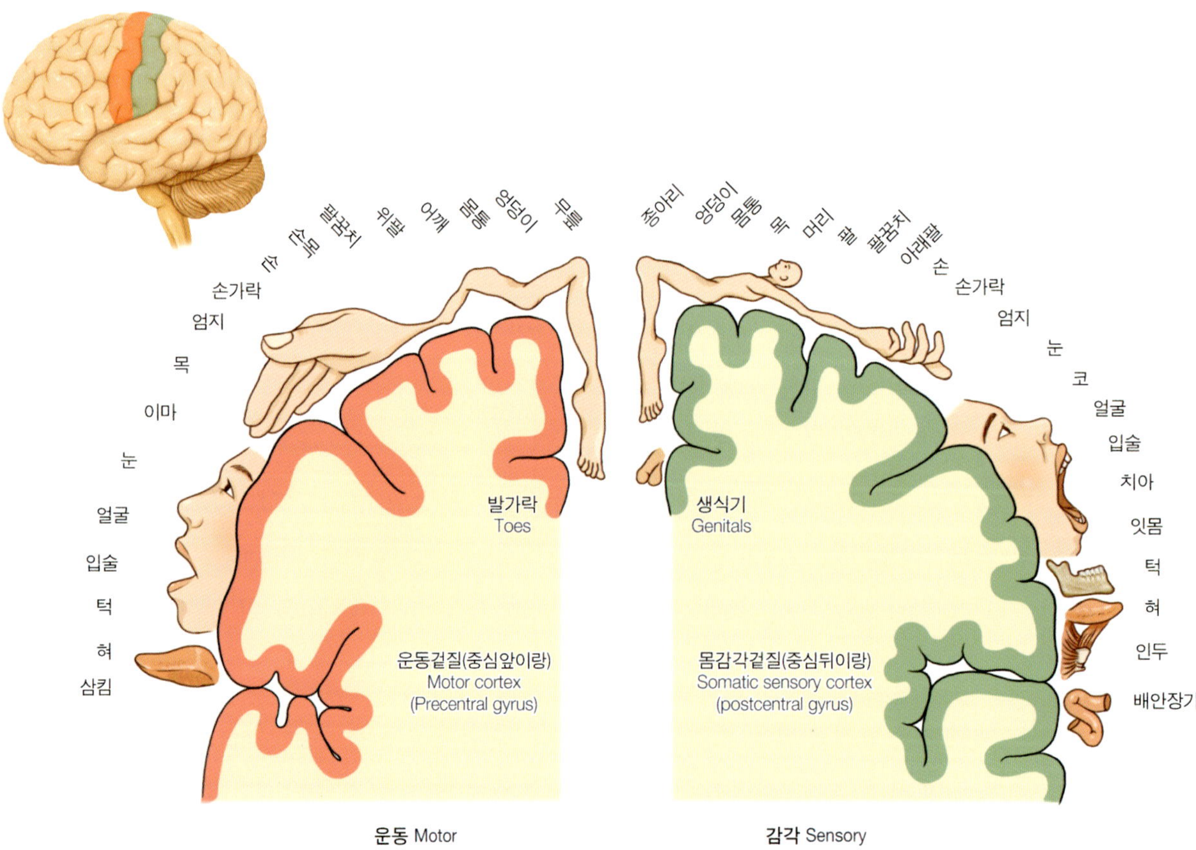

그림 5-12 운동과 감각 지배영역의 각 신체 표시도

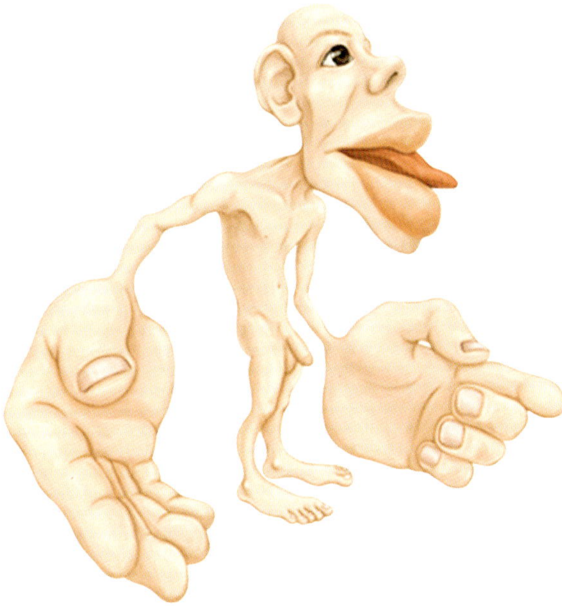

그림 5-13 **호문쿨루스**

④ **이마눈영역**(frontal eye field, Brodmann 영역 8)

물체의 움직임을 추적할 경우 두 눈의 동향운동(결레운동, conjugate movement)이 일어나는데, 이때 안구의 수의성 연동운동을 조절하는 작용을 한다. 대뇌 가쪽면 중간이마이랑의 뒷부분에 위치하다. 이마 눈 영역이 손상되면 눈이 손상된 쪽으로 치우침(deviation)되는 동향편위(conjugate deviation)가 나타난다.

⑤ **앞이마영역**(prefrontal area, Brodmann 영역 9, 10, 11)

앞운동영역 앞에 있고 일종의 연합겉질로 특히 인간에게 발달되어 있다. 판단·통찰·예견 및 적당한 행동, 운동조절과 같은 고등 정신기능과 관련이 있다. 이곳이 손상되면 온순하고 조용한 성격이 무례하고 탐욕스런 성격으로 변하는 피네아스 게이지 증후군(Phineas Gage syndrome)이 발생된다.

(2) 감각영역(sensory area)

감각영역은 몸의 말초부와 전도로에 의해 직접 연락되는 일차감각영역(primary sensory area)과 일차적으로 분석된 자료를 과거의 경험과 비교 분석하는 이차감각영역(secondary sensory area)으로 나눠진다. 이차감각영역에서 분석된 결과는 감각연합영역(sensory association area)으로 보내져 여러 감각정보가 종합되고, 인간의 성격과 판단 등과 함께 운동영역으로 보내지면서 행동으로 옮겨지게 된다.

① **일차몸감각영역**(primary somatosensory area, Brodmann **영역** 3, 1, 2)

중심뒤이랑(postcentral gyrus)에 위치하며, 사이뇌의 뒤배쪽핵(ventral posterior nucleus)으로부터 올라오는 반대편 피부의 일반 감각, 고유 감각 및 내장감각과 깊은감각을 받아 인식하는 곳이다. 운동영역에서와 같이 정교한 손가락이나 입술은 넓은 부위를 차지하고, 우둔한 몸 감각은 좁은 부위를 차지하고 있다. 즉, 일차운동영역에서와 같이 비율에 따라 그리면 머리와 손이 유난히 큰 기형적인 형태가 나타나는데, 이를 감각 호문쿨루스(sensory homunculus)라고 부른다. 이 영역에 손상을 입으면 반대쪽의 감각이 감퇴되는 감각감퇴증(hypoesthesia)이 나타난다.

② **이차몸감각영역**(secondary somatosensory area)

가쪽고랑(lateral sulcus)의 안쪽에 파묻혀 있는 작은 부위로 몸 반대쪽의 감각이 투사되는 일차몸감각영역과는 달리 이곳으로 유입되는 감각은 양쪽성인 것으로 알려지고 있다.

③ **몸감각연합영역**(somesthetic association area, Brodmann **영역** 5, 7)

중심뒤이랑(postcentral gyrus) 바로 뒤쪽의 위마루소엽(superior parietal lobule)과 안쪽의 쐐기앞소엽(precuneus)에 위치하며, 일차몸감각영역에서 느낀 감각의 종류를 종합 분석하여 양감, 질감, 크기 등을 판단한다. 따라서 이 영역이 손상되면 촉각으로 물체를 인식할 수 없는 촉각인식불능증(tactile agnosia)과 입체인식불능증(astereognosis)을 일으킬 수 있다.

④ **일차시각영역**(primary visual area, Brodmann **영역** 17)

뒤통수엽의 안쪽면 뒤쪽에 있는 새발톱고랑(calcarine sulcus)의 주변 겉질영역으로 대뇌겉질 중에서 가장 얇은 부위이다. 이곳은 눈의 망막에서 기시된 흥분을 가쪽무릎체를 통해 시각로부챗살 섬유가 겉질영역에 망막의 대응부위로 투사되어 국소적 편재(retinotopic representation)를 나타낸다. 이 영역이 손상되면 반대쪽 시야가 안 보이게 된다. 이러한 시야결손의 범위는 손상의 범위와 정도에 따라 달라진다. 황반(macula lutea)의 중심오목(fovea centralis)에서 입력을 받는 뒤통수엽의 뒤쪽 뒤통수극 부분이 손상되었을 때에도 시야의 중심부만은 시야결손이 없는 경우가 많다.

⑤ **시각연합영역**(visual association area, Brodmann **영역** 18, 19)

일차시각영역은 브로드만영역 18, 19에 해당되며, 2차 및 3차 시각영역도 이곳에 있다. 이 영역은 안구의 운동, 시각인식의 심리적 해석, 시각인상과 그 외의 정보들을 통합하고 연결한다.

⑥ **일차청각영역**(primary auditory area, Brodmann **영역** 41, 42)

일차청각영역은 위관자이랑(superior temporal gyrus)에서 가쪽고랑(lateral sulcus)쪽 표면에 위치하는 가로관자고랑(transverse temporal gyrus), 헤쉴이랑(Heschl's gyrus)에 존재한다.

브로드만영역 41이 앞안쪽에 있고, 영역 42는 뒤가쪽에서 영역 41을 둘러싸고 있다.

⑦ 청각연합영역(auditory association area, Brodmann 영역 22)

일차청각영역을 싸고 있는 브로드만 영역 22는 음의 소재나 의미 등을 판별하는 청각의 정신(연합)영역이라고 한다.

⑧ 미각영역(taste area, Brodmann 영역 43)

마루덮개(parietal operculum)에 위치하며, 시상으로부터 정보가 투사된다.

⑨ 후각영역(olfactory area, Brodmann 영역 34)

일차후각영역은 해마곁이랑(parahippocampal gyrus)의 갈고리(uncus)에 위치하여 냄새를 판별한다.

⑩ 안뜰영역(vestibular area, Brodmann 영역 2)

평형감각을 담당하는 곳으로 중심뒤이랑에 위치한다.

(3) 고위기능영역(area of higher function)

고위기능영역은 고도의 정신기능과 관련된 언어, 기억, 학습, 상상, 지각, 이성 및 인격 등의 기능을 주관하며 감각의 인식과 수의 운동의 계획 및 수행의 통제 등을 조절하는 중추로 특수한 연합영역이라고 할 수 있다.

① 운동성 언어영역(motor speech area, Brodmann 영역 44)

언어는 감각영역과 운동영역 등의 종합적이고 통일적인 활동을 필요로 하는데, 운동앞영역의 아래 방향의 앞부분에 위치한 44영역은 일명 브로카 영역(Broca's area)이라고 하며, 대개 왼쪽대뇌반구에 위치한다. 특히 브로카 영역은 얼굴, 혀, 목 등의 운동중추와 인접하여 신경회로를 연결하고 있다. 언어와 관련된 특정 자극이 시각겉질이나 청각겉질에서 수용되면 베르니케 영역을 통과한 다음, 브로카 영역으로 전해진다(그림 5-14). 브로카 영역에서 자극은 언어 지시로 바뀌어 일차 운동겉질로 보내진다. 이 영역에 손상이 생기면 상대의 대화를 들을 수 있고, 책의 내용을 읽으며 의미를 이해 할 수는 있지만 자신의 생각을 말로 표현할 수 없는 증상이 초래된다. 이러한 언어장애를 운동성 언어상실증(motor aphasia, Broca aphasia)이라고 한다.

② 감각성 언어영역(sensory speech area, Brodmann 영역 22, 39, 40)

일명 베르니케영역(Wernicke's area)이라고도 하며 관자엽의 위관자이랑(superior temporal gyrus)의 뒤쪽(22) 모서리위이랑(supramarginal gyrus, 40) 및 모이랑(angular gyrus, 39)에 걸쳐있다. 이곳에 장애가 있으면 말은 할 수 있으나, 상대방의 대화를 잘 이해하지 못하므로 말을 조리 있게 하지 못하는 감각성 언어상실증(sensory aphasia, Wernicke aphasia)이 야기된다. 또한 베르니케영역은 활꼴신경다발(arcuate fasciculus)이라는 신경 섬유들에 의하여 브로카영역과 연결되어 있다. 즉, 청각성 언어는 들신경으로 투사되어 베르니케영역에서 이해되고, 다시 브로카영역으로 정보가 투사되면서 자신의 의사를 발표하게 된다. 또한 시각성 언어는 시각영역에서 모이랑(angular gyrus)에 투사되고, 다시 베르니케 영역으로 들어가 인식되어 이해한 다음 청각처럼 브로카영역으로 투사되어 의사를 결정하게 된다. 이처럼 사람에 있어서 언어, 글씨 쓰기, 독서 및 인식능력은 관련된 브로카 영역과 베르니케영역 및 기타중추에 의하여 통제 조절되고 있다(그림 5-14). 따라서 베르니케영역과 브로카영역을 연결하는 활꼴신경다발(arcuate fasciculus)이 손상되면 다른 사람의 말을 따라할 수 없는 전도성 언어상실증(conduction aphasia)이 나타난다.

청각영역(auditory cortex, AC)에서 분석된 소리는 베르니케감각언어영역(Wernicke's sensory language area, W)에서 언어로 이해되며, 시각영역(visual cortex, VC)에서 분석된 영상 즉, 글자 역시 감각언어영역에서 언어로 이해되게 된다. 감각언어영역과 운동언어영역은 위세로다발(superior longitudinal fasciculus, s.l.f)로 연결되어 있다. 운동언어영역은 보완운동영역(SMA)의 도움을 받아 최종 언어표현 프로그램을 일차운동영역(MI)으로 보내며, 일차운동영역에서는 후두(larynx)와 인두(pharynx), 입안(oral cavity)의 근육을 움직여 말을 하게 된다.

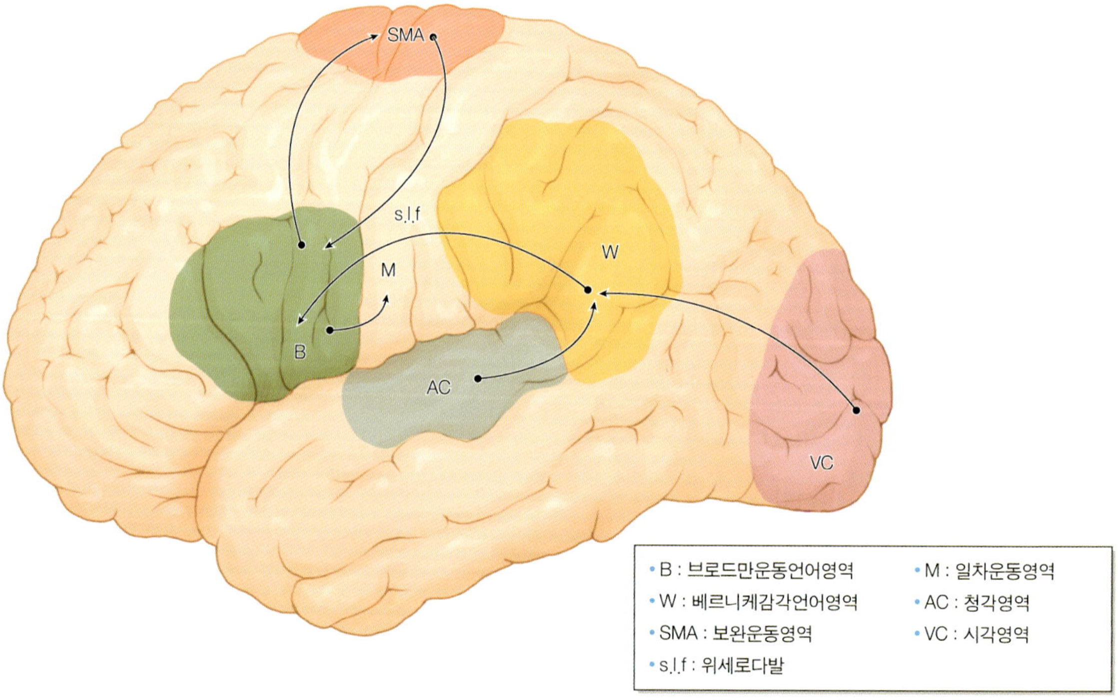

그림 5-14 대뇌겉질의 언어영역과 연결

(4) 고위기능영역의 장애

대뇌겉질의 고위기능영역에 침해가 오면 행위상실증(apraxia), 언어상실증(aphasia), 인식불능증(agnosia) 등이 나타는데, 이들 기능장애는 어떤 독립영역의 침해보다는 여러 연합영역의 관련된 장애라고 생각하는 경우가 우세하다.

① 행위상실증(apraxia)

행위상실증이란 운동 및 감각의 손상은 없으나 의도하는 행동을 하지 못하는 상태로, 특히 물체를 적절히 사용하지 못하는 기능장애를 말하는데, 이러한 증상은 종종 운동계획을 세우는 부위와 실행하는 운동영역사이의 연결이 단절되었을 때 나타난다.

- **관념운동행위상실증**(ideomotor apraxia, ideokinetic apraxia)

상징적 몸짓을 수행하는 능력이 상실되고 복잡한 운동과제를 수행하지 못하는 기능장애이다. 아무생각 없이 자발적인 운동은 할 수 있지만 명령을 받았을 때는 명령대로 운동을 할 수 없다. 앞운동영역이나 모서리위이랑(supramarginal gyrus, 40)이 손상되면 나타난다.

- **관념행위상실증**(ideational apraxia, ideatory apraxia)

사물 및 도구를 사용하는데 장애가 있는 상태로, 이는 도구에 대한 착각(실인증)으로 인하여 도구를 잘못 사용하는 것이다. 특히 개개의 부분적인 행위는 가능하나 운동의 순서에 혼란이 일어난다. 앞운동영역이나 모서리위이랑(40)이 손상되면 나타난다.

- **구성행위상실증**(construction apraxia)

기하학적 형태의 구성, 토막 쌓기로 물건을 만드는 것 같이 외부 공간 또는 몸 공간에 맞도록 하는 구성행위에 장애가 생기는 것으로 아래마루소엽(inferior parietal lobule)의 손상 시 야기된다.

- **착의행위상실증**(dressing apraxia)

의복을 입거나 벗는 것이 불가능해지는 장애로 오른쪽 대뇌의 마루엽–뒤통수엽에 병소가 있을 때 나타난다.

② 언어상실증(aphasia)

언어상실증은 말·글·지시하는 등의 표현력, 또는 언어의 이해력이 상실된 상태를 말하며 우성반구인 왼쪽 대뇌반구의 이상 시 나타나는 중요한 기능장애이다.

- **운동성 언어상실증**(motor aphasia)

왼쪽 대뇌 반구의 브로카 영역이 손상되면 나타나기 때문에 브로카 언어상실증(Broca aphasia) 혹은 표현성 언어상실증(expressive aphasia)이라고도 한다. 이들 환자는 언어 구사와 관련된 근육은 정상이지만 언어형성 기능의 장애에 기인하기 때문에 말하기를 힘들어 하며, 말하더라도 더듬거리고 문법이 없다. 또한 자동적인 말귀나 노래는 가능하나 복창이 어렵다. 이러한 운동성 언어상실증이 오면 글자 하나하나는 쓸 수 있지만 이를 합쳐서 의미 있는 단어 또는 문장을 쓸 수 없는 쓰기언어불능증(agraphia)이 동반되어 나타날 수도 있다.

- **감각성 언어상실증**(sensory aphasia)

베르니케영역이 손상되면 나타나기 때문에 베르니케 언어상실증(Wernicke aphasia)이라고도 한다. 이런 환자는 시각과 청각이 정상임에도 불구하고 말 또는 글을 이해하지 못하며 말은 유창하지만 전혀 의미가 없는 내용 및 단어들을 사용하기 때문에 착각성 언어상실증 또는 횡설수설 언어상실증(jargon aphasia)이라고도 한다.

- **전도성 언어상실증**(conduction aphasia)

브로카영역과 베르니케 영역을 연결하는 활꼴신경다발(arcuate fasciculus)이 손상 시 나타나는 장애로 말은 유창하지만 대부분 의미가 없으며, 상대방의 말을 따라하지 못하게 된다.

- **명칭 언어상실증**(anomia aphasia)

위관자이랑(superior temporal gyrus)의 뒤쪽에 손상이 오면 나타나는 장애로 특정 단어나 사람 또는 사물의 이름을 생각해내지 못하는 상태가 된다. 또한 모이랑(angular gyrus)이 손상되면 다른 사람의 말을 이해하거나 말을 구사할 수 있으나 글을 읽지 못하는 읽기언어상실증(alexia)을 일으킨다.

- **완전언어상실증**(global aphasia)

왼쪽 대뇌반구의 브로카영역과 베르니케영역을 모두 침범하는 병변의 경우에 나타나는 기능장애로 이때는 말을 할 수도 없고 말과 글을 이해 할 수도 없는 상태가 된다. 이때는 오른쪽 몸의 마비가 동반된다.

③ 인식불능증(agnosia)

인식불능증이란 감각자극의 유입을 인식하는 능력이 결여된 상태로 감각의 종류에 따라 여러 가지로 분류한다.

- **청각 인식불능증**(acoustic agnosia)

청각은 정상인데도 말, 음악등과같이 귀로 들리는 음의 의미를 인식하지 못하는 상태이며, 위관자이랑(superior temporal gyrus)의 뒤쪽(22) 손상 시 나타난다.

- **시각 인식불능증**(visual agnosia)

시력장애나 지적장애가 없는데도 눈으로 본 사물을 인식하지 못하는 상태로 시각연합영역(17, 18)에 병변이 있을 시 발생된다.

- **촉각 인식불능증**(tactile agnosia)

  촉각과 고유감각에는 이상이 없는데도 어떤 물체를 만져보는 것으로는 인식할 수 없는 상태를 말하며, 모서리위이랑(supramarginal gyrus, 40)의 손상 시 발생된다. 입체인식불능증이라고도 한다.

3 대뇌속질(cerebral medulla)

대뇌속질은 대뇌겉질의 깊은 곳에 위치하고 있어 겉질밑(subcortical)으로 불린다. 대뇌겉질과 함께 대뇌핵이나 가쪽뇌실을 가쪽으로부터 싸기 때문에 외투라고도 불린다. 대부분 신경전도로인 말이집신경섬유로 되어있기 때문에 흰색을 띄는 백색질(white matter)을 이루고 있다. 겉질밑 백색질 섬유들은 연결 형태에 따라 연합섬유(association fiber), 맞교차섬유(commissural fiber) 및 투사섬유(projection fiber)로 구분된다(그림 5-15).

1) 연합섬유(association fiber)

같은 쪽 대뇌반구내의 겉질을 서로 연락하는 섬유들로 짧은 섬유(short fiber)와 긴 섬유(long fiber)들의 집단으로 구성된다. 짧은 섬유들은 여러 이랑(gyrus)사이를 활모양으로 연결하고 있어 활꼴섬유(arcuate fiber)라고 한다. 긴 섬유들은 위치에 따라 여러 가지로 불리워지는데, 관자엽 전방으로부터 섬(insula)의 아랫면을 지나서 이마엽 아랫면 사이를 연결하는 U자 형태의 섬유다발을 갈고리섬유다발(uncinate fasciculus)이라고 하며, 뇌반구 가쪽면 가까이에서 이마엽과 마루엽 및 뒤통수엽을 연락하는 것은 위세로다발(superior longitudinal fasciculus)이라고 한다. 특히 위세로다발은 전체 형태가 활모양으로 굽어 있어서 활꼴신경다발(arcuate fasciculus)이라고도 한다.

이외에도 관자엽과 뒤통수엽을 연결하는 아래세로다발(inferior longitudinal fasciculus), 대뇌반구 안쪽면의 띠이랑의 깊은 곳을 지나 뇌들보 주변을 따라 이마엽에서 관자엽의 갈고리(uncus)까지 뻗어 해마이랑 주위에 연결되는 띠다발(cingulate fasciculus) 등이 있다(그림 5-16, 그림 5-17).

2) 맞교차섬유(commissural fiber)

한쪽 대뇌겉질에서 반대쪽 대뇌겉질로 연결되는 섬유다발을 말하며, 그중 가장 큰 섬유다발인 뇌들보(corpus callosum)는 오른쪽·왼쪽 대뇌반구의 많은 영역들을 연결한다. 앞·뒤 맞교차섬유(anterior·posterior commissure)는 오른쪽·왼쪽 관자엽을 서로 연결한다. 그리고 뇌활맞교차(commissure of fornix)가 있다.

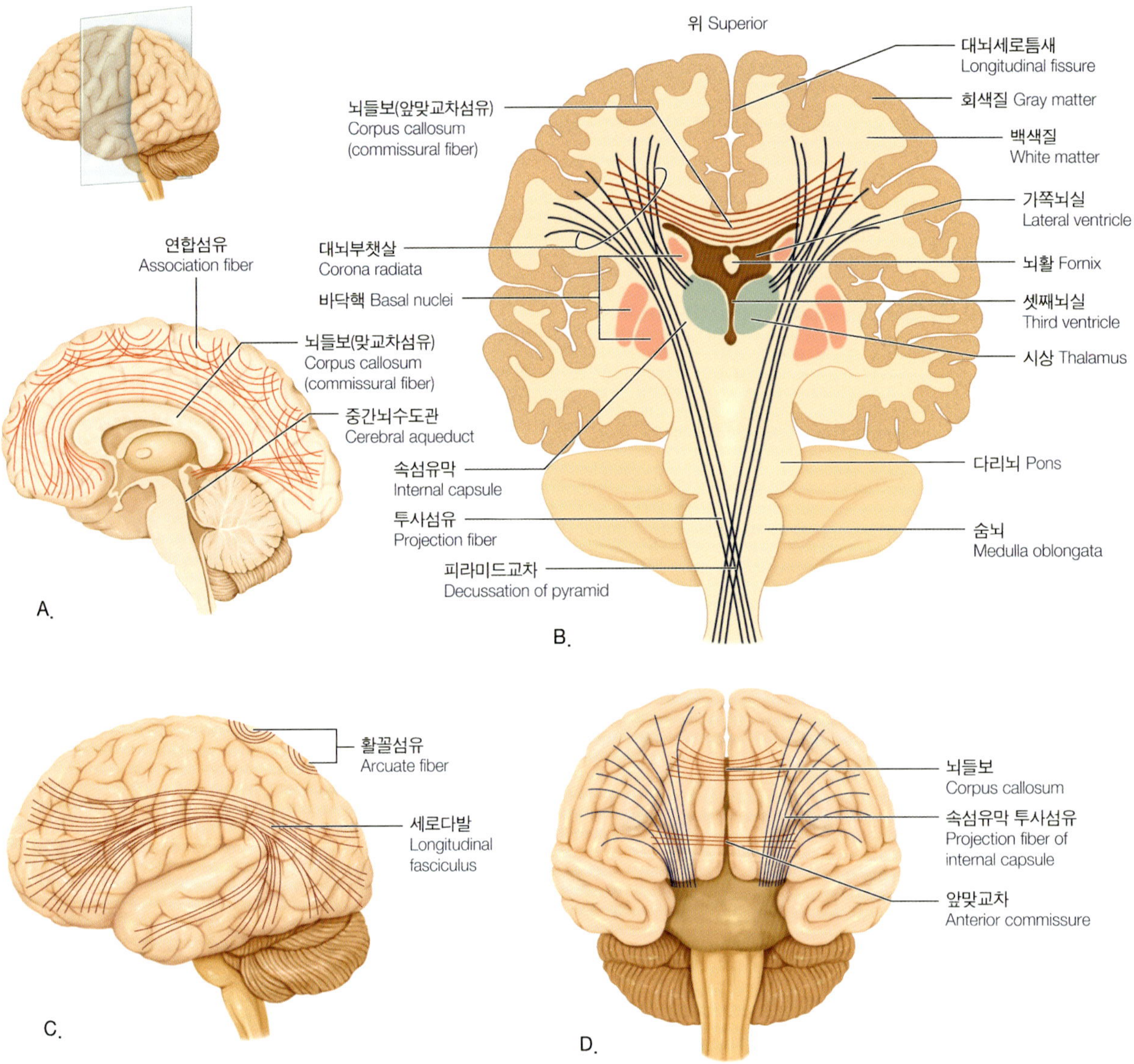

그림 5-15 대뇌속질의 섬유

대뇌속질을 구성하는 신경섬유들은 기능에 따라 연합섬유, 맞교차섬유, 투사섬유로 구분된다.

뇌들보(corpus callosum)는 오른쪽·왼쪽 대뇌반구의 모든 엽(lobe)을 서로 연결하는 말이집신경섬유의 다발로 대뇌반구의 안쪽면에서 볼 수 있는 가장 큰 구조물이다. 이는 정중대뇌세로틈새의 바닥과 가쪽뇌실의 지붕을 이루고 있으며, 앞에서부터 뇌들보문(rostrum), 뇌들보무릎(genu), 뇌들보몸통(body) 및 뇌들보팽대(splenium)로 구분된다. 뇌들보에서 대뇌겉질에 방사하는 섬유들을 뇌들보방사(callosal radiation)라고 하는데, 뇌들보무릎(genu of corpus callosum)에서는 이마극(frontal pole) 쪽으로 향하고, 뇌들보팽대에서는 뒤통수극 쪽으로 향하고 있다.

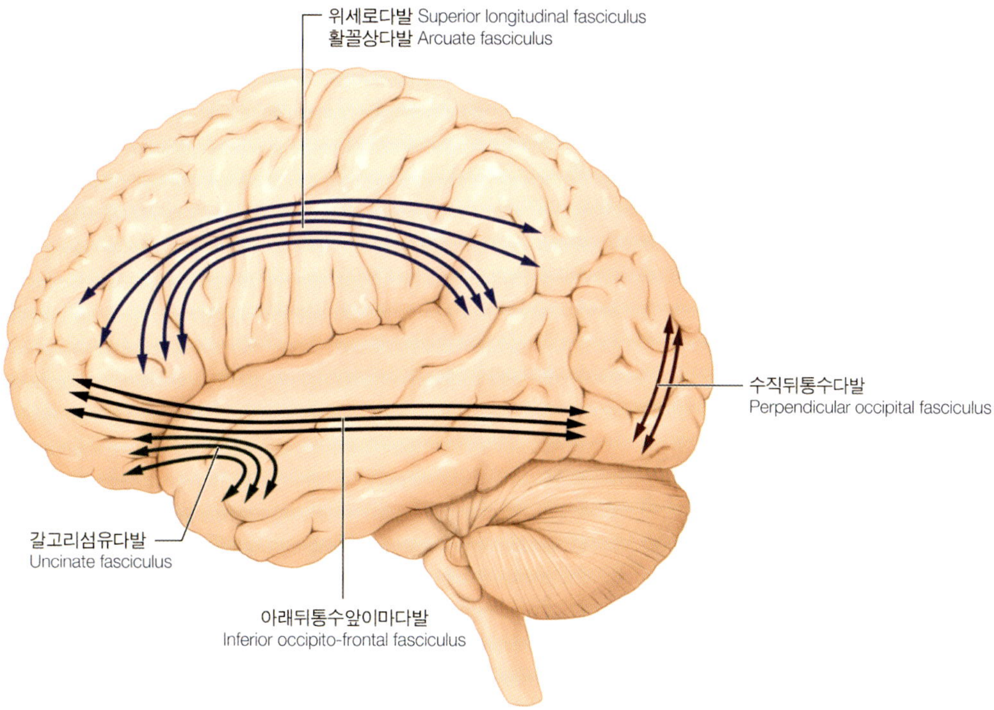

그림 5-16 대뇌 가쪽면의 연합섬유

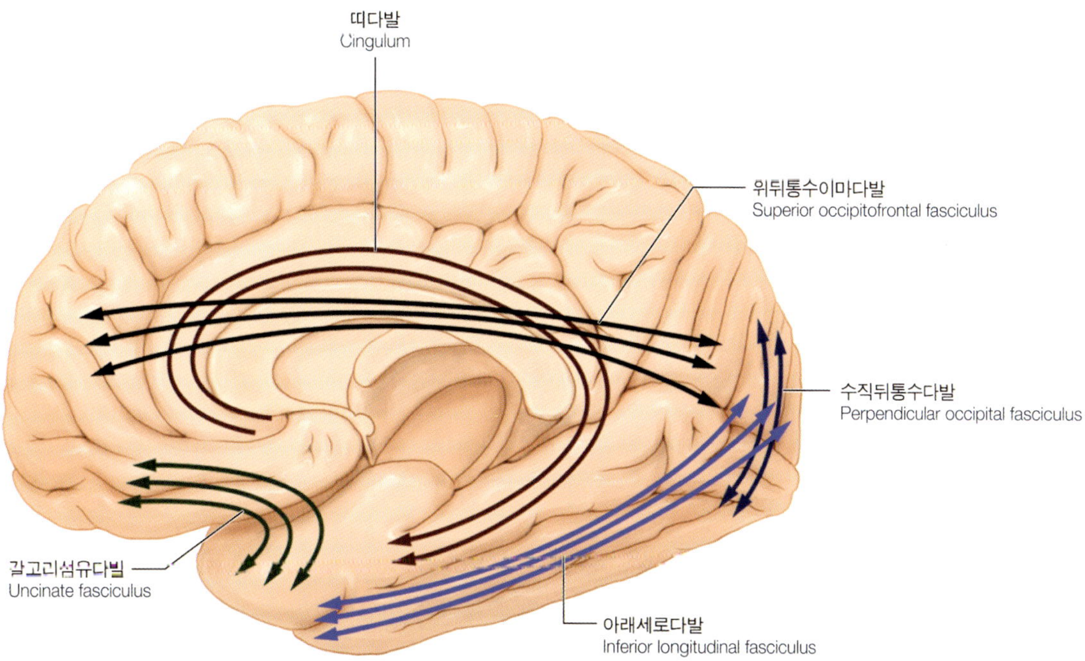

그림 5-17 대뇌 안쪽면의 연합섬유

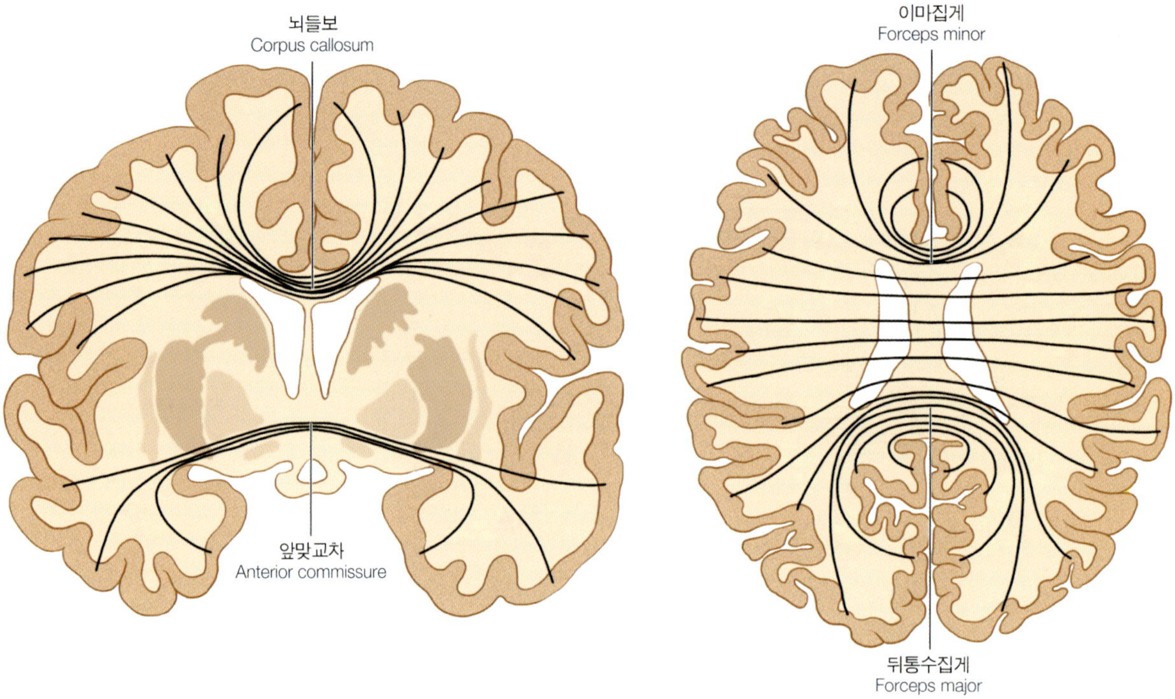

그림 5-18 **대뇌 안쪽면(왼쪽)과 수평단면(오른쪽)의 맞교차섬유**

앞맞교차(anterior commissure)는 뇌들보문이 끝나는 부분, 종말판의 위쪽에 있는 작은 신경섬유의 다발로 앞맞교차 앞쪽은 양쪽 후각망울(olfactory bulb)을 이어주는 섬유이고, 뒤쪽은 주로 중간관자이랑(middle temporal gyrus)과 아래관자이랑(inferior temporal gyrus)의 겉질을 연결시켜준다. 뇌활맞교차(commissure of fornix)는 뇌활(fornix)의 뇌활다리(crura) 양쪽을 연결해주는 섬유이다(그림 5-18).

3) 투사섬유(projection fiber)

투사섬유는 대뇌겉질과 하위중추인 뇌줄기 및 척수를 연결하는 오름·내림섬유들을 말한다. 대뇌겉질 쪽은 넓고, 뇌줄기 쪽은 좁기 때문에 윗부분이 넓은 부채꼴 구조로 나타나, 대뇌부챗살(corona radiata)이라하며, 아랫부분인 대뇌속질 쪽에서는 서로 모여 단단한 띠(band)를 이루고 있기 때문에 이를 속섬유막(internal capsule)이라고 한다(그림 5-19).

대뇌부챗살은 겉질아래구조(subcortical structure)에서 대뇌겉질로 들어오는 오름섬유(ascending fiber)와 대뇌겉질에서 기원되어 겉질아래구조에 종지하는 내림섬유(descending fiber)로 나눌 수 있다. 오름섬유의 거의 대부분은 사이뇌의 시상(thalamus)을 통해 들어오는 시상겉질섬유, 시상부챗살(thalamocortical fiber, thalamic radiation)이다. 따라서 시상은 겉질로 들어가는 모든 오름섬유의 중계핵(relay nuclei)이 된다.

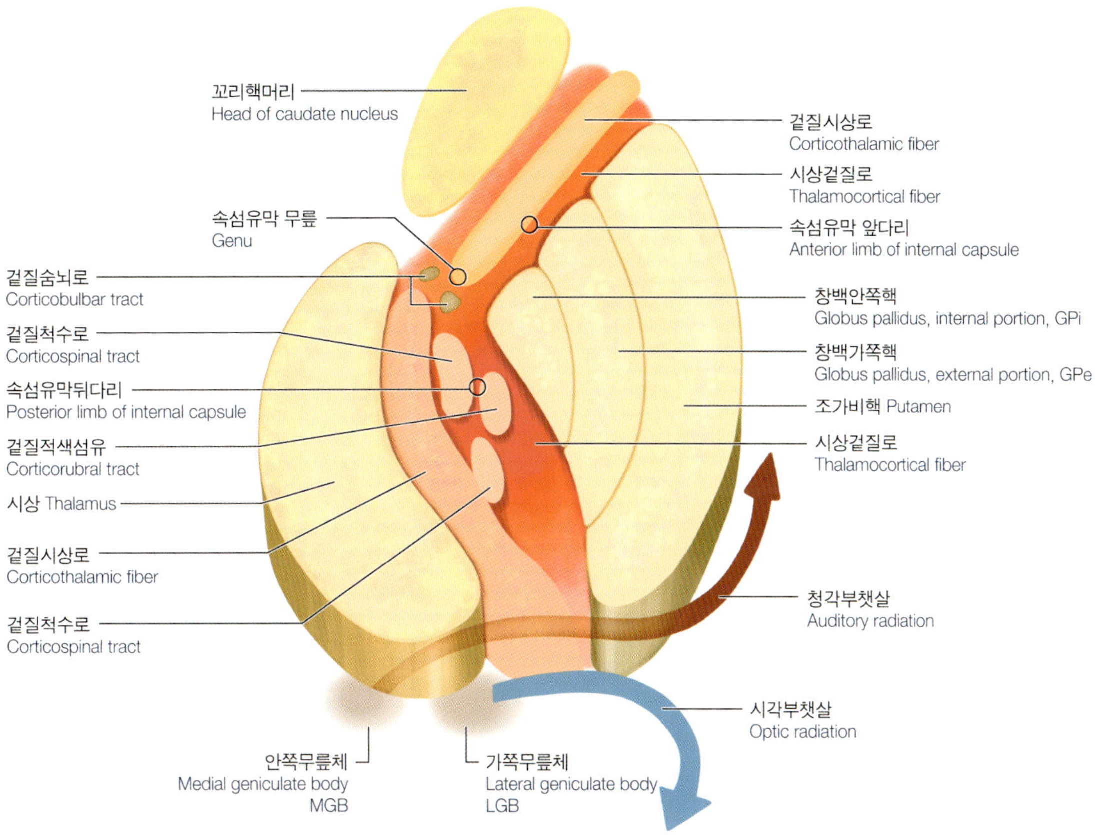

그림 5-19 **속섬유막의 성분**

이 섬유다발 중에서 새발톱고랑(calcarine sulcus)의 양쪽 옆에 있는 일차시각영역(primary visual area)으로 들어가는 섬유다발은 시각부챗살(optic radiation)이라고 하며, 가로관자이랑(transverse temporal gyrus)에 있는 일차청각영역(primary auditory area)으로 들어가는 섬유다발은 청각부챗살(auditory radiation)이라고 한다. 부챗살의 오름섬유는 바닥핵과 시상의 사이에 있는 섬유다발인 속섬유막(internal capsule)을 통해 상행한다.

속섬유막은 앞다리(anterior limb), 무릎(genu), 뒷다리(posterior limb)로 구성된다. 앞다리는 꼬리핵머리 가쪽에 위치하며, 겉질다리뇌 섬유와 시상과 겉질의 둘레영역을 연결하는 섬유가 지나간다. 무릎은 뇌신경의 운동핵과 그물체 형성으로 연결되는 겉질 섬유들이 지나간다. 뒷다리는 시상과 렌즈핵 사이에 위치하며, 렌즈핵의 뒤쪽과 아래쪽으로 렌즈핵 뒷부분섬유와 렌즈핵밑 부분섬유가 지난다. 거의 모든 투사섬유들이 속섬유막을 통과하기 때문에 크기와 상관없이 심각한 결과가 초래된다(그림 5-20).

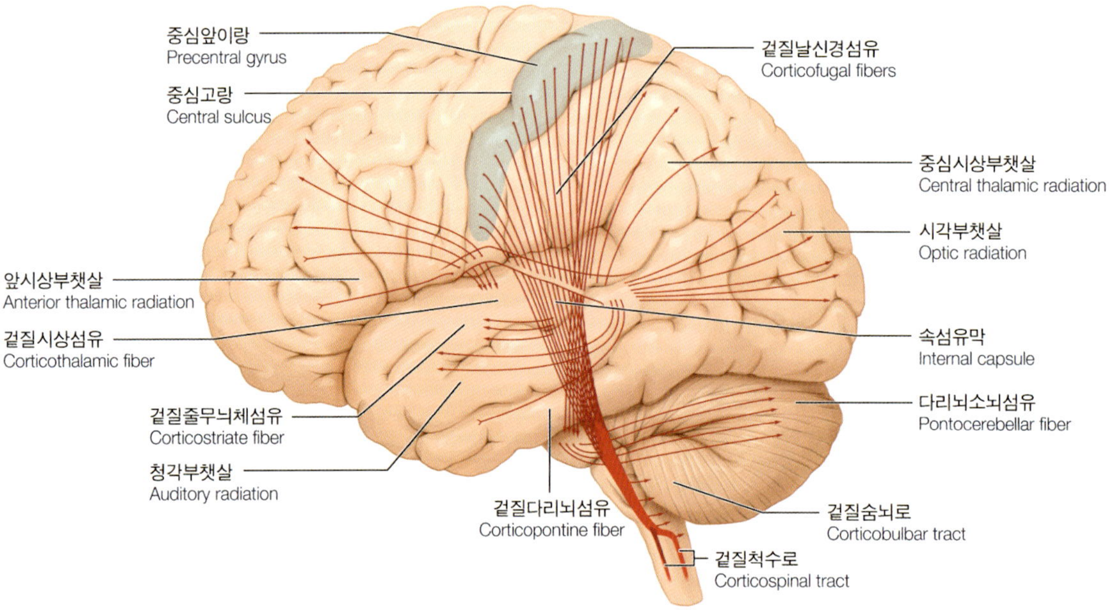

그림 5-20 **대뇌겉질의 투사섬유**

참·고·문·헌

- 김종만 역(2009). Laurie Lundy-Ekman 저. 신경과학(NEUROSCIENCE). 정담미디어.
- 노민희, 용준환, 김계엽, 김동환(2008). 신경해부생리학. 청구문화사.
- Allman JM, Kaas JH: The organiaztion of the second visual area (VII) in the owl monkey: A second order transformation of the visual hemifield. Brain Res 76:247-265, 1974.
- Andersen RA, Asanuma C, Cowan WM: Callosal and prefrontal associational projecting cell populations in area 7A of the macaque monkey: A study using retrogradely transported fluorescent dyes. J Comp Neurol 232:442-455, 1985.
- Andersson FA, Rydenhag B: Cortical nociceptive systems. Philos Trans R Soc Lond Biol 308:347-355, 1985.
- Astruc J: Corticofugal connections of area 8 (frontal eye field) in Macaca mulatta. Brain Res 33:241-256, 1971.
- Avendano C, Price JL, Amaral DG: Evidence for an amygdaloid projection to premotor cortex but not to motor cortex in the monkey. Brain Res 264:111-117, 1983.
- Baleydier C, Manguiere F: Anatomical evidence for medial pulvinar connections with the posterior cingulate cortex, the retrosplenial area and the posterior parahippocampal gyrus in monkeys. J Comp Neurol 232:219-229, 1985.
- Barbas H, Pandya DN: Architecture and frontal cortical connections of the premotor cortex(area 6) in the rhesus monkey. J Comp Neurol 256:211-228, 1987.
- Benjamin RM, Burton H: Projection of taste nerve afferents to anterior opercular-insular cortex in squirrel monkey (Saimiri sciureus) Brain Res 7:221 231, 1968.
- Bondareff W, Mountijoy CQ, Roth M: Loss of neurons of origin of the adrenergic projections to cerebral cortex (nucleus locus ceruleus) in senile dementia. Neurology 32:164-168, 1982.
- Braak H: Architectonics of the Human Telencephalic Cortex. Berlin, Springer-Verlag, 1990.
- Brodmann K: Vergleichende Localisationslehre der Grosshirnrinde in ihren Prinzipien dargestellt auf Grund des Zellenhaues. Verlag von Johann Ambrosius Barth, Leipzig, 1909.
- Bugbee NM, Goldman-Rakic PS: Columnar organization of cortico-cortical projections in squirrel and rhesus monkeys. Similarity of column width in species differing in cortical volumn. J Comp Neurol 220:355-364, 1983.
- Campbell AW: Histological Studies on the Localisation of Cerebral Function. Cambridge Univesrsity Press, London, 1905.
- Carcio CA, Harting KJ: Organization of pulvinar afferents to area 18 in the squirrel monkey: Evidence for stripes. Brain Res 143:155-161, 1978.
- Catsman-Berrevoets CE, Kuypers HGJM: Cells of origin of cortical projections to dorsal column nuclei, spinal cord and bulbar medial reticular formation in the rhesus monkey. Neurosci Lett 3:245-252, 1976.

참·고·문·헌

- Cragg BG: The density of synapses and neurones in the motor and visual areas of the cerebral cortex. J Anat 101:639-654, 1967.
- Cragg BG: Ultrastructural features of human cerebral cortex. J Anat 121:331-362, 1976.
- Crossman AR, Sambrook MA, Jackson A: Experimental hemichoreahemiballismus in the monkey: Studies on the intercerebral site of action in a drug induced dyskinesia. Brain 107:579-596, 1984.
- Cusick CG, Gould HJ, Kaas JH: Interhemispheric connections of visual cortex of owl monkeys (Aotus trivirgatus), marmosets (Callithrix jacchus) and Galagos (Galago crassicaudatus). J Comp Neurol 230: 311-337, 1984.
- DeYoe EA, Van Essen DC: Concurrent processing streams in monkey visual cortex. Trends Neurosci 11:219-226, 1988.
- Douglas RJ, Martin KAC: Neocortex. In Shepherd GM (ed): The Synaptic Organization of the Brain. 3rd ed., Oxford University Press, New York, 1990, pp.389-438.
- Droogleever-Fortuyn J: Anatomical basis of cortico-subcortical relationships. Electroencephalogr Clin Neurophysiol 4:49-162, 1953.
- Foh E, Haug H, Konig M: Quantitative Bestimmung zum feineren Aufbau der Sehrinde der Katze, zugleich ein methodischer Beitrag zur Messung des Neuropils. Microscop Acta 75:148-168, 1973.
- Foote SL, Morrison JH: Extrathalamic modulation of cortical function. Annu Rev Neurosci 10:67-95, 1987.
- Fox PT, Burton H, Raichle ME: Mapping human somato-sensory cortex with positron emission tomography. J Neurosurg 67:34-43, 1987.
- Freund H-J, Hummelsheim H: Lesions of premotor cortex in man. Brain 108:697-733, 1985.
- Friedman DP, Jones EG: Thalamic input to areas 3a and 2 in monkeys. J Neurophysiol 45:59-85, 1981.
- Frith CD, Friston K, Liddle PF, Frackowiak RSJ: Willed action and the prefrontal cortex in man: A study with PET. Proc R Soc Lond (Biol) 244:241-246, 1991.
- Galaburda AM, LeMay M, Kemper TL, Geschwind N: Right-Left asymmetries in the brain. Science 199: 852-856, 1978.
- Galaburda AM, Sanides F, Geschwind N: Human brain. Cytoarchitectonic Left-Right asymmetries in the temporal speech region. Arch Neurol 35:812-817, 1978.
- Garey LJ: Brodmann's 'Localisation in the Cerebral Cortex.' Smith-Gordon, London, 1994.
- Glickstein M, May III JG, Mercier BA: Corticopontine projection in the macaque: The distribution of labelled cortical cells after large injections of horse-radish peroxidase in the pontine nuclei. J Comp Neurol 235:343-360, 1985.
- Godschalk M, Lemon RN, Kuypers HJGM, Ronday HK: Cortical afferents and efferents of monkey postarcuate area: An anatomical and electrophysiological study. Exp Brain Res 56:410-424, 1984.

참·고·문·헌

- Goldman PS, Nauta WJH: An intricately patterned prefronto-caudate projection in the rhesus monkey. J Comp Neurol 171:369-384, 1977.
- Goldman PS, Nauta WJH: Columnar distribution of cortico-cortical fibers in the frontal association, limbic and motor cortex of the developing rhesus monkey. Brain Res 122:393-413, 1977.
- Goldman PS: Contralateral projections to the dorsal thalamus from frontal association cortex in the rhesus monkey. Brain Res 166:166-171, 1979.
- Goldman-Racik PS, Schwartz ML: Interdigitation of contralateral and ipsilateral columnar projections to frontal and ipsilateral columnar projections to frontal association cortex in primates. Science 216:755-757, 1982.
- Goldman-Rakic PS, Selemon LD, Schwartz ML: Dual pathways connecting the dorsolateral prefrontal cortex with the hippocampal formation and parahippocampal cortex in the rhesus monkey. Neuroscience 12:719-743, 1984.
- Goldman-Rakic PS: Modular organization of prefrontal cortex. Trends Neurosci 7:419-424, 1984.
- Hartmann von MK, Akert K, Kunzle H: Projections of the precentral motor cortex and other cortical areas of the frontal lobe to the subthalamic nucleus in the monkey. Exp Brain Res 33:395-403, 1978.
- Hartmann von Monakow K, Akert K, Kunzle H: Projections of precentral and premotor cortex to the red nucleus and other midbrain areas in Macaca fascicularis. Exp Brain Res 34:91-106, 1979.
- Haug H: Remarks on the determination and significance of the gray cell coefficient. J Comp Neurol 104: 473-492, 1956.
- Hubel DH, Wiesel TN, LeVay S: Plasticity of ocular dominance columns in monkey striate cortex. Philos Trans R Soc Land Biol 278:377-409, 1977.
- Hubel DH, Wiesel TN: Anatomical demonstration of columns in the monkey striate cortex. Nature 221: 747-750, 1969.
- Hubel DH, Wiesel TN: Functional architecture of macaque monkey visual cortex. Proc R Soc Lond Biol 198:1-59, 1977.
- Hubel DH, Wiesel TN: Functional architecture of the macaque monkey visual cortex. (Ferrier Lecture) Proc Roy Soc Lond [Biol] 198:1-59, 1977.
- Hubel DH, Wiesel TN: Uniformity of monkey striate cortex: A parallel relationship between field size, scatter and magnification factor. J Comp Neurol 15:295-306, 1974.
- Huerta MF, Krubitzer LA, Kaas JH: Frontal eye field as defined by intracortical microstimulation in squirrel monkeys, owl monkeys and macaque monkeys: I. Subcortical connections. J Comp Neurol 253:415-439, 1986.
- Ito S, Ogawa H: Cytochrome oxidase staining facilitates unequivocal visualization of the primary gustatory area in the fronto-operculo-insular cortex of macaque monkeys. Neurosci Lett 130:61-64, 1991.

참·고·문·헌

- Jacobson S, Trojanowski JQ: Amygdaloid projections to prefrontal granular cortex in rhesus monkey demonstrated with horseradish peroxidase. Brain Res 100: 132-139, 1975.
- Jacobson S, Trojanowski JQ: Prefrontal granular cortex of the rhesus monkey. I. Intrahemispheric cortical afferents. Brain Res 132:209-233, 1977.
- Jacobson S, Trojanowski JQ: Prefrontal granular cortex of the rhesus monkey. II. Interhemispheric cortical afferents. Brain Res 32:235-246, 1977.
- Jane JA, Yashon D, DeMeyer W, Bucy P: The contribution of the precentral gyrus to the pyramidal tract of man. J Neurosurg 26:224-248, 1967.
- Jenny AB: Commissural projections of the cortical hand motor area in monkey. J Comp Neurol 188:137-146, 1979.
- Johnston MV, McKinney M, Coyle JT: Evidence for a cholinergic projection to neocortex from neurons in basal forebrain. Proc Natl Acad Sci USA 76:5392-5396, 1979.
- Jones EG, Coulter JD, Burton H, Porter R: Cells of origin and terminal distribution of corticostriatal fibers arising in the sensory-motor cortex of monkeys. J Comp Neurol 173:53-80, 1977.
- Jones EG, Coulter JD, Wise SP: Commissural columns in the sensory motor cortex of monkeys. J Comp Neurol 188:113-136, 1979.
- Jones EG: Neurotransmitters in the cerebral cortex. J Neurosurg 65:135-153, 1986.
- Kurata K: Somatotopy in the human supplementary motor area. Trends Neurosci 15:159-160, 1992.
- Lemon R: The output map of the primate motor cortex. Trends Neurosci 11:501-506, 1988.
- Liegeois-Chauvel C, Musolino A, Chauvel P: Localization of the primary auditory area in man. Brain 114: 139-153, 1991.
- Matthews PBC: The human stretch reflex and the motor cortex. Trends Neurosci 14:87-91, 1991.
- Mesulam MM, Geula C: Nucleus basalis (Ch 4) and cortical cholinegic innervation in the human brain: Observations based on the distribution of acetylcholinesterase and choline acetyltransferase. J Comp Neurol 275:216-240, 1988.
- Narici L, and 7 others: Neuromagnetic somatosensory homunculus: A non-invasive approach in humans. Neurosci Lett 121:51-54, 1991.
- Ong WY, Garey LJ: Neuronal architecture of the human temporal cortex. Anat Embryol 181:351-364, 1990.
- Pakkenberg H: The number of nerve cells in the cerebral cortex of man. J Comp Neurol 128:17-20, 1966.
- Parnavelas JG, Papadopoulos GC: The monoaminergic innervation of the cerebral cortex is not diffuse and nonspecific. Trends Neurosci 12:315-319, 1989.
- Penfield W, Rassmusen T: The Cerebral Cortex of Man, McMillan, New York, 1950.

참·고·문·헌

- Roland P: Cortical representaion of pain. Trends Neurosci 15:3-5, 1992.
- Shariff GA: Cell counts in the primate cerebral cortex. J Comp Neurol 98:381-400, 1953.
- Sholl DA: The Organization of the Cerebral Cortex. Methuen, London, 1956.
- Tredici G, Barajon I, Pizzini G, Sanguineti I: The organizaion of corticopontine fibres in man. Acta Anat 137:320-323, 1990.
- Tredici G, Pizzini G, Bogliun G, Tagliabue M: The site of motor corticospinal fibers in man. A computerized tomographic study of restricted lesions. J Anat 134:199-208, 1982.
- Van Essen DC, Anderson CH, Felleman DJ: Information processing in the primate visual system: An integrated system perspective. Science 255:419-423, 1992.
- Von Economo C, Koskinas GN: Die Cytoarchitektonik der Hirnrinde, Springer, Berlin, 1925.
- Von Economo C: The Cytoarchitectonic of the Human Cerebral Cortex, Oxford University Press, London, 1929.
- Walker A, James B: Elementary cerebral cartography. Chiltern Med Soc Gaz, Jan 42-49, 1977.
- Whitsel BL, Rustioni A, Dreyer DA, Loe PL, Allen EE, Metz CB: Thalamic projections to S-I in macaque monkey. J Comp Neurol 178:385-510, 1978.
- Wiesel TN, Hubel DH, Lam D: Autoradiographic demonstration of ocular-dominance columns in the monkey striate cortex by means of transneuronal transport. Brain Res 79:273-279, 1974.
- Wiesendanger R, Wiesendanger M, Ruegg DG: An anatomical investigation of the corticopontine projection in the primate (Macaca fascicularis and Saimiri sciureus). II. The projection from frontal and parietal association areas. Neuroscience 4:747-765, 1979.
- Wong-Riley MTT: Demonstration of geniculocortical and callosal projection neurons in the squirrel monkey by means of retrograde axonal transport of horseradish peroxidase. Brain Res 79:267-272, 1974.
- Yarita H, Iino M, Tanabe T, Kogure S, Takagi SF: A transthalamic olfactory pathway to orbitofrontal cortex in the monkey. J Neurophysiol 43:69-85, 1980.
- Yeterian EH, Pandya DP: Corticothalamic connections of the posterior parietal cortex in the rhesus monkey. J Comp Neurol 237:408-427, 1985.
- Yeterian EH, Van Hoesen GW: Cortico-striate projections in the rhesus monkey: The organization of certain cortico-caudate connections. Brain Res 139:43-63, 1978.

NEUROSCIENCE

06

CHAPTER

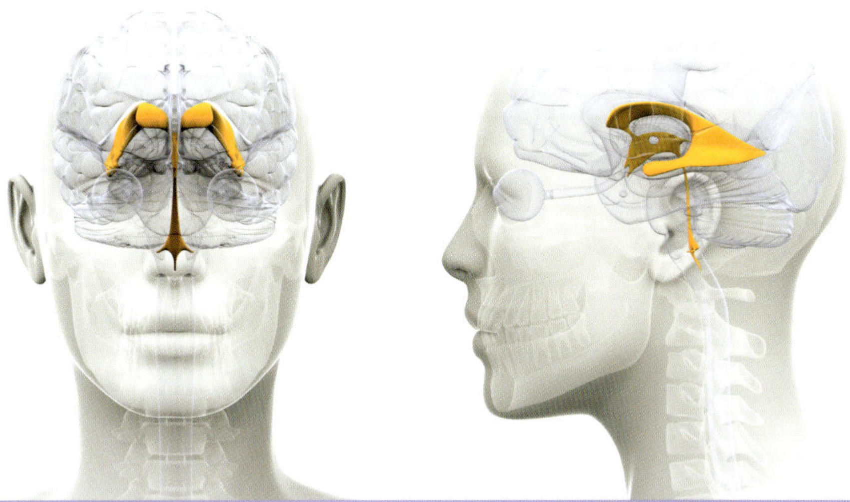

바닥핵

NEUROSCIENCE

6
CHAPTER

바닥핵

바닥핵(basal nuclei)은 대뇌 반구 속에 존재 하는 수많은 신경핵 덩어리들을 일컫는다. 바닥핵은 정상적인 수의 운동에 중요한 역할을 하며 네 개의 핵으로 구성되어있다. 네 개의 핵으로는 줄무늬체(striatum), 창백핵(globus pallidus), 흑색질(substantial nigra) 그리고 시상밑핵(subthalamic nucleus)으로 구성되며 전통적으로 바닥핵은 줄무늬체(corpus striatum)와 편도체(amygdaloid body)를 포함한다(그림 6-1).

렌즈핵은 양쪽으로 볼록한 렌즈 모양이며 안쪽은 창백핵으로, 바깥쪽은 조가비핵으로 나누어진다. 꼬리핵 조가비핵의 앞쪽과 만나는 부분을 앞쪽 줄무늬체라고 부르며 기댐핵은 배쪽 배줄무늬체의 일부이다(그림 6-5, 표 6-1).

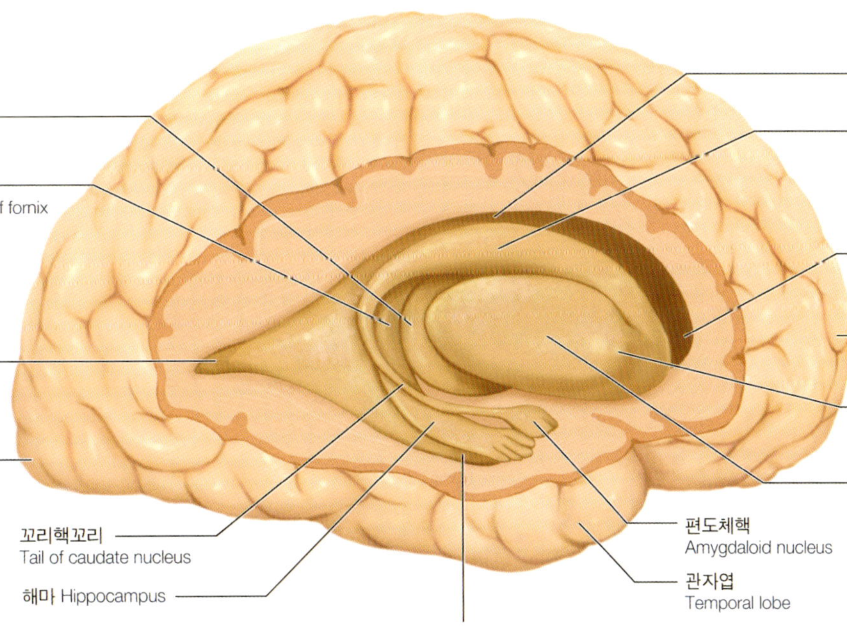

그림 6-1 바닥핵의 일반적 구조

표 6-1 바닥핵에 속하는 구조

줄무늬체	• 줄무늬체	
	– 꼬리핵	
	– 조가비핵	
	– 배쪽줄무늬체	기댐핵
	• 창백	
	– 창백핵	안쪽부분, 바깥부분
	– 배쪽창백	무명질의 일부
흑색질	• 그물부	
	• 치밀부	배쪽뒤판부분, 뒤적색핵부분

꼬리핵과 조가비핵은 세포 형태와 연결이 거의 같기 때문에 이 구조를 합쳐 줄무늬체(striatum)라고 부르며 계통발생학적으로 나중에 나타난 구조이기 때문에 새줄무늬체(neostriatum)라고 한다. 창백핵은 렌즈핵에 속하지만 그 구조가 조가비핵과 다르며 계통발생학적으로 줄무늬체보다 오래된 구조이므로 옛줄무늬체(paleostriatum)라고 부른다. 편도체는 계통발생학적으로 줄무늬체보다 더 오래된 구조이므로 원시 줄무늬체(archistriatum)라고 부른다.

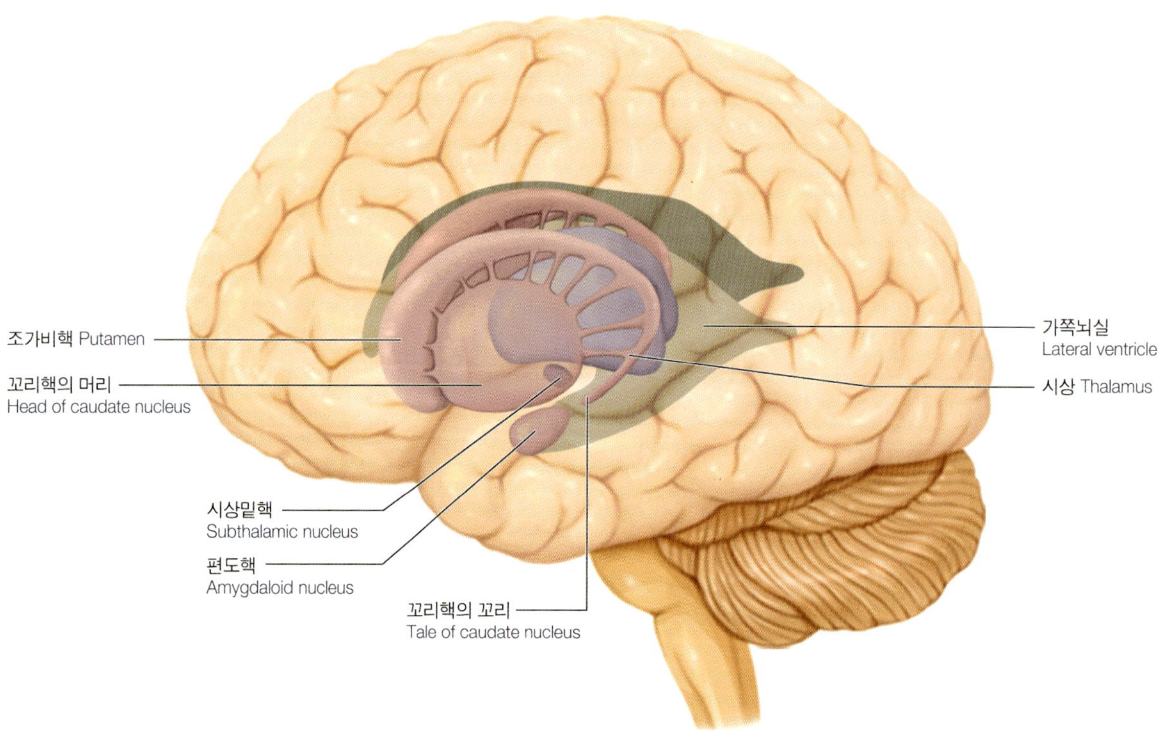

그림 6-2 바닥핵 가쪽면

흑색질은 중간뇌의 대뇌섬유다리(crus cerebri)와 뒤판(tegmentum)사이에 존재하는 핵덩어리이며, 뒤판쪽에 위치한 치밀부(pars compacta)와 대뇌 다리쪽에 위치한 그물부(pars reticulata)로 나눠진다. 치밀부의 신경세포는 밀집되어 있으며, 세포질 내에 멜라닌(melanin)과립과 신경전달물질인 도파민(dopamine)을 함유하고 있다. 그물부는 시상을 비롯한 여러 부위로 날신경섬유를 보내는 출력부이다.

시상밑핵(subthalamic nucleus)은 시상밑부(subthalamus)의 배쪽과 시상의 바깥쪽에 있는 볼록렌즈모양의 핵으로 시상의 배쪽 꼬리쪽, 속섬유막의 안쪽, 흑색질의 앞가쪽에 위치하고 있다.

편도체는 겉질아래의 회색질(subcortical gray matter)이며 관자엽 겉질 안쪽에 위치하고 있다. C자 모양의 꼬리핵과 이어져 있지만 둘레계통(limbic system)의 일부로 포함한다(그림 6-2).

1 바닥핵의 구조

꼬리핵은 긴 꼬리 모양으로 점차 줄어들면서 끝나는 형태의 핵으로, 가쪽 뇌실(lateral ventricle)을 따라 위치하고 있다. 구조는 앞 아래쪽에 있는 큰 부분을 머리(head), 가운데 부분을 몸통(body), 아래쪽을 꼬리(tail)라고 한다. 머리는 다른 부분에 비해 크고 가쪽 뇌실의 앞뿔(anterior horn)의 바닥부와 가쪽 벽을 형성한다. 중간 부분인 몸통은 시상의 가쪽에 있으며 분계섬유줄(stria terminalis)에 의해 시상과 구분된다. 꼬리는 가쪽 뇌실 바닥부 가쪽에 위치하다가 관자뿔(temporal horn)을 따라 꼬리핵의 아래쪽으로 돌아가며, 꼬리의 끝부분에 편도체가 위치한다.

렌즈핵은 바깥쪽의 조가비핵(putamen)과 안쪽의 창백핵(globus pallidus)이 합쳐서 양면이 볼록렌즈 모양으로 된 것이다. 그 안쪽에는 속섬유막을 사이에 두고 시상과 떨어져 있으며, 바깥면은 바깥섬유막으로서 담장(claustrum)과 떨어져 있다.

조가비핵은 치밀하게 배열된 많은 수의 작은 신경세포를 함유하고 있다. 가쪽에는 더 많은 신경섬유다발인 바깥섬유막(external capsule)과 맨바깥섬유막(extreme capsule)이 있는데, 이 두 섬유막사이에 담장이 위치하며 회색질 덩어리로 이루어져 있다. 맨바깥섬유막의 가쪽에는 대뇌섬(insula)이 겉질에 위치한다. 대뇌섬은 세부적으로는 대뇌반구의 가쪽 틈새 깊숙한 부분에 위치한다.

창백핵은 말이집 섬유가 가로질러 주행하고 있어 창백하게 보이기 때문에 그렇게 불리운다. 엉성하게 배열된 큰 세포들은 속섬유판(internal medullary lamina)에 의해 안쪽부분(internal segment)과 가쪽 부분(external segment)으로 나누어지며, 안쪽핵은 덧섬유판(accessory medullary lamina)에 의해 갈라져 세 개의 분절로 세분화 되어있지만 기능적으로는 하나로 볼 수 있다. 조가비핵과 창백핵은 피라미드

바깥길(extrapyramidal tracts)에서 중요한 위치를 차지하고 있는데, 렌즈핵은 우리가 의식하지 않고 행하는 여러 가지 운동 즉 생각과 관계없는 운동을 지배한다.

편도체는 대뇌섬(insula)의 안쪽에 있는 아몬드 모양의 겉질 밑 회색질(subcortical gray matter)로 가쪽뇌실 아래뿔(temporal horn) 앞쪽, 해마(hippocampus)의 앞 위쪽에 위치한다. 편도체의 위쪽에는 렌즈핵이 있고, 뒤쪽은 꼬리핵 꼬리와 이어지며 분계섬유줄(stria terminalis)라는 섬유다발이 나와 꼬리핵과 사이뇌의 경계를 따라 주행하다 시상하부까지 이어진다. 편도체는 후각 반사 운동의 중계핵이며, 양쪽 대뇌겉질과 연결되어있고 후각뇌의 부분을 이루기 때문에 정서적 행동에 영향을 준다. 또한, 둘레엽의 일부이면서, 바닥핵의 일부로 분류된다.

담장은 주로 방추세포로 이루어져 있고 뇌바깥섬유막의 가쪽에 있는 회색질의 얇은 층이다. 조가비핵 가쪽의 바깥섬유막(external capsule)과 대뇌섬(insula) 안쪽의 맨바깥섬유막(extreme capsue) 사이에 위치한다. 조가비핵과는 뇌겉질의 연합섬유다발과 일부 투사섬유로 된 바깥섬유막(외포)으로 분리되고, 섬겉질과는 대뇌겉질의 바일라르제(Baillarger)선으로 볼 수 있는 바깥섬유막으로 분리되는데 그 기능은 분명치 않다(그림 6-3, 그림 6-4, 그림 6-5).

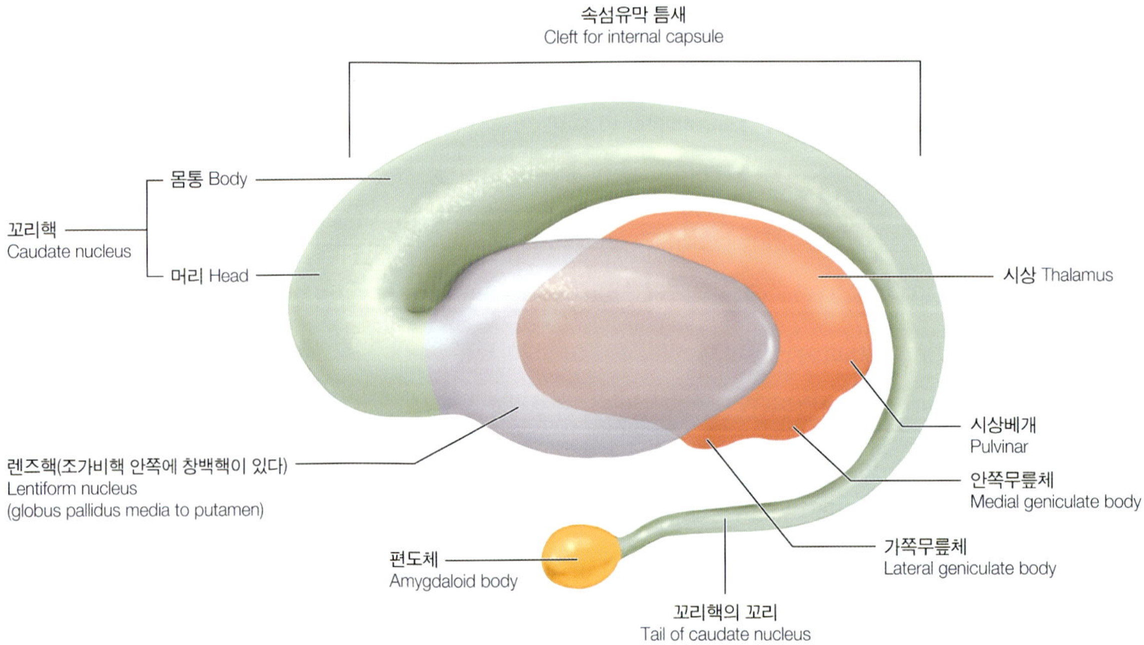

그림 6-3 바닥핵의 모양

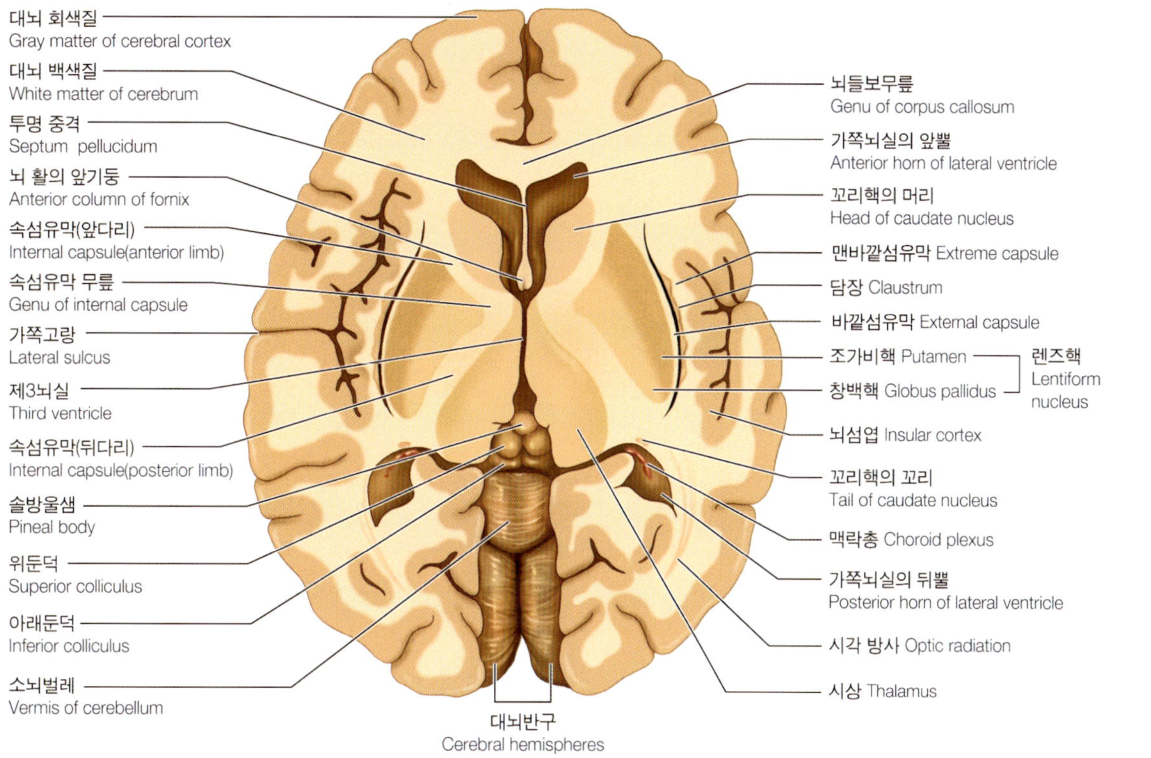

그림 6-4 바닥핵의 구조

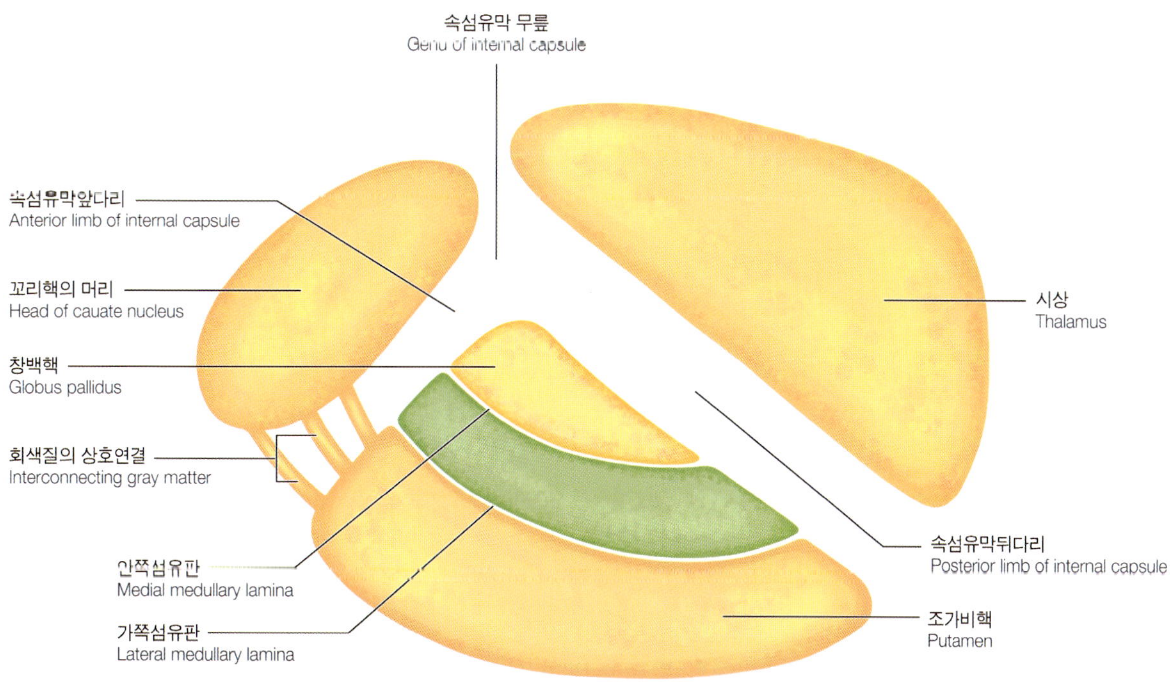

그림 6-5 바닥핵의 속섬유막과 섬유판과의 관계

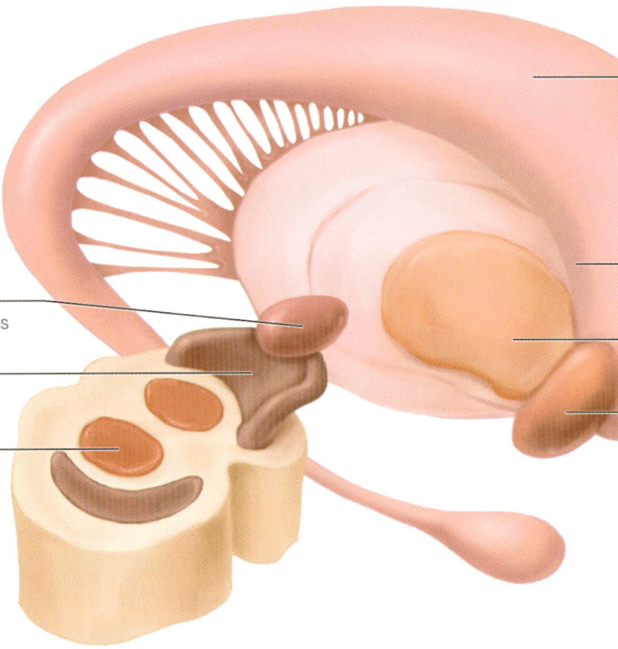

그림 6-6 바닥핵의 꼬리핵, 조가비핵 및 창백핵에 대한 3차원적 모습

2 바닥핵의 기능

1) 들신경로(afferent pathway)

기능적으로 바닥핵은 들신경섬유와 날신경섬유로 나눌 수 있으며, 들신경섬유를 받는 구조는 줄무늬체이다. 줄무늬체는 대뇌겉질, 시상의 시상판속핵(intralaminar thalamic nucleus), 시상의 중심정중핵과 다발옆핵의 복합체(centromedian-parafascicular nucleus), 흑색질 치밀부, 편도체, 뇌줄기의 솔기핵 등의 여러 구조에서 들신경섬유들을 받는다. 이러한 들신경섬유들은 도파민, 세로토닌, 글루탐산 등 여러 가지 신경전달물질을 함유하고 있는 것이 특징이다. 이마엽의 운동겉질(frontal motor area)에서 오는 섬유들은 꼬리핵 머리와 조가비핵으로, 뒤통수엽의 시각겉질(visual cortex)에서 오는 섬유들은 꼬리핵으로, 감각운동겉질(sensorimotor cortex)에서 오는 섬유들은 조가비핵으로 부위별 대응배열을 이룬다.

겉질줄무늬체섬유들(corticostriate fibers)은 대부분 속섬유막을 통과하고, 일부는 바깥섬유막(external capsule)을 지난다. 대뇌겉질로부터 입력을 받는 시상의 중심정중핵(centromedial nucleus, CM nucleus)으로부터 들신경섬유들을 받는데 흥분성 입력을 하는 것으로 알려져 있다.

2) 날신경로(efferent pathway)

줄무늬체에서 받아들여진 정보가 내부 회로를 통해 처리된 후, 바닥핵의 출력부인 창백핵과 흑색질의 그물부로 보내진다. 줄무늬체창백핵섬유다발(striopallidal fiber bundle)과 시상밑창백섬유다발(subthalamopallidal fiber bundle)은 부위별 대응 배열을 하고 있으며, 창백의 안쪽부분과 가쪽부분에서 정지한다.

창백에서 나가는 대부분의 날신경섬유들은 속섬유막을 지나 렌즈핵 고리 및 다발(ansa lenticularis & lenticular fascicle)이 합쳐서 형성된 시상다발(thalamic fasciculus)을 통해서 시상의 앞배쪽핵(ventral anterior nucleus, VA nucleus)과 가쪽배핵(ventral lateral nucleus, VL nucleus)에서 정지한다. 그리고 피라미드길(pyramidal tract)을 통해 아래운동신경세포(lower motor neuron)에 영향을 주며 다시 시상핵에서 이마엽으로 섬유를 보내게 되는 되먹임회로(feedback circuit)를 형성하게 된다. 흑색질의 그물부는 대부분 줄무늬체로부터 들신경섬유들을 받아서 시상의 앞배쪽핵과 가쪽배핵의 가쪽부분으로 날신경섬유들을 보낸다. 그리고 창백핵과 흑색질은 위둔덕(superior colliculus)과 뇌줄기의 그물체로도 날신경섬유들을 보낸다. 바닥핵의 모든 출력은 뇌의 다른 부분으로 가기 전에 창백핵과 흑색질에서 정보가 처리된다(그림 6-7).

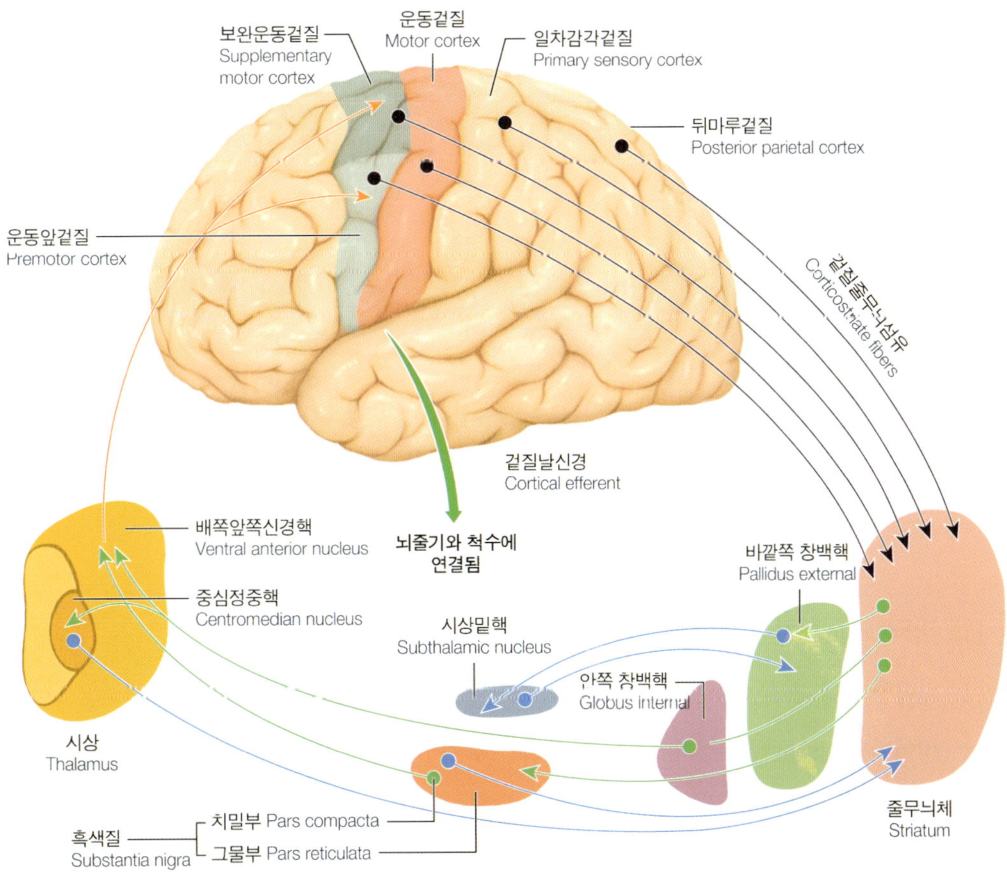

그림 6-7 바닥핵의 신경회로

3) 운동계로 가는 경로

바닥핵은 모든 대뇌겉질과 신경학적 연결을 이루며 대뇌겉질로부터 정보를 받아서 바닥핵 내부회로를 거치면서 정보를 처리한 후 시상을 거쳐 다시 대뇌겉질로 보내며, 위운동신경세포들의 활동을 조절함으로써 움직임을 조절하는데 관여한다. 또한, 움직임을 촉진하고, 일부 핵은 움직임을 억제하는데 관여한다. 줄무늬체에서 시작하여 출력부인 창백핵과 흑색질의 그물부를 거쳐 시상으로 이어지며 대뇌겉질에서 끝나는 회로를 직접경로(direct pathway)라고 하며 위운동신경세포들의 활동을 활성화시킴으로써 움직임을 증가시킨다. 시상밑핵(subthalamic nucleus)을 거쳐서 처리되는 회로를 간접경로(indirect pathway)라고 하며 위운동신경세포들의 활동을 억제시킴으로써 움직임을 감소시킨다. 직접경로는 움직임을 증가시키는 가속페달과 같은 역할을 하고 간접경로는 움직임을 감소시키는 브레이크와 같은 역할을 한다. 바닥핵은 촉진과 억제의 두 경로를 통해 원하는 수의적 움직임을 수행할 수 있도록 한다(그림 6-8).

도파민 경로(dopaminergic pathway)는 흑색질의 치밀 부분에 의해 처리되며 직접경로는 촉진시키고 간접경로는 억제하는 기능을 한다. 그러므로 위운동신경세포들의 활동을 촉진시킴으로써 움직임을 증가시킨다.

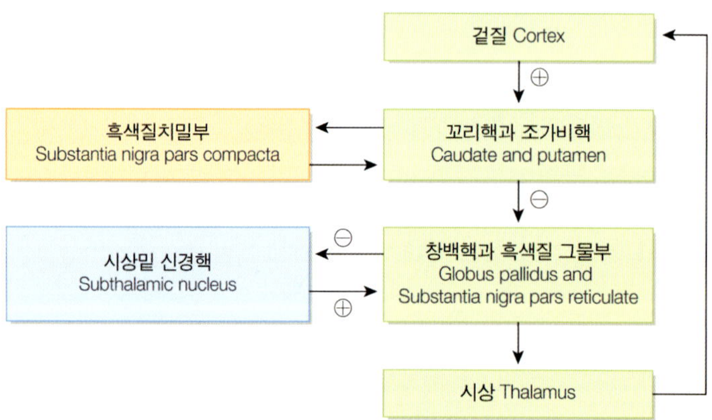

그림 6-8 바닥핵의 기본적인 신경회로

(1) 바닥핵의 직접경로(direct pathway)

바닥핵의 주회로는 줄무늬체에서 시작하여 출력부인 창백핵과 흑색질의 그물부를 거쳐 시상으로 이어지며 대뇌겉질에서 끝나는 회로라고 생각되지만, 줄무늬체－창백핵－흑색질 치밀부－줄무늬체를 연결하는 회로와 창백핵－시상밑핵－출력부(창백과 흑색질 그물부)를 잇는 회로 역시 주요한 부회로이다. 이외에 줄무늬체－창백핵－시상－줄무늬체를 잇는 회로와 줄무늬체－창백핵-가쪽고삐핵(lateral habenular nucleus, LHN)-솔기핵-줄무늬체를 잇는 회로, 줄무늬체에서 창백을 거치지 않고 직접 흑색질 치밀부를 거쳐 줄무늬체로 돌아오는 회로가 있다. 이러한 회로 내의 신경세포는 다양한 신경전달물질을 함유하고 있다.

줄무늬체에서 시작하여 출력부인 창백핵과 흑색질의 그물부를 거쳐 시상으로 이어지며 대뇌겉질에서 끝나는 회로는 대뇌겉질에서 형성된 수의운동 계획이 바닥핵에서 통합되고 재계획되어 대뇌겉질로 되먹임시킴으로써 운동조절에 관여한다. 이를 다시 두개의 회로로 나눌 수 있는데 하나는 줄무늬체에서 시작하여 창백핵을 거쳐 시상에서 운동겉질로 이어지며 줄무늬체로 정지하는 회로이며, 또 하나는 줄무늬체에서 시작하여 흑색질의 그물부를 거쳐 시상으로 이어지며 운동겉질로 정지하는 회로이다(그림 6-8).

창백핵에서 나가는 창백시상섬유들(pallidothalamic fibers)은 시상의 앞배쪽핵(VA nucleus)과 가쪽배쪽핵(VL nucleus)의 안쪽부분 및 중심정중핵(CM nucleus)에서 정지하며 조가비핵을 통해 운동앞영역이나 운동감각영역에서 입력을 받아, 출력은 보완운동영역으로 나간다.

이를 주회로(main loop) 또는 운동회로(motor loop)라고 한다. 이 운동 회로를 통해 바닥핵의 일차적인 기능인 운동 활동의 복잡한 패턴들을 조절하며, 숙련된 움직임들을 수행하는 경우에는 바닥핵의 운동 회로를 통하여 발생된다(그림 6-9, 그림 6-10).

흑색질 그물부에서 나가는 섬유들은 시상의 앞배쪽핵과 가쪽배쪽핵의 가쪽 부분 및 등쪽 안쪽핵(medial dorsal nucleus, MD nucleus)에서 정지하며 앞이마엽 연합겉질(prefrontal association cortex)에서 꼬리핵(caudate nucleus)을 거쳐 입력을 받아, 출력은 앞이마엽 연합겉질로 나가게 된다. 이 회로는 앞이마엽 연합회로(prefrontal association loop) 또는 복합회로(complex loop)라고 하며 운동활동의 인지적인 조절이 이루어진다.

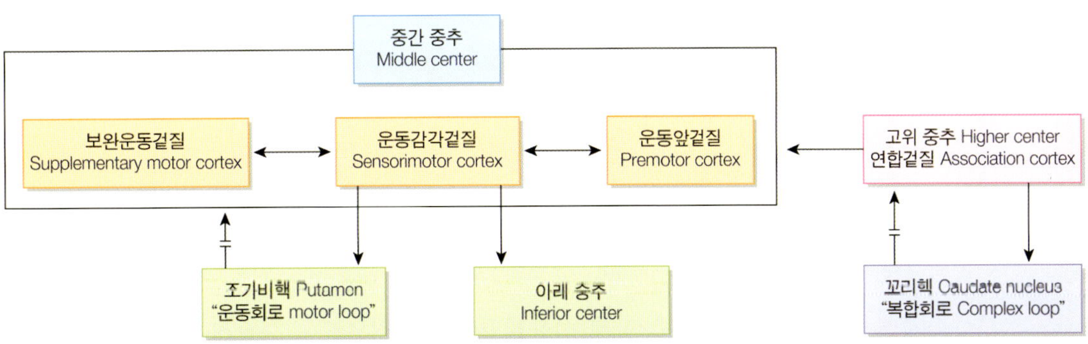

그림 6-9 바닥핵의 운동회로와 복합회로

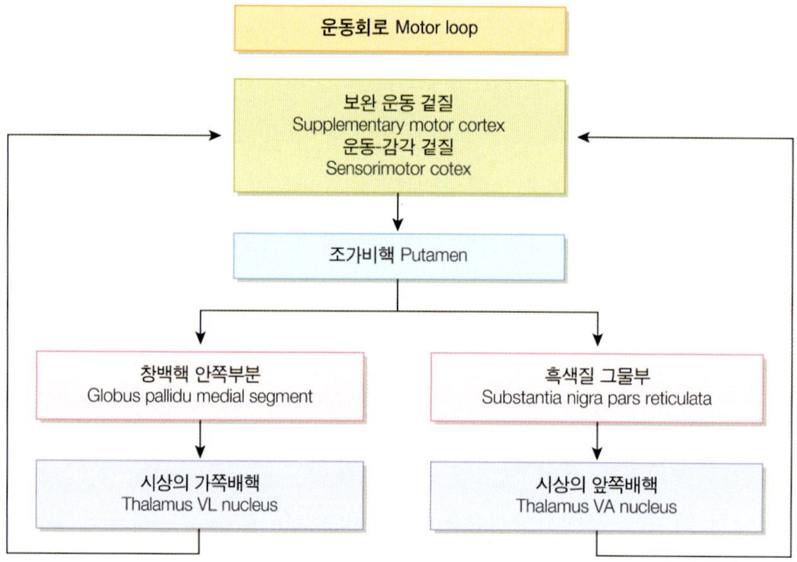

그림 6-10 바닥핵의 운동회로 motor loop

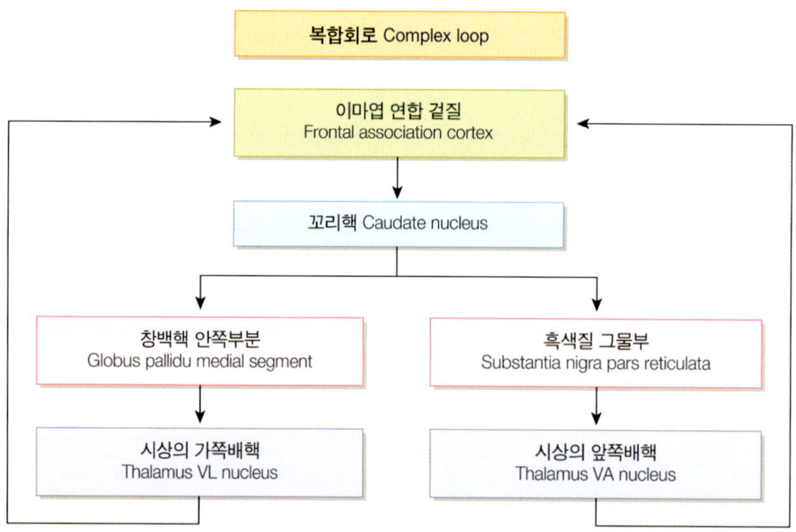

그림 6-11 바닥핵의 복합회로 complex loop

인지(cognition)는 뇌의 사고 과정들을 말하며, 뇌로 가는 감각정보와 이미 기억에 저장된 정보들의 사용에 의해 이루어진다. 운동 활동의 인지적 조절은 움직임의 패턴들이 복잡한 목표를 성취하기 위해 어떠한 순서로 함께 사용될지를 의식적으로 결정하게 된다(그림 6-11).

바닥핵은 이와 같은 복잡한 회로들을 통하여 여러 가지 운동의 순서를 일정한 비율로 섞어 합친 일종의 운동프로그램을 작성하거나, 또는 작성된 운동프로그램 중에서 적절한 프로그램을 선택하는데 작용한다고 추측된다. 주요한 부회로는 줄무늬체에서 시작하여 흑색질의 치밀부를 거쳐 줄무늬체로 정지, 창백핵에서 시작하여 시상밑핵을 거쳐 창백핵으로 정지하는 회로가 있다. 이들 바닥핵 내의 여러 핵군은 상호 신경회로를 형성하여 이와 같은 과정 중의 줄무늬체의 기능을 수정시켜주는 역할을 한다.

(2) 바닥핵의 간접경로(indirect pathway)

시상밑핵은 주로 창백핵에서 창백시상밑핵섬유(pallidosubthalamic fiber)를 받는다. 입력부인 줄무늬체로 투사섬유를 보내지 않고 출력부인 창백으로 투사섬유를 보내는 구조는 시상밑핵이 유일하며 일차운동영역, 앞운동영역(premotor area) 및 앞이마엽겉질(prefrontal cortex)을 포함한다. 그리고 시상밑핵은 바닥핵 출력부 중에서 창백핵에서만 들신경섬유를 받지만, 날신경 섬유는 창백핵, 흑색질 그물부(SNr) 등 바닥핵 출력부 전체에 투사섬유를 보낸다. 이 중에서 흑색질로 이어지는 섬유다발을 시상밑흑색질섬유(subthalamonigral fiber)라고 한다. 시상밑핵의 날신경 섬유는 신경전달물질로 흥분성인 글루탐산(glutamate)을 함유하고 있는 것으로 알려져 있다.

3 바닥핵의 손상에 따른 운동장애

바닥핵이 손상을 받으면 자신의 의도와 관계없이 일어나는 불수의운동(Involuntary movement), 근육강직(muscle rigidity)을 포함한 근육긴장이상이 나타난다.

불수의운동은 떨림(tremor), 무정위운동증(athetosis), 무도병(chorea), 도리깨질증(ballism) 및 비정상적으로 운동이 감소하거나 느려지는 운동감소증(hypokinesia), 운동불능증(akinesia), 운동느림증(bradykinesia)이 이에 속하며 근육 강직은 과긴장증(hypertonia)과 저긴장증(hypotonia) 등이 나타난다.

1) 떨림(tremor)

떨림은 진폭과 주기가 비교적 일정한 반복적인 운동이다. 떨림은 수의적 운동을 하고 있지 않을 때 일어나며, 수의적 운동이 시작되는 경우에 사라지는 휴식시 떨림(resting tremor)이다. 휴식시 떨림의 원인은 시상에서 기원되는 시상겉질신경세포(thalamocortical)의 주기적인 활성 때문이라고 알려지고 있다.

2) 느린비틀림운동(athetosis)

주로 신체의 먼쪽 부위인 손가락, 발등에서 나타나며 불규칙적으로 비꼬면서 비트는 운동을 반복하는 운동장애로 나타난다. 줄무늬체와 대뇌겉질에 원인이 있으나 창백핵이나 시상의 병변으로 인해 유발되는 경우도 있다.

3) 무도병(chorea)

꼬리핵과 조가비핵이 위축되어 주로 나타나며 운동성 기능장애로 불수의적 운동이 마치 목적이 있는 운동처럼 활기 있고 우아한 연속동작으로 나타난다. 이러한 무도병은 주로 줄무늬체에 존재하는 GABA함유 신경세포의 파괴시 야기되는 헌팅톤병(Huntington's)의 주증상이 된다.

4) 도리깨질증(ballism)

사지를 격하게 휘두르는 불수의적 운동으로 몸쪽 근육의 운동으로 나타나는데, 주로 시상밑핵 또는 시상밑핵과 연결된 주요섬유다발이 손상된 경우에 발생하며 손상 반대쪽에만 나타나는 반도리깨질증(hemiballism)으로도 나타날 수 있다.

5) 근강직(muscle rigidity)

근강직은 근육이 이완되지 않고 계속적으로 근육이 수축하고 있는 상태로 일종의 과긴장증(hypertonia)이다. 이를 톱니바퀴현상이라 하며, 근육 강직이 있는 관절을 억지로 움직이려고 하면 마치 톱니바퀴가 돌아가는 것 같이 단계적으로 움직이는 것처럼 보여 이렇게 불린다. 원인은 잘 알려지지 않았는데, 창백의 안쪽부분과 시상의 가쪽 배쪽핵을 파괴하면 호전되는 경향이 있었으며, 척수로 들어가는 입력을 제거하거나 앞뿔 세포의 γ-운동신경세포 활성을 억제하면 감소하는 경우도 보고되었다.

6) 헌팅톤병(Huntington's disease)

유전적인 질환이며 증상의 발현이 늦다. 무도병(chorea)이 주증상으로 나타나며 주로 줄무늬체에 있는 GABA 함유신경세포의 파괴가 원인으로 알려져 있다.

7) 파킨슨 증후군(parkinson's disease)

파킨슨 증후군은 떨림마비(paralysis agitans)라고도 하며 운동불능증, 근육 경직 및 휴식시 떨림 등의 주요 증상을 보인다. 운동불능증은 가동성이 점차 감소하고 모든 모방운동과 표현운동이 사라지는 특징을 보이며 근육 경직은 수동 운동에 대해 계속적인 저항을 보이며 근육이 잘 이완 되지 않는게 특징이다.

운동을 시켰을 때 가끔씩 대항근의 긴장이 감소하는 것을 볼 수 있다. 휴식시 떨림은 초당 5~7회의 빈도로 율동적으로 일어나며 작용근과 대항근의 교대작용으로 나타나는데, 이 떨림은 소뇌 병변시에 나타나는 의도성 떨림(intention tremor)과는 다르게 의도적인 운동시에는 나타나지 않는다. 또한 알약을 굴리는 듯한(pill-rolling) 동작을 하며 움직임을 시작하는 것이 매우 어렵다. 보폭이 짧고 빠르게 다리운동을 보이다가 걸을 수 있으며 일단 걷기 시작하면 멈추기가 어려운 파킨슨보행(parkinson's gait)을 하는게 특징적이다. 그리고 표정감소증(hypomimia)이나 표정상실증(amimia) 등과 같이 얼굴에 가면을 쓴 것처럼 나타난다.

참·고·문·헌

- 김종만(2009). 물리치료사와 작업치료사를 위한 신경해부생리학. 정담미디어.
- 노민희 외(2005). 신경해부생리학. 청구문화사.
- 이한기, 김명훈 외(2005). 신경해부생리학. 현문사.
- Albin RL, Young AB, Penney JB: The functional anatomy of basal ganglia disorders. Trends Neurosci 12:366-375, 1989.
- Beach TG, McGeer EG: The distribution of substance P in the primate basal ganglia: An immunohistochemical study of baboon and human brain. Neuroscience 13:29-52, 1984.
- Beckstead RM, Frankfurter A: The distribution and some morphological features of substantia nigra neurons that project to the thalamus, superior colliculus and pedunculopontine nucleus in the monkey. Neuroscience 7:2377-2388, 1982.
- Braak H, Braak E: Neuronal types in the striatum of man. Cell Tissue Res 227:319-342, 1982.
- Brotchie P, Iansek R, Horene MK: Motor function of the monkey globus pallidus. II. Cognitive aspects of movement and phasic neuronal activity. Brain 114: 1685-1702, 1991.
- Butcher LL, Semba K: Reassesing the cholinergic basal forebrain. Trends Neurosci 12:483-485, 1989.
- Carpenter MB: Anatomy of the corpus striatum and brain stem integrating systems. In Brooks, V. (ed), Handbook of Physiology. Section 1, Vol. II Motor Control. American Physiological Society, Washington D.C., 1981, pp.947-995.
- Carpenter MB: Core Textbook of Neuroanatomy. 4th ed., Williams & Wilkins, Baltimore, 1991.
- DeLong MR, Alexander GE: Organizations of basal ganglia. In Asbury AK, McKhann GM, McDonald WI (eds), Diseases of the Nervous System. Clinical Neurobiology. Saunders, Philadelphia, pp379-393, 1986.
- Flaherty AW, Graybiel AM: Input-output organization of the sensorimotor striatum in the squirrel monkey. J Neurosci 14:599-610, 1994.
- Flaherty AW, Graybiel AM: Output architecture of the primate putamen. J Neurosci 13:3222-3237, 1993.
- Garcia RE: The basal ganglia and the locomotor regions. Brain Res 11:46-63, 1986.
- Gerfen CR: The neostriatal mosaic: Compartmentalization of corticostriatal input and striatoningral output system. Nature 311:461-464, 1984.
- Gimenez-Amaya JM, Graybiel AM: Modular organization of projection neurons in the matrix compartment of the primate striatum. J Neurosci 11:779-791, 1991.
- Goldberg G: Supplementary motor area structure and function: Reviews and hypotheses. Behav Brain Sci 8: 567-616, 1985.
- Graveland GA, Williams RS, DiFiglia M: A Golgi study in the human neostriatum: Neurons and afferent fibers. J Comp Neurol 234:317-333, 1985.

참·고·문·헌

- Graybiel AM, Ragsdale CW: Biochemical anatomy of the striatum. In Emson PC (ed) Chemical neuroanatomy. Raven Press, New York, pp.427-504, 1983.
- Graybiel AM: Basal ganglia-Input, neural activity, and related to cortex. Current Opinion Neurobiol 1:644-651, 1991.
- Graybiel AM: Neurotransmitters and neuromodulators in the basal ganglia. Trends Neurosci. 13:244-253, 1990.
- Groves PM: A theory of the functional organization of the neostriatum and the neostriatal control of voluntary movement. Brain Res Rev 5:109-132, 1983.
- Haber SN, Watson SJ: The comparative distribution of enkephalin, dynorphin and substance P in the human globus pallidus and basal forebrain. Neuroscience 14:1011-1024, 1985.
- Hammond C, Feger J, Bioulac B, Souteyrand JP: Experimental hemiballism in the monkey produced by unilateral kainic acid lesion in corpus Luysii. Brain Res 171:577-580, 1979.
- Hartmann von MK, Akert K, Kunzle H: Projections of the precentral motor cortex and other cortical areas of the frontal lobe to the subthalamic nucleus in the monkey. Exp Brain Res 33:395-403, 1978.
- Hedreen JC, Struble RG, Whitehouse PJ, Price DL: Topography of the magnocellular basal forebrain system in the human brain. J Neuropathol Exp Neurol 43: 1-21, 1984.
- Heimer L, Switzer RD, Van Hoesen GW: Ventral striatum and ventral pallidum. Components of the motor system? Trends Neurosci 5:83-87, 1982.
- Hoover JE, Strick PL: Multiple output channels in the basal ganglia. Science 259:817-821, 1993.
- Hopkins DA, Niessen LW: Substantia nigra projections to the reticular formation, superior colliculus and central gray in the rat, cat and monkey. Neurosci Lett 2: 253-259, 1976.
- Ilinsky IA, Jouandet ML, Goldman-Rakic PS: Organization of the nigrothalamocortical system in the rhesus monkey. J Comp Neurol 236:315-330, 1985.
- Irle E, Markowitsch HJ: Afferent connections of the substantia innominata/basal nucleus of Meynert in carnivores and primates. J Hirnforsch 27:343-367, 1985.
- Kuhlenbeck H: The human diencephalin. Confin Neurol 14 Supplemnt 1-219, 1954.
- Langer LF, Jimenez-Castellanos J, Graybiel AM: The substantia nigra and its relations with the striatum in the monkey. Prog Brain Res 87:81-99, 1991.
- Lee MS, Marsden CD: Movement disorders following lesions of the thalamus or subthalamic region. Mov Disorders 9:493-507. 1994.
- Mesulam MM, Geula C: Nucleus basalis (Ch 4) and cortical cholinegic innervation in the human brain: Observations based on the distribution of acetylcholinesterase and choline acetyltransferase. J Comp Neurol 275:216-240, 1988.

참·고·문·헌

- Nauta WJH: The relationship of the basal ganglia to the limbic system. In Vinken PJ, Bruyn GW, Klawans JJ (eds) Handbook of Clinical Neurology. Vol 5., Elsevier, Amsterdam, 1986, pp.19-31.
- Nieuwenhuys R, Voogd J, van Huijzen Chr: The Human Central Nervous System. A Synopsis and Atlas. 3rd rev. ed., Springer-Verlag, Berlin, 1988.
- Parent A, Bouchard C, Smith Y: The striatopallidal and striatonigral projections: Two distinct systems in primate. Brain Res 303:385-390, 1984.
- Parent A: Comparative Neurobiology of the Basal Ganglia, John Wiley & Sons, New York, 1986.
- Pasik P, Pasik T, DiFiglia M: Quantitative aspects of neuronal organization in the neostriatum of the macaque monkey. In Yahr MD, The Basal Ganglia. Res Pub Assoc Res Nerv Mental Dis Vol.55, Raven Press, New York, 1983.
- Penny JB, Young AB: Speculations on the functional anatomy of basal ganglia disorders. Ann Rev Neurosci 6:73-94, 1983.
- Perry RH, Candy JM, Perry EK, Thompson J, OakleyAE: The substantia innominata and adjacent regions in the human brain: Histochemical and biochemical observations. J Anat 138:713-732, 1984.
- Reiner A, Brauth SE, Karten HJ: Evolution of the amniote basal ganglia. Trends Neurosci 7:320-325, 1984.
- Richfield EK, Young A, Penny JB: Comparative distribution of dopamine D1 and D2 receptors in the basal ganglia of turtles, pigeons, rats, cats and monkeys. J Comp Neurol 262:446-463, 1987.
- Ulfig N: Configuration of the magnocellular nuclei in the basal forebrain of the human adult. Acta Anat 134: 100-105, 1989.
- Yahr MD (ed), The Basal Ganglia. Res Pub Assoc Res Nerv Mental Dis Vol. 55, Raven Press, New York, 1983.
- Yelnik J, Francois C, Percheron G, Tande D: Morphological taxonomy of the neurons of the primate striatum. J Comp Neurol 313:273-294, 1991.

07

CHAPTER

둘레계

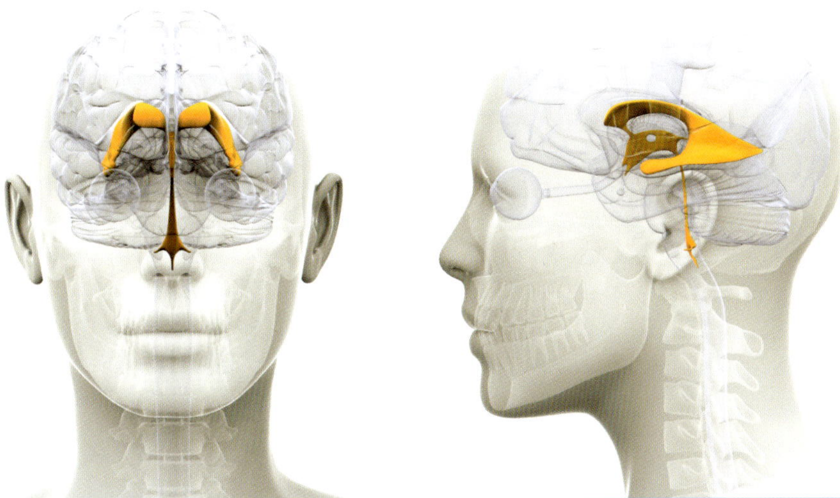

NEUROSCIENCE

CHAPTER 7

둘레계

1 둘레계의 구조

1) 둘레계(limbic system)

둘레(limbic)라는 용어는 경계(border)라는 의미로 사이뇌(diencephalon)와 끝뇌(telencephalon) 사이의 경계에 위치한다. 또한 경계라는 용어는 뇌의 의식적인 영역과 무의식적인 영역 사이의 경계영역으로서의 둘레계의 활동을 의미한다. 주로 감정을 조절하고 기억능력을 담당한다. 1878년에 프랑스의 해부학자인 브로카(Broca)가 대변연엽(la grande lobe limbique)이라고 부른 구조이며 뇌에서 감정(emotion)을 담당하는 부위로 1937년 파페즈(Papez)가 시상하부(hypothalamus) 그리고 시상(thalamus)을 연결하는 회로(파페즈회로)에 있다고 주장한 이후 이 구조들과 서로 밀접하게 연결되어 있는 편도체(amygdaloid body), 중격부(septal region), 시상하부(hypothalamus) 등과 함께 둘레계라고 불리워진다.

2) 둘레계의 구조(structure of limbic system)

둘레계는 시상 주변에서 고리를 형성한다(그림 7-1).

둘레계를 이루는 구조로는 대뇌겉질에 속하는 둘레엽(limbic lobe)의 띠이랑(cingulate gyrus)과 해마옆이랑(parahippocampal gyrus)이 있으며, 해마(hippocampus)는 이마면에서 보면 해마(seahorse)의 형태와 닮았다고 붙여진 이름이다. 해마는 관자엽의 안쪽에서 회색질과 백색질이 함께 말려 있는 두 개의 이랑으로 구성되며 해마이랑은 대뇌의 의식적인 기능과 둘레계의 무의식적인 기능을 연결하는 역할을 한다(그림 7-2).

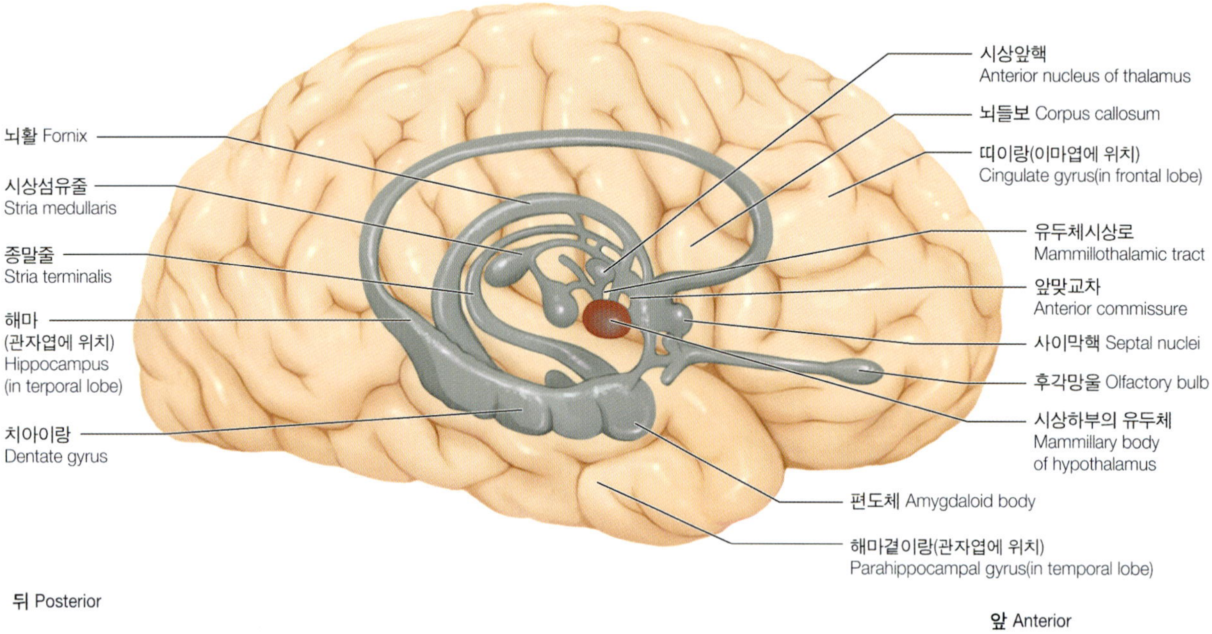

그림 7-1 둘레계

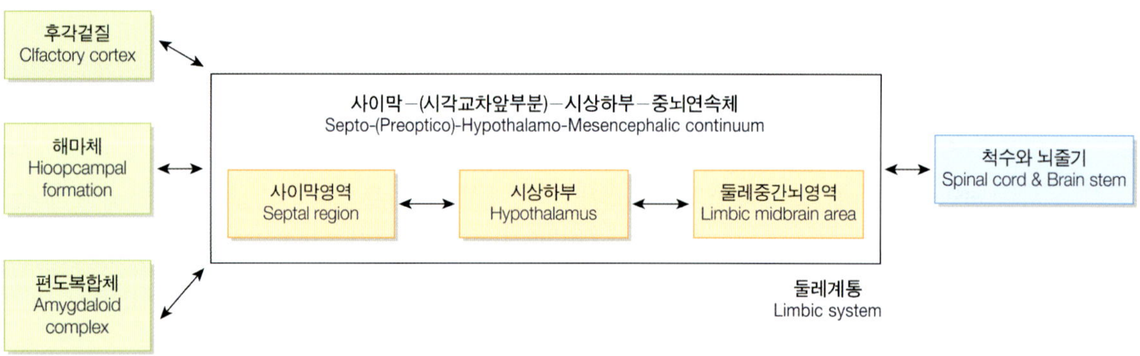

그림 7-2 둘레계의 주된 구성

후각겉질(olfactory cortex)에는 조롱박엽(piriform lobe)이 있다. 조롱박엽은 후각이 발달한 동물에서 후각을 직접 받아들이는 부분이 서양배 모양으로 생겼기 때문에 붙여진 이름이며, 우리나라에서는 조롱박과 닮아 조롱박으로 명명하였다.

사이막영역(septal region)은 둘레엽 안쪽고리의 가장 앞부분인 뇌들보부리(rostrum of corpus callosum)의 아래쪽에 위치하며, 이 부분의 겉질 아래쪽에는 겉질밑회색질이 있다. 그리고 편도복합체(amygdaloid nuclear complex)는 바닥핵의 꼬리핵꼬리의 끝부분에 위치하여 바닥핵의 부분으로 분류하기도 하였으나 기능적으로 둘레계와 연관이 많음으로 둘레계에 포함된다고 하였으며 그밖에도 종말곁이랑(paraterminal gyrus), 뇌들보밑영역(subcallosal area), 시상주변 구조들인 시상하부

표 7-1 둘레계의 구성

뇌	주요 구조물	
끝뇌	• 둘레엽	• 띠이랑 • 치아이랑 • 해마옆이랑
	• 해마체 • 중격핵	• 편도복합체 • 눈확이마복합체
사이뇌	• 시상	• 등쪽안쪽핵 • 앞쪽 핵
	• 시상하부	
중간뇌	• 배쪽뒤판핵 • 청색핵	• 솔기핵

(hypothalamus), 시상의 둘레시상(limbic thalamus), 시상상부(epithalamus)가 있다. 또한 중간뇌의 중간뇌둘레구역(midbrain limbic area)도 포함된다(표 7-1).

(1) 해마형성체(hippocampal formation)

해마형성체는 해마(hippocampus), 치아이랑(dentate gyrus), 해마이행부(subiculum)의 세 부분으로 구성되어 있다. 발생학적으로는 관자엽의 안쪽 종말부분이 확장되어 형성된 구조로 가쪽뇌실(lateral ventricle) 관자뿔(temporal horn), 아래뿔(inferior horn)의 바닥을 형성하고 있다(그림 7-3).

해마의 가쪽, 가쪽뇌실의 관자뿔에 면한 표면은 말이집신경섬유로 구성된 얇은 막인 해마백색판(alveus hippocampi)에 의해 싸여 있고, 이의 신경섬유다발은 가쪽의 해마술(fimbria)과 이어지며 뇌활(fornix)로 연결된다.

해마의 안쪽 해마술의 아래쪽에는 해마고랑(hippocampal sulcus)이 있으며, 해마술과 해마고랑의 사이에는 많은 가로고랑이 있는 좁은 치아이랑(dentate gyrus)이 있다.

해마체는 정서표현과 동기유발 등에 일부를 담당하며 학습, 기억 및 각성에 특별한 기능을 담당하는 것으로 알려져 있다.

(2) 사이막영역(septal area)

둘레엽의 안쪽고리의 가장 앞부분은 뇌들보부리(rostrum of corpus callosum)의 아래쪽에 위치하며 이 부분의 겉질 아래쪽에는 겉질밑 회색질이 있다. 이 부위를 사이막 영역(septal region)이라고 한다(그림 7-3).

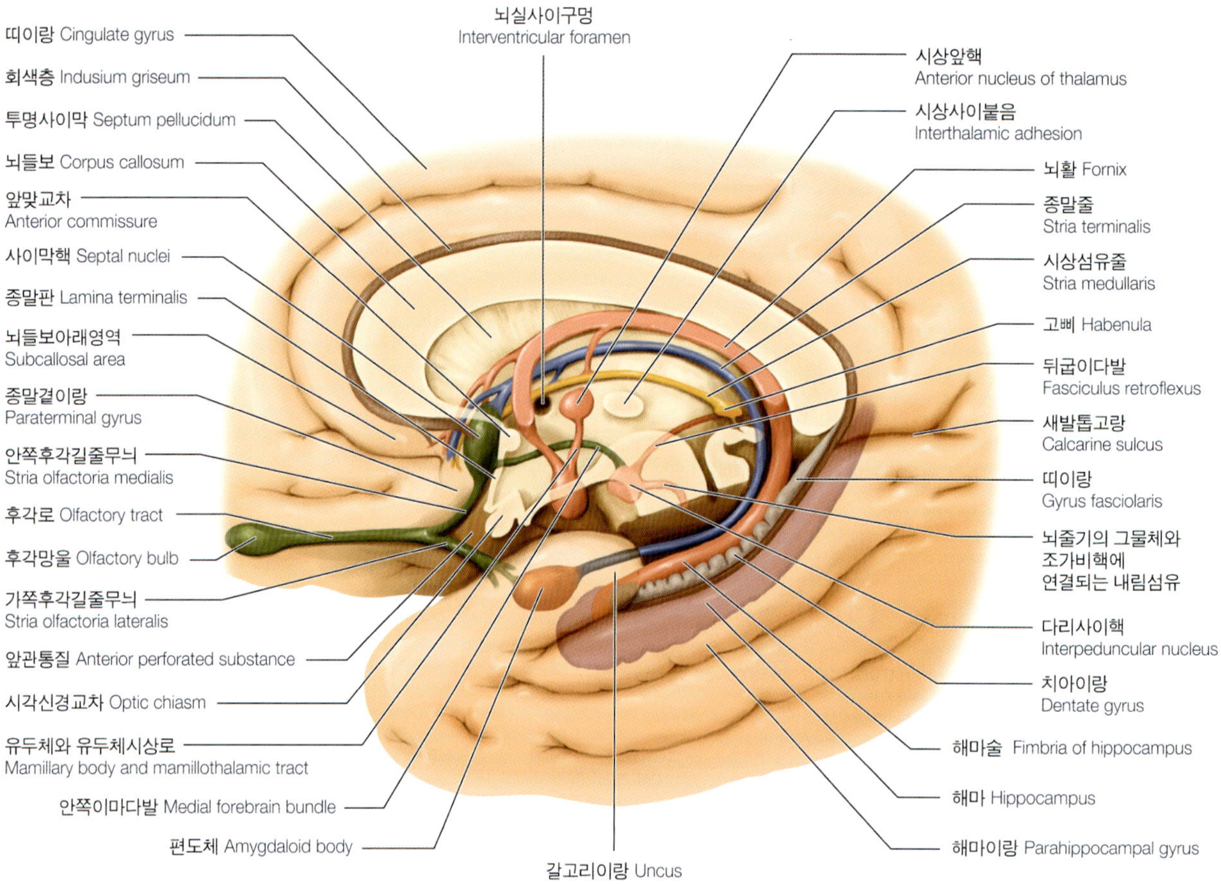

그림 7-3 **둘레계를 구성하고 있는 대뇌반구 안쪽**

사이막에서 겉질구조를 사이막영역이라고 하며 종말곁이랑(paraterminal gyrus), 뇌들보밑이랑(subcallosal gyrus)과 뇌들보밑영역(subcallosal area), 후각곁구역(paraolfactory area)을 함께 가리키는 용어로 사용한다. 사이막(septum)은 가쪽뇌실 사이에 있는 투명사이막(septum pellucidum)과 그 앞에 있는 겉질밑회색질인 진성사이막(septum verum)을 함께 일컫는 용어로 겉질구조인 사이막 영역은 이에 속하지 않는다. 투명사이막 내에는 신경아교세포(glial cell)와 섬유성분은 있으나 신경세포체는 거의 없다. 진성사이막 내에는 겉질구조인 사이막핵(septal nucleus)이 있으며, 이 핵은 주위의 겉질밑회색질구조인 기댐핵사이막(nucleus accumbens septi)과 명확하게 구분된다. 사이막영역(septal region)은 영장류 이하의 동물에서는 크고 잘 발달되어 있으나, 영장류 중 특히 사람은 뇌 전체에서 차지하는 비율이 작다. 그러나 절대량은 적지 않으며 사람에서도 명확한 구조로 다른 부위와 뚜렷하게 구별된다고 알려져 있다.

(3) 편도체(amygdaloid body)

편도체는 관자엽겉질(temporal cortex)의 심부에 위치하는 회색질로서 여러 핵들로 구성되어 있기 때문에 편도핵복합체라고 한다(그림 7-3). 이 핵군은 조롱박겉질(piriform cortex)의 심부에 위치하며 관자엽 해마곁이랑(parahippocampal gyrus)의 앞쪽에서 등쪽 안쪽 방향으로 위치하고 부분적으로는 아래뿔(inferior horn)의 앞쪽 안쪽 및 등쪽 벽을 구성한다. 겉질의 심부에 있고, 줄무늬체(corpus striatum)와도 연속된 구조로 나타나기 때문에 과거에는 바닥핵(basal nuclei)의 일부로 분류하기도 하였으나, 구조와 연결, 기능 등 모든 면에서 바닥핵과는 다른 점이 많고 둘레계의 여러 구조와 밀접하게 연결되어 있으며 기능적으로도 감정(emotion)과 가장 깊은 연관성이 있다고 생각되기 때문에 둘레계의 일부로 분류한다. 분노와 공포를 포함한 감정을 조절하는 기능을 담당하며, 양쪽 손상 시 감정의 둔감현상이 일어나며 과식증이나 성욕과다증이 나타나기도 한다.

2 둘레계의 연결(connection of limbic system)

둘레계 내에서의 연결은 광범위하게 이루어진다. 2개의 주요 섬유다발로는 뇌활(fornix)과 안쪽앞뇌다발(medial forebrain bundle)이 연결을 담당한다(그림 7-4). 뇌활은 아치 형태의 섬유다발로 해마와 유두체, 그리고 앞쪽시상핵을 연결한다. 안쪽앞뇌다발은 앞부분에 위치한 구조물인 사이막영역(septal area), 기댐핵(nucleus

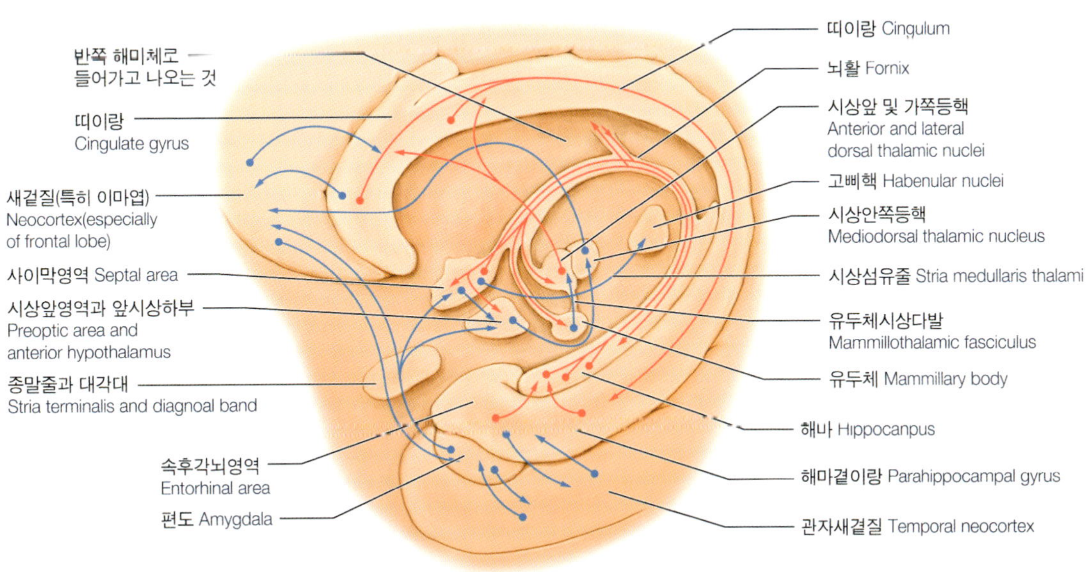

그림 7-4 둘레계의 연결

accumbens), 편도체(amygdaloid body)와 앞쪽띠이랑(anterior cingulate gyrus)을 시상하부(hypothalamus)와 중간뇌둘레구역으로 연결하는 신경섬유다발이다. 그물둘레계(reticulolimbic system)는 둘레구역과 중간뇌의 그물체 사이의 연결이며 행동조절에 있어 중요하게 생각된다. 이 바깥에도 띠다발(cingulum)과 유두시상로(mammillothalamic tract)가 있다. 둘레계에서 나온 출력은 자율신경로, 몸신경로, 그물신경로, 호르몬 경로 등을 통하여 이동한다. 둘레계는 식욕, 방어작용, 생식활동과 내장, 호르몬의 기능들을 조절하는 기능이 있다.

3 둘레계의 기능적 고찰

둘레계만의 중요한 기능은 감정(emotion)과 기억(memory)이다. 감정의 반응은 시상하부와 시각교차앞구역(preoptic area), 사이막핵(septal nucleus)부위, 그리고 중간뇌의 그물체(reticular formation)와 관련이 있으며 이 연결을 사이막–시각교차앞구역–시상하부–중간뇌연속체(septo-preoptic-hypothalamo-midbrain continum)라고 한다.

1) 감정(emotion)

사물의 인식(cognition)과 이를 바탕으로 판단하며, 이에 따른 몸신경계의 반응으로 나타나는 이성적인 행동을 대뇌 새겉질(neocortex)의 기능이라고 한다면, 둘레계는 감정과 이를 바탕으로 한 감정적 행동을 담당한다고 말할 수 있다.

감정적 경험에 바탕을 둔 사람의 행동은 주관적인 느낌 즉 내적표현과 객관적인 신체적 반응(objective physical expression)으로 나눌 수 있다.

감정에 따른 내적 표현은 욕망(desire)과 이에 따른 행동에 대한 동기유발(motivation) 및 목표지향적인 행동(goal directed behavior)으로 나타날 수 있으며 이들 기능은 해마형성체(hippocampal formation), 조롱박엽(piriform lobe), 띠이랑(cingulate gyrus) 등 둘레계를 직접 구성하고 있는 계통발생학적으로 오래된 겉질부분과 이들과 고도로 연결된 이마엽앞겉질(prefrontal cortex)과 관자엽새겉질(temporal neocortex) 등 둘레계의 겉질부분에서 담당한다고 추측되지만, 이에 대한 자세한 기전은 아직 밝혀져 있지 않다.

감정에 따른 신체적 반응은 자율신경계(ANS)를 통해 나타나는 것이 대부분으로 흥분을 하면 심장의 박동이 증가하고 혈압이 높아지며 얼굴이 붉어지거나 창백해지고 땀이 분비되며 동공은 커지게 된다. 이와 같은 반응에는 시상하부가 그 중추적인 작용을 하여 내림자율신경로(descending autonomic pathway)를 통해 사이뇌와 척수의 자율신경 절전신경세포에 영향을 미쳐 나타나는 현상이다.

편도복합체(amygdaloid complex)는 종말줄(stria terminalis)과 배쪽편도체날신경경로(ventral amygdalofugal pathway)를 통해 사이막－시상하부－중뇌연속체로 날신경섬유를 보내며 띠이랑(cingulate gyrus), 아래관자이랑(inferior temporal gyrus), 눈확이마엽이랑(orbitofrontal gyrus) 등 주로 감각연합겉질(sensory association cortex)에서 들신경섬유를 받는다. 이 부위를 파괴시키면 거의 감정의 표현이 없어지는 것으로 보아 감정의 표현에 있어 필수적인 부위로 여겨지고 있다.

아직 확실하게 알려져 있는 것은 아니지만 어떠한 감각성 입력이 감정적 표현으로 바뀌는 과정은 일반적으로 감각정보가 일차감각영역, 즉 일반감각은 일차몸감각영역(Broadmann area 3, 1, 2), 시각은 일차시각영역(Broadmann area 17), 청각은 일차청각영역(Broadmann area 41), 후각은 일차후각영역(primary olfactory area) 즉 조롱박엽(piriform lobe) 등으로 들어온 후, 각각의 일차연합영역 주위의 이차연합영역(secondary association area)으로 전달되고 결국은 복합연합영역(complex association area)인 앞이마엽겉질(prefrontal cortex)과 관자엽새겉질(temporal neocortex)에 이르게 된다. 이 부분은 편도복합체와 연결된 부분으로 편도핵에는 이와 같은 일차감각에 따른 정보를 받아들여 여기에 감정적인 색채를 더해 사이막－시상하부－중뇌연속체로 보내준다.

2) 기억(memory)

해마는 짧은 시간의 기억, 즉 단기기억을 장기기억으로 전환하는데 관여한다고 알려져 있다. 또한 해마 앞가쪽을 자극하면 공격성행동이 나타나고, 해마 뒤가쪽을 자극하면 비공격적인 순화반응이 나타난다. 기억과 관련된 연결로 파페즈회로(Papez circuit)가 있다(그림 7-5).

파페즈회로에 속하는 구조들을 파괴하거나 자극한 경우에는 편도핵복합체나 시상하부와는 달리 심한 감정적 변화나 반응이 나타나지 않는다. 그렇지만 해마체(hippocampal formation), 유두체(mammillary body), 시상의 안쪽등쪽핵(mediodorsal nucleus)과 앞핵군(anterior nuclear group) 등 파페즈회로에 속하는 핵들이 단독으로 또는 함께 손상된 경우에는 심한 기억의 이상이 나타나는 것이 특징적이다.

파페즈회로가 손상되었을 경우에는 오래된 기억(remote memory)에는 별 이상이 없으나 최근의 사실들은 잘 기억이 안되는 증상이 나타난다. 따라서 이 부분은 어떠한 사물에 대한 정보가 신겉질에서 인식되어 들어왔을 때 이 사물의 중요성을 판단하여 기억을 하게하는 기억의 강화기전(consolidation mechanism)과 관계가 있다고 생각된다.

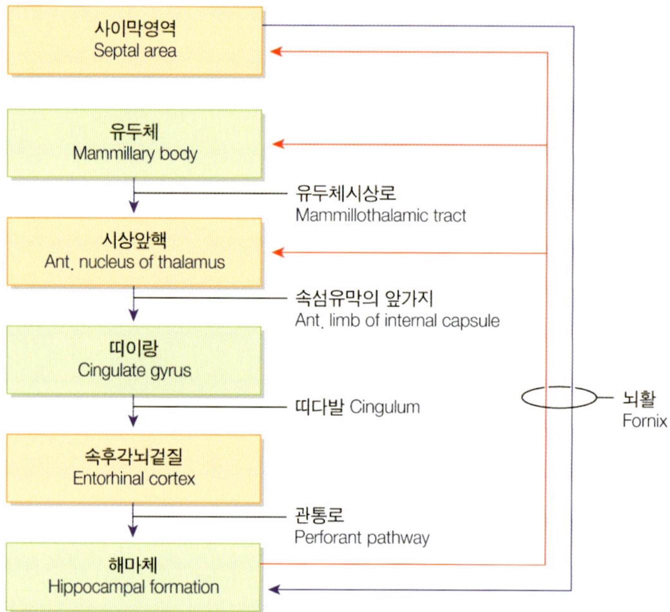

그림 7-5 **파페즈회로**

해마체－뇌활－유두체－시상앞핵－띠이랑－속후각뇌겉질을 연결하는 신경섬유의 회로를 파페즈 회로라고 하는데, 이는 둘레계의 주요한 기능인 기억에 작용하는 중심회로 뿐만 아니라 감정조절 회로로 인정되고 있다.

참·고·문·헌

- 퍼시픽 학술국(2013). PACIFICS'S Anatomy&Physiology. Pacific Books.
- Aggleton JP (ed): The Amygdala. Wiley-Liss, New York, 1991.
- Alheid GH, Heimer L: New perspectives in basal forebrain organization of special relevance for neuropsychiatric disorders; the striopallidal, amygdaloid and corticopetal components of substantia innominata. Neuroscience 27:1-39, 1988.
- Amaral DG, Cowan WM: Subcortical afferents to the hippocampal formation in the monkey. J Comp Neurol 189:573-591, 1980.
- Amaral DG, Insausti R, Cowan WM: Entorhinal cortex of the monkey; I, II and III. J Comp Neurol 264:326-408, 1987.
- Davis M: The role of the amygdala in fear and anxiety. Annu Rev Neurosci 15:333-375, 1992.
- De Olmos JS: Amygdala. In Paxinos G (ed): The Human Nervous System. Academic Press, New York, 1990, pp.583-710.
- Gaffan D, Gaffan EA: Amnesia in man following transection of the fornix: A review. Brain 114:2611-2618, 1991.
- Hedreen JC, Struble RG, Whitehouse PJ, Price DL: Topography of the magnocellular basal forebrain system in the human brain. J Neurophathol Exp Neurol 43:1-21, 1984.
- Heimer L, De Olmos J, Alheid G, Zaborszky L: "Perestroika" in the basal forebrain: Opening the border between neurology and psychiatry. Prog Brain Res Vol. 87, Elsevier, Amsterdam, 1991, pp.109-167.
- Lilly R, Cummings JL, Benson F, Frankel M: The human Kl ver-Bucy syndrome. Neurology 33:1141-1145, 1983.
- Davis M: The role of the amygdala in fear and anxiety. Annu Rev Neurosci 15.333-375, 1992.
- De Olmos JS: Amygdala. In Paxinos G (ed): The Human Nervous System. Academic Press, New York, 1990, pp.583-710.
- Gaffan D, Gaffan EA: Amnesia in man following transection of the fornix: A review. Brain 114:2611-2618, 1991.
- Hedreen JC, Struble RG, Whitehouse PJ, Price DL: Topography of the magnocellular basal forebrain system in the human brain. J Neurophathol Exp Neurol 43:1-21, 1984.
- Heimer L, De Olmos J, Alheid G, Zaborszky L: "Perestroika" in the basal forebrain: Opening the border between neurology and psychiatry. Prog Brain Res Vol. 87, Elsevier, Amsterdam, 1991, pp.109-167.
- Lilly R, Cummings JL, Benson F, Frankel M: The human Kl ver-Bucy syndrome. Neurology 33:1141-1145, 1983.
- Van Hoesen GW, Pandya DN, Butters M: Some connections of the entorhinal area (area 28) and perirhinal area (area 35) cortices of the rhesus monkey. II. Frontal afferents. Brain Res 95:25-38, 1975.

참·고·문·헌

- Vogt BA, Rosene DL, Pandya DN: Thalamic and cortical afferents differentiate anterior from posterior cingulate cortex in the monkey. Science 204:205-207, 1979.
- Whitehouse PJ, Price DL, Struble RG, Aark AW: Coyle JT, Delong MR: Alzheimer's disease and senile dementia; loss of neurons in the basal forebrain. Science 215:1237-1239, 1982.

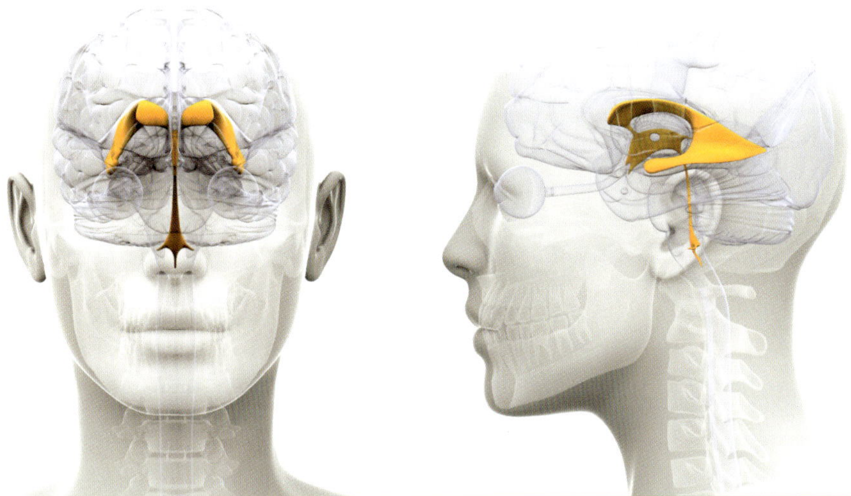

08

CHAPTER

사이뇌

NEUROSCIENCE

NEUROSCIENCE

CHAPTER 8

사이뇌

사이뇌(diencephalon)는 발생학적으로 앞뇌(prosencephalon)에서 파생된 구조이다. 사이뇌는 중간뇌의 위쪽으로 계속되는 부분이고 뇌줄기와 대뇌반구사이에 위치한다. 사이뇌에 속하는 구조들은 위치에 따라 시상(thalamus), 시상밑부(subthalamus), 시상상부(epithalamus) 및 시상하부(hypothalamus)로 나누어지며, 이 중에서 가장 큰 구조가 시상이다(그림 8-1, 그림 8-2).

사이뇌는 대뇌반구에 의해 대부분 싸여져 있고 바깥쪽으로는 뇌의 아래쪽에 시상하부의 앞쪽 부분이 보인다(그림 8-3). 시신경교차(optic chiasm)의 바로 아래 정중면에는 작게 불룩하게 나온 구조물인 회색융기(tuber cinereum)가 있다. 회색융기 꼭대기에는 뇌하수체(pituitary gland)가 붙는 깔때기(infundibulum)가 나와 있고, 이 회색융기의 아래쪽에는 한 쌍의 둥근 융기부분이 중앙면의 양쪽에 위치하며 이것을 유두체(mammillary body)라고 한다.

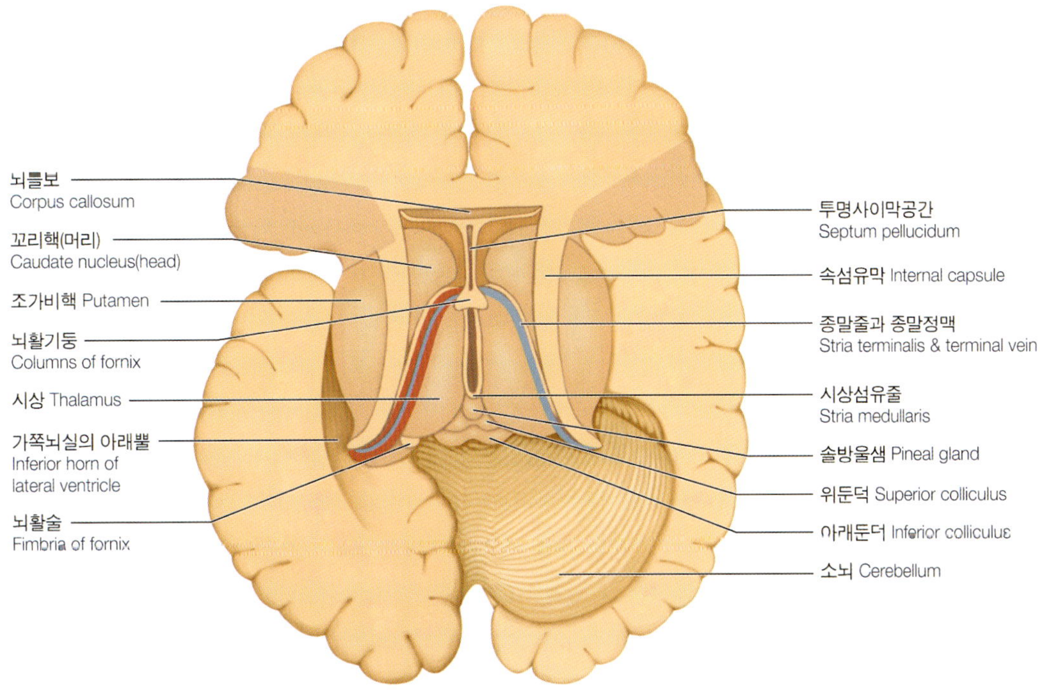

그림 8-1 뇌의 사이뇌와 셋째뇌실, 넷째뇌실 가로절단면

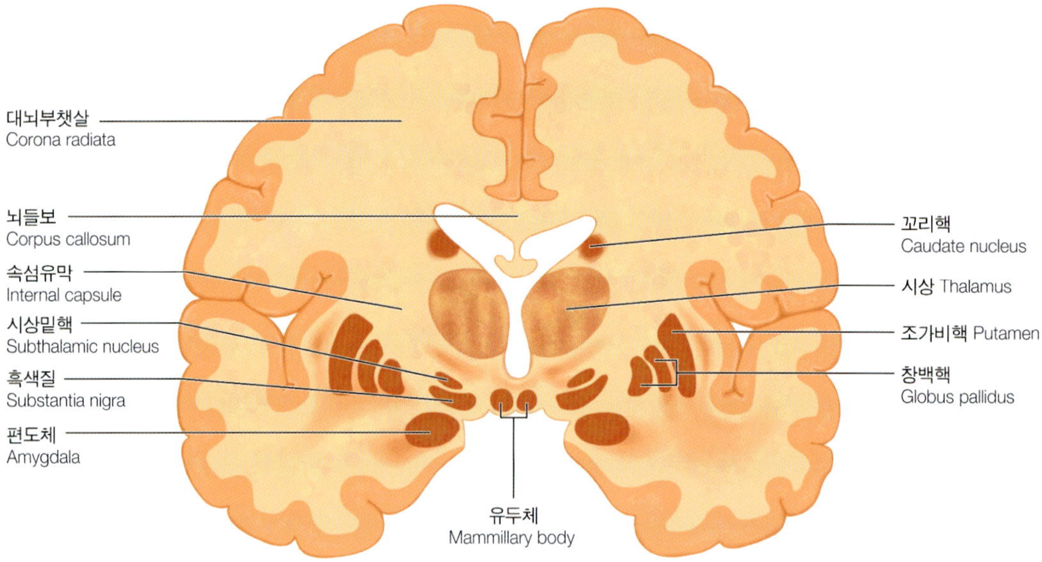

그림 8-2 **사이뇌와 대뇌반구의 관상면**

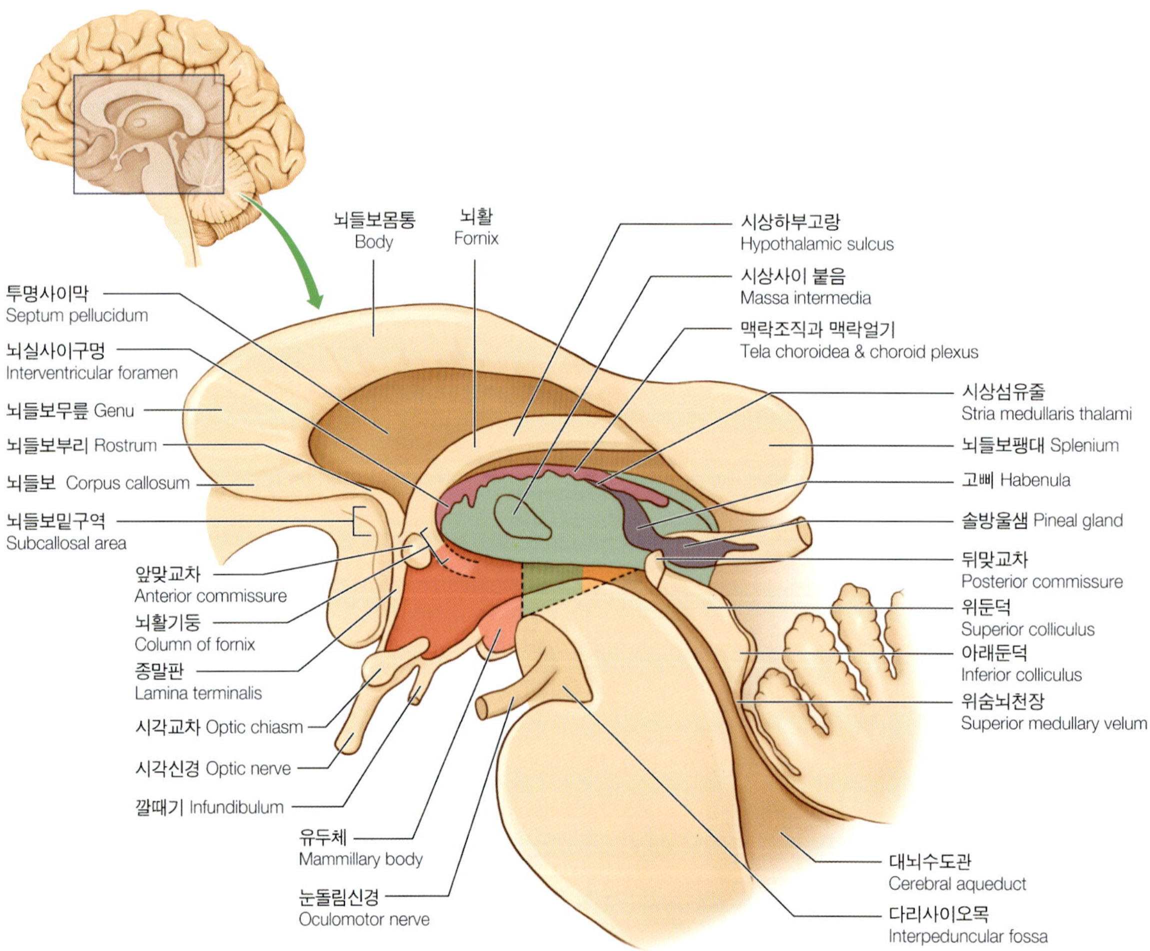

그림 8-3 **사이뇌의 시상면**

유두체는 시상하부의 유두체핵(mammillary nuclei)을 담고 있다. 시상하부는 둘레계(limbic system)와 중요한 신경학적 연결을 이루며, 자율신경계의 활동을 조절하고 신경내분비 기능에 있어서 중추적인 역할을 한다.

시상(thalamus)은 사이뇌의 구성 중 가장 중요한 부분으로 많은 핵으로 이루어져 있다. 시상의 기능은 첫째, 후각과 통각 일부를 제외한 모든 종류의 감각을 받아 대뇌겉질과 관련된 영역으로 보내어 뇌 기능의 감각적 측면에 관여하고 둘째, 기능적으로 대뇌겉질의 연합영역 및 운동영역과 관련이 있으며, 셋째, 뇌줄기의 그물체(reticular formation)와 관련되어 의식의 전도에 관여한다.

뇌의 시상면과 이마면을 통해 사이뇌의 다른 부분들을 관찰이 가능하다. 사이뇌는 셋째뇌실(3rd ventricle)의 가쪽 벽을 이루어 뇌실 벽의 등쪽부분은 시상에 의해 이루어지고 시상하부는 뇌 중에서 가장 작은 부분이며 맨 뒤쪽, 아래쪽에 위치하고 중간뇌의 위둔덕(superior colliculus) 바로 위쪽에 위치한다. 시상상부는 일차적으로 솔방울샘(pineal gland)과 고삐핵(habenular nuclei)으로 이루어진다. 솔방울샘은 내분비기관으로 멜라토닌(melatonin) 호르몬을 합성하며 수면–각성주기(sleep-waking cycle)를 조절하고 사춘기의 시작을 조절하는 것과 관련이 있다. 고삐핵은 둘레계와 관련이 있는 구조이다.

시상밑부(subthalamus)는 시상의 앞가쪽과 아래쪽, 시상하부의 뒤가쪽, 그리고 속섬유막(internal capsule)의 앞가쪽면에 위치한다. 시상밑핵(subthalamic nucleus)과 불확정구역(zona incerta) 그리고 바닥핵의 창백핵(globus pallidus)과 시상을 연결하는 섬유다발(포렐구역, Field of Forel)로 이루어져 있다. 시상밑핵은 시상밑부의 앞가쪽 부분으로 속섬유막 바로 안쪽에 위치하며, 이마면에서 보면 양쪽이 볼록한 렌즈모양으로 보인다. 시상밑핵은 바닥핵의 창백핵(globus palledus) 및 흑색질(substantia nigra)과 강한 신경학적 연결을 이루기 때문에 움직임 조절에 중요한 역할을 한다. 불확정구역은 뇌줄기에 있는 그물형성체의 머리쪽 확장으로 볼 수 있으며, 시상으로 가는 일부 섬유들의 경유에 의해 형성되었다. 여기에는 안쪽섬유띠, 척수시상로 및 삼차시상로 같은 오름 감각신경로, 소뇌의 치아핵으로부터의 치아시상섬유(dentatothalamic fiber) 및 창백핵의 안쪽 분절로부터의 창백시상섬유(pallidothalamic fiber)가 포함된다.

1 시상(thalamus)

시상은 그 크기가 매우 작은 하나의 회색질 덩어리에 불과하지만 예전부터 중추신경계의 기능적 구성을 이해하는 열쇠가 되는 곳으로 알려져 있다. 계란모양의 신경핵 무리이며 뇌줄기 바로 위에서 양쪽에 위치한다. 통각의 일부와 후각만을 제외한 대뇌겉질(cerebral cortex)로 전달되는 모든 감각성분은 시상을 거치며, 수의적인 움직임에 영향을 주는 두 개의 겉질아래구조(subcortical structure)인 소뇌겉질

(cerebellar cortex)과 바닥핵에서 시작되어 출력되는 날신경섬유들 역시 이 부위를 통해 대뇌의 운동겉질(motor cortex)과 연결되어 있다.

또한 시상은 뇌줄기의 그물체와 대뇌겉질을 연결해 의식의 정보에 관여하며 둘레계(limbic system)와도 연결되어 감정과 기억 등의 기능에도 관여한다. 또한 대뇌의 연합겉질(association cortex)과도 연결되어 학습, 언어 등의 고차원적인 정신작용에도 깊이 관계된다고 알려져 있다.

1) 시상의 바깥구조

시상은 한 쌍의 달걀모양의 구조로 앞·뒤 3cm, 가로 길이와 높이가 1.5cm 정도 되는 회색질 덩어리이다. 안쪽면과 윗면은 셋째뇌실에 접하고 있으며, 가쪽면은 속섬유막에 의해, 아랫면은 들신경섬유 다발들에 의해 둘러싸여 있다. 윗면은 앞쪽으로 좁고 보다 안쪽에 위치하며, 뒤쪽으로 넓고 가쪽에 보다 가까이 위치하고 있다. 가쪽으로는 종말줄(stria terminalis)과 시상줄무늬체정맥(thalamostriate vein, vena terminalis)에 의해 꼬리핵(caudate nucleus)과 구분되고, 안쪽으로는 셋째뇌실에 접해 있다. 안쪽면과 셋째뇌실 맥락얼기(choroid plexus)의 가쪽면의 경계는 시상맥락띠(taenia choroidea thalami)와 시상상부의 전도로인 시상섬유줄(stria medullaris thalami)에 의해 구분된다. 윗면은 위쪽으로 약간 볼록하며 뚜렷하지 않은 얕은 고랑에 의해 가쪽부와 안쪽부의 두 부분으로 나누어진다. 이 중 가쪽부는 가쪽뇌실(lateral ventricle)의 맥락얼기가 부착되어 있는 부착판(lamina affixa)이라고 하며, 안쪽부는 대뇌가로틈새의 바닥이 된다. 윗면의 앞부분은 전방으로 돌출되어 있어 시상앞결절(anterior tubercle)이라고 하며, 뒷부분에서는 뒤쪽으로 뚜렷하게 돌출된 큰 융기인 시상베개(pulvinar)가 보인다.

안쪽면은 좁은 셋째뇌실에 접해 있으며, 이에 의해 양쪽의 시상이 나누어진다. 안쪽면의 중앙은 작은 시상사이붙음(interthalamic adhesion, mass intermedia)이 있어 양쪽의 시상을 연결하며 그 내부에는 시상중간 핵무리가 위치해 있다. 안쪽면의 아래 경계에는 시상아래고랑(hypothalamic sulcus)이 있어 시상하부와의 경계가 된다.

가쪽면은 속섬유막에 의해 싸여 있으며, 시상에서 나가는 대부분의 날신경섬유들은 가쪽면을 통해 속섬유막으로 들어가 시상부챗살(thalamic radiation)을 형성하여 대뇌겉질에 정지한다.

시상표면은 얇은 백색질 층에 의해 싸여 있다. 이 중 윗면을 덮는 것은 대층(stratum zonale)이라고 하고, 가쪽면과 앞면을 덮는 것은 바깥섬유판(exterenal medullary lamina)이라고 한다(그림 8-4).

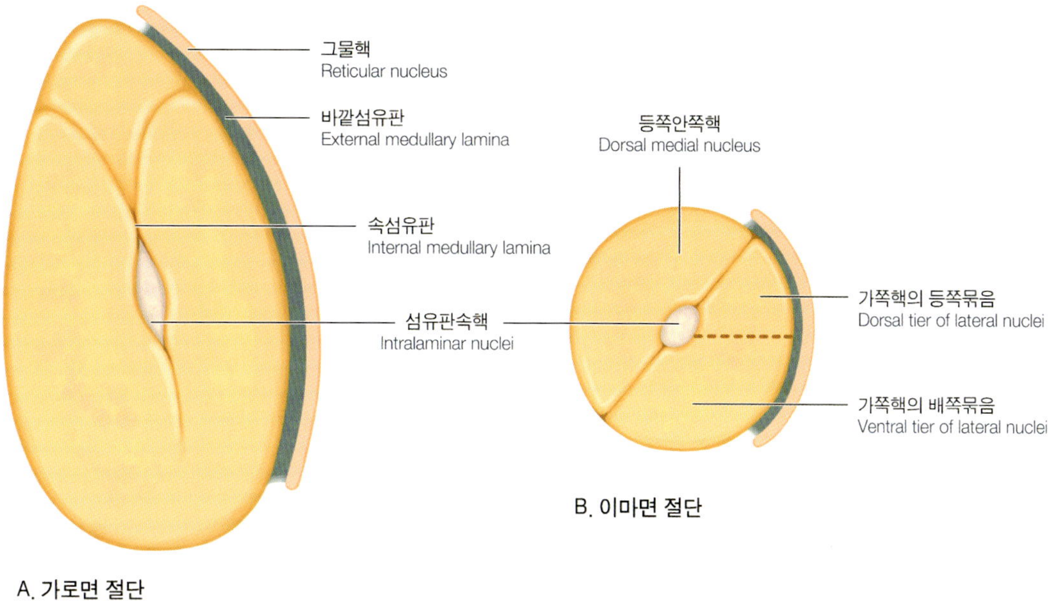

그림 8-4 오른쪽 시상

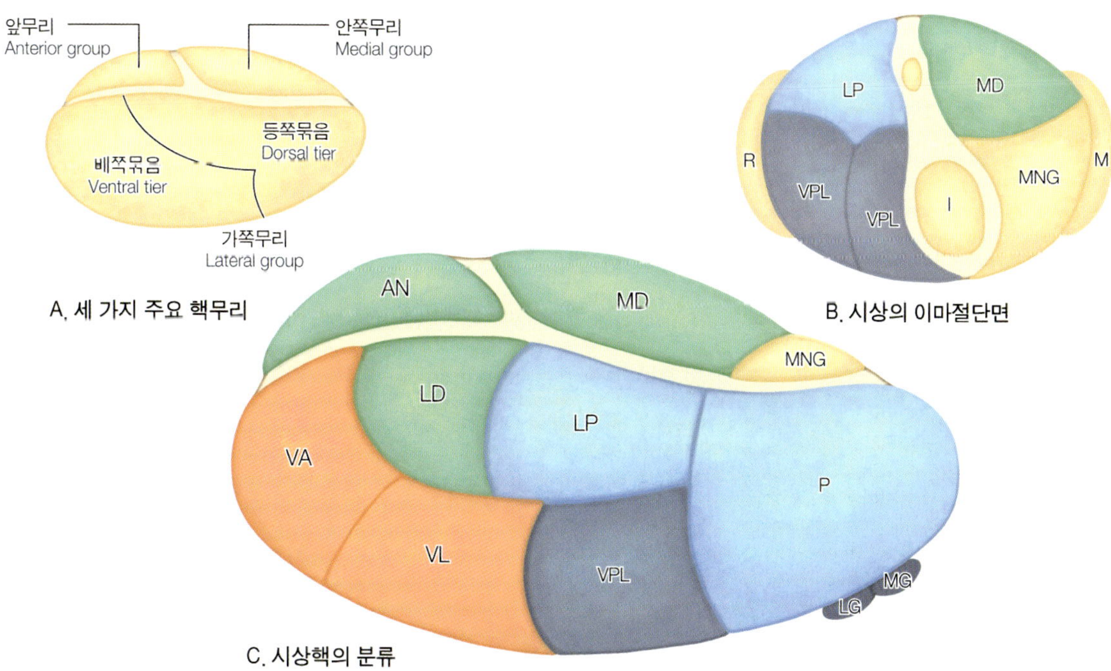

- I : 섬유판속핵(Intralaminar nucleus)
- P : 시상베개(Pulvina)
- R : 그물핵(Reticular nucleus)
- AN : 앞쪽핵(Anterior Nucleus)
- LD : 등쪽가쪽핵(Lateral dorsal nucleus)
- LP : 뒤가쪽핵(Lateral posterior nuclues)
- MD : 등쪽안쪽핵(Medial Dorsal nucleus)
- MNG : 정중핵군(Midline Nuclear Group)
- VA : 앞배쪽핵(Ventral Anterior nucleus)
- VL : 가쪽배쪽핵(Ventral Lateral nuclues)
- VPL : 뒤가쪽배쪽핵(Ventral posterolateral nuclues)

그림 8-5 시상구조

속섬유판(internal medullary lamina)은 하나의 시상핵에서 다른 시상핵으로 지나는 신경섬유들로 구성되며, 이 섬유판에 의해 3개의 회색질 덩어리인 가쪽핵덩어리(laternal nuclear mass), 안쪽핵덩어리(medial nuclear mass) 그리고 앞핵덩어리(anterior nuclear mass)로 나누어진다(그림 8-5).

2) 시상의 속구조

시상 안에는 시상핵들의 들신경 연결과 날신경 연결들을 이루는 신경섬유들의 얇은 층이 위치하는데 이를 속섬유판(internal medullary lamina)이라 한다. 이들 각 세포복합체들은 개별적으로 이름 지어진 핵들로 다시 나누어진다. 속섬유판 속에도 여러 세포집단들이 있는데 이를 섬유판속핵(intralaminar nuclei)이라 한다. 시상핵의 주요 덩어리의 가쪽에도 또 다른 신경섬유들의 판이 있는데 이를 가쪽섬유판(lateral medullary lamina)이라 하며, 시상겉질섬유들(thalamocortical fibers)에 의해 이루어진다. 가쪽섬유판과 속섬유막(internal capsule)사이에는 시상의 그물핵(reticular nucleus)이라는 얇은 신경세포층이 있다.

3) 시상의 기능적인 구성

그물신경핵을 제외한 시상의 모든 핵들은 같은쪽 대뇌겉질로 날신경섬유를 보내고 전체 대뇌겉질은 시상으로부터 입력을 받는다. 마찬가지로 모든 시상핵들은 대뇌겉질로부터 겉질날신경섬유들(corticofugal fibers)을 받음으로써 교차적인 신경학적 연결을 한다. 감각이나 운동기능을 중개하는 경우에서, 시상핵은 특정 대뇌겉질 영역으로 날신경섬유를 보낸다. 이와 같이 시상에서 특정한 종류의 입력을 받아 대뇌겉질의 부위로 중계해 주는 핵들을 특수시상핵무리(specific thalamic nuclei)라 한다. 특수시상핵무리에는 가쪽핵덩어리의 앞쪽묶음(ventral tier)이 포함된다. 대조적으로, 특정 감각이나 운동신경로를 포함하지 않는 여러 부위에서 여러 종류의 입력을 받아 이를 연합겉질이나 둘레계와 같은 불특정의 광범위한 대뇌겉질로 연결시켜 주는 중계핵들을 비특수시상핵무리(nonspecific thalamic nuclei)라 한다. 비특수시상핵무리에는 가쪽핵덩어리의 등쪽묶음(dorsal tier), 등안쪽핵(dorsomedial nucleus) 그리고 앞핵(anterior nucleus)이 속한다.

(1) 가쪽 핵덩어리(laternal nuclear group)

가쪽 핵덩어리는 특수시상핵무리로 불리우는 모든 핵들을 포함한다. 이들은 복합체의 앞쪽부분에 있으며 앞배쪽핵(VA nucleus, ventral anterior nucleus), 가쪽배쪽핵(VL nucleus, ventral lateral nucleus), 뒤배쪽핵(VP nucleus, ventral posterior nucleus), 가쪽무릎핵(laternal geniculate nuclei) 그리고 안쪽무릎핵(medial geniculate nuclei)으로 구성된다.

① 뒤배쪽핵(VP nucleus)

뒤배쪽핵은 가쪽배쪽핵(VL nucleus)과 시상베개(pulvinar) 사이에 위치한다. 척수와 뇌줄기를 통하여 신체의 반대쪽으로부터 오는 일반감각 정보를 대뇌겉질로 전달하기 위하여 뒤배쪽핵에 도달한다. 이러한 들신경 연결은 안쪽섬유띠(medial lemniscus), 대부분의 척수시상섬유(spinothalamic fiber)가 포함된다. 또한 미각을 전달하는 미각핵(gustatory nucleus) 즉, 고립로핵(nucleus tractus solitarius)의 입쪽부분(rostral part), 안뜰신경핵(vestibular nucleus)으로부터도 받는다. 뒤배쪽핵은 다시 얼굴과 입안에서 오는 일반감각을 받는 뒤안쪽배쪽핵(ventral posteriomedial nucleus, VPM nulceus)과 그 이외에서 오는 일반감각을 받는 뒤가쪽배쪽핵(ventral posteriolateral nucleus, VPL nucleus)으로 나눠진다(그림 8-6).

이 핵의 날신경섬유들은 속섬유막을 거쳐서 대뇌겉질의 일차감각영역(브로드만 영역 3, 1, 2)과 이차감각영역으로 보낸다(그림 8-7).

뒤배쪽핵은 척수와 뇌줄기에서 올라오는 긴 오름신경로인 안쪽섬유띠와 척수시상로 및 삼차시상로의 섬유들을 주로 받아 이를 대뇌겉질의 일차감각영역으로 중계해 주는 기능을 한다. 즉, 몸과 얼굴에서 들어오는 촉각, 통각, 온도감각, 위치감각은 모두 이 부위를 통해 대뇌겉질로 전달한다. 이 부위의 신경세포의 특징은 대체적으로 감각 수용범위(receptive field)가 좁고, 항상 반대쪽에서 입력을 받으며, 특정한 감각자극에만 반응한다는 것이다. 따라서 이 부분은 말초에서 받은 감각자극의 위치와 종류, 강도 등을 명확히게 구별할 수 있는 정보를 대뇌겉질로 보낸다. 미각은 안쪽뒤배쪽핵(VPM nucleus)을 통해서, 평형감각은 가쪽뒤배쪽핵(VPL nucleus)을 통해서 대뇌겉질로 전헤진다.

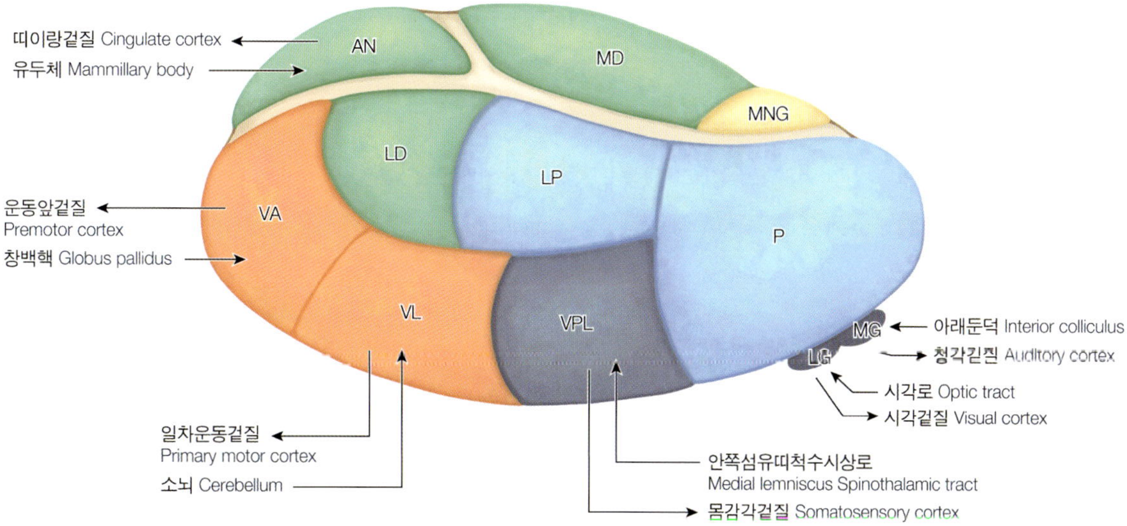

그림 8-6 시상핵의 기능적 구성요소

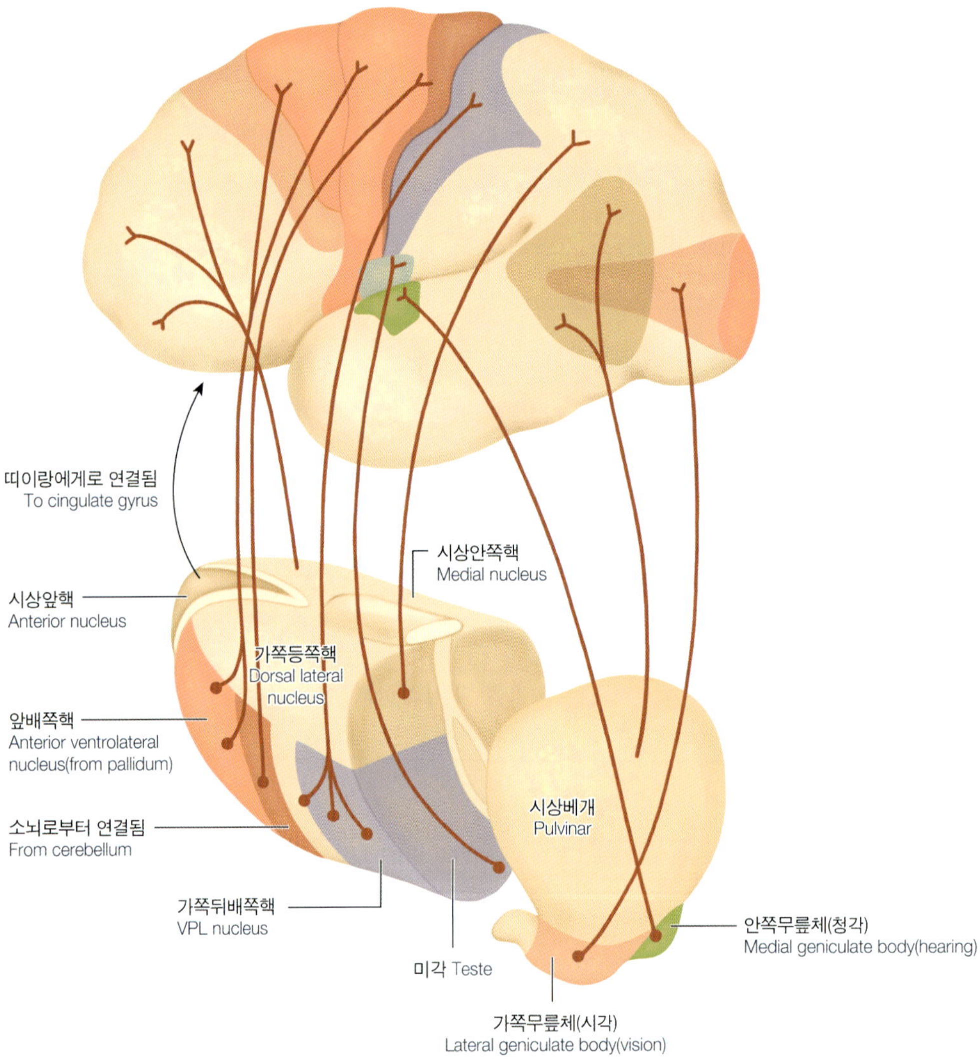

그림 8-7 오른쪽 속섬유막을 가로절단면의 섬유연락

② 가쪽무릎핵(lateral geniculate nucleus)

가쪽무릎핵은 시상의 뒤쪽 끝부분으로 시상베개의 바로 아래에 위치하여 볼록하게 부풀어져 있는 형태이다. 가쪽무릎핵은 시각계의 일부분으로서 세포층과 신경섬유층이 교대로 배열된 층판구조(6층)로 구성되어 있다. 들신경연결은 망막의 신경절세포의 축삭인 시각로(optic tract)의 신경섬유를 받는다. 날신경섬유들은 시각로부챗살(optic radiation, geniculo-calcarine tract)을 이루면서 뒤통수엽의 새발톱고랑(calcarine sulcus)주위의 일차시각겉질(primary visual cortex)로 간다. 기능은 망막에서 시작되어 시각신경(optic nerve), 시각교차(optic chiasm), 시각로를 거쳐 들어오는 시각섬유를 받아 대뇌겉질의 시각영역으로 전달해주는 역할이다.

③ 안쪽무릎핵(medial geniculate nucleus)

안쪽무릎핵은 시상베개의 바로 아래에 위치하는데 시상의 등쪽 표면에 부풀어져 있는 형태이다. 이 핵은 청각계통의 일부분이며 아래둔덕팔(inferior brachium)을 통하여 중간뇌의 아래둔덕(inferior colliculus)으로부터 들신경섬유를 받는다.

날신경섬유들은 속섬유막과 청각로부챗살(auditory radiation)을 이루면서 일차청각겉질(primary auditory cortex)인 관자엽의 가로관자이랑(transverse temporal gyrus)에서 정지한다. 아래둔덕에서 시작된 청각섬유를 받아 대뇌겉질의 청각영역으로 전달해주는 역할을 한다.

④ 가쪽배쪽핵과 앞배쪽핵(ventral lateral & ventral anterior nucleus)

가쪽배쪽핵은 가쪽핵복합체의 앞쪽묶음에 있는 앞배쪽핵(VA nucleus)에 대하여 바로 꼬리쪽에 위치한다. 이들 핵들은 줄무늬체의 창백핵, 흑색질의 그물부(pars reticulata) 및 소뇌의 치아핵(dentate nucleus)으로부터 들신경섬유들을 받는다. 날신경섬유들은 속섬유막을 경유해서 이마엽겉질(frontal cortex)의 운동영역으로 보낸다.

기능은 운동기능과 관련되는 소뇌와 바닥핵의 두 출력부 즉, 창백핵의 안쪽분절(internal segment)과 흑색질의 그물부분과 연결되어 있다.

(2) 앞시상핵덩어리(anterior nuclear group)

앞시상핵덩어리는 머리쪽으로 확장되는 시상의 맨 앞부분으로 시상의 배쪽결절(anterior tubercle)을 형성한다. 앞시상핵은 둘레계에 속하는 시상하부의 유두체와 해마체(hippocampal formation), 그리고 앞시상핵에서 날신경섬유들을 보내는 띠이랑(cingulate gyrus) 등에서 들신경섬유들을 받는다. 날신경섬유들의 대부분은 속섬유막의 앞쪽가지(anterior limb)를 통해 대뇌의 띠이랑(cingulate gyrus)으로 간다. 섬유의 일부는 해마체로도 보낸다.

앞시상핵은 둘레계와 연결되어 있어 가장자리중계핵(limbic relay nuclei)이라고 불린다. 둘레계의 연결 중 유두체 → 앞시상핵 → 띠이랑 → 해마형성체 → 유두체 → 앞시상핵으로 투사된 회로가 있다. 이 회로를 파페츠회로(Papez circuit)라고 하며, 인간행동의 감정적인 측면과 기억과 관련된 것으로 알려져 있다.

(3) 안쪽시상핵덩어리(medial nuclear group)

안쪽시상핵덩어리는 등쪽안쪽핵(mediodorsal nucleus, dorsomedial nucleus)과 정중핵(medline nucleus), 편도체(amygdala) 그리고 시상하부(hypothalamus) 등으로부터 들신경섬유를 받는다. 또한 등쪽안쪽핵은 이마앞겉질(prefrontal cortex)과 광범위한 교차연결(reciprocal connection)

을 갖는다. 날신경섬유들은 이마엽의 눈확겉질(orbital cortex)과 관자엽의 편도체(amygdala) 등으로 보낸다. 기능은 분위기, 느낌의 강도 등과 같은 감정에 관여하며 기억과 깊은 관계가 있다. 이 부위가 손상되면 기억장애 중의 하나인 코르사코프(Korsakoff) 증후군의 원인이 된다. 정중핵은 시상의 가장 안쪽에 위치하며 셋째뇌실에 인접한 부분이다. 사람의 70% 정도에 있는 시상사이접합(interthalamic adhesion)에 위치하는 4개의 불분명한 신경세포들의 집합체이다. 시상사이접합은 셋째뇌실을 횡단하는 회색질의 다리 형태로 되어있다. 이 핵은 그물체로부터 감각 입력을 받고 시상하부와 등쪽안쪽핵으로 날신경섬유들을 보낸다. 기능은 어떠한 감각 형태에 대하여 본능적이고 감정적인 반응에 참여할 것이라고 생각한다.

(4) 속섬유판핵(Intralaminar nuclear)

시상의 속섬유판핵에는 여러 시상핵들이 파묻혀 있다. 섬유판속핵은 속섬유판의 안에 있는 핵덩어리를 말하며, 중심정중핵(centromedian nucleus)은 꼬리쪽에 크고 뚜렷한 핵이다. 또한, 작은 다발옆핵(parafascicular nucleus)은 고삐다리사이로의 신경다발(habenulointerpeduncular fasciculus)의 인접부위에 위치한다. 그 외의 섬유판속핵은 인간에서는 매우 작다. 이들 핵들은 뇌줄기에 있는 그물체, 삼차시상섬유(trigeminothalamic fiber)로부터 들신경섬유들을 받는다. 일부 섬유들은 직접 대뇌겉질로 투사되고, 주요 날신경섬유들은 그물체에서 오는 입력이 이곳을 거쳐 시상의 다른 부분인 가쪽핵덩어리(lateral mass), 등쪽안쪽핵 및 앞시상핵(anterior nuclei)을 돌아 대뇌겉질의 광범위한 영역으로 투사되기 때문에 오름그물활성계(ascending reticular activating ststem)의 형태학적 구조로 여겨지고 있다. 기능은 자각의 정도와 의식의 수준을 관장하는 오름그물활성계의 중계핵이며, 또한 이 부위에는 위치가 잘 구별되지 않는 불쾌감이 동반된 둔한 통증을 전달하는 것으로 알려져 있다.

(5) 시상그물핵(thalamic reticular nucleus)

시상그물핵은 바깥섬유판(external medullary lamina)과 속섬유막 사이에 있는 얇은 회색질로 시상을 위쪽과 옆쪽에서 둘러싸고 있다. 이 핵은 겉질시상섬유(corticothalamic fiber)와 시상겉질섬유(thalamocortical fiber)의 곁가지들을 받는다. 다른 시상핵과는 달리 대뇌겉질로 날신경섬유를 보내지 않고 같은쪽의 특수시상핵무리(specific nuclei)로 날신경섬유들을 보낸다. 기능은 시상과 대뇌겉질 사이에서 신호교환을 조절한다(그림 8-8).

표 8-1 시상핵의 분류와 기능

기능적인 분류	신경핵	기능	들신경 연결	날신경 연결
중계핵	앞쪽배핵(VA)	운동	창백핵	운동계획영역들
	가쪽배쪽핵(VL)	운동	소뇌의 치아핵	운동겉질, 운동계획 영역들
	가쪽뒤배쪽핵(VPL)	몸통과 사지의 몸감각	척수시상로, 안쪽섬유띠로	몸각각 겉질
	안쪽뒤배쪽핵(VPM)	얼굴의 몸감각	삼차신경감각핵	몸감각 겉질
	안쪽무릎핵(MG)	청각	아래둔덕	청각겉질
	가쪽무릎핵(LG)	시각	시각로	시각겉질
연합핵	앞시상핵(A)	둘레계	둘레계 겉질	둘레계 겉질
	등쪽안쪽핵(MD)	둘레계	둘레계 겉질	둘레계 겉질
	등쪽가쪽핵(LD)	둘레계	둘레계 겉질	둘레계 겉질
	뒤가쪽핵(LP)	감각통합	마루엽 겉질	마루엽 겉질
	시상베개(P)	감각통합	마루엽, 뒤통수엽 및 관자엽 겉질	엽마루엽, 뒤통수엽 및 관자겉질
비특수시상핵	정중핵(M)	둘레계	내장기관	시상하부, 편도체, 대뇌겉질
	섬유판속핵(I)	둘레계, 각성계	오름그물활성계	광범위한 대뇌겉질
	그물핵(R)	시상활동의 조절	시상활동의 조절	다른 시상핵들

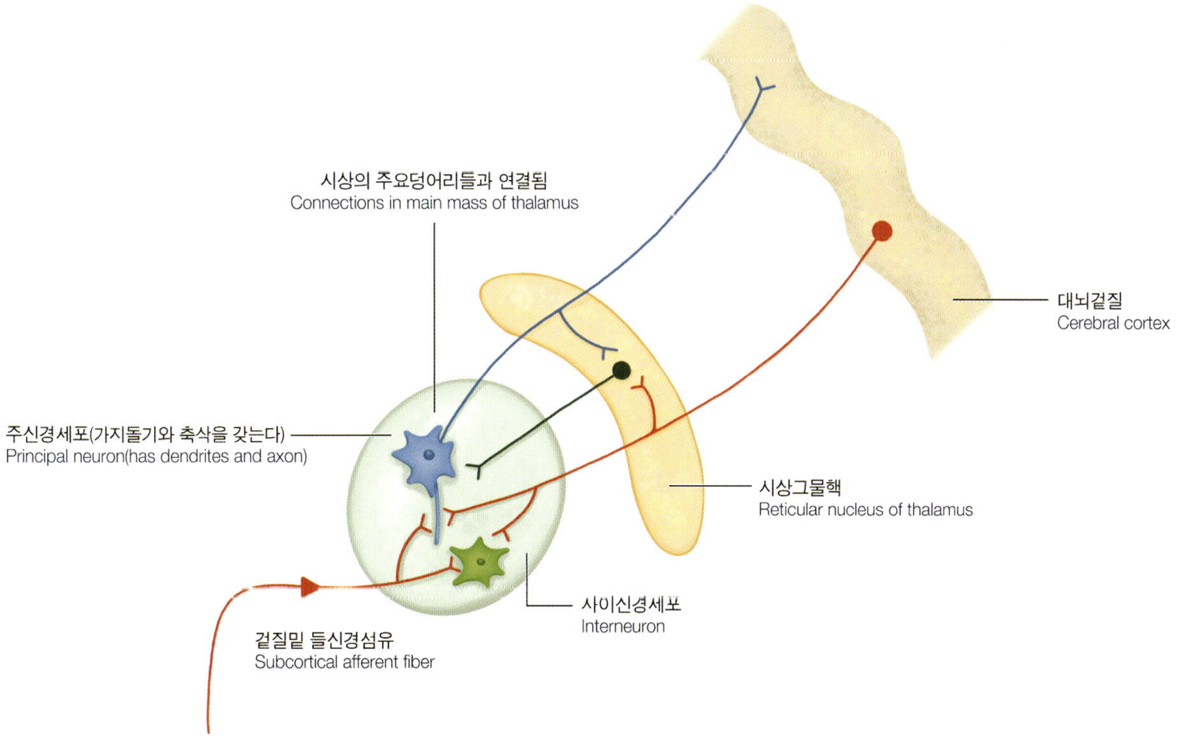

그림 8-8 시상의 신경세포연결

참·고·문·헌

- 퍼시픽 학술국(2013). PACIFICS'S Anatomy&Physiology. Pacific Books.
- Ajmone Marsan C: The thalamus. Data on its functional anatomy and on some aspects of thalamo-cortical integration. Arch Ital Biol 103:847-882, 1965.
- Albe-Fessard D, Berkeley KJ, Kruger L, Ralston HJ III, Willis WD Jr: Diencephalic mechanism of pain sensation. Brain Res Rev 9:217-296, 1985.
- Asanuma C, Thach WT, Jones EG: Distribution of cerebellar of terminations and their relation to other afferent terminations in the ventral lateral thalamic regions of the monkey. Brain Res Rev 5:237-265, 1983.
- Bogousslavsky J, Regli F, Uske A: Thalamic infarcts: Clinical syndrome, etiology, and prognosis. Neurology 38:837-848, 1988.
- Dekaban A: Human thalamus. An anatomical, developmental and pathological study. II. Development of the human thalamic nuclei. J Comp Neurol 100: 69-97, 1954.
- Dewulf A: Anatomy of the Normal Human Thalamus. Topometry and Standardized Nomenclature. Elsevier, Amsterdam, 1971.
- Dykes RW, Landry P, Hicks PT, Diadori P, Metherate R: Specificity of connections in the ventroposterior nuclei of the thalamus. Prog Neurobiol 30:87-103, 1988.
- Hassler R: Architectonic organization of the thalamic nuclei. In Schlatenbrand G, Walker AE (eds) Stereotaxy of the Human Brain, 2nd ed., Georg Thieme Verlag, Stuttgart, 1982, pp.140-179.
- Herkenham M: New perspectives on the organization and evolution of nonspecific thalamocortical projections. In Jones EG, Peters A (eds) Cerebral Cortex, Vol.5, Plenum, New York, 1986, pp.403-445.
- Jasper HH: Diffuse projection systems: the integrative action of the thalamic reticular system. Electroencephal Clin Neurophysiol 1:405-420, 1949.
- Jones EG: The Thalamus, Plenum Press, New York, 1985.
- Koch C: The action of the corticofugal pathway on sensory thalamic nuclei: a hypothesis. Neuroscience 23:399-406, 1987.
- Lapresle J, Hagueneau M: Anatomico-clinical correlation in focal thalamic lesions. Z Neurol 205:29-46, 1973.
- Macchi G, Bentivoglio M: The thalamic intralaminar nuclei and the cerebral cortex. In Jones EG, Peters A (eds) Cerebral Cortex, Vol.5, Plenum, New York, 1986, pp.355-401.
- Macchi G: Old and new anatomo-functional criteria in the subdivision of the thalamic nuclei. In Macchi, G., Rustioni A, Spreafico R (eds) Somatosensory Integration in the Thalamus. Elsevier, Amsterdam, 1983.
- Morariu MA: Major Neurological Syndromes. Charles C. Thomas Pub., Springfield, 1979, pp.209-217.
- Olszewski J: The Thalamus of the Macaca Mulata. Karger, Basel, 1952.

참·고·문·헌

- Pagni CA: Central pain due to spinal cord and brain stem damage. In Wall PD, Melzack R (eds) Textbook of Pain, Churchill Livingston, Edinburgh, 1984.
- Percheron G., The anatomy of the arterial supply of the human thalamus and its use for the interpretation of the thalamic vascular pathology. Z Neurol 205:1-13, 1973.
- Purpura DP, Yahr MD (eds) The Thalamus. Columbia Univ. Press, New York, 1966.
- Riss W, Koizumi K, Brooks CM (eds): Basic thalamic structure and function. Brain Behav Evol 6:1-560, 1972.
- Rose JE, Woolsey CN: Organization of the mammalian thalamus and its relationships to the cerebral cortex. Electroencephal Clin Neurophysiol 1:392-403, 1949.
- Russchen FT, Amaral DG, Price JL: The afferent input to the magnocellular division of the mediodorsal thalamic nucleus of the monkey. Macaca fascicularis, J Comp Neurol 256:175-210, 1987.
- Steridae M, Llinas R: Functional states of the thalamus and the associated neuronal interplay. Physiol Rev 68:649-742, 1988.
- Strick PL: The organization of thalamic inputs to the "premotor" areas. Prog Brain Res 64:99-109, 1986.
- Van Buren JM, Borke RC: Variations and Connections of the Human Thalamus. Springer Verlag, New York, 1972.

NEUROSCIENCE

09
CHAPTER

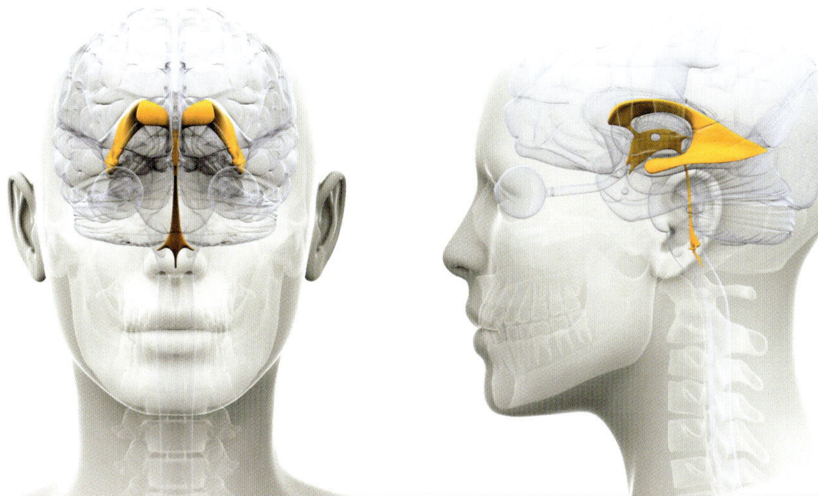

뇌줄기

NEUROSCIENCE

CHAPTER 09

뇌줄기

뇌줄기(brainstem)는 대뇌와 척수를 이어주는 다리역할을 하는 뇌의 부분으로, 위로부터 중간뇌(midbrain), 다리뇌(pons), 숨뇌(medula oblongata)로 구성되며, 이들은 모두 유사한 형태로 발생하기 때문에 여러 면에서 구조가 비슷하고 내면에는 그물체(reticular foramation)가 형성되어 있다. 또한 뇌줄기와 뒷면의 소뇌는 위·중간·아래소뇌다리(superior · middle · inferior cerebellar peduncle)라는 신경섬유다발로 연결되어 있다.

앞면에는 앞쪽으로 돌출된 고유다리뇌(pons proper)가 뚜렷하게 나타나는데, 이 고유다리뇌의 위가 중간뇌이고, 아래는 숨뇌가 된다. 중간뇌의 앞면에는 좌우 한쌍의 대뇌다리가 있고, 대뇌다리 사이의 홈을 대뇌다리사이오목(interpeduncular fossa)라고 하며, 이의 위쪽가운데 사이뇌의 구조물인 유두체(mammillary body)가 있어 중간뇌와의 경계가 된다.

뒷면은 소뇌(cerebellum)에 의해 덮여 있는데, 소뇌를 제거하면 뇌줄기의 중간에 제4뇌실의 바닥인 마름모꼴의 마름오목(rhomboid fossa)이 있다. 또한 중간뇌에는 각각 쌍으로 돌출되어 있는 위둔덕(superior colliculus)과 아래둔덕(inferior colliculus)이 있으며, 숨뇌의 상부는 뒤쪽으로 제4뇌실이 있고 열려 있기 때문에 열린숨뇌(open medulla)라고 하지만, 숨뇌 하부는 척수와 같이 중앙부에 중심관이 있으며 등쪽이 제4뇌실로 열려있지 않기 때문에 닫힌숨뇌(closed medulla)라고도 한다.

뇌줄기에서는 12쌍의 뇌신경 중 후각신경(olfactory nerve)과 시각신경(optic nerve)을 제외한 10쌍의 말초신경이 나온다.

1 뇌줄기의 기본 구조

뇌줄기를 절단하여 가로면상의 구조를 살펴보면 앞쪽에서부터 바닥부분(basilar part), 뒤판(tegmentum), 덮개 또는 지붕판(tectum roof plate)이라는 세 부분의 기본 구조로 구분되는데, 중간의 뒤판이 계통발생학적으로 오래된 구조이며, 바닥부와 지붕판은 나중에 덧붙여진 새로운 구조라고 할 수 있다(그림 9-1).

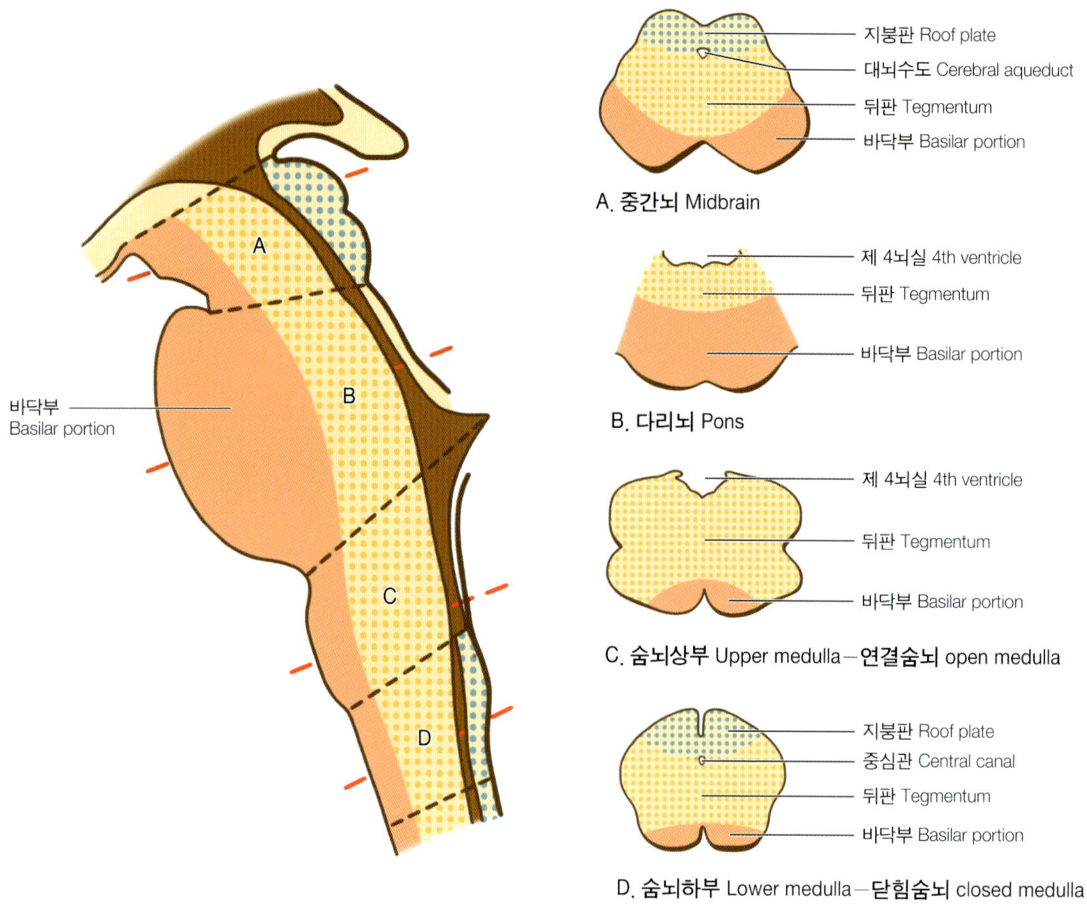

그림 9-1 **뇌줄기에서 지붕판, 뒤판, 바닥부의 위치**

1) 바닥부분(basilar part)

바닥부분이란 뇌줄기의 앞부분으로 다리뇌에서는 앞쪽으로 튀어 나와 있는 고유다리뇌를 말하며, 중간뇌에서는 대뇌다리(cerebral peduncle), 그리고 숨뇌에서는 피라미드(pyramid)가 여기에 해당된다. 바닥부분은 대뇌겉질에서 기원되는 내림신경로와 그 중계핵으로 구성되어 있는데, 대뇌겉질의 내림신경로는 척수와 뇌줄기의 아래운동신경세포에 연접하는 피라미드로(pyramidal tract)와 대뇌겉질과 소뇌겉질을 이어주는 겉질뇌줄기소뇌섬유로 구성 되어 있다. 겉질뇌줄기섬유는 다리뇌핵을 중계핵으로 하여 대뇌겉질에서 소뇌겉질로 투사되는 신경로이다.

2) 뒤판(tegmentum)

뒤판은 뇌줄기의 중간부분으로 중간뇌, 다리뇌, 숨뇌 어디에서나 비슷한 구조를 하고 있으며 세로로 연속되어 있다. 뒤판은 그 부위에 따라 중간뇌뒤판(mesencephalic tegmentum), 다리뇌뒤판

(pontine tegmentum), 숨뇌뒤판(medullary tegmentum)로 나누어지는데, 이곳에는 대부분의 뇌신경핵과 내림신경로 및 소뇌와 관련된 신경로가 위치해 있다. 뒤판의 중심부에는 발생학적으로 가장 오래된 부분 인 그물체(reticular foramation)가 있다. 그물체는 뚜렷한 핵군을 이루지 못하고 세포군과 섬유다발이 섞여 있는 구조를 하고있다.

3) 지붕판(roof plate)

지붕판은 뇌줄기의 뒷부분으로 날개판이 분화되어 생성된 것인데, 다리뇌와 숨뇌의 위부분에는 제4뇌실이 있기 때문에 없고, 중간뇌와 숨뇌의 아래부분에만 있는 불연속적인 구조이다. 이곳에는 얇은다발핵·쐐기다발핵과 위둔덕·아래둔덕이 위치하고 있다.

2 중간뇌(midbrain)

중간뇌는 앞뇌와 다리뇌 및 소뇌를 연결하는 뇌줄기의 잘록한 좁은 부위로 3, 4뇌신경이 시작되는 곳이다. 기능은 대뇌·척수·소뇌를 연락하는 여러 가지 신경로의 통로와 중계소가 되며, 시각 및 청각의 반사중추로 작용되는 몇 개의 회색질 집단이 있다. 또한 안구운동과 동공수축의 운동중추가 있으므로 중요한 부위이다.

1) 중간뇌의 외부구조

앞면에는 대뇌다리가 있으며, 이의 양쪽에 원기둥 형태로 돌출된 구조를 대뇌다리바닥부라고 한다(그림 9-2). 대뇌다리바닥부는 속섬유막(internal capsule)의 연속으로 대뇌겉질에서 뇌줄기와 척수 및 소뇌로 내려오는 신경전도로의 섬유다발로 구성되어 있다. 대뇌다리 바닥부 사이를 다리사이오목이라고 하는데, 사이뇌와의 경계부에는 유두체가 있으며, 이 유두체의 바로 아래쪽에 있는 다리사이오목의 윗부분에는 중간뇌로 들어가는 혈관들의 통로가 되는 뒤관통질(posterior perforating substance)이 있다. 또한 다리사이오목의 아래부분은 위부분에 비해 좁으며 눈돌림신경(oculomotor nerve, Ⅲ)이 나온다.

뒤면에서는 상하 및 좌우로 나란히 배열되어 있는 4개의 반구형 융기물이 있어, 이를 네둔덕(corpora quadrigemina) 또는 덮개(tectum)라고 한다(그림 9-3). 이중에서 위쪽 융기를 위둔덕, 아래쪽의 융기는 아래둔덕이라고 하는데, 위둔덕은 시각 자극에 따른 눈과 목의 위치를 반사적으로 조정하는 일종의 반사중추이고, 아래둔덕은 청각전도로의 중계핵이다.

표 9-1 중뇌의 주요 내부 구조

구분	주요 구조물	
위둔덕 수준	• 위둔덕 • 위둔덕팔 • 중간뇌수도와 주위회백질 • 얼굴신경핵(CN Ⅲ) • 에딩거－베스트팔핵(CN Ⅲ) • 적색핵	• 흑색질 • 안쪽세로다발(MLF) • 중심뒤판로 • 안쪽섬유띠 • 척수섬유띠 • 대뇌다리
아래둔덕 수준	• 아래둔덕 • 아래둔덕팔 • 중간뇌수도와 주위회백질 • 도르래신경핵(CN Ⅳ) • 흑색질 • 대뇌다리사이핵 • 위소뇌다리	• 안쪽세로다발(MLF) • 안쪽섬유띠 • 가쪽섬유띠 • 척수섬유띠 • 중심뒤판로 • 대뇌다리

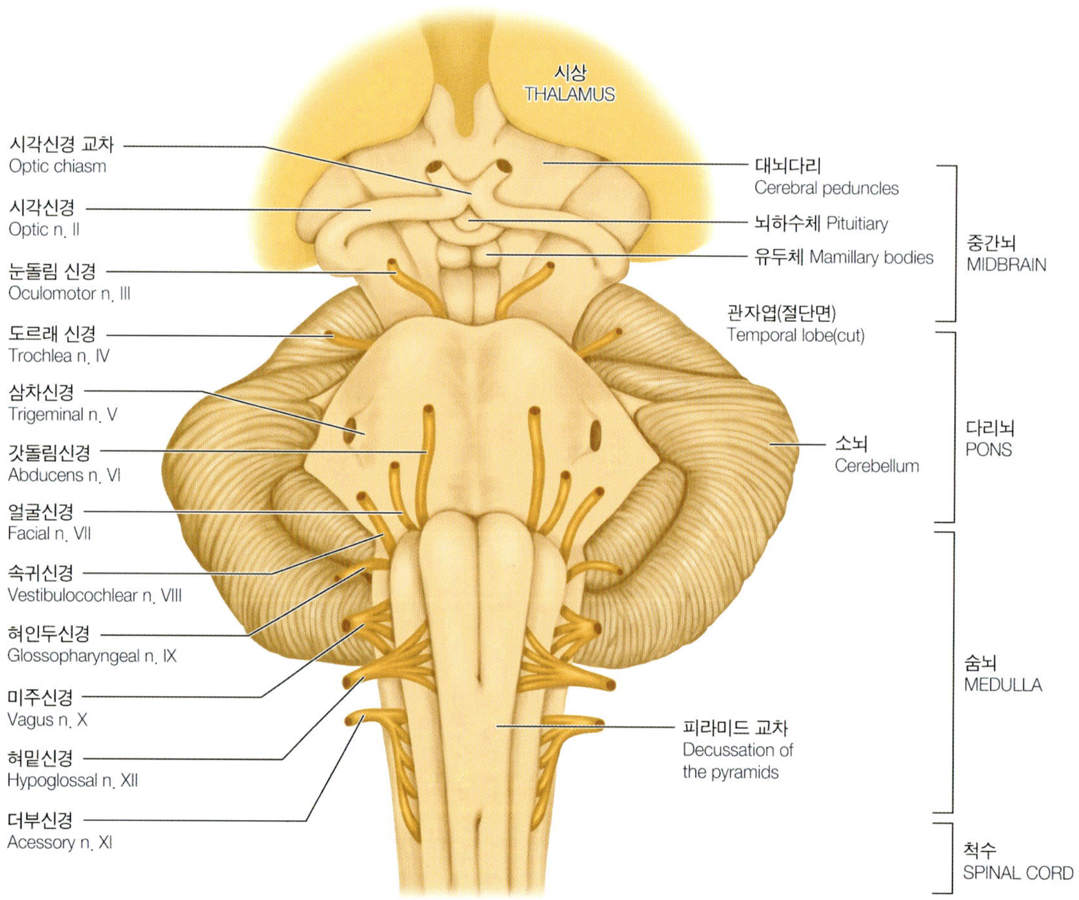

그림 9-2 뇌줄기(앞면, CN II~CN XII는 뇌신경 번호)

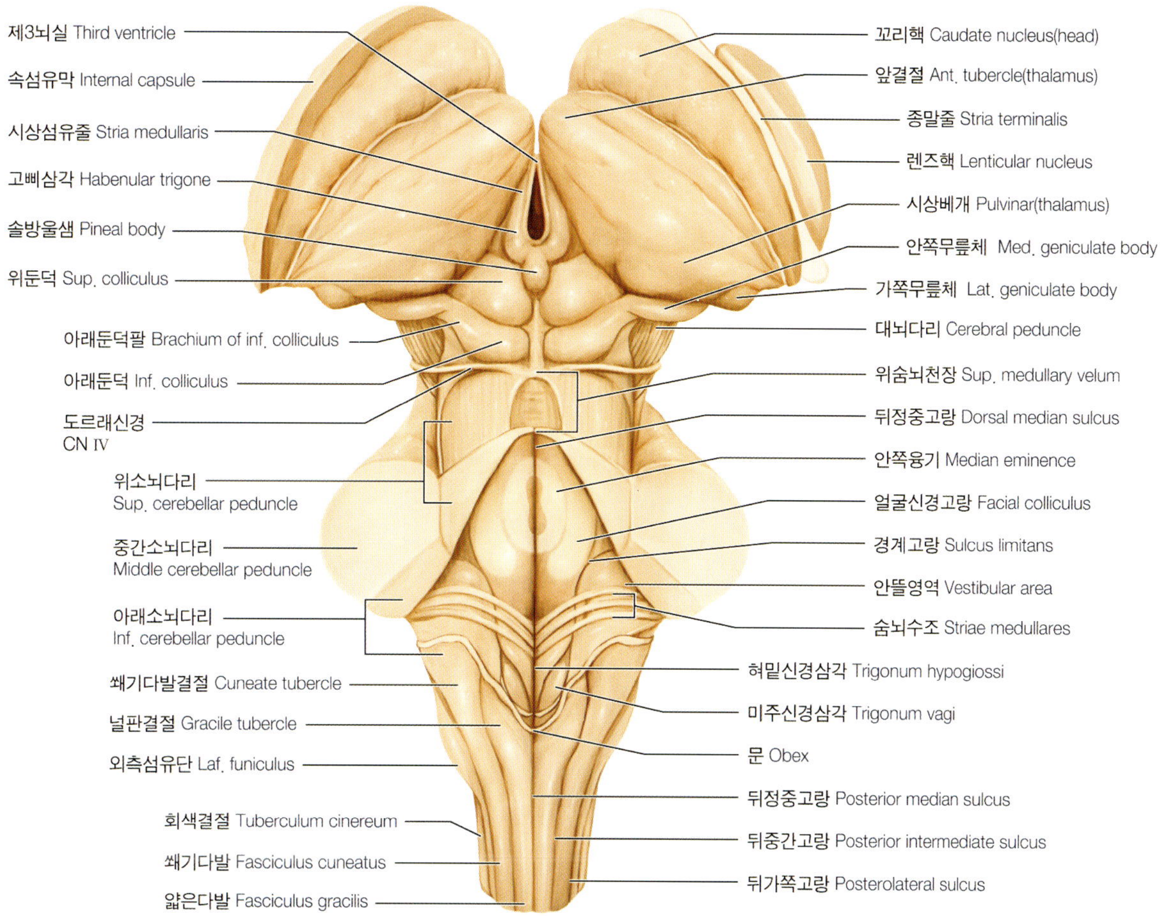

그림 9-3 **뇌줄기**(뒤면)

또한 위둔덕과 아래둔덕은 위둔덕팔(brachium of superior colliculus)과 아래둔덕팔(brachium of inferior colliculus)이라는 위바깥쪽 돌출물로 각각 사이뇌의 가쪽무릎체와 안쪽무릎체에 연결되어 있다. 아래쪽 사이뇌와의 경계부에는 도르래신경(trochlear nerve, Ⅳ)이 나오는데, 이 신경은 유일하게 뇌줄기의 뒷면에서 나오며 완전한 교차가 일어나는 신경이다.

또한 아래둔덕 안쪽으로 소뇌에서 시작한 날신경섬유 다발인 위소뇌다리가 들어온다.

2) 중간뇌의 내부구조

다리뇌 및 숨뇌와는 달리 중간뇌에는 뇌실이 없고 신경관의 잔유물인 대뇌수도관(cerebral aqueduct)이 나타나는데, 이 중간뇌수도 앞쪽은 뒤판(tegmentum)과 바닥부분(basilar part)로 구분되고, 바닥부분과 뒤판 사이에는 흑색질(substantia nigra)이 위치한다. 또한 대뇌수도관의 뒤쪽은 지붕판 또는 덮개(roof plate or tectum)라고 한다.

대뇌수도관의 뒤쪽 지붕판, 즉 덮개에는 시각과 관련된 운동에 관여하는 위둔덕이 있다. 바닥부분에는 대뇌다리가 있다.

뒤판과 바닥부분 사이에는 흑색질이 나타나며, 그 안쪽에는 작은 흑색질옆핵이 관찰된다. 흑색질 뒤쪽에는 적색핵(red nucleus)이 뚜렷하게 관찰되며, 그 뒤쪽에는 적색핵뒤구역이 있다. 또한 뇌신경핵에는 눈돌림신경핵(oculomotor nucleus)과 에딩거－베스트팔핵(Edinger-Westphal nucleus)을 볼 수 있는데, 이 핵들에서 시작한 눈돌림신경(Ⅲ) 섬유는 적색핵을 통과한 후 대뇌다리사이오목으로 나간다. 뒤판의 바깥쪽에는 아래둔덕팔이 있고, 그 바로 안쪽에는 안쪽섬유띠(medial lemniscus)가 위치하고 있으며, 그물체에서는 쐐기밑핵(subcuneiform nucleus)이 새로 나타난다.

중간뇌 하부의 가로면상 구조는 상부와는 달리 덮개에 청각전도로의 중계핵인 아래둔덕이 있다(그림 9-4). 바닥부에는 다리뇌에서와 같이 고유다리뇌가 나타나는데, 이는 고유다리뇌가 매우 크기 때문에 아래둔덕을 지나는 수평단면까지 올라와 있는 것이다. 다만 가쪽으로 연결된 중간소뇌다리가 나타나지 않고, 가쪽에는 대뇌다리바닥부의 겉질다리뇌섬유가 자리잡고 있다.

뒤판의 대뇌수도관 주위에는 수도관주위회색질과 도르래신경핵이 관찰되고, 그물체에는 쐐기다발핵(nucleus cuneatus)과 다리뇌뒤판핵(pedunculopontine tegmental nucleus), 팔곁핵(parabrachial nucleus), 위중심핵(superior central nucleus)이 나타난다. 뒤판의 앞쪽 중앙부에는 위소뇌다리의 섬유가 반대쪽으로 교차하는 부분인 위소뇌다리교차(decussation of superior cerebellar peduncle)가 나타나며, 그 앞쪽에서는 대뇌다리사이핵(interpeduncular nucleus)이 관찰된다.

3) 중간뇌 주요 핵과 구조물

(1) 위둔덕(superior colliculus)

위둔덕은 육안으로 구분이 가능한 융기로 서로 병행해 있는 세포층과 섬유층으로 이루어진다. 위둔덕의 가장 중요한 기능은 시각반사중추이나 다른 감각과도 관계하여 여러 곳의 자극을 종합·판단하여 적당한 반사를 말초에 보낸다. 즉, 대뇌와 소뇌 사이의 통합중추(intergration center)로 생각되고 있다. 파충류 및 조류 등 하등척추동물에서는 위둔덕만 존재하며 시각중추이기 때문에 덮개라고 한다. 고등동물이 되면 위둔덕 아래에 다시 아래둔덕이 위치하고 있다.

위둔덕으로 유입되는 들신경섬유들은 망막, 대뇌겉질, 뇌줄기의 핵 및 척수에서 기원하지만 주로 망막과 대뇌의 시각영역으로부터 들어오는 것들이 중심이 된다. 그 중 망막덮개섬유는 망막에서 시작하여 위둔덕팔을 거쳐 위둔덕의 섬유띠층(stratum lemnisci)에 종지하고, 대뇌겉질에서 들어오는 겉질덮개섬유는 주로 시각영역을 중심으로 기원한 섬유들이며, 척수덮개섬유는 척수 및 쐐기다발핵 등의 정보를 전달하는 경로이다.

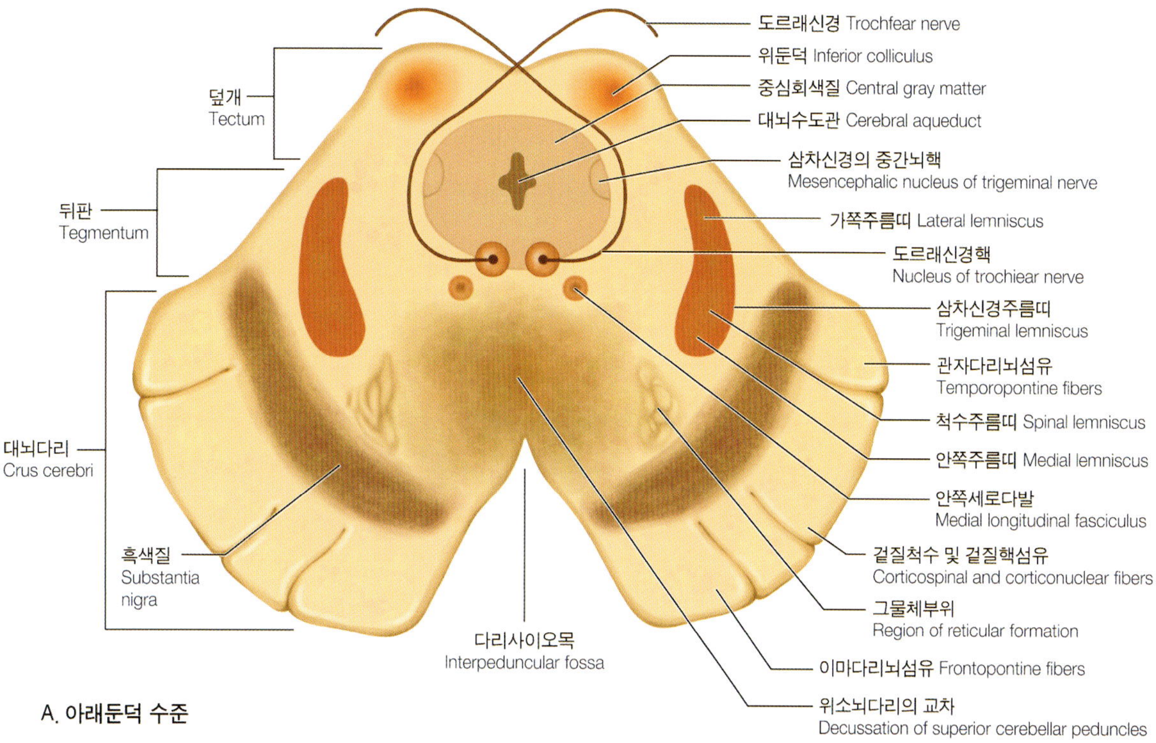

A. 아래둔덕 수준

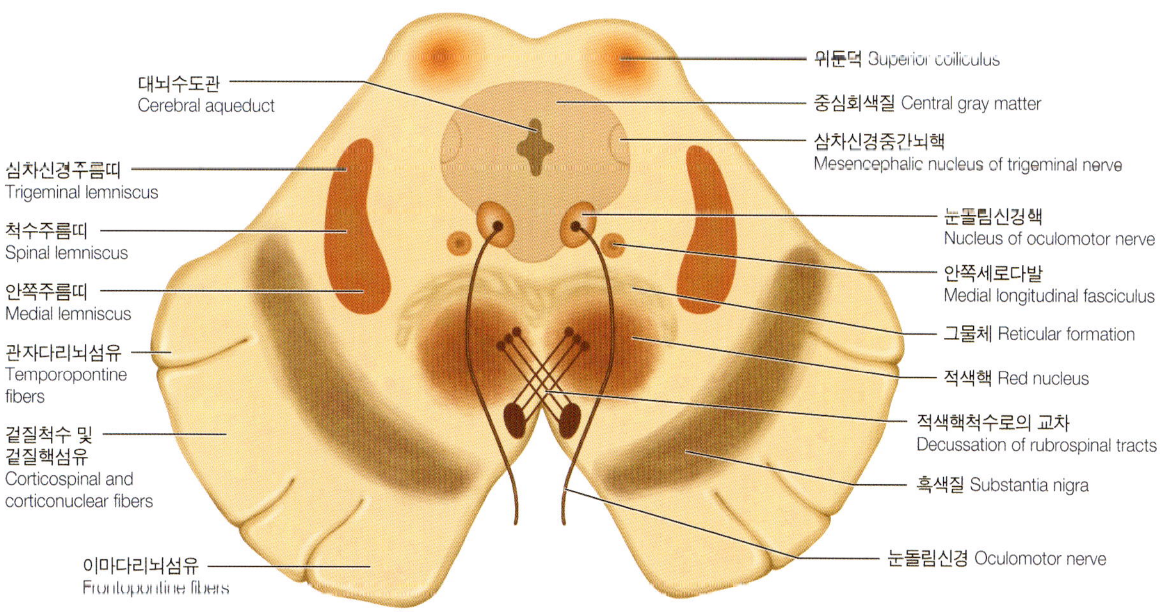

B. 위둔덕 수준 : 도르래신경이 위숨뇌천장에서 완전 교차

그림 9-4 중간뇌의 가로면

위둔덕에서 나가는 날신경섬유는 주로 척수, 그물체, 다리뇌핵, 시상 등으로 투사된다. 즉, 덮개시상섬유(tectothalamic fiber)는 위둔덕의 표층에서 시작되어 동측의 시상베개와 안쪽무릎체 등으로 연접하고, 덮개다리뇌섬유(tectopontine)는 그물덮개핵 및 다리뇌그물핵 등으로 투사되며, 덮개그물섬유(tectoreticular fiber)는 중간뇌 그물체로 들어간다. 또한 덮개척수섬유(tectospinal fiber)와 덮개숨뇌섬유(tectobulbar fiber)들은 뒤뒤판교차(dorsal tegmental decussation)를 형성한 후 내려가서 척수에 도달한다.

(2) 아래둔덕(inferior colliculus)

아래둔덕은 위둔덕 아래에 있는 한쌍의 융기물로 타원형의 세포덩어리인 중심핵, 겉질부인 중심주위핵(pericentral nucleus), 그리고 중심핵을 가쪽 및 배쪽으로 둘러싸는 바깥핵(external nucleus)이라는 3부분으로 구성되어 있다.

중심핵은 가쪽섬유띠(lateral lemniscus)를 통해 들어온 청각 정보를 다시 날신경섬유인 아래둔덕팔을 통해 안쪽무릎체(medial geniculate body)로 중계한다. 중심핵으로 들어오는 청각섬유는 대부분이 반대쪽 달팽이핵(cochlear nucleus)에서 기원하나, 일부 섬유는 같은쪽에서 기원한다. 안쪽무릎체로 전달된 청각정보는 다시 대뇌겉질의 일차청각영역(primary auditory area)으로 투사되는데, 이렇게 달팽이핵－중심핵－안쪽무릎체－일차청각영역으로 이어지는 전도로는 모두 정확한 주파수 대응배열을 하고 있으며, 청각전도로의 주된 부분으로 핵심투사라고도 한다.

(3) 흑색질(substantia nigra)

흑색질은 멜라닌색소를 함유한 세포 성분이 많은 치밀부분과 섬유 성분이 풍부한 그물부분으로 구성되어 있다. 흑색질로 유입되는 들신경섬유로는 줄무늬체(꼬리핵, 조가비핵)와 창백핵에서 이는 것들이 알려져 있는데, 줄무늬체에서 시작하여 흑색질 그물부에 연접하는 줄무늬체흑색질섬유(striatonigral fiber)가 가장 많으며, 창백핵에서 나오는 창백핵흑색질섬유(pallidonigral fiber)는 흑질의 그물부에 연접한다.

반대로 흑색질에서 나가는 날신경섬유는 일반적으로 치밀부의 신경세포는 줄무늬체에 그리고 그물부의 신경세포는 시상으로 투사된다. 즉, 흑색질줄무늬체섬유(nigrostriatal fiber)는 흑색질 치밀부분에서 시작하여 시상밑핵의 배쪽 방향을 상행하고 속주머니를 횡단한 후 꼬리핵과 조가비핵에 연접하는데, 이 흑색질줄무늬체섬유는 도파민을 줄무늬체의 신경세포에 전달한다. 파킨슨병(Parkinson’s disease) 환자는 흑색질과 줄무늬체의 도파민 농도가 감소되어 있는 것으로 알려져 있다.

흑색질시상섬유(nigrothalamic fiber)는 흑색질 그물부의 앞가쪽부에서 시작하여 적색핵앞부위[prerubral field(Forel H영역)]를 통해 상행한 후, 앞쪽과 뒤쪽 방향으로 주행하여 시상의 앞배쪽핵(VA)과 가쪽배쪽핵(VL)에 연접한다. 이 외에도 흑색질의 그물부에서 시작하여 같은쪽의 위둔덕으로 들어가는 흑색질 덮개섬유(nigrotectal fiber) 역시 그물부에서 시작하여 다리뇌핵으로 투사되는 흑색질 뒤판섬유(nigrotegmental fiber)가 있다. 이러한 흑색질은 대뇌겉질, 척수, 시상하부 및 바닥핵과 연결되어 근육의 긴장도 조절에 관여한다.

(4) 적색핵(red nucleus)

적색핵은 위 중간뇌 그물체의 중앙에 있는 명확한 타원형의 핵으로, 깊은소뇌핵 및 대뇌겉질에서 섬유를 받아서 소뇌, 뇌줄기, 척수 및 시상으로 섬유를 보낸다. 색상은 연붉은색(혈관이 풍부하므로 신선한 표본에서는 핑크색)으로 보인다. 위둔덕의 수준에서는 눈돌림신경의 섬유가 적색핵을 관통하고 있고 위소뇌다리와 반굽힘다발(반굴속, retroflex fasciculus)에서 유래하는 섬유도 똑같이 적색핵의 세포사이를 주행한다. 적색핵은 삼차원 상에서 중간뇌와 사이뇌의 이행부위에서 위둔덕의 수준에 기둥처럼 걸쳐져 있다.

적색핵은 상부의 중간 및 작은 신경세포로 이루어지는 작은세포부(parvocellular part)와 하부의 큰 세포로 이루어지는 큰세포부(magnocellular part)로 구분되는데, 적색핵의 신경세포는 철을 많이 함유하고 있으며 잘 발달된 신경섬유의 주머니(capsule)가 핵 전체를 싸고 있다.

① 적색핵으로 들어가는 들신경섬유

적색핵으로 들어오는 들신경섬유들은 주로 대뇌겉질과 소뇌에서 기원한다. 소뇌에서 들어오는 소뇌적색핵섬유(cerebellorubral fiber)는 소뇌 심부핵인 마개핵(emboliform nucleus)과 둥근핵(globose nucleus), 그리고 치아핵(dentate nucleus)에서 시작되어 위소뇌다리를 지나고 중간뇌 아래덮개의 앞쪽에서 반대편으로 교차하여 적색핵에 부착한다. 대뇌겉질에서 기원되는 겉질적색핵섬유(corticorubral fiber)는 일차운동영역(primary motor arear)과 앞운동영역(premotor area) 및 보조운동영역(supplementary motor area)에서 시작하여 주로 적색핵의 큰세포부에 부착하며 모두 부위별 대응연결을 하고 있다. 이와 같이 대뇌겉질－적색핵큰세포부－적색핵척수로로 이어지는 경로는 대뇌겉질에서 척수로 직접 이어지는 겉질척수로와는 달리 간접적으로 운동을 조절하는 경로가 된다.

② 적색핵에서 나오는 날신경섬유

반대로 적색핵에서 나가는 날신경섬유는 뇌줄기와 척수의 여러 핵으로 이어지는데, 이 중에서 가장 대표적인 것은 척수로 이어지는 적색척수로(rubrospinal tract)와 같은쪽인 적색올리브로(rubroolivary tract)이다.

적색척수로는 큰세포부에서 기원한 후 배쪽뒤판교차(ventral tegmental decussation)를 이루어 반대편으로 교차한 다음 내려가서 척수의 렉시드 제Ⅴ~Ⅶ층판에 부착한다. 적색올리브로는 적색핵의 작은세포부에서 기원되며 중심뒤판로의 내림성분을 이루어 으뜸아래올리브핵(principal inferior olivary nucleus)으로 투사된다. 이 경로는 적색핵－아래올리브핵－소뇌－적색핵으로 이어지는 회로를 형성하며, 일종의 소뇌되먹임회로(cerebellar feedback circuit)를 구성한다고 알려졌으나 아직은 논란이 많은 경로이다.

이런 연결에 의하여 적색핵은 소뇌의 작용을 척수에 전달하는 중계소가 된다고 할 수 있다. 즉, 적색핵을 직접 자극하면 반대측 팔다리의 굽힘이 일어나는 동시에 폄근을 지배하는 운동신경세포는 억제되는데, 적색척수로는 보행 시 팔다리의 주기적인 운동에 일치해서 굽힘근의 촉진과 억제가 교대로 일어나도록 적절히 조절하는 중요한 날신경으로 알려져 있다.

(5) 도르래신경핵(trochlear nucleus)

중간뇌의 위둔덕과 아래둔덕 사이의 높이에서 대뇌수도관 앞쪽에 있는 구형의 핵으로 여기서 시작된 축삭들이 도르래신경이 된다. 이들은 시작 후 완전 교차하여 아래둔덕 바로 밑의 위숨뇌천장주름띠에서 나온다.

(6) 눈돌림신경핵(oculomotor nucleus)

중간뇌 윗부분 뒤판에 있는 핵군으로 눈동자의 운동근 및 위눈꺼풀올림근을 지배하는 운동성 섬유, 그리고 모양체신경절을 형성하는 부교감신경가지를 내보낸다. 이들은 가쪽몸통세포기둥(lateral somatic cell column), 내장신경핵(visceral nucleus), 꼬리쪽중심핵(caudal central nucleus)으로 구성되어 있으며, 이들 핵군을 눈돌림신경복합체(oculomotor nuclear complex)라고도 한다.

가쪽몸통세포기둥에서는 바깥눈근육을 지배하는 큰 운동성섬유가 시작하고, 꼬리쪽중심핵에서는 위눈꺼풀올림근에 분포하는 운동성섬유가 나온다. 내장신경핵은 에딩거－베스트팔핵(Edinger-Westphal nucleus)이 중심이 된다.

(7) 에딩거－베스트팔핵(Edinger-Westphal nucleus)

눈돌림신경핵의 등쪽에 있는 작은 2개의 세포 기둥으로 눈돌림신경에 있는 부교감신경의 신경절이전 신경체이다. 이는 모양체와 홍채 등의 민무늬근육을 지배하는 일반내장날성분이 된다.

3 다리뇌(pons)

다리뇌란 중간뇌와 숨뇌사이에 볼록하게 튀어나온 부위로서 표면은 가로로 달리는 많은 신경섬유로 되어 있다.

1) 다리뇌의 외부구조

앞면에 돌출된 부위를 고유다리뇌라고 하는데, 이는 대뇌겉질에서 뇌줄기와 척수로 이어지는 피라미드로의 섬유에 의해 형성된 다리뇌세로섬유(longitudinal pontine fiber)와 역시 대뇌겉질에서 소뇌로 이어지는 큰 섬유다발의 중계핵인 다리뇌핵 및 이곳에서 소뇌겉질로 이어지는 섬유다발인 다리뇌가로섬유(transverse pontine fiber)로 구성 되어 있다. 특히 다리뇌가로섬유는 가로방향으로 주행하여 다리뇌의 가쪽을 돌아 소뇌로 들어가는데, 이를 중간소뇌다리라고 한다. 또한 앞면 중앙에는 뇌바닥 동맥이 지나가는 세로방향의 얕은 홈의 뇌바닥고랑이 있다.

다리뇌의 위 앞가쪽에서는 뇌줄기에서 나오는 뇌신경 중에서 가장 크며, 큰 감각뿌리와 작은운동뿌리로 구성되어 있는 삼차신경(trigeminal nerve)이 나오고 숨뇌의 경계부에서는 갓돌림신경(abducens nerve)이 나오며, 다리뇌와 숨뇌, 소뇌가 접하는 부분인 다리소뇌삼각(pontocerebellar triangle)에서는 얼굴신경(facial nerve)과 속귀신경(acoustic nerve)이 기시한다.

후면에는 제4뇌실의 바닥인 마름오목(rhomboid fossa)이 있다.

2) 다리뇌의 내부구조

다리뇌는 가로면에서 두 부분으로 나눌 수 있는데, 앞쪽은 바닥부분, 뒤쪽은 뒤판라고 한다. 이 부위의 뇌줄기는 뒤쪽으로 팽창하면서 분화되어 소뇌가 된다.

뒤판 전체에 걸쳐 안쪽섬유띠(medial lemniscus)가 위치해 있으며, 그 가쪽에는 배쪽삼차시상로(ventral trigeminothalamic tract), 척수시상로(spinothalamic tract) 및 가쪽섬유띠(lateral lemniscus)가 있다. 또한 청각을 중계하는 마름섬유체(trapezoid body)는 대부분 뒤판의 앞쪽에서 교차하며, 이들 섬유들은 안쪽섬유띠섬유들과 직각으로 얽혀있다.

한편, 뇌신경핵에서는 변화가 있어 나리뇌의 윗부분에서는 삼차신경운동핵과 삼차신경중뇌로핵을 볼 수 있지만, 아래부분에서는 갓돌림신경핵이 나타나고, 삼차신경척수핵은 삼차신경주감각핵이 되며, 가쪽·위안뜰핵(lateral·superior vestibualr nuclei), 위올리브핵(superior olivary nucleus) 등이 나타난다.

다리뇌의 바닥부분은 매우 크며 다리뇌핵과 다리뇌가로섬유 및 다리뇌세로섬유의 세 성분으로 구성되어 있는데, 피라미드로인 다리뇌세로섬유는 세로방향으로 배열된 좌우 한 쌍의 커다란 섬유다발로 나타난다.

3) 다리뇌의 주요 핵

(1) 다리뇌핵(pontine nucleus)

다리뇌 바닥부분 전체의 회색질이기 때문에 다리뇌회색질(pontine gray)이라고도 부르는데, 다리뇌핵으로 유입되는 들신경섬유들은 주로 대뇌에서 기원된 것들이다. 즉, 겉질다리뇌섬유(corticopontine fiber)는 대뇌겉질에서 시작하여 대뇌부챗살(corona radiata) → 속섬유막뒤다리(posterior limb of internal capsule) → 중간뇌의 대뇌다리 바닥부분을 통과한 후 같은쪽 다리뇌핵의 신경세포와 연접한다. 이마다리뇌섬유(frontopontine fiber)는 이마엽에서 기원한 후 대뇌다리바닥부의 안쪽으로 내려와 다리뇌핵에 종지하고, 마루－뒤통수－관자－다리뇌섬유(parieto-occipito-temporo-pontine fiber)는 마루엽과 뒤통수엽, 관자엽에서 시작하여 대뇌다리 바닥부분의 가쪽을 하행한 후 다리뇌핵에 연접한다.

한편, 다리뇌핵에서 나가는 날신경섬유는 대부분 반대쪽으로 교차하여 다리뇌가로섬유를 형성하고, 이는 다시 다리뇌의 가쪽에서 중간소뇌다리로 이어져 소뇌겉질로 들어간다.

이러한 연결로 인하여 다리뇌핵은 대뇌겉질의 정보를 소뇌겉질로 전달해주는 일종의 중계핵이라고 할 수 있는데, 이와 같이 대뇌겉질에서 시작하여 다리뇌핵을 거쳐 소뇌겉질로 이어지는 섬유다발을 겉질다리뇌소뇌섬유라고도 한다.

(2) 얼굴신경핵(facial nucleus)

얼굴 표정근을 지배하는 운동섬유의 핵으로 숨뇌와 다리뇌의 경계부에서부터 마름오목 바닥부에 걸쳐 깊숙이 위치해 있다. 축삭은 뒤안쪽으로 진행하여 갓돌림신경핵을 싸고 있어 얼굴신경무릎(genu of facial nerve)이라고 하는데, 이로 인하여 마름오목에 뚜렷한 얼굴신경고랑을 형성한다.

(3) 갓돌림신경핵(abducent nucleus) (그림 9-5)

안구 운동에 관여하는 가쪽곧은근을 지배하는 운동섬유의 이는핵으로 제4뇌실의 바닥인 마름오목 바닥부에 있는 얼굴신경고랑의 내부에 위치해 있다.

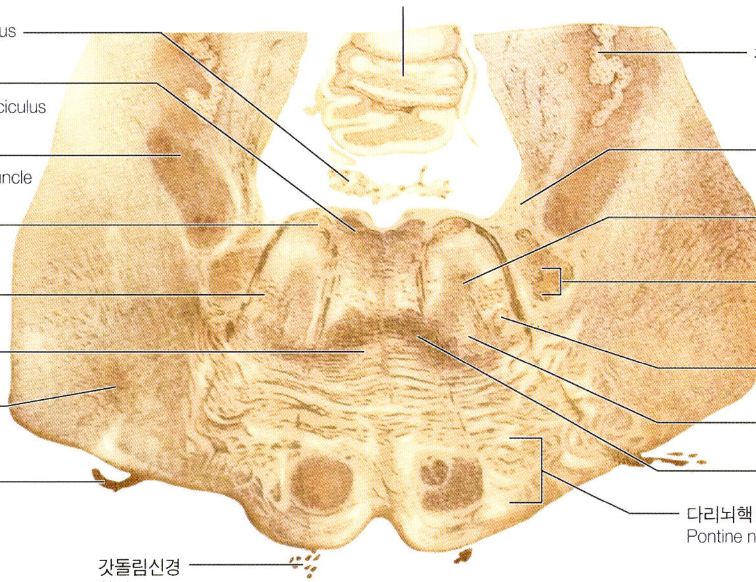

그림 9-5 갓돌림신경(VI)핵 수준에서의 다리뇌의 가로면

표 9-2 다리뇌의 내부 구조

구분	주요 구조물	
오름전도로 및 중계핵	• 마름섬유체 • 위올리브핵 • 가쪽섬유띠	• 안쪽섬유띠 • 척수섬유띠
내림전도로	• 겉질숨뇌로 • 겉질척수로(피라미드로)	• 겉질다리핵로
소뇌 관련 전도로 및 중계핵	• 중심뒤판로 • 중간소뇌다리	• 다리뇌핵
뇌신경핵 및 관련 전도로	• 등쪽 및 배쪽달팽이핵(CN VIII) • 안쪽 · 가쪽 · 위안뜰핵(CN VIII) • 안쪽세로다발(MLF) • 갓돌림신경핵(CN VI) • 얼굴신경핵(CN VII)	• 위침분비핵(CN VII) • 삼차신경척수로 및 삼차신경척수핵 • 삼차신경운동핵 • 삼차신경주감각핵 • 삼차신경중간뇌핵

(4) 위침분비핵(superior salivatory nucleus)

중간신경의 부교감신경절 이전신경세포체로 아래침분비핵의 상부가 연속된 것이다. 큰바위신경과 고실끈신경을 내보내 각각 날개입천장신경절과 턱밑신경절로 가며, 중간신경에 포함된 감각신경섬유는 고립핵에 닿는다.

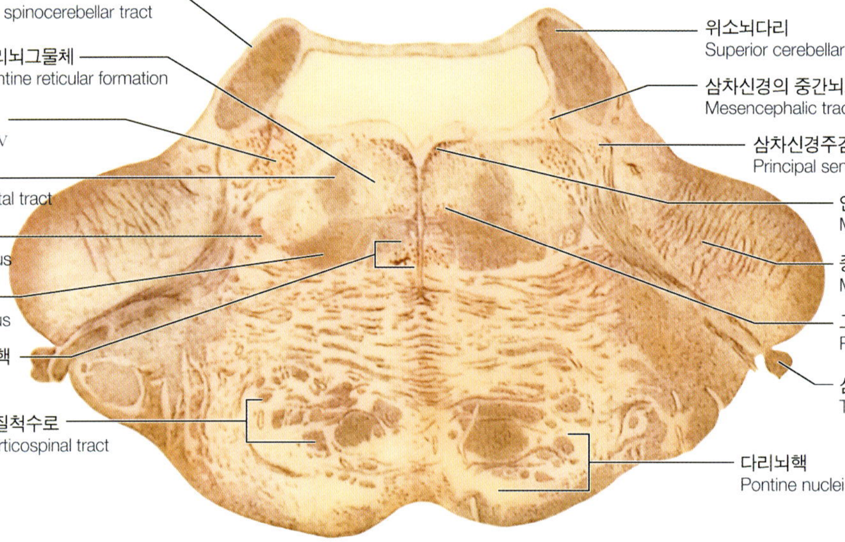

그림 9-6 **삼차신경뿌리 수준에서의 위부분 다리뇌의 가로면**

(5) 삼차신경운동핵(motor nucleus of CN V) (그림 9-6)

삼차신경의 구성 핵들은 다리뇌의 뒤쪽에 위치한 주감각핵(main sensory nucleus), 숨뇌에서 제2목척수분절까지 분포한 척수핵, 대뇌수도관 주위 회색질 가쪽부분에 위치하여 다리뇌까지 분포한 중간뇌핵 및 다리뇌의 주감각핵 아래에 위치한 운동핵으로 구분하는데, 이들 중 운동핵은 삼차신경 운동신경섬유의 이는핵으로 다리뇌 위에서 제4뇌실의 가쪽면을 따라 갓돌림신경핵의 위가쪽에 있다.

(6) 삼차신경주감각핵(principal sensory nucleus of CN V)

위쪽 다리뇌에서 운동핵의 가쪽에 위치하는 핵으로 삼차신경세포 중심지의 위쪽가지가 정지하며 얼굴 및 머리의 촉각을 전도한다. 이 핵에서 나온 축삭은 교차하여 삼차신경섬유띠가 되며, 안쪽섬유띠를 따라 시상에 닿는다.

(7) 삼차신경척수핵(nucleus of spinal tract of CN V)

삼차신경중심지의 내림신경로가 된 삼차신경척수로가 정지하는 핵으로 척수 아교질의 연속이라고 할 수 있으며, 머리와 얼굴의 통각 및 온도각을 전도한다. 이 신경핵의 축삭이 교차하여 삼차신경섬유띠가 되며 시상으로 상행한다.

(8) 삼차신경중뇌핵(nucleus of mesencephalic tract of CN V)

다리뇌의 상부에서 중간뇌에 걸쳐 있는 핵으로 축삭은 삼차신경중간뇌로써 운동핵과 감각핵 사이를 지나 운동섬유에 합쳐지는데, 이는 씹기근육 및 얼굴근육의 고유감각을 전도한다. 이 핵에서의 상행섬유는 삼차신경섬유띠에 접해서 시상에 투사된다.

(9) 안뜰핵(vestibular necleus)

제4뇌실의 마름오목 측벽에 있는 비교적 큰 회색질로 두 개의 긴 기둥으로 배열되어 있는데, 위치·크기·세포의 모양과 결합 등에 따라 안쪽·가쪽·위·아래안뜰핵(medial·lateral·superior·inferior vestibular nuclei)으로 구분한다. 그 중 가쪽핵에서는 주로 안뜰척수로가 이는데, 이들은 소뇌와 연결되며 안쪽세로다발의 구성에 관여한다.

(10) 달팽이핵(cochlear nucleus)

안뜰핵의 가쪽, 제4뇌실 가쪽오목 내에 있으며 배쪽·등쪽달팽이핵(ventral·dorsal cochlear nuclei)으로 되어 있다. 달팽이신경절의 중심지가 종지하는 핵으로, 이곳에서의 오름전도로는 비교적 뚜렷하며 다리뇌 등쪽부의 배쪽에서 안쪽섬유띠를 직각으로 교차하는 섬유 다발인 마름섬유체(trapezoid body)가 된다. 이어 다리뇌 등쪽부의 가쪽 주변에 모여 가쪽섬유띠가 되어 아래둔덕 및 안쪽무릎체에 성지하고, 이어서 대뇌겉질의 청각영역에 투사된다.

4 숨뇌(medulla oblongata)

숨뇌는 뇌의 끝 부분으로 큰구멍 높이에서 명확한 경계없이 다리뇌와 척수사이를 연결하는 길이 약 3cm, 폭 약 2cm, 두께 약 1.25cm, 무게 약 6~7g로 뇌 무게의 0.5%에 불과한 작은 신경조직이다(그림 8-7). 그물체(reticular formation)가 발달되어 있으며, 생명유지에 필수적인 심장·호흡 및 소화 등에 관한 중요한 반사중추들이 위치해 있는 생명중추이며 Ⅸ, Ⅹ, Ⅺ, Ⅻ 뇌신경이 시작하는 곳이기도 하다. 위쪽은 다리뇌와 소뇌에 닿아있으며 아래로는 척수로 이어진다. 배쪽면의 정중선에는 앞정중틈새, 등쪽면의 정중선에는 뒤정중고랑이라고 하는 홈이 각각 달려 있다. 앞정중틈새의 양쪽에는 안쪽에서부터 피라미드와 올리브라고 하는 부푼 곳이 있다. 등쪽면의 아래에는 넷째뇌실이 있는데 가느다란 터널모양으로 그대로 척수의 중심관에 연결되어 있다.

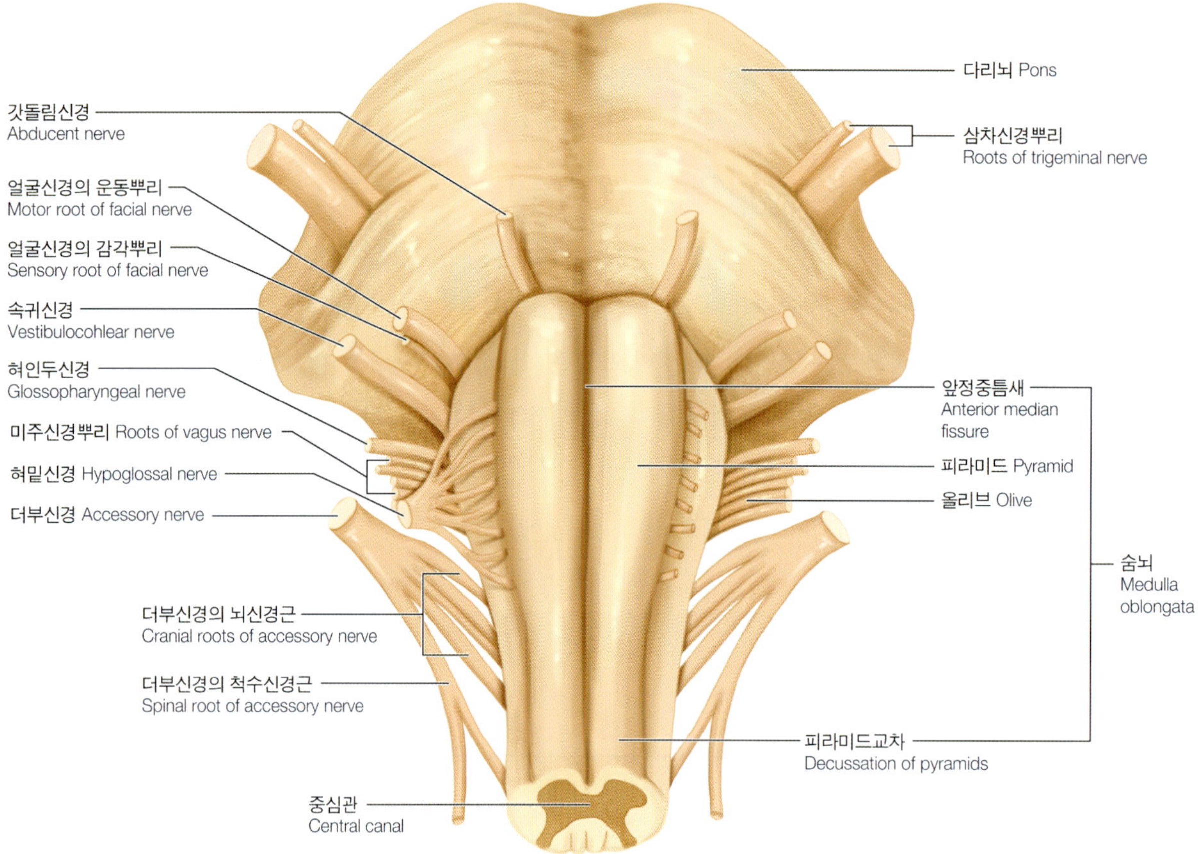

그림 9-7 **숨뇌**(전면)

대부분의 숨뇌회색질은 핵과 중추로 나눌 수 있는데 숨뇌의 핵은 감각중계핵 외에 Ⅸ, Ⅹ, Ⅺ, Ⅻ 뇌신경의 이는핵이 있고, 중추로는 생명유지에 필수인 호흡·심장·혈관운동·삼킴과 구토·재채기·위액 및 침분비·땀·씹기·각막반사가 있으며 각성반응에도 관여한다. 다리뇌와 중간뇌의 회색질에서와 같이 중뇌 회색질을 통해 주행하는 숨뇌그물체(reticular formation)는 뇌의 여러 부위로부터 정보를 받아 통합하는, 비교적 산만하게 퍼져있는 신경세포의 집합체이다. 숨뇌가 파괴될 경우 혼수상태, 주의력 감소, 호흡곤란, 의식소실이 발생할 수 있으며 심할 경우 사망에 이를 수도 있다.

1) 숨뇌의 바깥구조

숨뇌의 표면에는 척수에서와 마찬가지로 틈새와 고랑, 피라미드교차가 나타난다(그림 9-8). 앞·뒤중앙에는 앞정중틈새(anterior median fissure)와 뒤정중고랑(posterior median sulcus), 앞가쪽에는 앞가쪽고랑(anterior lateral sulcus), 뒤가쪽에는 뒤가쪽고랑(posterior lateral sulcus)이 있고 앞·뒤가쪽고랑(ant. & post. lateral sulcus)으로 왼·오른쪽 대칭이 나누어진다.

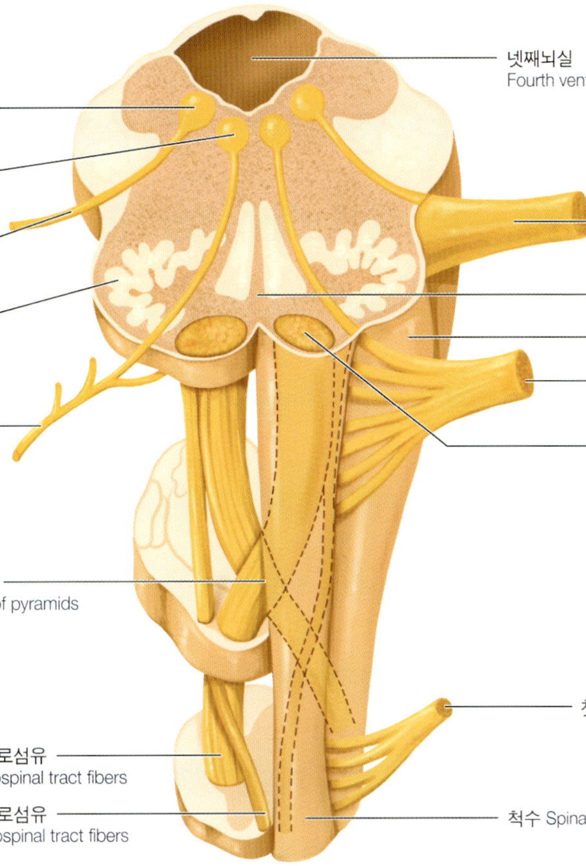

그림 9-8 **숨뇌의 내부 해부와 피라미드교차 숨뇌의 가로단면과 앞면**

앞면의 앞정중틈새는 큰구멍 바로 위에서 왼·오른쪽의 피라미드섬유가 교차하는 피라미드교차를 이루면서 중단되나, 그 위는 좁은 고랑로 나리뇌의 아래 끝에 있는 박관에서 끝난다. 척수의 앞섬유단에 해당하는 표면에는 피라미드라는 한 쌍의 팽대부가 있는데, 이는 위쪽은 넓고 아래쪽은 좁아 피라미드 모양을 하고 있기 때문에 붙여진 이름이다. 이곳을 통하여 대뇌겉질에서 시작한 내림신경섬유들이 지나가고 있어 이를 피라미드로라고 하는데 뼈대근육의 수의운동을 지배하는 운동신경로 중에서 가장 중요하다.

앞면 가쪽에도 역시 척수에서 연속된 앞가쪽고랑(anterolateral sulcus)이 다리뇌의 아래쪽까지 이어져 있는데, 이곳에서는 약 10개의 신경섬유다발로 혀밑신경[hypoglossal nerve(XII)]이 나온다. 이 앞가쪽고랑과 뒤가쪽고랑의 사이를 숨뇌 가쪽섬유단이라고 하며, 가쪽섬유단 위쪽에 바깥쪽으로 돌출된 길이 약 12mm의 타원형의 구조를 올리브(olive)라고 한다. 이것은 신체의 평형, 특히 직립보행과 큰 관련 있는 올리브핵(olivary nucleus) 때문에 이루어진 것이며, 이 올리브의 내부에 아래올리브핵복합체가 위치해 있다. 올리브의 표면에는 숨뇌의 활꼴핵(arcuate nucleus)에서 소뇌로 연결되는 바깥활꼴섬유들이 가로 방향으로 진행한다. 올리브 뒤쪽의 뒤올리브고랑(postolivary groove)이라는 얕은 고랑에서는 혀인두신경[glossopharyngeal nerve(Ⅸ)]과 미주신경[vagus nerve(Ⅹ)], 더부신경[accessory nerve(Ⅺ)] 등이 나온다.

뒷면 위쪽에는 넷째뇌실의 바닥인 마름오목이 있으며, 중앙에는 역시 세로로 파여진 뒤정중고랑(posterior median sulcus)이 있다. 이 고랑은 머리쪽에 문(obex), 즉 가로로 달리는 말이집신경섬유를 포함하고 있는 얇은 판에 의해 막혀 있다. 문에는 넷째뇌실맥락조직이 붙어있다. 이 뒤정중고랑과 뒤가쪽고랑 사이에는 또 다른 고랑인 뒤중간고랑(posterior intermediate sulcus)이 있다. 뒤중간고랑과 뒤가쪽고랑 사이에 쐐기다발결절, 그리고 뒤정중고랑과 뒤중간고랑 사이에는 얇은다발결절이라는 융기가 있는데, 이들 내면에는 각각 쐐기다발핵과 얇은다발핵이 내재되어 있다.

얇은다발핵과 쐐기다발핵을 합쳐서 뒤섬유단핵(nuclei funiculi posterioris)이라고 한다. 쐐가다발과 더부신경 숨뇌뿌리의 사이에는 직사각형의 구역, 즉 회색결절(tuberculum cinereum)이 있는데 이것은 삼차신경척수로핵(trigeminal nerve spinal trzct nucleus)과 척수뒷뿔의 아교질(gelatinous substance)의 이행부이다. 그리고 얇은다발과 쐐기다발 위가쪽에는 소뇌로 가는 아래소뇌다리라는 발달된 섬유속이 있다. 또한 뇌실 바닥에는 2쌍의 작은 돌출부가 있어 안쪽 것은 혀밑신경삼각이라고 하며, 바깥쪽 것은 미주신경삼각이라고 하는데, 이들은 각각 혀밑신경핵과 미주신경등쪽운동핵이 돌출된 것이다.

2) 숨뇌의 내부구조 (그림 9-9)

숨뇌의 속부위에는 회색질, 바깥부위에는 백색질이 있고 아래부위에서는 척수와 똑같으나 중심관이 넷째 뇌실에 개구하면서 회색질과 섬유배열이 달라지며 새로운 신경핵이 나타나서 많은 변화가 오는데 특히 높이에 따른 수평면상의 구조가 매우 다르게 나타난다.

숨뇌 위부분의 배가쪽에는 주름잡힌 주머니 모양의 회백질인 아래올리브핵이 있는데, 이곳에서 시작한 날섬유들은 중앙선에서 교차하고 숨뇌의 뒤가쪽으로 향하다가 뒤척수소뇌로(post. spinocerebellar tract) 및 쐐기소뇌로(cuneo cerebellar tract)와 합쳐져서 두꺼운 아래소뇌다리를 이룬다. 중앙선 가까이에 혀밑신경핵이 있으며, 이곳 가까이에 미주신경등쪽운동핵(dorsal motor nucleus of CN X)이 위치하고, 가장 바깥쪽에는 안뜰핵이 있다.

그물체의 앞가쪽에는 의문핵(nucleus ambiguus)이 있는데, 의문핵의 신경섬유들은 처음에는 뒤안쪽으로 진행하지만 곧 뒤쪽으로 활모양으로 휘면서 혀인두신경(Ⅸ), 미주신경(Ⅹ), 더부신경(Ⅺ) 등의 신경섬유가 되어 아래소뇌다리의 앞쪽에서 숨뇌로부터 빠져나온다. 그물체 뒤쪽에는 얼굴신경, 혀인두신경, 미주신경으로 들어가는 들신경섬유다발인 고립로(solitry tract)가 위치하는데, 고립핵의 세포들은 고립로 주위에 있으면서 미각과 내장감각에 대한 정보를 전달받는다. 숨뇌의 아

표 9-3 숨뇌의 주요 내부 구조

구분	주요구조물	
오름전도로 및 중계핵	• 얇은다발핵 및 쐐기다발핵 • 속활꼴섬유 • 안쪽섬유띠교차	• 안쪽섬유띠 • 척수섬유띠
내림전도로	• 피라미드	• 피라미드교차
소뇌 관련 전도로 및 중계핵	• 덧쐐기다발핵 • 아래올리브핵 • 중심덮개로 • 가쪽그물핵	• 활꼴핵 • 뒤척수소뇌로 • 앞척수소뇌로 • 아래소뇌다리
뇌신경핵 및 관련 전도로	• 안쪽세로다발(MLF) • 고립로 • 고립핵 • 미주신경등쪽운동핵 • 아래침분비핵(CN Ⅸ) • 혀밑신경핵(CN Ⅻ)	• 의문핵(CN Ⅸ, Ⅹ, Ⅺ) • 더부신경의 척수 앞뿔 • 삼차신경척수로 • 삼차신경척수핵 • 아래 · 안쪽안뜰신경핵(CN Ⅷ)

래쪽에는 회백질이 중심관을 둘러싸고 있으며, 그 주위에 신경세포체와 신경섬유들이 그물처럼 얽혀있는 그물체가 형성되어 있다.

이 그물체는 다리뇌 및 중뇌까지 이어져 있으며, 여기서 척수의 아래운동신경세포에 영향을 주는 그물체척수로(reticulospinal tract)가 시작한다. 앞쪽에는 겉질뇌줄기로와 겉질척수로로 구성된 피라미드로가 위치하고 있으며, 겉질척수로는 피라미드를 통해 숨뇌의 가장 앞쪽으로 내려가다 대부분이 숨뇌의 가장 아래쪽에서 교차하는데, 이를 피라미드교차라고 한다. 겉질척수로가 교차하는 곳 뒤쪽에는 쐐기다발과 얇은다발이 있고, 그들의 오름 신경섬유가 종말하는 쐐기다발핵과 얇은다발핵이 있다. 이 핵들에서 나온 축삭들은 앞쪽에서 속활꼴섬유를 형성하여 활모양으로 구부러지면서 서로 교차하여 안쪽섬유띠교차를 이룬다. 쐐기다발핵의 뒤쪽 아래에 덧쐐기다발핵이 있으며, 이 축삭들은 가쪽으로 올라가면서 아래소뇌다리를 통해 소뇌로 연결되는 쐐기소뇌로(cuneocerebellar tract)를 형성한다. 또한, 뒤가쪽에는 삼차신경척수로(spinal trigeminal tract)와 삼차신경척수핵(spinal trigeminal nucleus)이 존재한다.

한편 중앙선 양쪽에는 두 개의 큰 신경섬유 띠가 수직으로 놓여 있다. 각 띠의 가장 뒤쪽에 있는, 위쪽 척수에서 시작해 중뇌까지 연결된 안쪽세로다발(medial longitudinal fasciculus)에는 안쪽안뜰척수로(medial vestibulospinal tract), 간질척수로(interstitiospinal tract), 다리뇌뇌그물체척수로(pontine reticulospinal tracts) 등의 내림 신경섬유로가 들어있다. 안쪽섬유띠(medial lemniscus)는 안쪽세로다발 중에서 가장 큰 부분을 차지한다.

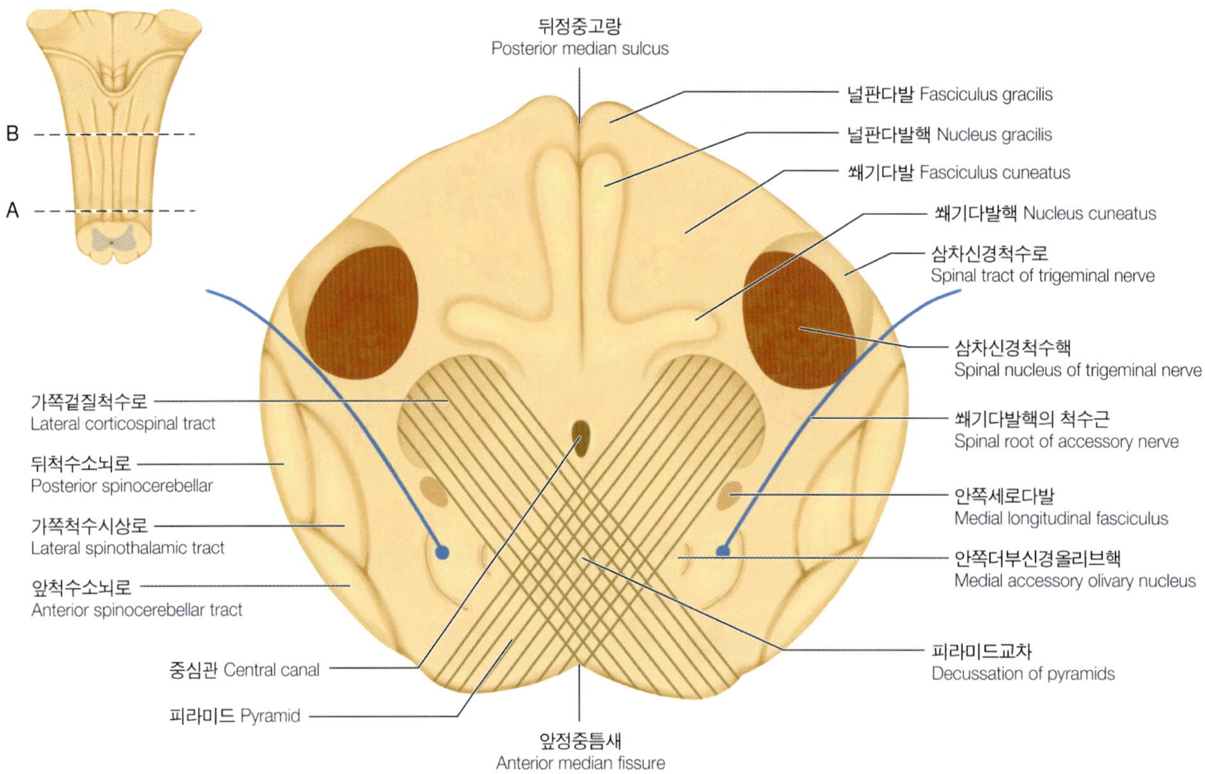

A. 피라미드교차 수준

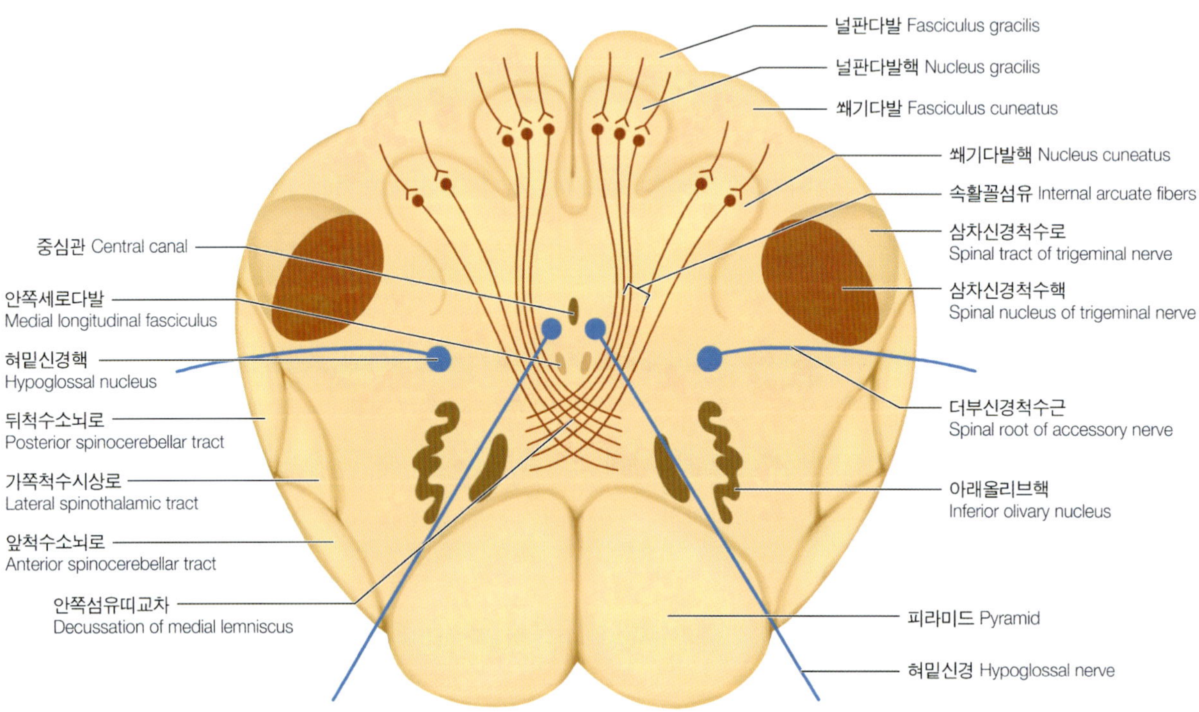

B. 안쪽섬유띠교차 수준

그림 9-9 숨뇌의 가로단면

(1) 숨뇌의 회색질 (그림 9-10)

뇌신경과 관련되는 핵과 숨뇌를 지나는 각종 신경로의 중계역할을 하는 핵으로 구분할 수 있다. 뇌신경 관련 핵은 감각섬유의 닿는핵(감각핵, sensory nuclei)과 운동신경, 자율신경의 이는핵(운동핵, motor nuclei)으로 나눌 수 있는데 닿는핵은 척수의 뒤기둥, 이는핵은 앞기둥과 가쪽기둥에 해당한다. 이것들은 마름오목의 바닥부위에 위치하며, 뇌신경의 순서대로 위아래로 배열된다.

이는핵은 정중선의 양쪽, 닿는핵은 이는핵의 가쪽에 위치하는데 그 한계가 경계고랑이며 척수가 뒤정중고랑에서 분리되어 왼쪽, 오른쪽으로 펼쳐진 모양이다.

① **혀밑신경핵**(hypoglossal nucleus)

마름오목의 혀밑신경삼각 밑에 있는 길이 약 2mm의 큰 무극세포로 이루어진 운동핵으로, 이 신경세포들의 축삭이 혀밑신경이 된다. 혀의 내인근육과 4~5개의 외인근육을 지배한다.

② **의문핵**(nucleus ambiguus)

숨뇌의 깊은부위에 있는 그물체 내의 긴 세포집단으로 뒤통수 및 인두에 있는 가로무늬근육을 지배하는 혀인두(Ⅸ)·미주(Ⅹ)·더부신경(Ⅺ)의 운동섬유 이는핵이다. 이 핵의 꼬리부분으로는 더부신경핵이 되어 목척수아래까지 척수앞뿔의 배뒤쪽세포군에 이어지며, 머리부분에서는 혀인두신경의 특수내장섬유가 나와 붓인두근을 지배한다.

③ **미주신경등쪽운동핵**(dorsal motor of vagus nerve nucleus)

혀밑신경핵의 뒤가쪽에 있는 긴 세포군으로 이 핵은 미주신경의 부교감신경절앞신경세포이며, 마름오목 아래끝의 미주신경삼각의 속부위에 있다. 심장근육, 가슴안 및 배안 속 장기의 내장근육과 샘 등을 지배한다.

④ **아래침분비핵**(inferior salivary nucleus)

의문핵(nucleus ambiguus)의 위뒤쪽에 있는 그물체내의 세포군이며, 귀밑샘으로 가는 부교감절이전신경세포이다.

⑤ **그물체**(reticular formation)

여러 방향의 신경섬유그물과 그 그물 속에 있는 신경세포를 말하는 것으로서, 척수 그물체의 연속이며 사이뇌와 숨뇌 및 중간뇌까지 걸쳐 비교적 산만하게 퍼져있는 구조이다. 그 중 신경세포군만을 말할 때는 그물핵(reticular nucleus or reticular cell)이라고 한다.

그물체는 비교적 원시적인 핵으로 여러 가지 운동신경로, 특히 뼈대근육의 긴장 및 평형유지 등에 관계하고 있으며, 또 생명에 필요한 호흡과 심장 박동 및 혈압조절중추와 기침·재채기·삼키기·구토 등의 반사중추가 이곳에 위치하기 때문에 숨뇌의 기본적 구조라고 할 수 있다.

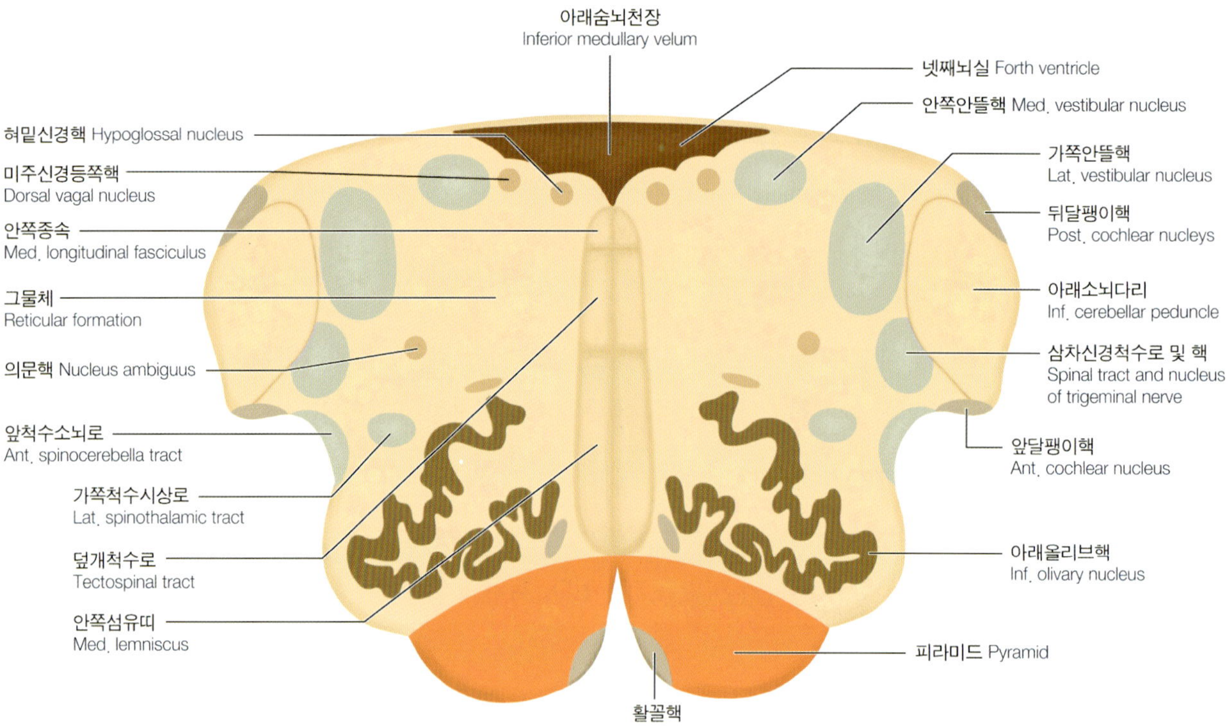

A. 다리뇌 바로 아래 수준

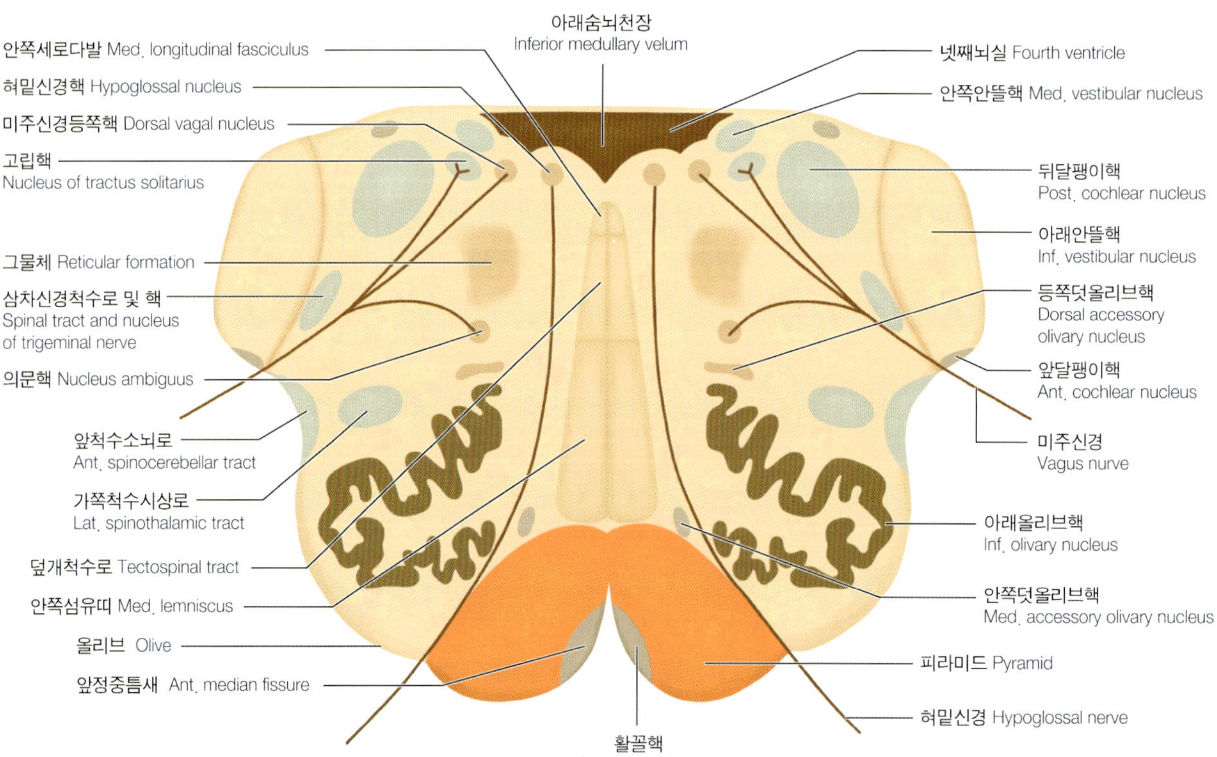

B. 올리브핵 중앙 윗부분

그림 9-10 숨뇌의 가로단면(다리뇌 아래면)

⑥ **얇은다발핵·쐐기다발핵**(nucleus of gracilis·cuneatus)

숨뇌아래부위 등쪽에 위치하는 얇은다발결절과 쐐기다발결절 속에 들어있는 세포로 고유감각·피부촉각의 전도로핵이다. 이곳에서 나가는 축삭다발인 속활꼴섬유(internal arcuate fiber)는 활 모양으로 구부러지면서 섬유띠교차(lemniscal decussation), 감각교차(sensory decussation)를 이룬 후 안쪽섬유띠(medial lemniscus)가 되어 시상에 닿는다. 그 위치는 피라미드교차의 바로 위뒷부분이며 일부는 뒤바깥활꼴섬유(dorsal external arcuate fiber)로서 아래소뇌다리를 통해서 소뇌로 간다.

쐐기다발핵의 가쪽에는 덧쐐기다발핵(accessory or lateral nucleus of Monacow)이 있으며, 이 핵에서 나온 섬유들은 아래소뇌다리를 통해 소뇌에 연결된다.

⑦ **고립핵**(solitary nucleus)

혀인두 및 미주신경 등의 내장성감각섬유가 숨뇌 내에서 이루는 섬유다발을 고립로(solitary tract)라고 하는데, 고립핵은 이들 섬유속에 퍼져있는 세포군이다. 미주신경등쪽운동핵의 가쪽에 있는 가느다란 핵군으로 존재한다. 특히 이곳은 얼굴·혀인두·미주신경 내에 있는 미각섬유의 마지막 핵이기도 하다. 이 핵의 오름신경로는 아직 확실히 밝혀져 있지 않다.

⑧ **삼차신경척수로핵**(nucleus of spinal tract of trgeminal nerve)

척수 아교질의 연속으로 쐐기다발과 그물체 사이에 위치하고 있다. 삼차신경중심지의 내림다발인 삼차신경척수로(spinal tract of trigeminal nerve)가 싸고 있으며 층판배열로써 닿는다. 이 세포의 축삭은 머리의 동통 및 온도각의 이차신경세포이며, 대부뷴이 교차하면서 시상에 역결뒨다.

⑨ **아래올리브핵복합체**(inferior olivary nuclear complex)

숨뇌의 배쪽면에 있는 올리브속에 들어있는 주름잡힌 주머니 모양의 회백질로 피라미드의 위바깥쪽에 위치하고 있다. 으뜸아래올리브핵(principal inferior olivary nucleus)과 안쪽덧올리브핵(medial accessory olivary nucleus) 및 등쪽덧올리브핵(dorsal accessory olivary nucleus)으로 구성되어 있다. 입구는 올리브핵문이라고 하며 뒤안쪽으로 향하고 있다. 척수, 중간뇌 및 대뇌겉질에서 많은 투사를 받으며, 이들 핵의 축삭들은 올리브소뇌로(olivocerebellar tract)를 형성하여 반대측의 아래소뇌다리를 통하여 일부는 소뇌벌레, 대부분은 새소뇌로 들어간다. 중심덮개로(central tract of tegmentum), 시상올리브로(thalamoolivary tract)의 닿는 핵이며 올리브소뇌로, 올리브척수로의 이는 핵이다. 올리브소뇌로는 올리브핵문을 통해서 나와 중심부에서 교차하여 속활꼴섬유의 일부를 구성하고 아래소뇌로에 들어가서 소뇌에서 멈춘다.

이들의 종말은 소뇌겉질을 구성하고 있는 퍼킨예세포(Purkinje cell)의 흥분성을 조정하는 오름섬유를 형성한다. 또한 이곳으로 유입되는 들섬유들은 대뇌겉질, 적색핵, 대뇌수도관주위회백질, 아래안뜰핵, 삼차신경척수핵 및 반대측의 소뇌핵에서 시작된 것들이다.

⑩ **활꼴핵**(arcuate nucleus)

피라미드로의 앞쪽에 위치하며 다리뇌핵(pontine nucleus)이 아래쪽으로 연장되어 형성된 구조로 대뇌겉질에서 겉질뇌사이로를 통해 하행섬유를 받으며 축삭은 소뇌겉질로 투사된다. 일부 날섬유는 바깥활꼴섬유(external arcuate fiber)를 형성하여 숨뇌의 가쪽을 돌아 아래소뇌다리를 통해 동측 소뇌겉질로 이어지며, 일부 날섬유는 숨뇌의 정중선에서 뒤쪽으로 주행한 후 마름오목에서 넷째뇌실수질줄무늬(medullary striae of 4th ventricle)를 형성한 후 아래소뇌다리를 통해 동측 소뇌겉질로 이어진다.

(2) 숨뇌의 백색질

숨뇌의 백색질은 오름 및 내림의 신경로들이 있으며 중요한 신경로는 다음과 같다.

① **피라미드로**(pyramidal tract)

대뇌겉질의 운동영역에서 시작하여 속섬유막, 대뇌다리, 다리뇌 등을 내려가는 뼈대근육의 수의운동 지배섬유로 숨뇌의 배쪽부에서 뚜렷하게 나타난다. 척수의 앞뿔에서 정지하며 중추는 대뇌겉질의 중심앞이랑에 있다. 숨뇌의 배쪽부위에 있는 뚜렷한 섬유다발로 이로 인하여 형성되는 삼각형의 융기를 피라미드라고 한다.

이 피라미드로 섬유의 대부분은 숨뇌 아래쪽에서 피라미드교차(pyramidal decussation)를 이루어 반대측으로 진행하여 척수로 내려간다. 이곳에서 교차하지 않은 섬유는 앞섬유단에 있는 피라미드앞섬유단이 된다.

피라미드로섬유 중에서 뇌신경의 운동핵에 부착하는 섬유는 겉질핵섬유(corticonuclear fiber)라 하고, 척수로 가는 섬유는 겉질척수섬유(corticospinal fiber)라고 한다.

② **안쪽섬유띠**(medial lemniscus)

숨뇌의 얇은다발핵과 쐐기다발핵에서 일어나는 축삭이 속활꼴섬유(internal arcuate fiber)로서 배안쪽을 향해 활모양으로 교차하는데, 이를 섬유띠교차(lemniscal decussation)라고 한다. 피라미드로의 등쪽과 올리브핵의 안쪽에서 안쪽섬유띠라는 섬유다발을 형성하며 시상에 부착하고 대뇌겉질의 감각영역에 투사된다. 이때 섬유는 쐐기다발핵의 것은 배쪽에, 얇은다발핵의 것은 등쪽에 층판배열을 한다.

③ **가쪽섬유띠**(lateral lemniscus)

청각신경로로 중간뇌의 바깥표면 가까이에 있으며 일부는 아래둔덕, 일부는 안쪽무릎체로 연접한다.

④ **아래소뇌다리**(inferior cerebellar peduncle)

숨뇌의 등가쪽에 있는 섬유다발이며, 주로 뒤척수소뇌로와 올리브소뇌로의 섬유들로 구성된다. 이 밖에도 쐐기다발핵의 주위에 있는 덧쐐기다발핵, 숨뇌의 활꼴핵, 그물체핵, 안뜰신경핵 등에서 소뇌로 가는 섬유가 포함되어 있다. 굵은 밧줄모양을 띠고 있어서 밧줄모양체(restiform body)라고도 한다.

⑤ **안쪽세로다발**(medial longitudinal fasciculus)

중간뇌 앞에서 척수위끝까지 뇌실계통의 배쪽에 있으며 계통발생학적으로 가장 오래된 운동신경로이다. 안뜰신경핵과 운동성 뇌신경 이는핵, 특히 안구운동의 이는핵(Ⅲ, Ⅳ, Ⅵ뇌신경)과 더부신경 사이를 연결하는 섬유다발로서 뇌신경에 대한 간접 반사활의 일부이다. 눈과 머리의 평형 및 협동운동에 있어서 중요한 전도로로 넷째뇌실바닥의 배쪽에서 정중선 등쪽부분의 양측에 있다.

⑥ **중심덮개로**(central tegmental tract)

시상 및 적색핵 등에서 일어나 같은 쪽의 덮개중심부를 지나 올리브핵에서 끝나는 섬유로 대뇌겉질, 줄무늬체, 소뇌 등에서 흥분을 받아 이를 다시 소뇌와 척수에 전도한다.

⑦ **적색핵척수로**(rubrospinal tract)

자세 및 근장력의 불수의적 조절을 담당하는 적색핵척수로는 적색핵의 큰세포부위에서 시작하고 배쪽덮개교차(ventral tegmental decussation)를 이루어 반대편으로 교차한 다음 내려가다가 척수의 렉시드(rexed) 제V～VII층판에서 멈춘다.

⑧ **적색핵그물체척수로**(rubroreticular spinal tract)

적색핵척수로보다 발달된 것으로 아래부위의 그물체핵을 거쳐 척수 앞뿔에 이른다.

⑨ **덮개척수로**(tectospinal tract)

주로 시각반사에 관여하며 청각 및 상지의 불수의적 조절을 담당하는 전도로로 중간뇌덮개로부터 척수쪽으로 간다. 이는곳의 대부분은 위둔덕이나, 일부는 아래둔덕에서 시작하며, 교차하여 척수 앞섬유단으로 내려간 후 앞뿔세포에 이른다. 이 밖에도 앞척수시상로(anterior spinothalamic tract), 앞척수소뇌로(anterior spinocerebellar tract) 등의 전도로가 나타난다.

혀밑 신경의 출구를 기준으로 하여 비교적 안쪽은 백색그물체(white reticular formation)라고 하고 이곳에서 넷째뇌실 바닥부분에서부터 배쪽으로 안쪽세로다발, 덮개척수로, 안쪽주름띠, 피라미드로의 순서로 배열되어 있다.

가쪽은 회색그물체(gray reticular formation)라고 하고 속활꼴섬유, 적색핵척수로, 중심덮개로, 앞척수소뇌로, 척수시상로 등이 있다.

5 뇌줄기의 신경로

뇌줄기는 대뇌와 척수의 연결로인 오름 및 내림신경로(ascending · descending tract)의 통로가 되며, 뒷면의 소뇌와는 위 · 중간 · 아래소뇌다리(superior · middle · inferior cerebellar peduncle)라는 신경섬유속으로 연결되어 있는데, 이들의 진행과정은 뇌줄기의 각 부위에서 조금씩 차이가 있다.

1) 오름신경로

(1) 안쪽섬유띠계(medial lemniscus system)

척추의 뒤기둥에서 숨뇌에 이르는 섬유들이며 같은 쪽의 분별감각, 고유감각, 진동감각을 전달한다. 얇은다발은 종아리와 다리의 촉각을 전달하고, 쐐기다발은 몸통의 뒷부분, 팔, 목의 고유감각과 촉각을 전달한다. 다리의 고유감각은 등쪽척수소뇌로(dorsal spinocerebellar tract)를 거쳐 얇은다발핵의 위쪽에 있는 Brodal과 Pompeiano의 제트신경핵(Z nucleus)에 닿는다. 얇은다발핵과 쐐기다발핵의 섬유들은 숨뇌의 중심을 향해 휘어진 경로를 취하는데, 이들 섬유들을 속활꼴섬유라고 하며 숨뇌의 얇은다발핵과 쐐기다발핵의 축삭이다. 속활꼴섬유는 안배쪽을 향해 활 모양으로 교차하는데, 이를 섬유띠교차(lemniscal decussation)라고 하며, 이는 다시 피라미드로의 등쪽에서 안쪽섬유띠(medial lemniscus)라고 하는 강대한 섬유속을 형성하여 시상에서 정지하고 이어서 대뇌겉질의 감각영역에 투사된다.

(2) 척수시상로(spinothalamic tract), 척수덮개로(spinotectal tract)

척수시상로는 척수신경을 통한 통각, 촉각 및 온열감각의 전도로로 안쪽섬유띠의 바깥쪽에 인접하여 위로 올라간다. 척수덮개로는 몸의 일반감각을 중간뇌에 있는 위둔덕으로 전달한다. 두 신경로는 뚜렷한 위치 변화 없이 숨뇌로 이어지고, 여기에서 합쳐져서 척수섬유띠(spinal lemniscus)를 형성한다. 숨뇌에서는 아래올리브핵의 뒤쪽, 가쪽 부분을 지나간다. 척수덮개로는 중간뇌의 앞부분에 이르러 척수주름띠를 벗어나고 척수시상로는 시상의 뒤등쪽핵(ventral posterior nucleus)까지 이어진다.

(3) 척수그물로(spinoreticular tract)

척수의 앞가쪽 백색질에 위치하고 있는 척수그물로는 뇌줄기로 이어져 그물체의 세포들과 연접을 이룬다. 이 섬유들은 신체감각, 특히 피부와 내장기관에서 유래한 정보들을 전달한다. 그물체의 섬유들은 아래로는 척수로 이어지고 위로는 시상으로 이어진다. 위로 올라가는 섬유들은 시상핵과의 연결을 통하여 대뇌겉질에 영향을 미친다. 척수로 내려가는 섬유다발은 그물체의 큰세포그물핵에서 내려가는데 이를 숨뇌그물척수로(medullary reticulospinal tract)라고 한다.

(4) 척수소뇌로(spinocerebellar tract)

척수에서 소뇌겉질로 투사하는데 있어 직접적으로 연결되는 것과 뇌줄기의 침분비핵을 통한 간접적인 것이 있다. 그 중 직접적인 것을 척수소뇌로라고 하는데, 앞척수소뇌로와 뒤척수소뇌로의 두 가지가 있다.

2) 내림신경로

(1) 겉질척수로(corticospinal tract)

신경세포는 이마엽(frontal lobe)과 마루엽(parietal lobe)이 만나는 부분에서 시작하여 내려오는데 양쪽의 피라미드에는 크기가 다른 약 100만개의 섬유들이 존재한다. 피라미드교차에서 대부분의 섬유가 교차를 이룬다.

교차를 이룬 섬유는 반대편의 가쪽겉질척수로로 들어가고, 교차를 이루지 않은 섬유들은 앞기둥으로 이어져 앞겉질척수로로 들어간다. 이 섬유들은 척수회색질의 제Ⅵ층판에서 제Ⅷ층판까지 이어진다.

(2) 덮개척수로(tectospinal tract)

위둔덕에서 시작하여 일어나는 부분에서 교차한다. 숨뇌에서는 중심선의 바로 옆, 안쪽섬유띠의 바로 뒤에 위치한다. 피라미드교차 근처에서 앞으로 꺾여서 척수의 앞기둥으로 이어진다.

(3) 적색핵척수로(rubrospinal tract)

적색핵에서 시작하여 일어나는 부분에서 교차한다. 가쪽겉질척수로와 적색핵척수로는 척수의 바깥기둥으로 같이 내려간다.

6 그물체

뇌줄기의 덮개 중앙에는 섬유다발이 신경세포들을 그물처럼 감싸고 있는 형태로 나타나는 곳이 있는데, 이를 그물체라고 하며, 그 중 신경세포군만을 말할 때는 그물핵이라고 한다. 그물체는 각성된 대뇌의 그물체 활성계(reticular activating system's, RAS)로 작용하는 뇌줄기 내의 핵과 신경섬유의 복잡한 얼기이다.

그물체 신경세포의 지름은 20~70μm이며 대형신경세포는 소형신경세포에 비해 비교적 안쪽부위에 위치한다. 이들 신경세포는 Golgi I형(긴 축삭성)으로 가지돌기극을 가지며 위에서 아래로 T자형으로 분지하는 긴 축삭을 갖고 있다. 그러므로 그물체섬유 중에는 오름, 내림섬유 모두에게 영향을 미치는 것도 존재한다. 그물체 신경세포의 축삭은 다수의 곁가지를 가지며 가지돌기는 주로 뇌줄기의 긴축에 수직인 면으로 펼쳐져 있다. 한 개의 신경세포에는 수천개의 연접결합이 있다(그림 9-11).

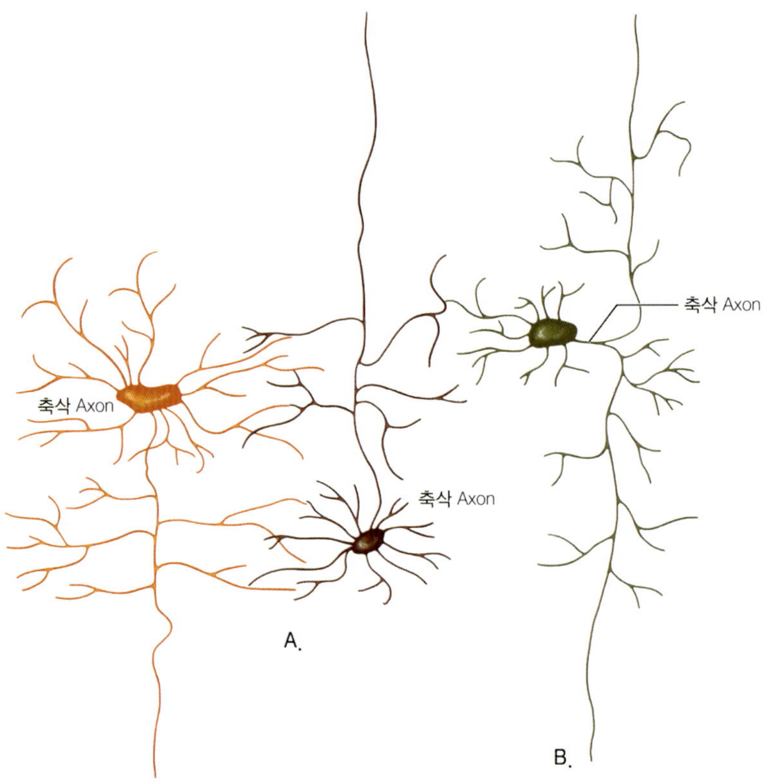

그림 9-11 그물체 섬유

A. 오름(청색) 및 내림(적색) 투사섬유의 축삭곁가지와 가지돌기 사이의 상호작용
B. 축삭이 길게 오름가지와 내림가지로 갈라지는 신경세포

이곳은 계통발생학적으로 뇌에서 가장 오래된 부분으로 생명 유지에 직접적으로 관계되는 원시적인 기능을 담당한다. 즉, 여러 가지 운동전도로－특히 뼈대근육의 긴장 및 평형유지 등에 관계하고 있으며－수면, 각성, 의식 등 대뇌겉질의 기능 조절, 그리고 생명에 필요한 호흡과 심장 박동 및 혈압조절 중추와 기침·재채기·삼킴·구토 등의 반사중추가 이곳에 있다. 만약 그물체가 손상받거나 기능이 중단되면 혼수상태에 이르는데, 이때는 가운데 가장 심한 의식장애로 부르거나 뒤흔들어 깨워도 정신을 차릴 수 없으며 외부의 자극에 대한 반응이나 반사작용이 거의 없다.

1) 그물핵

그물체를 구성하고 있는 신경세포들은 위쪽으로는 시상과 시상하부까지 연결되어 있고, 아래쪽으로는 그물척수로에 의하여 척수에 있는 자율신경계의 신경절이전섬유에 연접하여 생체기능 조절에 관여하고 있으나, 이들 신경세포들의 집단은 경계가 매우 불명확하다.

뇌줄기그물체는 뇌줄기의 긴축과 평행하게, 배열되어 있으며, 4개의 핵군들이 기둥형태로 나타나는데, 뇌줄기의 중앙부에 위치하는 솔기핵(raphe nucleus), 솔기핵 바로 외측에 비교적 큰 세포들의 집단인 안쪽(중심)핵(medial(central) nucleus), 작은 세포들의 집단으로 가장 바깥쪽에 위치하는 바깥쪽핵(lateral nucleus), 그리고 주로 소뇌와 연결되어 있는 앞소뇌핵(precerebellar nucleus)으로 구성되어 있다(그림 9-12).

(1) 안쪽그물핵군(medial reticular nuclei)

안쪽그물핵군의 핵은 덮개 중앙부분에 있으며 중간~대형의 긴 축삭성의 세포를 포함하며 뇌줄기그물체의 효과부위를 형성한다. 이들 신경세포의 가지돌기나 이와 연접결합하는 앞종말섬유는 뇌줄기의 긴축에 수직인 방향으로 배열되어 있다.

안쪽그물핵군에는 숨뇌에서는 배쪽그물핵(ventral reticular nucleus), 정중방그물핵(paramedian reticular nucleus), 거대세포성그물핵(gigantocellular reticular nucleus), 다리뇌에서는 꼬리쪽다리뇌그물핵(caudal pontine reticular nucleus), 입쪽다리뇌그물핵(oral pontine reticular nucleus), 다리뇌덮개그물핵(pontine tegmental reticular nucleus of bechterew) 등이 있다. 중간뇌의 그물핵은 주로 가쪽그물핵군에 속한다.

(2) 가쪽그물핵군(lateral reticular nuclei)

가쪽그물핵군은 안쪽그물핵군보다 비교적 소형의 세포로 구성되며 연합적인 성향이 강하다. 가쪽그물핵군은 숨뇌에서는 작은세포성그물핵(parvicellular reticular nucleus), 가쪽그물핵(lateral

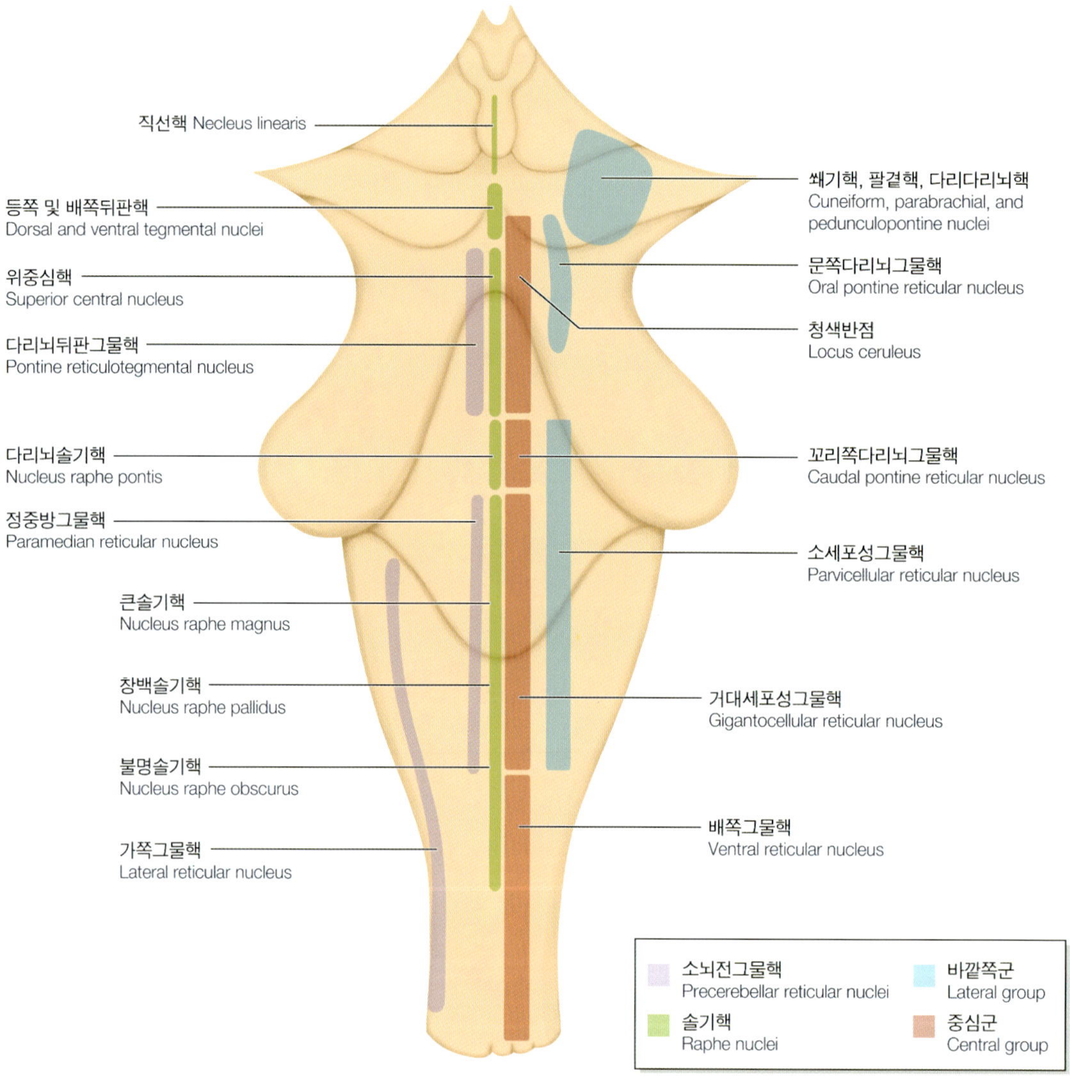

그림 9-12 **뇌간그물핵**

reticular nucleus), 다리뇌에서는 그물팔곁핵(parabrachial reticular nucleus), 중간뇌에서는 다리다리뇌핵(pedunclopontine nucleus), 쐐기핵(cuneiform nucleus) 등이 있다.

(3) 솔기핵군(raphe nuclei)

솔기(raphe)라는 정중면에 있는 섬유구조를 가리키는 것으로 정중핵군(median nuclei)이라고도 하며 정중기둥(median column)을 이룬다. 이 정중면에 있는 세포군, 즉 솔기핵군은 일반적으로 빽빽한 핵군에 의해 다른 덮개의 핵군과 경계를 이룬다.

솔기핵군은 숨뇌에서는 불명솔기핵(obscure raphe nucleus), 창백솔기핵(pallidal raphe nucleus), 다리뇌에서는 큰솔기핵(great raphe nucleus), 다리뇌솔기핵(pontine raphe nucleus), 중간뇌에서

는 등쪽솔기핵(dorsal raphe nucleus), 위솔기핵(superior raphe nucleus), 배쪽덮개핵(ventral tegmental nucleus) 등이 있다.

솔기핵군의 특징은 고농도의 serotonin 5-hydroxytryptamine을 함유하고 있다는 것이다. 세로토닌함유 신경세포가 모두 솔기핵에 위치하지는 않으며, 솔기핵군의 신경세포 모두가 세로토닌을 합성하지도 않는다. 솔기핵군에서 오는 오름섬유는 대뇌가장자리계통의 여러 가지 요소에 투사되며 내림섬유는 소뇌, 척수, 뇌줄기의 모든 핵에 도달한다.

솔기핵의 세로토닌 합성신경세포는 수면과 각성의 리듬조절에 영향을 미친다. 세로토닌 수준이 높아지면 non REM(rapid eye movement, 급속안구운동)수면상태가 길어지며, 낮아지면 REM 수면상태가 짧아진다.

(4) 그물체로 들어가는 들신경섬유 (그림 9-13)

그물핵으로 유입되는 들신경들은 대뇌와 소뇌는 물론 척수까지 포함하는 중추신경계의 대부분에서 시작한다. 즉, 척수부터는 척수그물체로(spinoreticular tract), 척수시상로(spinothalamic tact), 안쪽섬유띠(medial lemniscus)가 투사되고, 뇌신경부터는 안뜰 및 청각, 시각계를 포함하는 오름신경섬유들이 연접한다. 또한 소뇌, 시상핵, 아래시상핵과 시상아래핵, 줄무늬체, 그리고 둘레계로부터도 들섬유들이 투사되며, 대뇌 이마엽의 일차운동영역과 마루엽의 몸감각영역으로부터도 중요한 들섬유들이 전달된다.

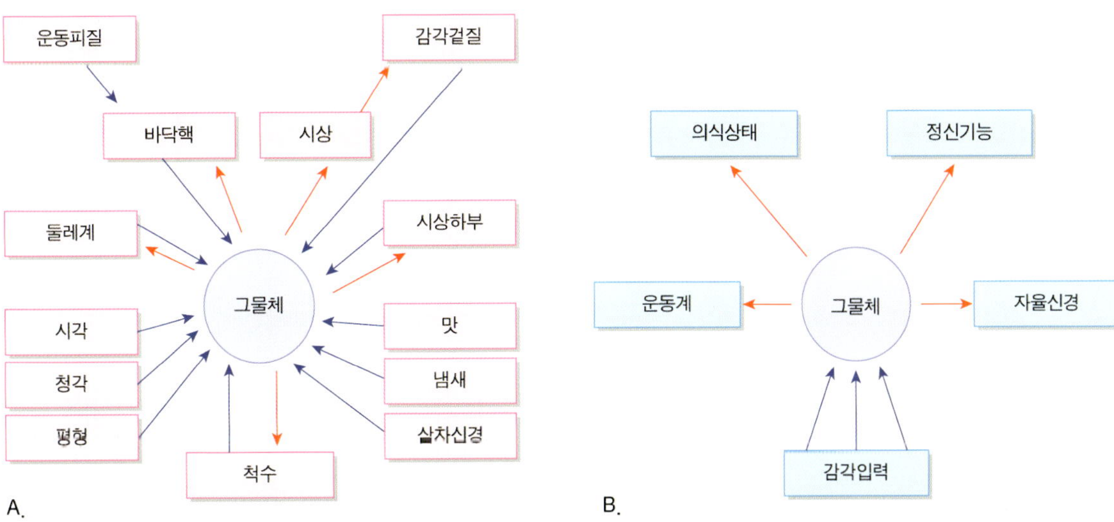

그림 9-13 그물체의 구심성 투사로와 원심성 투사로

A. 각종 말초의 들신경 감각 정보가 그물체로 들어오고, 대뇌겉질, 시상 및 시상하부에서 그물체와 정보가 교환된다.
B. 그물체로 들어온 자극들이 운동계, 자율신경계, 대뇌의식 중추에 투사되고 있다.

그물핵 신경세포의 가지돌기는 세로로 달리는 섬유에 대해 주로 수직방향으로 펼쳐져 있기 때문에 위쪽 부위에서 오는 들신경섬유에 의해 정보를 받아들인다. 이들 정보는 그물체에 통합되어 복잡한 운동 형태나 떨어져 있는 뇌 부위에 대해 촉진성 내지 억제성 흥분충동으로 바뀐다.

(5) 그물핵에서 나오는 날신경섬유 (그림 9-13)

그물핵에서 나가는 날신경들은 오름섬유와 내림섬유로 구분된다. 주된 내림로는 그물체 안쪽 부위에서 시작하는 그물체척수로(reticulospinal tract)이다. 이를 통해 뇌줄기와 척수로 내려가 뇌신경 운동핵과 척수의 앞뿔신경세포에 전달되며, 다른 내림신경로들은 교감신경계와 뇌·엉치분절의 부교감신경계로 연결된다. 또한 줄무늬체, 소뇌, 적색핵, 흑색질, 덮개, 시상핵, 시상밑핵, 아래시상핵 등으로도 연결되며, 대부분의 대뇌겉질에도 전달된다.

오름섬유도 내림섬유와 같이 숨뇌, 다리뇌, 중간뇌그물체의 안쪽 부위에서 시작된다. 다리뇌, 숨뇌 오름섬유는 중심덮개다발의 가운데를 지난다. 이들 섬유계통은 시상의 비특수핵에 닿으며 다음에 대뇌겉질에 투사되고 이들 오름 그물체활성계의 형태적 기초를 이룬다. 중간뇌오름섬유 중에도 Schutz의 등쪽세로다발을 통해 시상하부에 도달하고 계속해서 안쪽앞뇌다발을 통해 가쪽시상하부, 시상등안쪽핵, 사이막 부분에 도달한다. 이들 중간뇌오름섬유는 특히 둘레계통에 닿는다. 그 외의 날신경섬유는 아래소뇌다리를 통해 소뇌로 들어가며 정중곁그물핵과 가쪽그물핵에서 시작한다.

2) 그물체의 기능

그물체신경세포는 빛, 통각, 안뜰자극, 소리 등 여러 자극에 반응한다(그림 9-14). 그물체신경세포에는 여러 가지 들신경 자극이 들어오지만 동시에 이들 신경세포는 그 축삭분지에 의해 오름 혹은 내림신경의 영향을 받는다. 즉, 그물체신경세포에서 오는 날신경은 서로 멀리 떨어진 뇌 부위에 발산된다.

그물체의 활성은 각성상태(waking state)와 밀접한 연관이 있다. 일반적인 수면상태의 경우 뇌전도(EEG)에서는 진폭이 큰 수면파가 낮은 빈도로 나타나는 동시화(synchronization)가 나타나지만, 각성상태 또는 REM 수면에서는 비동시화(desynchronization)가 나타난다. 하지만 그물체의 자극 시 뇌전도의 동조상태는 비동조상태로 바뀌고, 수면상태에서는 각성상태로 변하기 때문에 이를 각성반응(arousal reaction)이라고 한다. 원인은 그물체가 오름신경로를 통해 대뇌겉질을 활성화시키기 때문이고, 이를 오름그물활성계[ascending reticular activating system(ARAS)]라고 한다. 이 오름그물활성계는 시상의 속질판속핵군(intralaminar nuclear group)을 통해 대뇌겉질로 이어진다.

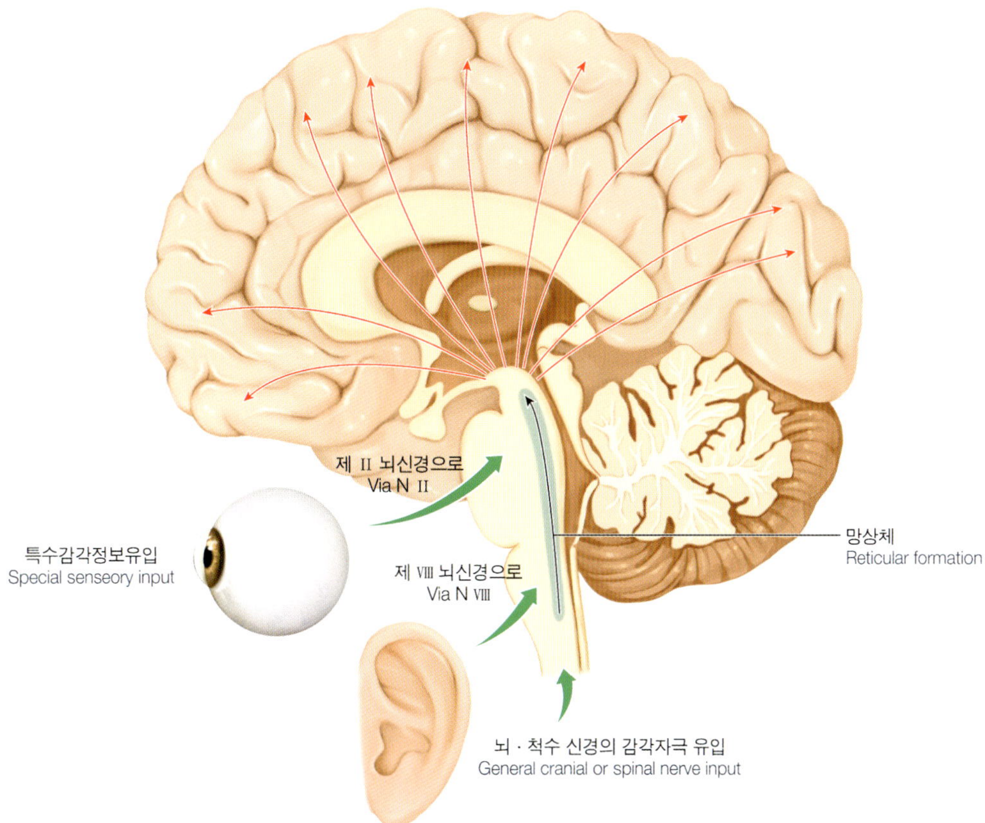

그림 9-14 그물체 활성계

특수감각(시각, 청각)과 일반감각 및 뇌신경 감각들이 뇌줄기의 그물체에 들어오면 그물체는 활성화되며 해당 대뇌겉질을 각성시켜 자극에 대해 반응하게 한다.

그물체는 수면조절 이외에도 호흡과 심혈관 등 내장기능을 조절한다. 호흡중추는 숨뇌의 등쪽과 배쪽에 위치하는데, 등쪽호흡중추(dorsal respiratory center)는 고립로핵(solitary nucleus)의 등가쪽에 있는 그물체에 위치하며, 주로 들숨의 조절에 관여한다. 배쪽호흡중추(ventral respiratory center)는 대체적으로 의문뒤핵(retroambiguus nucleus)과 주위의 그물체에 해당되며, 이 부분을 얕은층배가쪽그물영역[superficial ventrolateral reticular area(SVRA)]이라고도 한다. 배쪽호흡중추는 들숨과 날숨 모두에 관여한다. 이 두 부분은 목척수의 가로신경핵(phrenic nerve nucleus)을 포함하는 앞뿔신경세포와 연결되어 있어 가로막과 갈비사이근육의 운동을 통해 호흡운동을 조절한다. 중뇌의 팔곁핵과 주위의 그물체에도 호흡의 빈도를 조절하는 호흡조절중추(pneumotaxic center)가 있는데, 이 핵에서는 등쪽과 배쪽호흡중추로 원심섬유를 보낸다.

얕은층배가쪽그물영역에 속하는 일부 신경세포들은 심장혈관중추로도 작용한다. 이 구역은 의문핵이 있는 부분이며, 부교감신경절앞신경세포로 작용하여 심장 박동의 빈도를 조절한다. 이 얕은

층배가쪽그물영역은 혈압수용기와 화학수용기의 중추인 고립로핵에서 날신경섬유를 받아 일종의 심혈관반사에 관여한다. 이 핵에서 나오는 2차 섬유는 시상하부로 연결되어 있다.

표 9-4 그물핵

구분	구성핵	
솔기핵	• 직선핵 • 등쪽솔기핵 • 위중심핵 • 다리뇌솔기핵	• 큰솔기핵 • 창백솔기핵 • 불명솔기핵
안쪽핵	• 쐐기핵 • 입쪽다리뇌그물핵	• 꼬리부다리뇌그물핵 • 큰세포그물핵
바깥핵	• 다리다리뇌핵 • 팔결핵	• 소세포액 • 배쪽그물핵
앞소뇌핵	• 다리뇌뒤판그물핵 • 정중방그물핵	• 바깥그물핵

7 뇌줄기의 기능 및 장애

1) 뇌줄기의 일반적 기능

뇌줄기의 기능은 독립된 하나의 기능으로 설명할 수 없으며 중뇌, 다리뇌, 숨뇌를 구성하는 각종 핵군 및 그물체 등의 독특한 기능과 고위중추인 대뇌겉질이나 소뇌, 사이뇌의 조절을 받아 복합적인 작용을 통해 일어난다.

첫째, 뇌줄기는 상위중추와 말초의 정보 자극을 전도하는 들섬유와 날섬유의 통로로써 중계역할을 한다.

둘째, 중뇌의 시간에 따른 자세반사, 말초 뼈대근육의 운동에 대한 근육의 긴장성 유지, 신체의 균형과 자세반사 조절, 그리고 숨뇌와 다리뇌의 호흡이나 소화기에 관련된 생명유지반사 및 속귀의 미로에 관련된 평형과 균형반사 등의 척수반사를 조절한다.

셋째, 자율신경계와 관련된 뇌줄기 그물체의 흥분성 활성과 억제로써 척수의 반사활동과 심장중추, 호흡중추, 혈관 운동중추, 발한중추, 구토중추, 삼킴중추, 타액 및 위액 분비중추 등 생명중추의 조절기능을 갖고 있다.

넷째, 뇌줄기 그물체의 활성에 따른 각성중추, 주의집중, 수면중추, 내장기능 및 몸감각을 조절하는 피라미드바깥길계의 조절기능 회로를 통하여 의식과 생명에 관한 기본적인 정보를 조절한다.

2) 뇌줄기의 운동기능

(1) 자세유지

인체는 의식적으로 자세를 조절하지 않아도 반사작용으로 바로 선 자세를 유지할 수가 있다. 이러한 자세반사(postural reflex) 기능은 대부분 뇌줄기에서 맡고 있다. 평형과 자세를 조정하는 중추기구는 중간뇌그물체와 안뜰신경핵영역에 위치하며, 숨뇌그물체와 대뇌겉질도 영향을 미친다. 소뇌에는 자세와 평형에 관여하는 반사를 세밀하게 조정하는 기능이 있다.

서 있을 때는 몸무게로 인하여 엉덩이, 무릎, 발목관절들이 굽혀지려고 하며 턱도 중력에 의해 아래로 처진다. 그러나 다리폄근, 목근육, 턱의 깨물근 등이 반사적으로 수축하여 중력을 이겨내 몸, 머리, 턱을 지탱한다. 이들을 항중력근(antigravity muscle)이라고 한다.

항중력근에는 특히 근육방추(muscle spindle)가 발달되어 있다. 이들 고유수용기는 중력으로 인해 관절이 굽혀지고 근육이 늘어날 때 자극되어 뻗침반사를 일으킨다. 근육방추는 근육이 늘어나는 것에 대해 매우 민감하게 반응하여 언제나 반복적으로 흥분하므로 각 운동단위는 되풀이 비동기성 흥분파를 받아 긴장성 수축을 유지한다. 근육이 중력에 의해 늘어날수록 근육방추에서의 흥분발사 빈도가 증가한다. 이는 순간마다 지탱해야 할 체중에 맞게 긴장성 수축을 조절할 수 있게 한다.

(2) 대뇌제거경직

여러 수준에서 뇌를 절단하면, 그 절단 수준에서 특이한 신체 행동에 변화가 나타난다. 중뇌의 위둔덕과 아래둔덕 사이를 절단하여 대뇌겉질, 줄무늬체 및 기타의 상위중추에서 오는 영향을 차단한 동물을 대뇌제거동물(decerebrate animal)이라고 한다. 이런 동물에서는 신체 근육의 특이한 경직 현상, 즉 전신의 폄근 긴장도가 급격히 증가되어 팔다리가 굳어 뻗어지게 되고 머리와 꼬리는 등쪽으로 올라가 마치 세워놓은 장난감 같은 모습을 보이는데, 이를 대뇌제거경직(decerebrate rigidity)이라고 한다.

대뇌제거경직이 일어나면 척수반사활동에서 뇌줄기의 그물체가 흥분 또는 억제되는 기능이 상실된다. 그래서 중간뇌동물에 비해 항중력근은 크게 펴지고 길항근은 이완되어 경직이 심해지게 되고 몸비로잡기반사를 할 수 없게 된다.

이러한 대뇌제거경직이 발생하는 이유는 고위운동중추 및 적색핵 등의 영향이 차단된 상태에서 숨뇌에 있는 다이테르스핵(Deiter's nucleus)의 영향만을 받기 때문이다. 그러므로 다이테르스핵 아래의 3선에서 절단하면 대뇌제거경직이 사라진다. 즉, 다이테르스핵의 한 쪽만 제거하면 그쪽만 대뇌제거경직이 사라지게 된다.

이처럼 척수의 반사활동에 영향을 주는 그물체 활성영역은 숨뇌 중간부에서 중뇌의 덮개중심과 회백질 및 시상하부에 있으며, 반대로 척수반사에 대한 그물체 억제영역은 숨뇌 중간 이하의 부위에 존재한다. 즉, 그물체척수로 중 활성영역은 다리뇌에서 시작되어 다리뇌그물체척수로를 지나 척수의 앞안쪽에 도달하고, 억제영역은 숨뇌그물체척수로를 통해 척수의 앞뿔에 정지하며 신체의 체간이나 사지 근육의 운동을 조절한다.

이들은 대뇌의 운동조절 능력이나 소뇌로부터 흥분성과 억제성의 정보를 받아 척수반사를 조절하는데, 고위중추의 조절능력이 상실되었을 때 그물체 활성영역은 이들의 조절에서 벗어나 독립적인 활성조절로인 다리뇌그물체척수로를 통해 척수의 폄근반사를 강하게 작용시킨다. 한편, 그물체 억제영역은 고위중추로부터 정보자극을 받아야만 흥분이 전도되어 척수의 폄근반사를 억제할 수 있는데, 이들이 차단되어 제 기능을 발휘할 수가 없게 된다.

(3) 자세 및 평형반사

중간뇌동물(midbrain animal)은 숨뇌와 다리뇌는 물론이고 중뇌의 대부분까지 척수와 연결된 채로 남아있는 동물을 말하는데, 대뇌제거동물과의 차이점은 경직현상이 심하지 않고 독자적으로 바로 설 수가 있어 몸 바로잡기반사(righting reflex)를 할 수 있다는 것이다.

즉, 대뇌제거동물에서 어떤 자세를 유지하면 그대로 있지만 자세를 변형하게 되면 원래의 자세로 돌아가지 못한다. 그러나 중간뇌동물은 언제나 정상위치로 되돌아 갈 수 있으며 몸통과 팔다리의 근육도 체중을 지지하는 쪽으로 긴장성을 유지할 수 있다. 이것을 바로잡기 반사라고 한다. 즉, 바로잡기 반사 조절중추는 중간뇌와 뇌줄기 전영역이다.

신체가 체중을 지탱하거나 공간에서 머리 및 몸통의 균형을 유지하고, 머리의 운동 시 눈과의 시야조절 등 자세와 평형 및 회전을 조절하는 반사는 주로 뇌줄기의 그물체와 안뜰핵이 대뇌나 소뇌의 협동작용을 통해서 조절하는데, 이들은 복잡한 구조와 복잡한 회로망을 통해 행동으로 조절되어 나타난다.

대뇌제거동물에서 관찰되는 특징으로 평형 긴장성 반사(statotonic reflex)가 있다. 이 반사는 반사활동에 관여하는 고유수용기에 따라서 긴장성 목반사와 긴장성 미로반사로 구분한다.

① 긴장성 목반사(tonic neck reflex)

대뇌제거동물에서 머리를 신체에 대해 상대적으로 움직이면 머리의 위치에 따라 팔다리의 폄근들의 긴장도가 변화, 즉 자세와 평형을 유지하기 위하여 몸통과 팔다리의 뼈대근육의 긴장도가 체중을 지지하는 근육 쪽으로 변화하는데, 이를 긴장성 목반사(tonic neck reflex)라고 한다. 예를 들면 속귀 미로가 제거된 대뇌제거경직동물에서 머리를 위로 들어올리면 앞다리가 펴지고 뒷다리가 굽어진다. 반대로 머리를 아래로 내리면 앞다리는 굽어지고 뒷다리의 폄근육이 수축을 일으켜 꼬리부분이 위쪽으로 치켜지는 상태가 된다. 또한 머리를 오른쪽으로 돌리면 동물의 턱쪽에 위치하고 있는 다리는 폄이 강화되고 머리뼈쪽에 위치하는 다리는 굽힘이 일어난다.

② 긴장성 미로반사(tonic labyrinthine reflex) (그림 8-15)

대뇌제거동물에서는 바로서기반사가 없어지고, 동물은 자신이 놓여진 자리에 그대로 계속 머물러 있는다. 이러한 대뇌제거동물이 체위에 따라 팔다리에서 일어난 경직의 패턴이 달라지는 현상, 즉 동물을 바로누운자세로 두면 모든 팔다리의 폄은 최고조에 달하나 좌우 어느 쪽으로든 기울이면 경직이 감소되는 상태가 되는데, 이를 긴장성미로반사(tonic labyrinthine reflex)라고 한다. 이는 안뜰기관의 귀돌에 대한 중력의 작용으로 나타난 들자극이 뇌줄기에 전도되어 조절되는 반사이다.

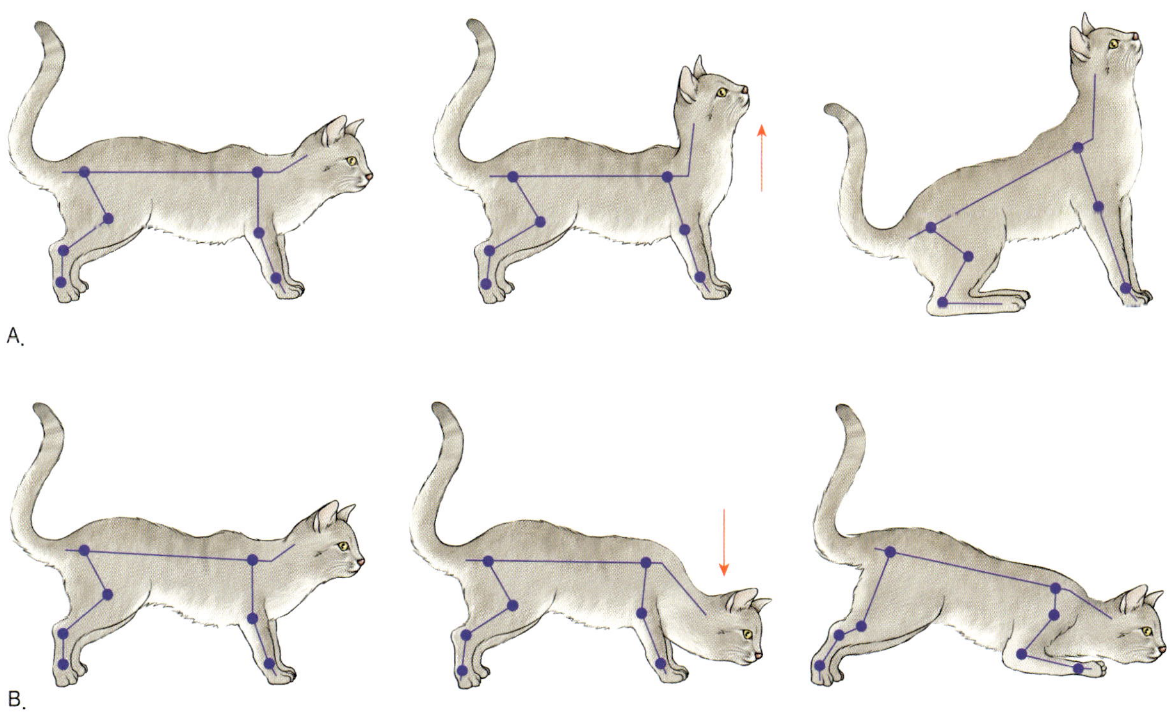

그림 9-15 **긴장성 목반사**

고양이의 미로를 양측성으로 제거하고 대뇌제거동물을 만든 다음, 머리의 이동에 따른 자세를 도식화한 것이다.

(3) 기타 반사

① 각막반사(corneal reflex)

얼굴에는 눈을 보호하는 반사의 감수체가 있다. 들신경로는 주로 삼차신경을 거친다. 눈의 각막이나 눈꺼풀의 가장자리 및 속눈썹에 자극을 주면 통각감수기에서 들 흥분이 삼차신경과 얼굴신경 운동핵을 통해 눈둘레근근을 수축시켜 양쪽 눈꺼풀이 동시에 깜박이는데, 이를 각막반사(corneal reflex)라고 한다. 각막뿐만 아니라 눈꺼풀의 가장자리, 속눈썹에 닿아도 같은 반사가 일어난다.

눈의 결막 또는 각막에 이는 기계적, 화학적 자극이 들어오면 깜박반사나 눈물분비반사로써 각막이나 결막을 보호하는 반사이다.

② 깨물근반사(jaw jerk reflex) (그림 9-16)

씹기근인 깨물근에 가깝게 자극을 주면 깨물근의 근방추는 폄반사가 일어나 깨물근은 수축하게 된다. 즉 깨물근의 근방추에서 삼차신경의 들섬유가 흥분하여 중뇌를 거쳐 깨물근의 운동신경세포와 연접하여 폄반사를 일으키게 된다.

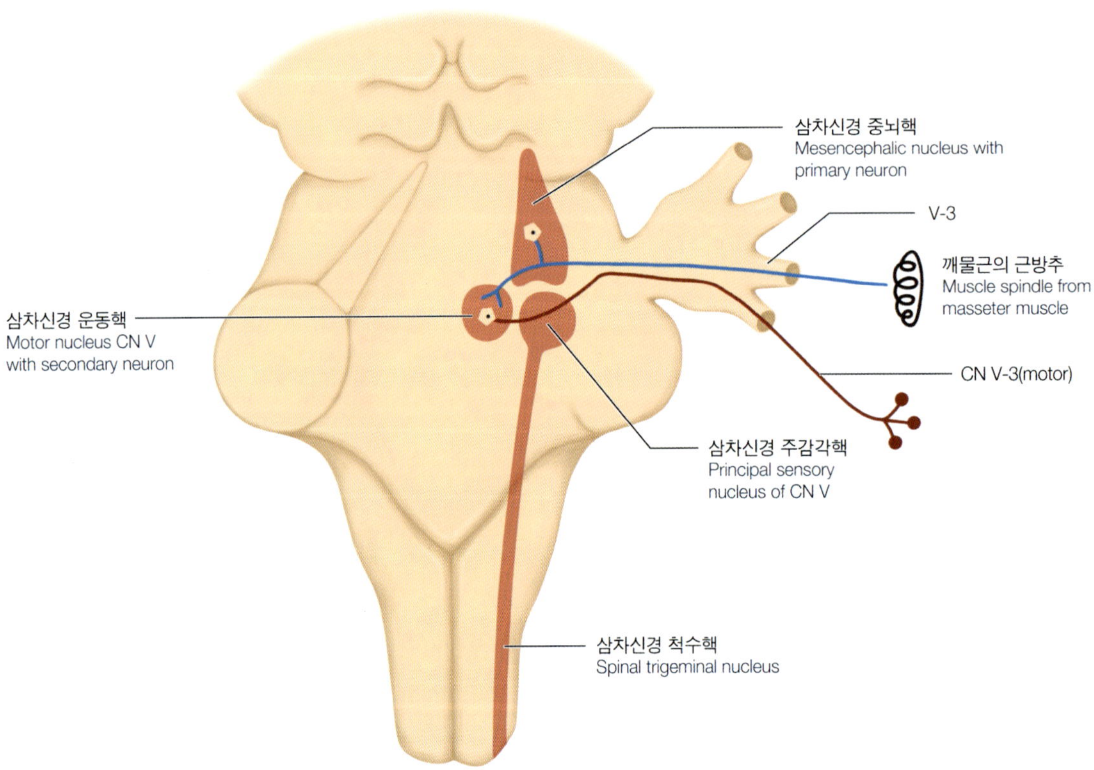

그림 9-16 깨물근반사 경로

③ 구토반사(vomiting reflex)

소화기를 통해 들어온 내용물을 섭취하지 못할 때 여러 가지의 중추성 자극이 척수를 거쳐 뇌줄기에서 구토중추를 자극하면 미주신경을 통해 삼키기의 역운동을 일으켜 내용물을 토해내는 작용을 구토반사라 한다. 또는 숨길점막에 이물이 들어가게 되면 구토반사와 같은 뇌줄기의 통제에 의해 기침과 재채기 또는 발성반사를 일으켜 생체 방어작용을 한다.

④ 삼키기반사(swallowing reflex)

음식을 삼킬 때 구강, 혀, 인두 및 식도 등의 3단계 과정을 통해 의식 또는 무의식반사작용으로 입에서 위로 음식물을 삼키는 작용이다. 이것은 뇌줄기 삼키기중추의 반사조절에 의해서 일어난다.

⑤ 빨기반사(sucking reflex)

주로 어린이에게서 볼 수 있는 반사로 입술과 혀에 젖이 닿으면 들신경인 삼차신경의 둘째, 셋째가지를 통해 뇌줄기에 들어가 조절을 받아 다시 날신경인 얼굴신경과 혀밑신경 및 삼차신경의 셋째가지를 거쳐 입술과 혀 및 턱을 율동적으로 운동을 일으키는 반사적 작용이다.

⑥ 기침과 재채기 반사

기도점막이 자극되면 반사적으로 기침을 하고 재채기가 일어난다. 기침과 재채기는 입안, 인두, 후두, 가슴벽, 가루막, 배근육 등의 조직화된 복잡한 운동으로 뇌줄기에서 통합된다.

⑦ 발성반사

유해자극에 대하여 돌발적이고 반사적인 외침을 말하는 반사로서 입안, 인두, 후두, 가슴벽, 배벽, 가로막 등의 많은 근육운동을 조직화한다.

⑧ 동공반사

빛이 망막에 들어오면 동공조임근이 수축한다. 한쪽 눈에 빛이 들어가도 동공축소는 양쪽으로 일어난다. 뇌줄기의 장애를 진단하는 하나의 중요한 반사이다.

3) 뇌줄기의 주요 장애

뇌줄기에는 그물체라는 특수한 구조가 발달되어 있어 비록 작은 병변이라도 발생하면 여러 신경핵, 반사중추, 전도로 등이 상해를 입게 된다. 일반적으로 병변의 원인은 출혈 및 경색과 같은 혈관질환, 종양, 외상, 퇴행성질환, 툴말이집성질환 등으로 알려져 있다.

(1) 웨버증후군(Weber's syndrome)

중뇌 손상, 즉 뒤대뇌동맥의 폐쇄로 눈돌림신경과 대뇌다리(겉질척수로 장애)가 침해를 받아 조직괴사가 야기됨으로 일어난다. 주요 증상으로는 안구 근육 마비, 얼굴·혀·상지와 하지 마비가 오고, 눈돌림신경 기능장애로 안구가 바깥쪽으로 돌아가며, 위눈꺼풀이 처지고, 동공이 확장되어 빛 조절반사에 장애가 일어난다.

이때 눈돌림신경 마비 증세는 병변부위와 동측의 것에서 나타나지만, 신체 마비는 병변이 피라미드교차보다 위쪽에 있기 때문에 신체 반대쪽에 반신불수가 온다.

(2) 베네딕트증후군(Benedikt's syndrome)

중뇌의 안쪽섬유띠와 적색핵의 괴사가 원인인 질환으로 안쪽섬유띠에 장애가 일어나 반대편 몸통 절반의 감각이 상실된다. 또한 적색핵 손상으로 피라미드로 및 적핵척수로에 의한 말초 운동과 근육의 긴장성 조절에 문제가 유발되어 결국 직립보행에 장애가 일어난다.

(3) 별아교세포종(astrocytoma)

소아에서 발생하는 별아교세포종은 다리뇌에서 가장 흔히 발생하는 종양으로 동측의 뇌신경 마비와 반대측 편측부전마비(hemiparesis)가 특징으로 병소에 따라 다음과 같은 각각의 증상과 징후가 나타난다.

- 얼굴신경 : 얼굴 근육인 표정근 약화
- 안뜰핵 : 안구의 빠른 불수의 운동인 눈떨림증(nystagmus)유발
- 달팽이핵 : 청각 상실
- 겉질척수로 : 반마비, 의지운동 상실
- 삼차신경주감각핵 : 가벼운촉각 소실(얼굴)
- 안쪽섬유띠 : 반대편 몸통 사지감각 소실

(4) 발렌베르크의 가쪽숨뇌증후군(lateral medullary syndrome of Wallenberg)

숨뇌의 가쪽은 척추동맥의 가지인 뒤아래소뇌동맥으로부터 혈액을 공급받는데, 이들 동맥에 혈전이 형성되어 숨뇌에 혈행장애가 오면 여러 징후와 증상이 나타난다. 즉, 동측 입천장근육 및 미주핵에 의하여 지배되는 후두근의 마비로 인한 삼킴곤란(dysphagia)과 구음장애(dysarthria), 동측 안면의 통각과 온도감각의 소실, 현기증(vertigo), 구역(nausea), 구토(vomiting), 눈떨림(nystagmus), 동측의 호너증후군(Honer's syndrome), 동측의 소뇌 장애로 인한 보행 및 팔다리의

운동실조(ataxia), 그리고 반대쪽의 온도감각 및 통각의 소실 등이 나타난다.

(5) 안쪽숨뇌증후군(medial medullary syndrome)

척추동맥의 숨뇌가지에 혈전증이 생기면 피라미드로와 관련된 반대편의 편측부전마비, 안쪽섬유띠와 관련된 반대편 위치감각 및 운동감각과 감별촉각의 장애, 혀밑신경과 관련된 동측의 혀 근육 마비로 인해 혀를 내밀었을 때 마비된 쪽으로 혀가 휘어지는 증상 등이 나타난다.

참·고·문·헌

- 권순희, 김진호 외(1991). 진행성 핵상마비 3예. 대한신경과학회지. 9:465-470.
- 김병준, 김재우 외(1989). Olivopontocerebellar Atrophy 38례에 대한 임상적 연구, 대한신경과학회지. 7:244-251.
- 김종만(1992). 기능으로 본 신경해부학. 현문사.
- 노민희, 용준환 외(2005). 신경해부생리학. 청구문화사.
- 유장수, 한용표 외(1993). 두부손상 환자의 뇌신경손상에 대한 임상적 분석. 대한신경외과학회지 20:20-27.
- 의과대학 신경해부학 교수편(1998). 증례를 통한 임상신경해부학. 한우리.
- 조사선, 차중익 외(1993). 의학도를 위한 신경해부학. 범문사.
- Azimata EC, Gannon PJ: The primate serotonergic system: A Review of human and animal studies and a report on Macaca fascicularis. Adv Neurol 43:407-468, 1986.
- Craigmyle MBL: The Mixed Cranial Nerves. John Wiley & Sons, Chichester, 1985.
- Garcia-Rill E: The pedunculopontine nucleus. Prog Neurobiol 36:363-389, 1991.
- Hopkins DA: Amygdalotegmental projections in the rat, cat and rhesus monkey. Neurosci Lett 1:263-270, 1975
- Posner MI, Peterson SE: The attention system of the human brain. Annu Rev Neurosci 13:25-42, 1990.
- Saper CB: Function of the locus coeruleus. Trends Neurosci 10:343-344, 1987.
- Warwick R: Representation of the extra-ocular muscles in the oculomotor nuclei of the oculomotor nuclei of the monkey. J Comp Neurol 98:449-503, 1953.
- Wilson-Pauwels L, Akesson WJ, Stewart PA: Cranial Nerves, Anatomy and Clinical Comments. B.C. Decker, Toronto, 1988.

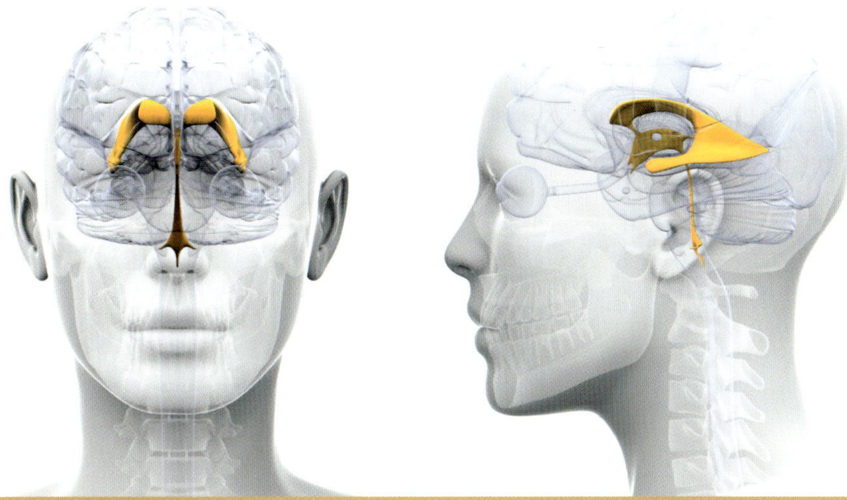

10

CHAPTER

소 뇌

NEUROSCIENCE

10
CHAPTER

소 뇌

1 소뇌

1) 소뇌의 외형

소뇌는 뒷머리뼈우묵(posterior cranial fossa) 내에 있으며, 대뇌 뒤통수엽 아래쪽, 그리고 뇌줄기의 뒤위쪽에 위치한다. 대뇌 뒤통수엽과는 대뇌가로틈새(transverse fissure)에 의하여 구분되는데, 이곳은 소뇌천막(tentorium cerebelli)이라는 경질막이 소뇌를 덮고 있으며, 뇌줄기와는 3개의 소뇌다리(cerebellar peduncle)를 통해 연결되어 있다(그림 10-1).

소뇌는 오른쪽·왼쪽으로 팽대한 소뇌반구(cerebellar hemisphere)와 가운데의 소뇌벌레(충부, vermis)로 구분되는데, 소뇌벌레는 가쪽의 소뇌반구에 비해 작고 좁으며, 그 양쪽이 세로 방향으로 파여 있고 또한 가로로 주름이 있어 마치 벌레와 같은 모양이기 때문에 붙여진 이름이다.

소뇌는 윗면에서 관찰 시 소뇌의 앞쪽과 뒤쪽이 패어있는데, 넓게 패어진 앞쪽 부분을 앞소뇌패임(anterior cerebellar notch), 뒤쪽의 좁고 깊은 패임은 뒤소뇌패임(posterior cerebellar notch)이라고 한다. 이 뒤소뇌패임에 뇌경질막의 주름인 소뇌낫(falx cerebelli)이 위치한다. 뒤아래의 표면에서 오른쪽·왼쪽으로 소뇌반구 사이는 소뇌계곡(vallecula)이라고 하는 깊은 함몰이 소뇌벌레쪽으로 패어있는데, 이는 뇌소뇌패임과 이어져 있다. 뒷면과 아랫면이 이행되는 부분의 가쪽에는 타래(편엽, flocculus)라고 하는 돌출된 구조가 있으며, 이는 소뇌벌레의 결절(nodulus)과 서로 연결되어 있다. 정중시상단면에서 관찰 시 엽을 나누는 소뇌고랑(cerebellar fissure)과 소뇌의 겉표면에 위치한 수많은 가로주름인 소뇌이랑(cerebellar folia) 및 백색질은 나뭇가지 모양을 나타내서 소뇌나무(cerebella arbor vitae)라 한다.

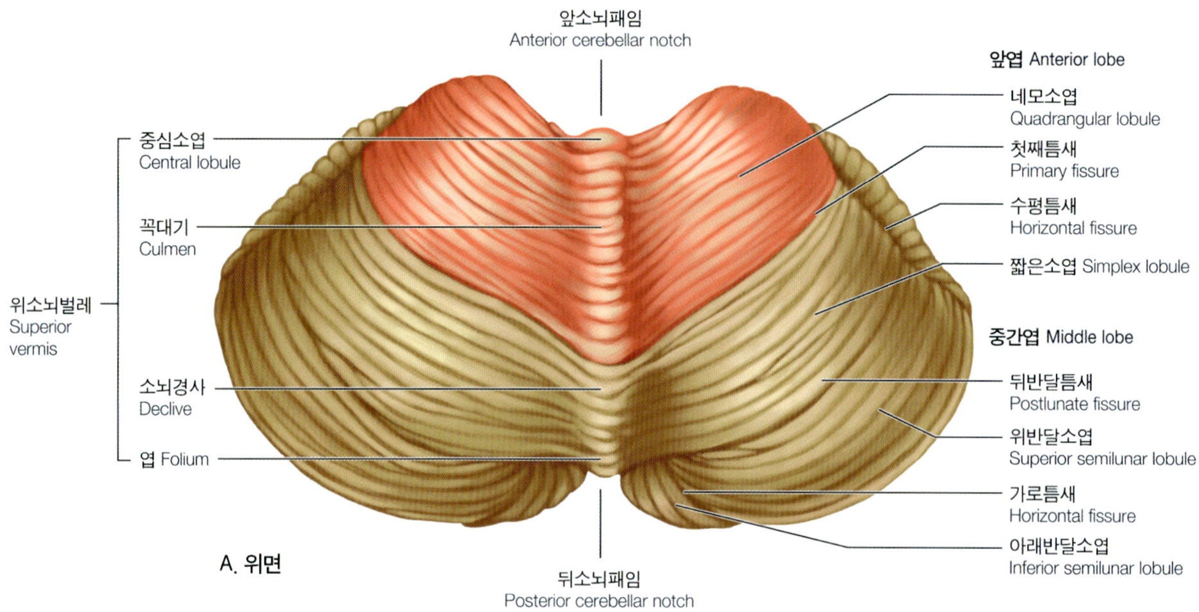

A. 위면

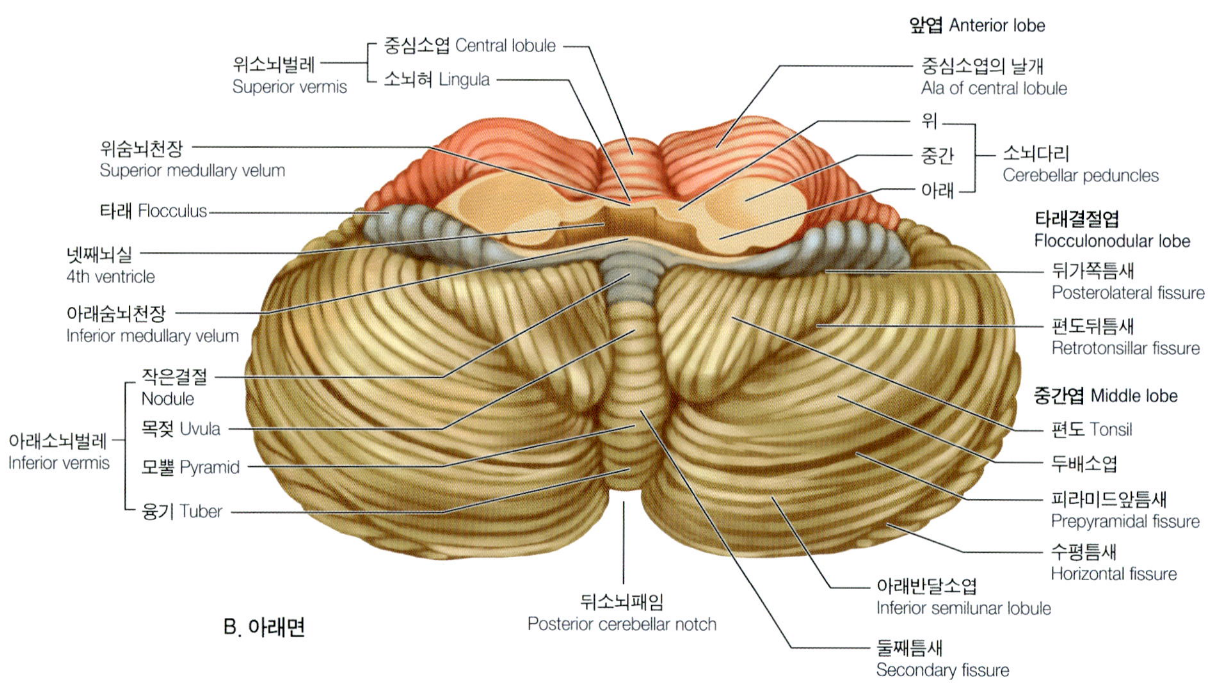

B. 아래면

그림 10-1 **소뇌의 구조**

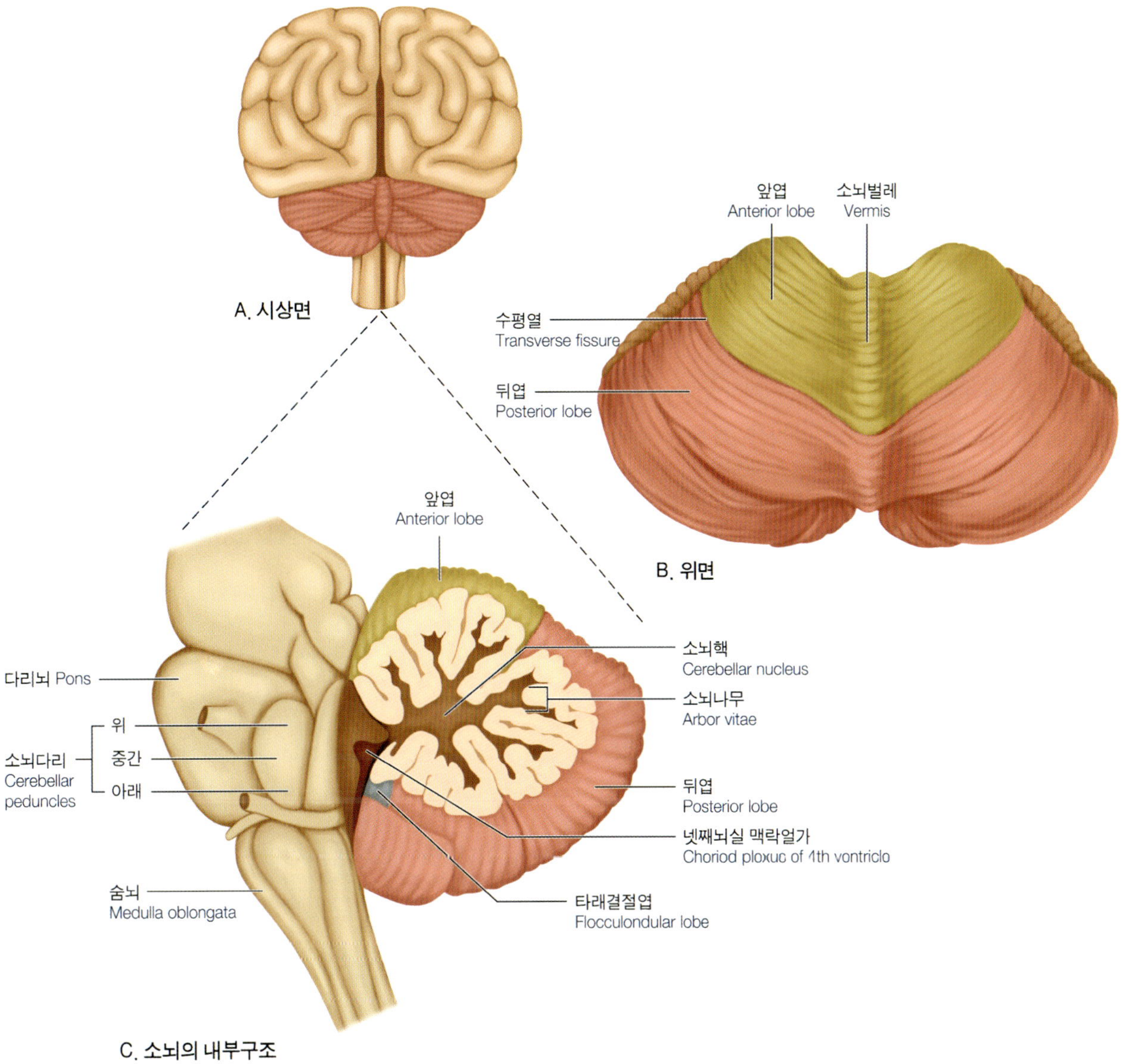

그림 10-1 **소뇌의 구조**(계속)

2) 소뇌엽

소뇌는 소뇌고랑에 의해 3개의 엽(lobe)과 9개의 소엽(lobule)으로 구분된다. 뒤가쪽틈새(posterolateral fissure)에 의하여 타래결절엽(flocculonodular lobe)과 소뇌몸통(cerebellar body)으로 구분되고, 소뇌몸통은 다시 첫째틈새(primary fissure)에 의하여 앞엽(anterior lobe)과 뒤엽(posterior lobe)으로 나뉘어지며, 이들은 다시 더 작은 소엽으로 구분된다. 즉 첫째틈새를 경계로 사각소엽(quadrangular lobule)과 단순소엽(simple lobule)이 구분되고, 뒤위틈새(posterior superior fissure)에 의하여 단순소엽과 위반달소엽(superior seminular lobule), 수평틈새(horizontal fissure)에 의하여 위반달소엽과 아래반달소엽

(inferior seminular lobule), 그리고 둘째틈새(secondary fissure)에 의하여 소뇌편도(cerebellar tonsil)와 볼록소엽(이복소엽, biventral lobule)으로 구분된다.

이들 중 타래결절엽(flocculonodular lobe)은 소뇌벌레의 결절(nodulus)과 소뇌반구에 해당하는 가쪽의 타래(flocculus)로 구분할 수 있다.

3) 소뇌의 분류

소뇌는 발생 양상과 들신경섬유연결에 따라 각각 3개의 부위로 구분할 수 있다. 발생 양상에 따라 가장 먼저 발생되는 소뇌 부위는 원시소뇌(archicerebellum), 그 다음으로 발생되는 곳은 옛소뇌(palaeocrebellum), 그리고 가장 나중에 발생되는 곳은 새소뇌(neocerebellum)라고 한다(표 9-1).

원시소뇌는 타래결절엽(flocculonodular lobe)이며 주로 안뜰핵(vestibular nucleus)과 연결되어 있어 속귀와 안뜰기관에서 들신경섬유를 받아 평형을 유지하는 기능을 하는 곳이다. 원시소뇌 겉질의 조롱박세포(푸르키니에세포, Purkinje cell layer)는 소뇌깊은층핵 중 꼭지핵(fastigial nucleus)과 안뜰핵으로 날신경을 보낸다. 이 부분에 병변이 생기면 부조화된 몸통움직임을 야기한다.

옛소뇌는 척수소뇌(spinocerebellum) 또는 앞엽(anterior lobe)이며 대부분의 근방추 및 관절수용기에서 받은 들신경섬유를 척수로 보낸다. 중간뇌의 적색핵(red nucleus)으로 날신경섬유를 보낸다. 옛소뇌의 겉질은 소뇌깊은층핵 중 중간위치핵으로 이어지며 적색핵으로 이어지는 날신경섬유가 나온다. 옛소뇌는 근 긴장도의 조절과 관계가 깊어 병변 시 활동떨림이 나타난다.

새소뇌는 신체운동기능을 자동적으로 조정하는 기능과 관계가 깊은 곳으로 대뇌반구의 가쪽부분과 소뇌에서 가장 발달된 부위인 뒤엽(posterior lobe)을 말한다. 들신경섬유는 다리뇌핵을 거쳐 소뇌로 들어오고, 날신경섬유는 시상을 통해 대뇌겉질과 이어져 있어 움직임의 계획과 시작에 중요하다. 이 부분의 병변이 생기면 되풀이운동장애가 야기된다.

표 10-1 소뇌의 기능적인 분류

	해부학적 부위	중심핵	기능	기능장애
안뜰소뇌 (원시소뇌)	타래결절엽	안뜰핵 꼭지핵	몸통과 몸쪽 근육 조절, 안뜰반사들	흔들걸음, 눈떨림
척수소뇌 (옛소뇌)	소뇌앞엽의 벌레·벌레곁구역	꼭지핵 둥근핵 마개핵	몸통과 몸쪽 부위·팔다리 먼쪽부위의 지속적인 움직임 실행	활동떨림, 목표물 도달 곤란
다리뇌소뇌 (새소뇌)	대뇌반구 가쪽부분·소뇌뒤엽	치아핵	움직임의 시작, 계획 및 타이밍	되풀이운동장애, 흔들걸음, 조음 곤란, 반달현상

또한 이곳들은 들신경섬유 자극의 투사가 대부분 일치하여 기능적으로도 분류되는데, 원시소뇌는 안뜰신경으로부터 정보가 유입됨으로 안뜰소뇌(vestibulocerebellum)라고 하고, 옛소뇌는 고유감각 등을 전도하는 척수소뇌로가 정지함으로 척수소뇌(spinocerebellum), 그리고 새소뇌는 다리뇌핵으로부터 정보가 유입되는 곳이어서 다리뇌소뇌(pontocerebellum)라고도 한다.

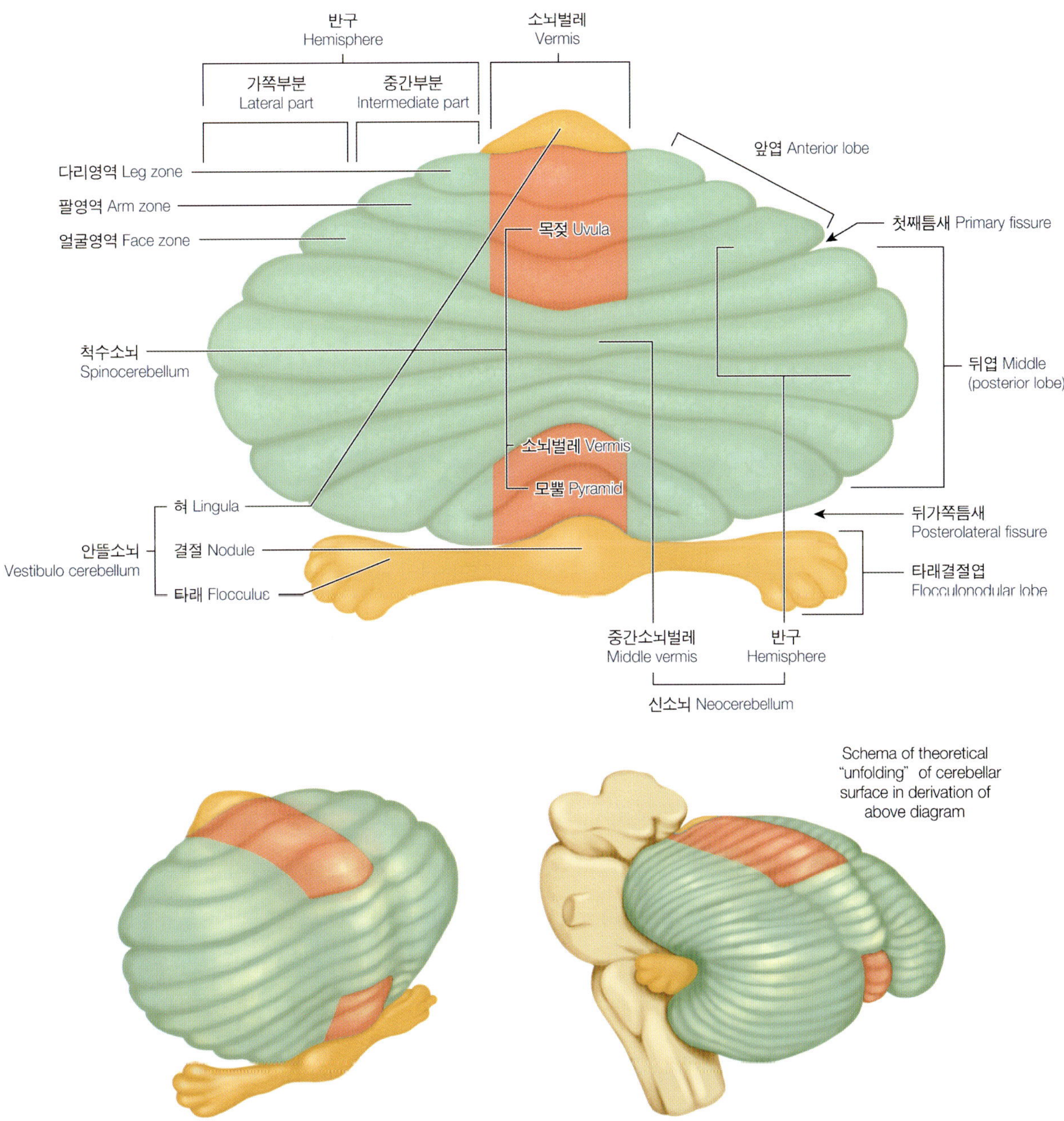

그림 10-2 **소뇌의 기능적 부위**

2 소뇌의 구조

1) 소뇌겉질(cerebellar cortex)

소뇌의 겉질은 두께 0.5~0.7mm의 회색질이며 가로로 많은 주름을 이루고 있는데, 이들은 부위에 따라 거의 변화가 없이 3층의 신경세포층을 이루고 있다. 바깥층은 분자층(molecular layer)으로 다극성의 별세포(stellate cell)와 바구니세포(basket cell)로 되어 있고, 중간은 조롱박세포층(푸르키니에세포층, Purkinje cell layer)으로 플라스크 모양의 세포가 단층으로 배열되어 있으며, 속층은 과립층(granular layer)으로 적갈색을 띠는 다수의 과립세포(granular cell)와 사이신경세포인 골지세포(Golgi cell)로 되어 있다. 겉질의 안쪽은 백색질인 소뇌속질이 있다(그림 10-3).

소뇌겉질로 들어오는 모든 들신경섬유는 오름섬유(climbing fiber)와 이끼섬유(mossy fiber)이고, 반대로 나가는 날신경섬유는 조롱박세포에서 시작하는데, 바구니세포와 별세포 및 골지세포 등은 이들을 연결하는 중간신경세포에 해당하는 세포들이다(그림 10-3).

(1) 분자층(바깥층, molecular layer)

주로 조롱박세포의 가지돌기와 과립세포의 축삭들이 구성하고 있는 층으로 신경세포체는 드물지만 비교적 바깥쪽에 위치하는 별세포와 안쪽이 바구니세포라는 두 종류의 신경세포가 있다. 과립세포의 축삭들은 소뇌이랑(cerebellar folia)을 평행하게 달리는 수많은 민말이집 신경섬유다발을 이루고 있어, 이를 평행섬유(parallel fiber)라고 한다. 조롱박세포의 가지돌기는 분자층 쪽으로만 뻗어 있으며, 매우 많은 분지를 내고 평행섬유에 수직 방향으로 여러 연접을 형성한다. 별세포는 골지Ⅱ형 사이신경세포(Golgi type Ⅱ interneuron)로 분자층의 바깥쪽에 위치해 있다. 가지돌기는 과립세포의 축삭과 연접을 이루며, 축삭은 조롱박세포의 가지돌기와 연접을 형성한다.

바구니세포도 골지Ⅱ형 사이신경세포로 분자층의 안쪽에 있는데, 가지돌기는 소뇌의 표면 쪽으로 뻗어 있으며 과립세포의 축삭과 연접을 형성하고 있다. 또한 축삭은 일정한 간격을 두고 분지하며, 나뭇가지 모양의 종말가지는 조롱박세포의 세포체를 바구니와 같이 둘러싸고 있다.

(2) 조롱박세포층(푸르키니에세포층, 중간층, Purkinje cell layer)

조롱박세포는 소뇌겉질의 주출력세포(main output cell)로 편평한 전나무잎 모양의 이형신경세포(idiodendritic neuron)이다. 세포체는 일렬로 위치해 있고, 그 축삭은 과립층을 통과하여 속질체(corpus medullare)를 이루며 소뇌핵(cerebellar nucleus)으로 이어진다.

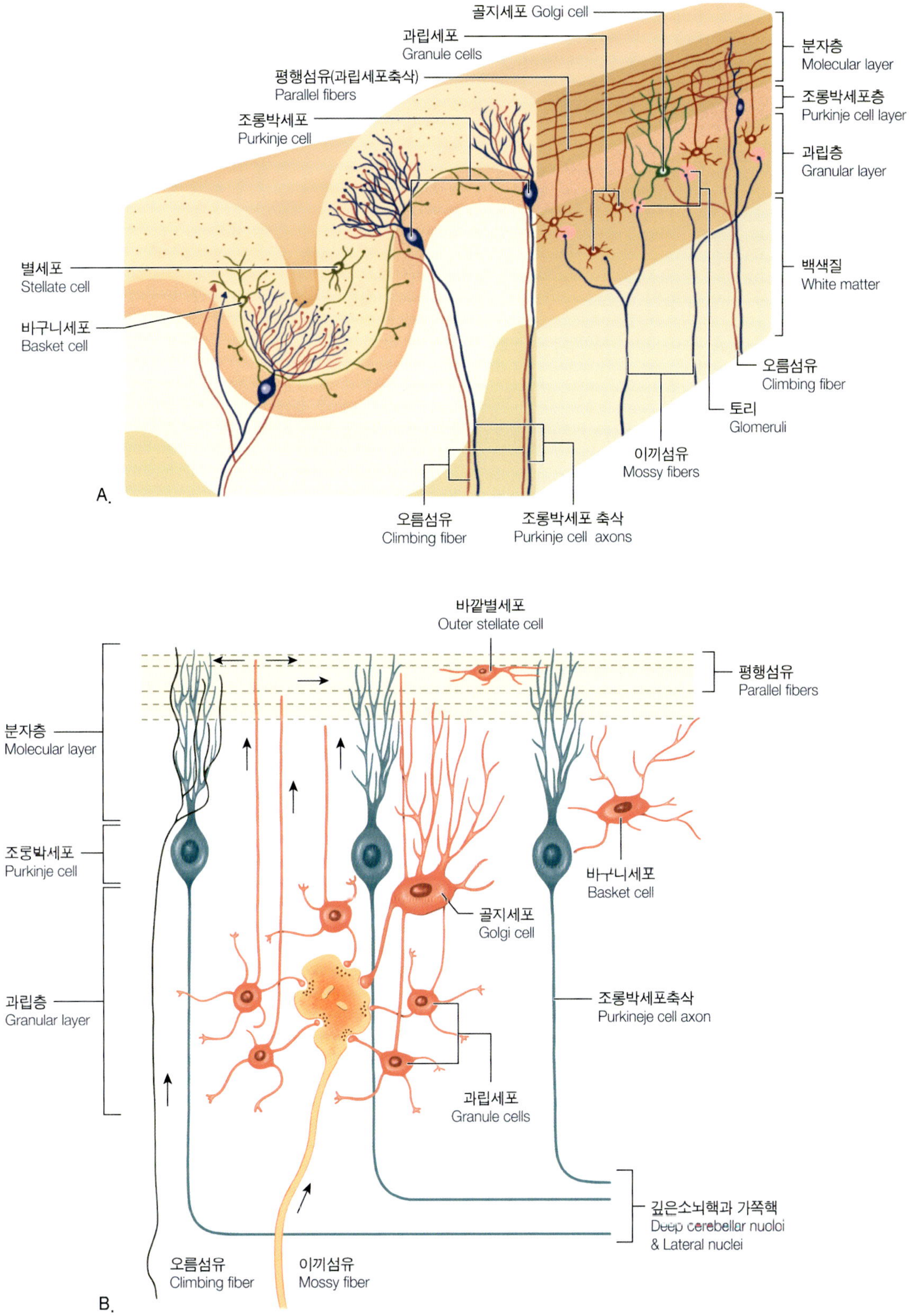

그림 10-3 소뇌겉질의 3층 구조와 겉질을 구성하는 세포 및 섬유요소

또한 이 세포의 가지돌기는 분자층쪽으로 펴져 나가 평행섬유(parallel fiber)에 수직 방향으로 연접을 이루며, 아래올리브핵(inferior olivary nucleus)의 축삭인 오름섬유(climbing fiber)와도 연접을 형성한다. 이 층에는 특수하게 변형된 별아교세포(astrocyte)인 베르그만아교세포(Bergman's glial cell)가 있다.

(3) 과립층(속층, granular layer)

수많은 과립세포의 세포체 이외도 골지세포의 세포체도 이 층에 위치해 있다. 또한 이곳에는 소뇌겉질로 들어오는 이끼섬유(mossy fiber)와 과립층의 세포와 연접복합체를 이루는 구조인 소뇌토리(사구체, cerebellar glomeruli)가 있는데, 소뇌토리는 소뇌섬(cerebellar islands)이라고도 불리며, 중앙에 팽대된 이끼섬유의 종말부인 이끼섬유로제트(mossy fiber rosette)와 과립세포의 가지돌기, 골지세포의 가지돌기, 그리고 골지세포의 축삭으로 구성되어 있다. 따라서 이끼섬유로제트는 과립세포의 가지돌기 및 골지세포의 가지돌기와 연접을 이루고 있는 형태를 하고 있다.

2) 소뇌겉질의 들신경

소뇌겉질로 들어오는 들신경은 숨뇌와 아래올리브핵에서 들어온 정보를 전달하는 오름섬유(climbing fiber)와 척수, 그물체, 안뜰계, 그리고 다리뇌핵에서 들어온 정보를 전달하는 이끼섬유(mossy fiber)로 나누어진다.

(1) 오름섬유(climbing fiber)

오름섬유는 아래올리브핵(inferior olivary nucleus)을 구성하는 신경세포의 축삭으로 시작 후 반대쪽으로 교차하여 올리브소뇌로(olivocerebellar tract)를 이루며, 조롱박세포의 세포체와 가지돌기를 감싸고 올라가면서 여러 개의 연접을 형성한다. 하나의 올리브소뇌로 섬유는 소뇌겉질에서 분지하여 약 10여개의 조롱박세포에 오름섬유를 내보낸다. 반면 하나의 조롱박세포는 하나의 오름섬유만을 받는다. 오름섬유는 소뇌의 움직임 오류에 관한 정보를 전달한다.

(2) 이끼섬유(mossy fiber)

이끼섬유는 소뇌로 유입되는 들신경섬유전도로 중 올리브소뇌로를 제외한 대부분의 신경섬유들인 척수소뇌로(spinocerebellar tract), 안뜰소뇌로(vestibulocerebellar tract), 일차안뜰섬유(primary vestibular fiber), 다리소뇌로(pontocerebellar tract) 등으로 구성된다. 이끼섬유는 소뇌속질체 내에서 계속 분지하여 과립층으로 들어와 이끼섬유로제트(mossy fiber rosette)를 형성한다. 따라서 이끼섬유는 소뇌로 유입되는 대부분의 들신경섬유로 이끼섬유 → 과립세포 → 평행섬유를 거쳐 조롱박세포를 흥분시키게 한다. 이끼섬유는 소뇌의 몸감각, 평형, 대뇌겉질의 운동정보를 전달한다.

3) 소뇌핵(cerebellar nucleus)

소뇌 속부분인 속질은 백색질이지만 대뇌와 같이 회색질 덩어리인 4쌍의 소뇌핵이 있는데, 밖으로부터 소뇌벌레쪽으로 치아핵(dental nucleus), 마개핵(emboliform nucleus), 둥근핵(globose nucleus), 꼭지핵(fastigial nucleus) 순으로 위치하고 있다. 이중 마개핵과 둥근핵을 합하여 중간위치핵(중위핵, nucleus interpositus)이라고도 한다(그림 10-4).

이들 핵은 계통발생학적으로 꼭지핵은 원시소뇌, 마개핵과 둥근핵은 옛소뇌, 그리고 치아핵은 새소뇌와 연결되어 있다.

(1) 치아핵(dental nucleus)

대뇌 의지운동 억제와 섬세한 손 운동에 관여하는 핵으로 가장 크고, 중간부에서 소뇌벌레에 걸쳐있는 주름잡힌 주머니 모양의 회색질이다. 사이뇌 시상과 중간뇌 적색핵으로 날신경섬유를 내보낸다(그림 10-5).

(2) 마개핵(emboliform nucleus)

서 있는 자세에서 중력을 지탱하는데 관여하는 쐐기모양의 회색질이며, 위소뇌다리를 통해 중간뇌 적색핵으로 날신경섬유를 내보낸다(그림 10-6).

(3) 둥근핵(globose nucleus)

마개핵의 안쪽에 있으며 대체로 둥근형이다. 뼈대근육의 고유감각에 관여하는 핵이며 위소뇌다리를 통해 중간뇌 적색핵으로 날신경섬유를 내보낸다.

(4) 꼭지핵(fastigial nucleus)

소뇌벌레 정중선 양쪽에서 넷째뇌실 천정부에 위치하는 타원형의 핵으로 공간에서의 평형감각을 조절하는데 관여하는 것으로 알려져 있다. 여기에서 시작한 날신경섬유들은 위소뇌다리 주위에서 위·아래섬유다발로 갈라져 오름섬유다발은 시상, 그리고 내림섬유다발은 안뜰핵으로 유입된다(그림 10-7).

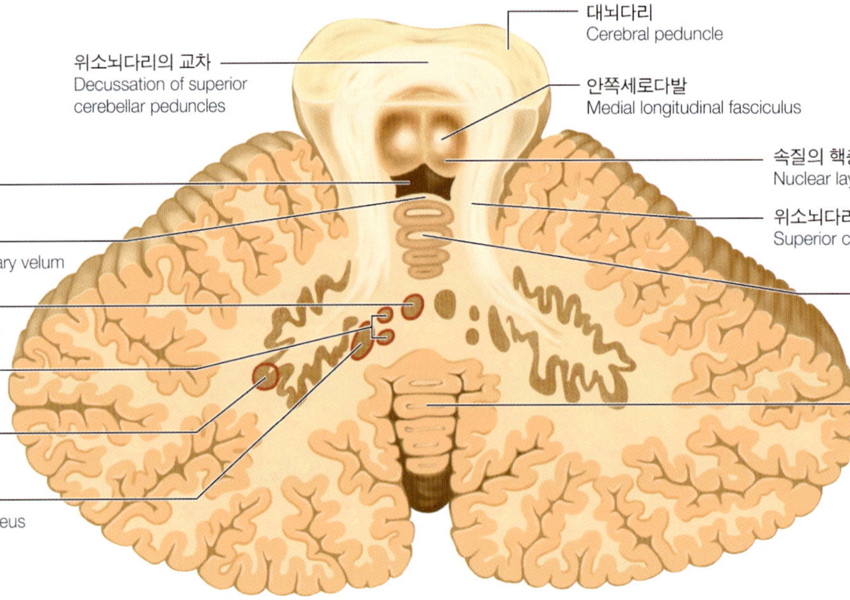

그림 10-4 **소뇌핵**

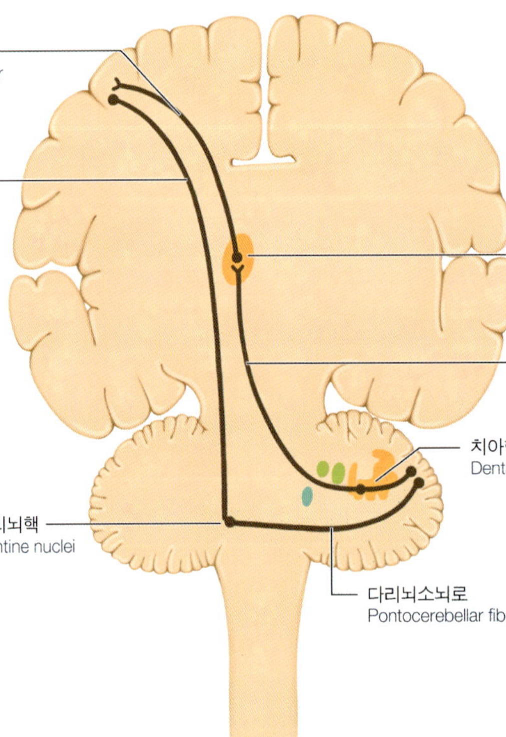

그림 10-5 **새소뇌의 치아핵 연결**

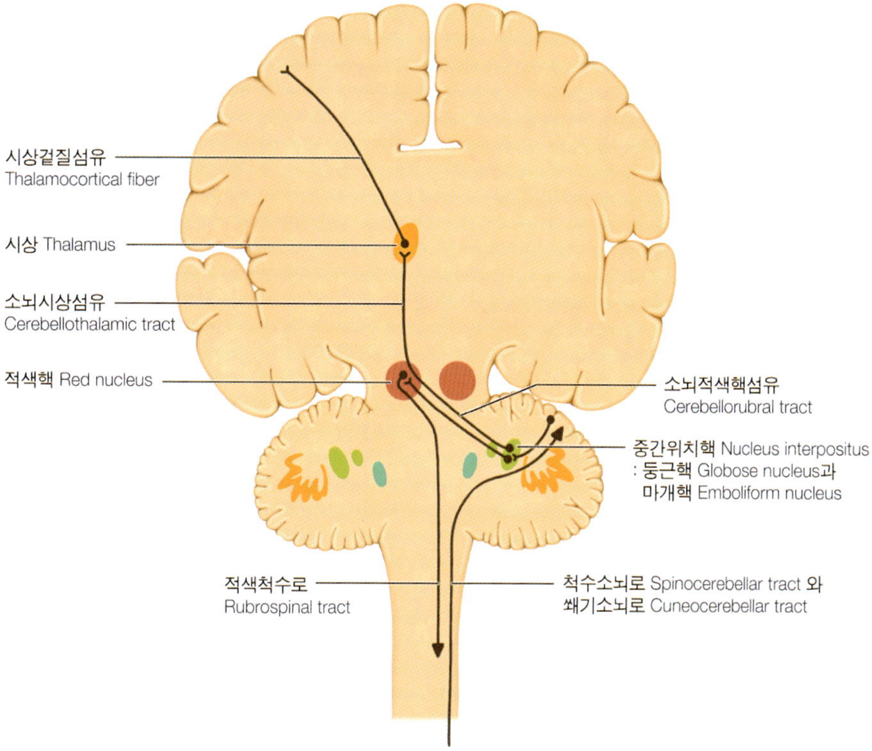

그림 10-6 옛소뇌의 마개핵, 적색핵 연결

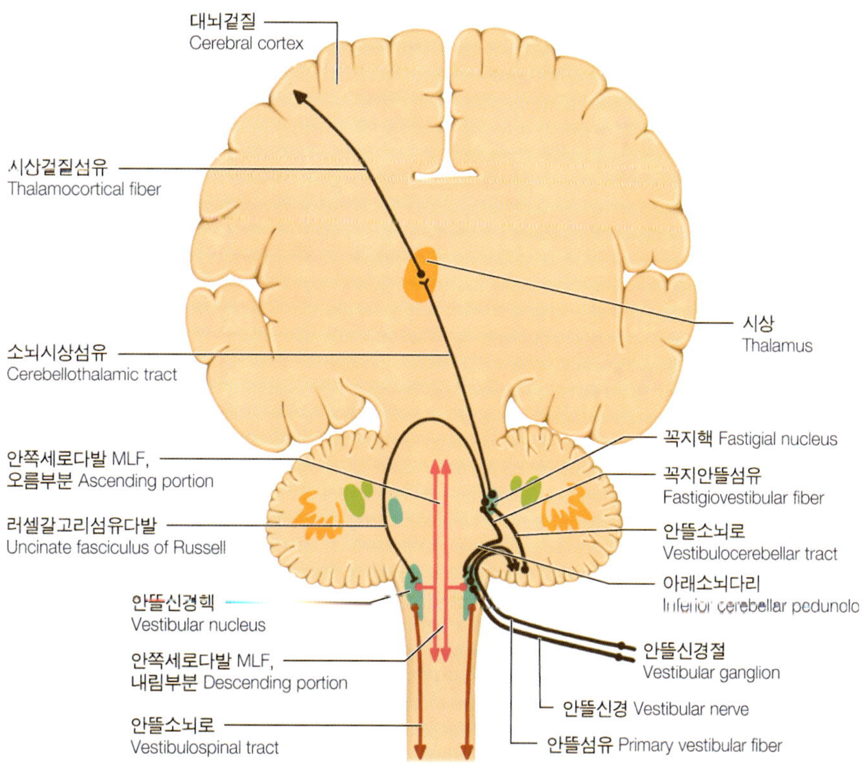

그림 10-7 원시소뇌의 꼭지핵 연결

4) 소뇌다리(cerebellar peduncle)

소뇌다리란 소뇌를 중간뇌, 다리뇌 및 숨뇌와 연결시키는 짧은 신경섬유다발로 위·중간 및 아래 소뇌다리(sup·mid·inf. cerebellar peduncle)으로 구분된다. 이들 중 위소뇌다리는 주로 소뇌에서 나가는 날신경섬유로 구성되어 있으며 중간뇌(midbrain)로 이어지고, 반대로 다리뇌(pons)에서 중간소뇌다리, 숨뇌(medulla oblongata)에서 아래소뇌다리로 이어져 소뇌로 들어오는 들신경섬유로 구성되어 있다(그림 10-8).

(1) 위소뇌다리(superior cerebellar peduncle)

넷째뇌실의 위가쪽벽을 구성하며 중간뇌 아래구역 쪽으로 유입된다. 대부분이 소뇌 깊은층핵인 치아핵, 마개핵, 둥근핵에서 기원되어 중간뇌 적색핵(red nucleus)으로 가는 소뇌적색핵로(cerebellorubral tract)와 사이뇌의 시상(thalamus)으로 이어지는 소뇌시상로(cerebellothalamic tract)라는 날신경섬유다발로 구성되어 있다. 중간뇌로 들어간 위소뇌다리의 섬유는 아래구역의 앞쪽에서 반대쪽으로 교차하여 대부분은 시상으로 이어지며 일부는 적색핵으로 들어간다.

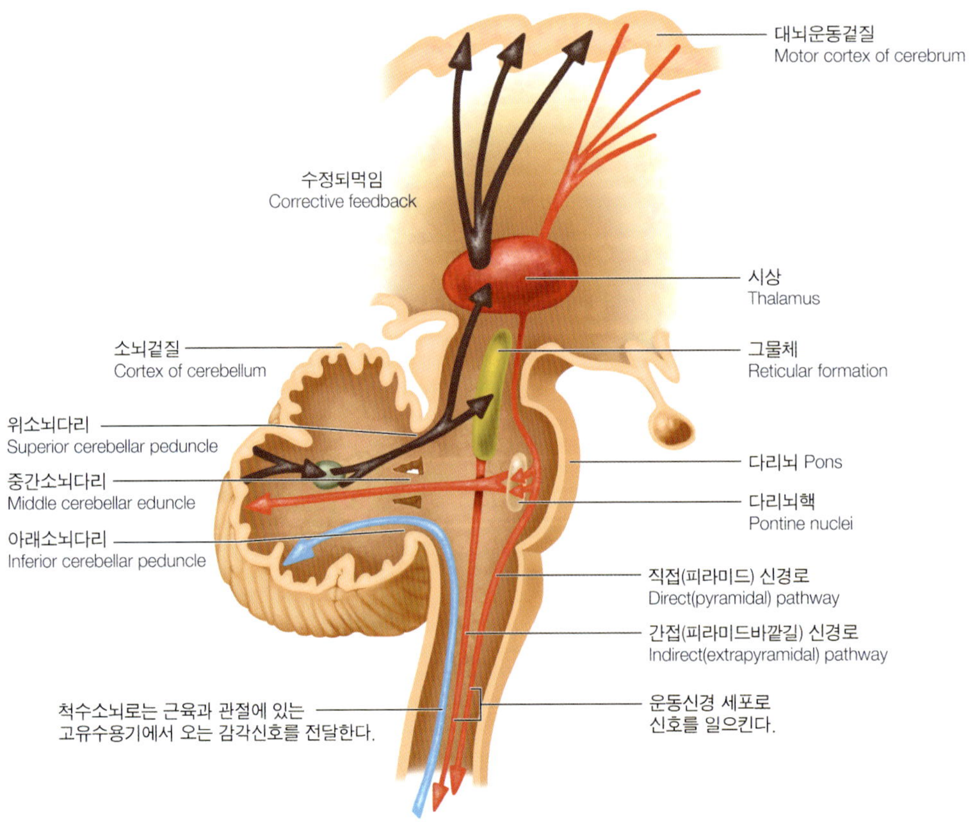

그림 10-8 소뇌로 출입하는 신경로

들신경섬유에는 앞척수소뇌로(ant. spinocerebellar tract), 청색소뇌섬유(cerulocerebellar fiber), 솔기소뇌섬유(raphecerebellar fiber), 적색핵소뇌섬유(rubrocerebellar fiber), 시상하부소뇌섬유(hypothalamocerebellar fiber)가 있다.

(2) 중간소뇌다리(middle cerebellar peduncle)

중간 가쪽에 있는 가장 큰 섬유다발로 다리뇌핵(pontine nucleus)을 구성하는 신경세포 축삭들로 구성되어 있다. 즉, 대뇌겉질에서 시작한 신경섬유들이 다리뇌핵에서 연접한 후 반대쪽 소뇌겉질로 이어지는 신경로이다. 따라서 이를 겉질다리뇌소뇌섬유(corticopontocerebellar fiber)라고도 하는데, 이들은 소뇌겉질로 유입되어 이끼섬유를 형성한다. 또한 그물소뇌로(reticulocerebellar tract) 중 다리뇌의 뒤판그물핵(reticulotegmental nucleus)에서 기원되는 섬유들은 중간소뇌다리를 경유하고, 가쪽그물핵(lateral reticular nucleus)과 정중곁그물핵(paramedian reticular nucleus)에서 기원된 섬유들은 아래소뇌다리를 경유하여 소뇌로 유입된다.

(3) 아래소뇌다리(inferior cerebellar peduncle)

말초로부터 오는 고유감각이 척수와 숨뇌를 거쳐 소뇌로 들어오는 들신경섬유들의 통로로 중간소뇌다리의 아래안쪽에 위치한다. 뒤척수소뇌로(post. spinocerebellar tract), 올리브소뇌(olivocerebellar tract), 쐐기소뇌로(cuneocerebellar tract), 그물소뇌로(reticulocerebellar tract), 척수소뇌로(spinocerebellar tract), 안뜰소뇌로(vestibulocerebellar tract) 등의 섬유들로 구성되어 있으며, 이러한 신경로는 소뇌겉질에서 이끼섬유를 형성하여 주로 과립세포의 가지돌기와 연접한다. 이들 중 올리브소뇌로, 뒤척수소뇌로 및 쐐기소뇌로는 빗줄체(삭상체, restiform body)를 형성하고, 안뜰소뇌로와 일차안뜰섬유, 그물소뇌섬유는 곁밧줄체(방삭상체, juxtarestiform body)를 형성한다.

3 소뇌의 연결

소뇌는 세 개의 소뇌다리(cerebellar peduncle)라는 섬유다발을 통해 뇌줄기와 연결되어 있다. 위소뇌다리(superior cerebellar peduncle)는 대부분 소뇌에서 바깥쪽으로 나가는 날신경섬유로 구성되어 있으며 중간뇌(midbrain)로 이어지게 되는데, 이런 정보들은 심부의 소뇌핵(cerebellar nucleus)에서 기원한다. 중간소뇌다리(middle cerebellar peduncle)와 아래소뇌다리(inferior cerebellar peduncle)는 대부분이 바깥쪽에서 소뇌로 들어오는 들신경섬유로 구성되어 있으며 중간소뇌다리는 다리뇌(pons), 아래소뇌다리는 숨뇌(medulla)로 이어지는데, 이런 정보들은 대부분 소뇌겉질에서 연접하게 된다.

소뇌 안쪽에는 소뇌겉질과 심부의 소뇌핵을 이어주는 겉질핵섬유(corticonuclear fiber)라는 섬유다발이 있어 소뇌다리를 통하여 소뇌겉질로 투사된 정보를 심부핵으로 전달하고, 반대로 소뇌핵에서 기원된 정보를 소뇌겉질과 뇌줄기로 전달하는 역할을 한다.

1) 소뇌의 들신경섬유(cerebellar afferent fibers)

(1) 대뇌겉질에서 시작된 들신경섬유(cerebellar afferent fibers from the cerebral cortex)

대뇌겉질의 정보를 소뇌로 전달하는 경로에는 겉질다리뇌소뇌로, 겉질올리브소뇌로, 겉질그물소뇌로 세 가지가 있다.

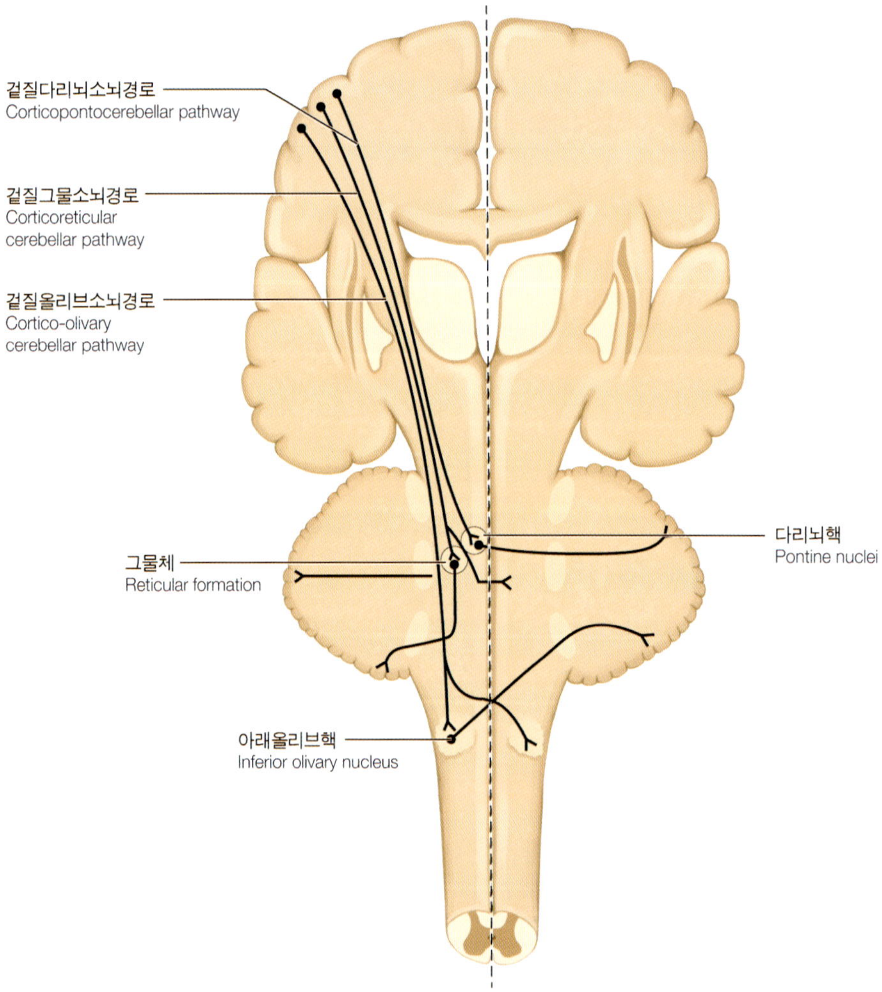

그림 10-9 대뇌겉질에서 시작된 소뇌의 들신경섬유

① **겉질다리뇌소뇌로**(corticopontocerebellar pathway)

겉질다리뇌섬유(corticopontine fiber)들은 이마엽, 마루엽, 관자엽, 뒤통수엽의 겉질에서 시작된 후 대뇌부챗살(corona radiata), 속섬유막(internal capsule)을 통과하여 다리뇌핵(pontine nucleus)에 연접한다(그림 10-9). 이어서 가로다리뇌섬유(transverse pontine fiber)가 시작되어 정중선을 교차한 후 중간소뇌다리가 되어 반대편 소뇌겉질로 들어간다(그림 10-10, 그림 10-11, 그림 10-12).

② **겉질올리브소뇌로**(cortico-olivocerebellar pathway)

겉질올리브섬유(cortico-olivary fiber)들은 이마엽, 마루엽, 관자엽, 뒤통수엽의 겉질에서 시작된 후 대뇌부챗살과 속섬유막을 통과하여 양쪽 아래올리브핵(inferior olivary nucleus)에서 연접한다(그림 10-9). 이어서 아래올리브핵에서 시작된 신경섬유들이 정중선을 교차한 후에 아래소뇌다리를 거쳐 반대편 소뇌겉질로 들어간다. 이 섬유들은 오름섬유(climbing fiber)가 되어 소뇌겉질에서 끝난다.

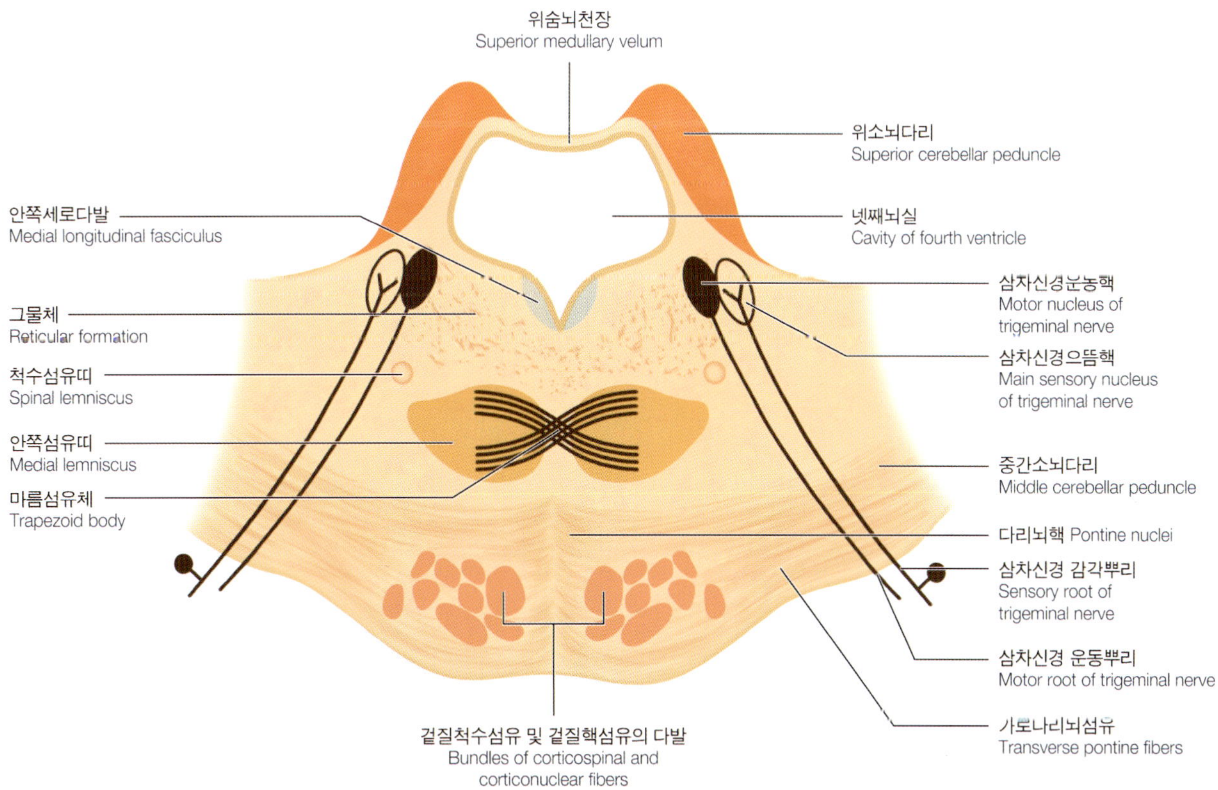

그림 10-10 다리뇌의 가로단면

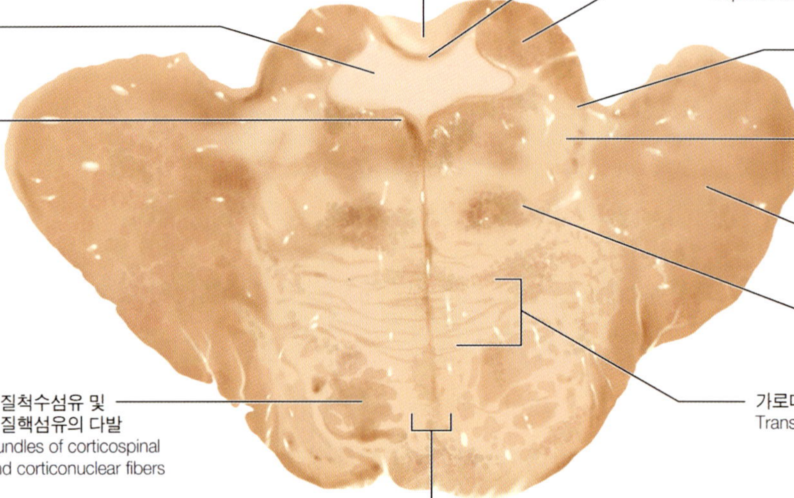

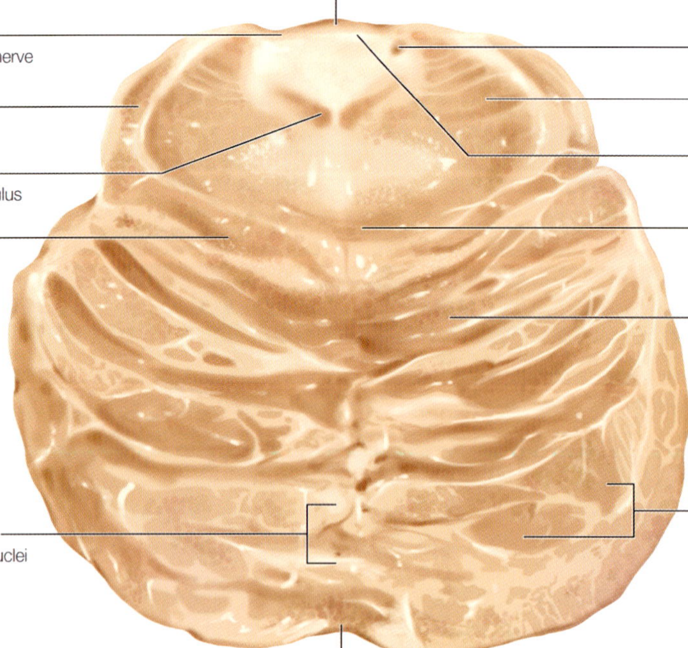

그림 10-11 A. 다리뇌의 가로단면, B. 다리뇌의 가로단면(최상부)

③ 겉질그물소뇌로(corticoreticulocerebellar pathway)

겉질그물섬유(corticoreticular fiber)는 대뇌겉질 여러 부위의 신경세포에서 시작되는데, 특히 감각운동영역(sensorimotor area)에서 주로 시작된다. 이 섬유들은 아래로 내려가서 다리뇌와 숨뇌에서 같은쪽 및 반대쪽 그물체(reticular formation)에서 연접한다(그림 10-9). 이어서 그물체의 신경세포들로부터 그물소뇌섬유(reticulocerebellar fiber)가 시작되어 아래소뇌다리와 중간소뇌다리를 통하여 같은쪽 소뇌겉질로 들어간다.

대뇌와 소뇌 사이의 연결경로들은 수의운동의 조절에 중요하다. 운동을 시작하는데 필요한 정보들이 대뇌겉질에서부터 소뇌로 전달되어 지는데, 그 결과 운동의 모니터링(monitoring)과 근육작용에 대한 적절한 교정이 가능해진다.

(2) 척수에서 시작된 들신경섬유(cerebellar afferent fibers from the spinal cord)

척수가 몸감각수용기에서 시작된 정보를 소뇌로 전달하는 경로에는 앞척수소뇌로, 뒤척수소뇌로, 쐐기소뇌로 세 가지가 있다.

① 앞척수소뇌로(anterior spinocerebellar tract)

척수신경절에서 시작되어 척수로 들어온 축삭들은 뒤회색질기둥의 밑동에 있는 뒤가슴신경핵(nucleus dorsalis, 클라크기둥, Clarke's column)의 신경세포와 연접한다. 뒤가슴신경핵 신경세포에서 시작된 축삭들의 대부분은 반대편으로 교차하여 반대편 백색질기둥에서 앞척수소뇌로를 이루며 올라가는데 일부는 같은쪽 가쪽백색질기둥에서 앞척수소뇌로를 통하여 올라간다(그림 10-12). 이 섬유들은 위소뇌다리를 통하여 소뇌로 들어가 이끼섬유가 되어 소뇌겉질에서 끝난다. 그밖에 소뇌핵에서 끝나는 곁가지들도 있다. 척수에서 반대편으로 교차했던 앞척수소뇌섬유들은 소뇌에서 다시 교차되어 진다.

앞척수소뇌로는 모든 척수분절에 걸쳐 존재하며 그 섬유들은 팔다리의 근육방추, 힘줄기관, 관절수용기 등에서 시작되는 근육 및 관절정보들을 전달한다. 또한 피부와 얕은 근막에서 시작되는 정보도 전달한다.

② 뒤척수소뇌로(posterior spinocerebellar tract)

척수신경절에서 시작되어 척수에 들어온 축삭들은 뒤회색질 기둥의 밑동에 있는 뒤가슴신경핵(nucleus dorsalis)의 신경세포와 연접한다. 이 신경세포의 축삭은 동측 가쪽백색질기둥 중 뒤가쪽에 위치한 뒤척수소뇌로를 이루며 숨뇌로 올라간다(그림 10-12). 숨뇌에서 뒤척수소뇌로는 아래소뇌다리를 통하여 소뇌로 들어가 이끼섬유가 되어 소뇌겉질에서 끝난다. 소뇌핵에서 끝나는 곁가지들도 있다. 뒤척수소뇌섬유들은 몸통과 다리의 근육방추, 힘줄기관,

관절수용기 등에서 시작되는 근육과 관절에 관한 정보를 전달한다.

③ 쐐기소뇌로(cuneocerebellar tract)

쐐기소뇌로를 구성하는 신경섬유들은 숨뇌의 쐐기핵(nucleus cuneatus)에서 시작되어 아래 소뇌다리를 통하여 동측 소뇌반구로 들어간다(그림 10-12). 이 섬유들은 이끼섬유가 되어 소뇌 겉질에서 끝난다. 소뇌핵에서 끝나는 곁가지들도 있다. 쐐기소뇌섬유들은 팔과 상위 가슴부위의 근육방추, 힘줄기관, 관절수용기 등에서 시작되는 근육관절정보들을 전달한다.

(3) 안뜰신경에서 시작된 들신경섬유(cerebellar afferent fibers from the vestibular nerve)

안뜰신경은 속귀로부터 정보를 받아들이는데, 움직임에 관한 정보는 반고리관(semicircular duct)으로부터, 중력에 대한 자세 정보는 타원주머니(utricle)와 둥근주머니(saccule)로부터 받아들인다. 안뜰신경은 동측 아래소뇌다리를 걸쳐 직접 소뇌로 많은 섬유들을 보낸다.

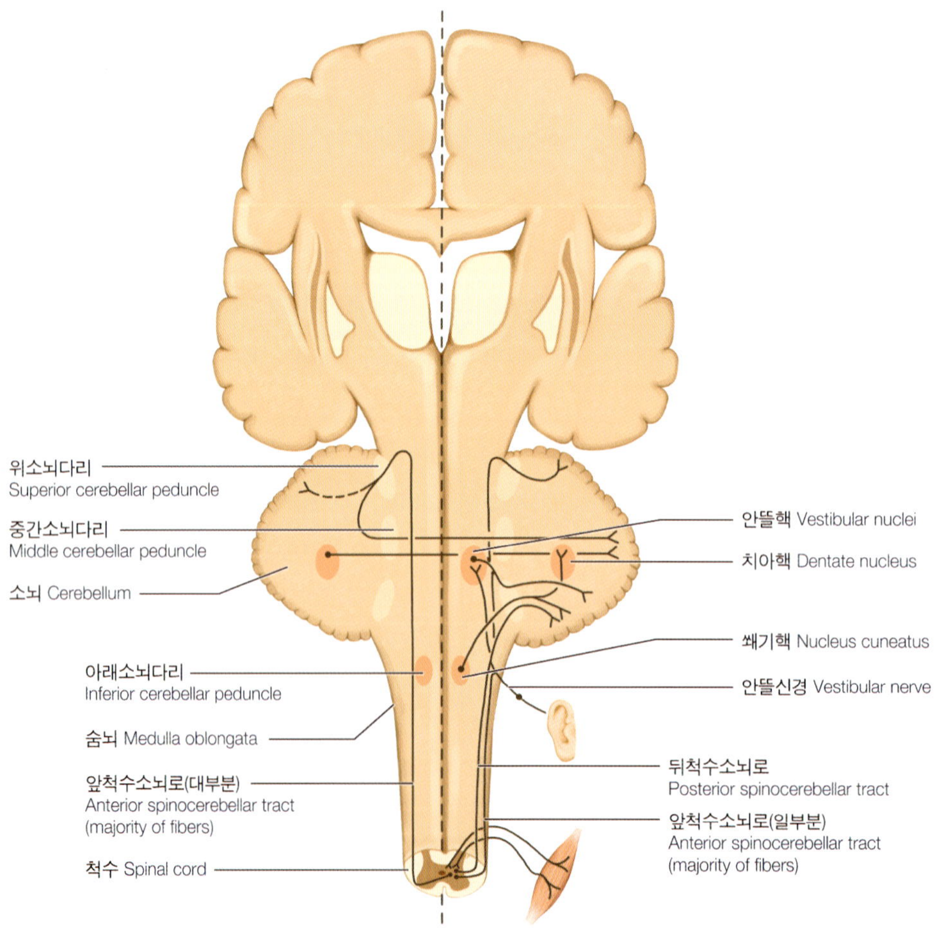

그림 10-12 척수와 속귀에서 시작된 들신경섬유

표 10-1 소뇌(cerebellum)의 들경로

신경로	기능	시작	끝
겉질다리소뇌경로	대뇌겉질로부터 조절자극을 전달	이마엽, 마루엽, 관자엽, 뒤통수엽	다리핵을 거쳐 이끼섬유가 되어 소뇌겉질에서 끝남
대뇌올리브소뇌경로	대뇌겉질로부터 조절자극을 전달	이마엽, 마루엽, 관자엽, 뒤통수엽	아래올리브핵을 거쳐 오름섬유가 되어 소뇌겉질에서 끝남
대뇌그물소뇌경로	대뇌겉질로부터 조절자극을 전달 운동의 모니터링, 근육작용에 대한 적절한 교정	감각운동영역	그물체를 거쳐 소뇌로 들어옴
앞척수소뇌로	근육과 관절로부터 조절자극을 전달(팔과 다리)	근육방추, 힘줄기관, 관절수용기	이끼섬유를 거쳐 소뇌겉질에서 끝남
뒤척수소뇌로	근육과 관절로부터 조절자극을 전달(몸통과 다리)	근육방추, 힘줄기관, 관절수용기	이끼섬유를 거쳐 소뇌겉질에서 끝남
쐐기소뇌로	팔의 근육과 관절로부터 조절자극을 전달(팔과 가슴부위)	근육방추, 힘줄기관, 관절수용기	이끼섬유를 거쳐 소뇌겉질에서 끝남
안뜰신경	머리의 자세와 운동에 대한 정보를 전달(움직임, 중력)	타원주머니, 둥근주머니와 반고리관	이끼섬유를 거쳐 타래결절엽의 겉질에서 끝남
기타들경로	중간뇌로부터 정보를 전달	적색핵, 중간뇌덮개	소뇌겉질

기타 안뜰들신경섬유들은 먼저 뇌줄기의 안뜰핵에서 연접한 후 안뜰핵 신경세포의 축삭들이 소뇌로 전달된다(그림 10-12). 이 섬유들은 동측 아래 소뇌다리를 통해 소뇌로 들어온다. 속귀의 정보를 전달하는 이 들신경섬유들은 모두 이끼섬유가 되어 소뇌의 타래결절엽(flocculonodular lobe)에서 끝난다.

(4) 기타 들신경섬유

적색핵(red nucleus)과 중간뇌덮개(tectum)로부터 몇 개의 들신경섬유들을 받아들인다.

2) 소뇌의 날신경섬유(cerebellar efferent fibers)

소뇌겉질에서 시작되어 소뇌 밖으로 전달되는 모든 정보들은 조롱박세포의 축삭을 통하여 전달된다. 대부분의 조롱박세포 축삭들은 소뇌핵 신경세포와 연접함으로써 끝난다(그림 10-13). 이어서 소뇌핵 신경세포의 축삭들이 소뇌의 날신경섬유들을 형성한다. 소수의 조롱박세포의 축삭만이 소뇌핵을 거치지 않고 소뇌를 벗어나서 가쪽안뜰핵(lateral vestibular nucleus)으로 직접 전달된다. 소뇌의 날신경섬유들은 적색핵, 시상, 안뜰핵, 그물체 등에 연결된다.

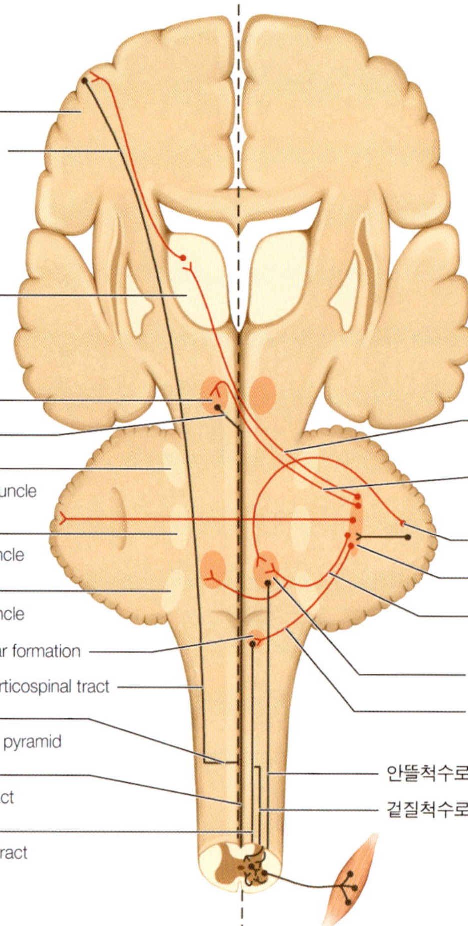

그림 10-13 **소뇌의 날신경섬유**

(1) 둥근핵－마개핵－적색핵경로(globose-emboloform-rubral pathway)

둥근핵(globus nucleus)과 마개핵(emboliform nucleus)을 이루는 신경세포들의 축삭은 위소뇌다리를 통과한 후 위소뇌다리교차(decussation of superior cerebellar peduncle)에서 반대편으로 교차한다(그림 10-13). 이 섬유들은 반대편 적색핵에서 연접하여 끝나고 적색핵에서는 적색척수로(rubrospinal tract)가 시작된다(그림 10-13). 따라서 둥근핵－마개핵－적색핵경로는 위소뇌다리교차와 적색척수로에서 각각 한번씩, 모두 두 번 교차하게 된다. 이 경로를 통하여 둥근핵과 마개핵은 동측 신체 운동작용에 영향을 미친다.

(2) 치아시상경로(dentothalamic pathway)

치아핵 신경세포에서 시작되는 축삭들은 위소뇌다리를 지나 위소뇌다리교차(decussation of superior cerebellar peduncle)에서 반대편으로 교차한다(그림 10-13). 이 섬유들은 반대측 시상의 배쪽가쪽핵(ventrolateral nucleus)에 위치한 신경세포와 연접한다. 이 경로를 치아시상경로라고 한다. 배쪽가쪽핵 신경세포의 축삭들은 속섬유막과 대뇌부챗살을 거쳐 위로 올라가서 대뇌겉질의 일차운동영역(primary motor area)에서 끝난다. 이 경로를 통하여 치아핵이 반대편 대뇌겉질의 운동신경세포에 작용함으로써 운동기능에 영향을 줄 수 있으며, 이어서 운동겉질에서부터는 겉질척수로(corticospinal tract)를 통하여 척수에 영향을 준다. 중요한 것은 겉질척수섬유의 대부분이 피라밋교차나 해당 척수분절 속에서 반대편으로 교차한다는 사실이다. 따라서 치아핵은 동측 신체의 근육작용을 조절할 수 있다.

(3) 꼭지안뜰경로(fastiginal vestibular pathway)

꼭지핵(fastiginal nucleus)을 이루는 신경세포들의 축삭 중 일부는 아래소뇌다리를 거쳐 좌우 가쪽안뜰핵(lateral vestibular nucleus)에 투사된다(그림 10-13). 이 경로를 꼭지안뜰경로라 부른다. 일부 조롱박세포의 축삭이 직접 가쪽안뜰핵으로 투사되기도 한다. 이어서 가쪽안뜰핵 신경세포에서 안뜰척수로(vestibulospinal tract)가 시작된다. 꼭지핵은 주로 동측에서 폄근육의 근육긴장을 높인다.

(4) 꼭지그물경로(fastiginal reticular pathway)

꼭지핵 신경세포의 축삭 중 일부는 아래소뇌다리를 거쳐 그물체의 신경세포와 연접한다(그림 10-13). 이 경로를 꼭지그물경로라 부른다. 이어서 그물체 신경세포의 축삭들은 그물척수로(reticulospinal tract)를 통하여 척수분절의 운동작용에 영향을 미친다.

표 10-2 소뇌(cerebellum)의 날경로

신경로	기 능	시 작	끝
둥근핵－마개핵－적색핵경로	동측의 운동작용 조절	둥근핵, 마개핵	반대쪽으로 적색핵에 이어서 적색척수로를 거쳐 교차하고 척수의 같은쪽 운동신경세포에서 끝남
치아시상경로	동측의 운동작용 조절	치아핵	반대쪽 시상의 배쪽가쪽핵에 이어서 반대편 운동겉질에 겉질척수로가 교차하여 결국 척수의 같은쪽 운동신경세포 조절
꼭지안뜰경로	동측 폄근육의 긴장조절	꼭지핵	주로 같은쪽과 반대쪽 가쪽안뜰핵, 안뜰척수로를 거쳐 척수의 같은쪽 운동신경세포
꼭지그물경로	동측 근육의 긴장 조절	꼭지핵	그물체의 신경세포에 그물척수로를 거쳐 같은쪽 척수의 운동신경세포

* 좌우 소뇌반구는 같은쪽 신체의 수의근 긴장을 조절함

3) 소뇌의 기능(function of cerebellum)

소뇌는 대뇌겉질이나 근육, 힘줄, 관절 등으로부터 수의운동에 관한 정보들을 받아들인다. 또한 안뜰신경으로부터 평형에 관한 정보를 받아들이며 덮개소뇌로(tectocerebellar tract)를 통하여 시각 정보도 받아들일 것으로 추정된다. 이상의 모든 정보들은 이끼섬유와 오름섬유들에 의해 소뇌겉질에서 처리된 후 조롱박세포에 집중된다. 조롱박세포의 축삭은 대부분 소뇌핵으로 투사된다. 소뇌반구의 가쪽구역은 치아핵으로, 소뇌벌레는 꼭지핵으로, 중간구역은 둥근핵과 마개핵으로 투사된다. 소수의 조롱박세포 축삭은 소뇌핵을 거치지 않고 소뇌 밖으로 나가서 뇌줄기의 가쪽안뜰핵에서 끝난다. 일반적으로 조롱박세포의 축삭은 소뇌핵과 가쪽안뜰핵 신경세포에 억제적 영향을 미치는 것으로 추정된다.

소뇌에서 시작된 정보들은 척수분절의 운동작용에 영향을 미치는 내림경로가 시작하는 곳으로 전달된다. 즉 소뇌는 아래운동신경세포와 직접적인 연결이 없이 대뇌겉질과 뇌줄기를 통하여 간접적으로 아래운동신경세포에 영향을 미친다.

생리학자들은 소뇌가 대뇌겉질 운동영역에서 시작되는 운동정보들과 근육으로부터 시작되는 고유감각을 끊임없이 비교 분석함으로써 정교한 움직임이 가능하도록 조절하는 조정자로서의 기능을 수행하며, 아래운동신경세포 작용에 영향을 미침으로써 적절한 조정작용을 수행한다고 추정하고 있다(그림 10-14). 이러한 과정은 알파운동신경세포와 감마운동신경세포의 흥분과정의 시기와 순서를 조절함으로써 이루어진다. 또한 소뇌는 대뇌겉질의 운동영역에 정보를 되보냄으로써 협동근을 억제하고 길항근을 자극하여 수의운동의 범위를 제한한다고 생각된다(표 10-3).

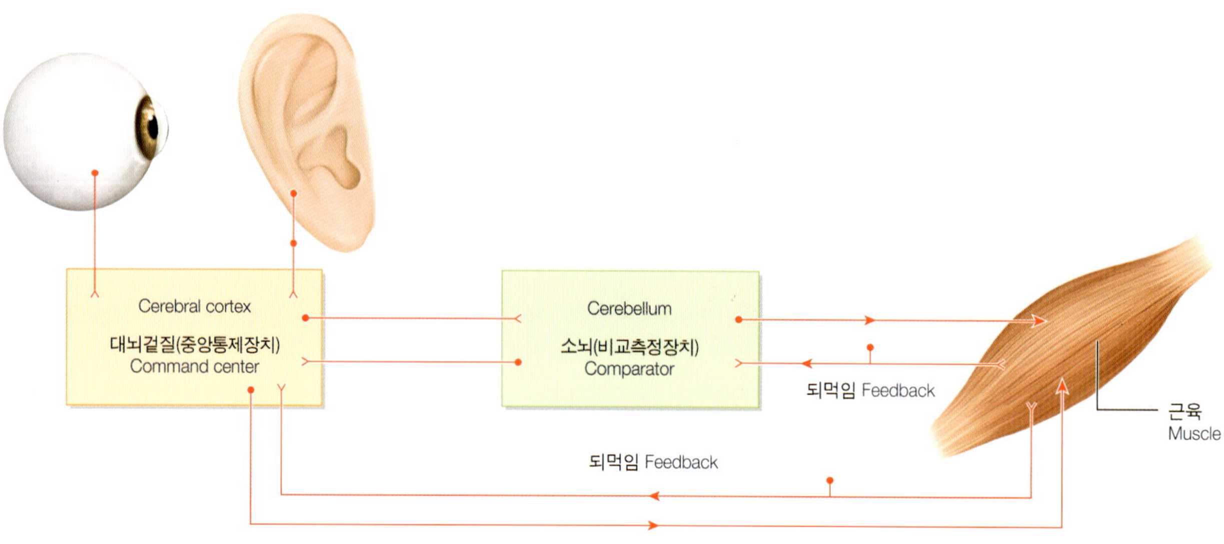

그림 10-14 소뇌의 조정작용

표 10-3 소뇌의 기능

소뇌의 핵심기능
1. 모든 반사와 수의적 근육 활동을 협동작용을 통해 조정하는 것 → 근육긴장을 단계적으로 적절히 조정하며 정상 자세를 유지
2. 보행과 같은 수의운동이 정교하면서도 효율적으로 원활히 일어나게 함 → 뼈대근육 작용에 중요한 역할을 하지만 능동적으로 근육 운동을 발생시키지 못함

4) 소뇌질환의 징후와 증상(signs and symptoms of cerebellar disease)

(1) 근육긴장저하(hypotonia)

소뇌가 단순신장반사(simple stretch reflex)에 관여하지 못하기 때문에 나타나는 근육긴장저하의 증상은 근육의 탄력이 없어지며, 관절을 수동적으로 운동시킬 때 저항이 낮아진다. 또한, 팔다리를 흔들면 말단관절에서 지나치게 큰 운동이 일어난다.

(2) 자세와 보행의 변화(postural changes and alteration of gait)

머리는 대개 굽힘과 회전된 형태이며 병변 쪽 어깨관절은 정상 쪽보다 낮게 위치한다. 서 있을 때는 상실된 근육긴장을 보상하기 위해 두 다리 사이의 폭이 넓어지고 다리가 뻣뻣해짐을 보인다. 보행 시 병변이 있는 쪽으로 기울어지면서 비틀거린다.

(3) 수의운동의 장애(disturbances of voluntary movement, ataxia)

수의운동장애(조화운동 어려움증) 상태에서는 근육 수축이 불규칙적이고 미약하다. 옷의 단추를 채우거나 필기, 면도 같은 섬세한 운동을 수행할 때 떨림(tremor)이 나타난다. 근육들이 조화롭게 작용하지 못하며 운동분해(decomposition of movement)가 일어난다. 환자에게 손가락으로 코끝을 짚게하면 움직임이 적절히 조절되지 못하여 코를 지나치거나 코에 부딪힌다. 환자의 한쪽 발뒤꿈치를 반대쪽 정강이에 올리게 함으로써 다리에서도 이와 유사한 검사를 할 수 있다.

(4) 상반운동반복장애(dysdiadochokinesia)

상반운동반복장애(되풀이운동장애)는 규칙적이며 빠르게 교대로 해야 하는 운동을 하지 못하는 상태이다. 환자에게 아래팔(forearm)의 엎침(pronation)과 뒤침(supination)을 빠르게 반복시키면 소뇌질환이 있는 쪽에서는 운동이 느리고 경련적이며 불완전한다.

(5) 반사장애(disturbances of reflexs)

힘줄반사를 유발하면 그 운동이 정상보다 오랫동안 지속되는 경향이 있다. 예를들어 무릎인대를 두드리면 종아리가 시계추처럼 움직이는 시계추 무릎반사(pendular knee jerk)가 나타난다. 정상에서는 주동근(agonist)과 길항근(antagonist)의 운동이 신장반사에 의해 스스로 제한된다. 소뇌질환이 있으면 신장반사를 조절하는 기능이 상실되기 때문에 무릎관절에서 굽힘과 폄이 연속적으로 일어나고 그 결과 종아리가 시계추처럼 진동한다.

(6) 눈운동장애(disturbance of ocular movement)

눈떨림(nystagmus)은 눈근육의 조화운동못함증으로서 안구가 주기적으로 진동(ocillation)하는 현상이다. 눈떨림은 두 눈이 수평방향으로 편위되었을 때 더 쉽게 나타난다. 눈떨림은 양쪽으로 동일 속도인 경우(시계추눈떨림, pendular nystagmus), 또는 한쪽 방향에서 더 빠른 경우(된눈떨림, jerky nystagmus)의 두 가지가 있다. 후자에서는 운동이 시각 대상으로부터 느리게 멀어지다가 이어서 대상을 향하여 빠르게 접근하는 양상을 보인다. 이때 빠른 단계를 기준으로 눈떨림의 종류를 구분한다. 예를 들면 빠른 단계가 왼쪽을 향하고 느린단계가 오른쪽을 행하는 환자는 왼쪽을 향하는 눈떨림을 보인다고 기술한다. 눈떨림 운동은 하나의 면에만 국한될 수 있지만 수평이나 수직 또는 여러 면에서 이루어질 수도 있는데 여러 면인 경우를 회전눈떨림(rotatory nystagmus)이라 부른다.

안구근육의 자세는 주로 두 종류의 들감각경로가 정상으로 작용하는지에 따라 결정된다. 첫째는 눈으로 대상을 바라보는 시각경로이고, 둘째 경로는 훨씬 복잡하며 속귀, 안뜰핵, 소뇌 등을 포함한다.

(7) 언어장애(disorders of speech)

조음장애(구음장애, dysarthria)는 소뇌질환이 있을 때 후두근육의 조화운동못함증으로 인해 발생한다. 말하는 것이 경련적이며 음절들을 서로 분리하여 말하는 경우가 많다. 말이 폭발하듯 터지는 경향이 있으며 음절이 불명확해지는 수도 있다.

중요한 것은 소뇌질환이 있어도 마비나 감각변화는 나타나지 않는다는 점이다. 근육긴장저하나 협동운동장애(incoordination)가 있더라도 특정 근육이나 근육군에 장애가 국한되는 것이 아니라 한쪽 팔이나 다리, 또는 신체의 절반 등의 형태로 장애가 일어나며, 만일 양쪽 소뇌반구에 모두 병변이 있으면 몸전체에 근육장애가 일어날 수 있다. 근육수축이 약해지고 쉽게 피로가 나타날 수 있지만 근육위축은 일어나지 않는다.

5) 소뇌증후군(cerebellar syndrome)

(1) 소뇌벌레증후군(vermis syndrome)

소뇌벌레증후군의 가장 흔한 원인은 소아의 소뇌벌레에 발생한 속질모세포종(medulloblasoma)이다. 이때 타래결절엽이 침범되기 때문에 안뜰계통과 관련된 증상과 징후들이 나타난다. 하나뿐인 소뇌벌레는 정중선에 위치한 구조들에 영향을 주기 때문에 팔다리를 제외한 머리와 몸통에서 근육장애가 일어난다. 앞이나 뒤로 쓰러지는 경향이 있으며 머리를 지탱하거나 똑바로 서 있기가 힘들어진다. 또한 몸통을 똑바로 세우기도 힘든 경우가 있다.

(2) 소뇌반구증후군(cerebellar hemisphere syndrome)

한쪽 소뇌반구에 발생한 종양이 소뇌반구증후군의 원인이 될 수 있다. 대개 한쪽에서만 증상과 징후가 일어나는데, 병변 쪽 근육에 장애가 일어난다. 팔다리의 운동이 장애를 받는데, 특히 팔에서 심하다. 병변 쪽으로 쓰러지는 경우도 있다. 조음장애와 눈떨림도 흔히 나타난다. 소뇌반구의 가쪽구역에 문제가 일어나면 운동을 시작하는데 지연이 일어나며 모든 팔다리를 조화롭게 움직이지 못하며 한 번에 하나의 관절씩만 움직이는 경향이 나타난다.

참·고·문·헌

- Angevine JB Jr, Mancall EL, Yakovlev PI: The Human Cerebellum. An Atlas of Gross Topography in Serial Sections. Boston, Little Brown, 138 p, 1961.
- Asanuma C, Thach WT, Jones ED: Brain stem and spinal projections of the deep cerebellar nuclei in the monkey, with observation on the brain stem projections of the dorsal column nuclei. Brain Res Rev 5:299-322, 1983.
- Asanuma C, Thach WT, Jones EG: Anatomical evidence for segregated focal groupings of efferent cells and their terminal ramifications in the cerebellothalamic pathway of the monkey. Brain Res Rev 5:267-298, 1983.
- Asanuma C, Thach WT, Jones EG: Anatomical evidence for segregated focal groupings of efferent cells and their terminal ramifications in the cerebellothalamic pathway of the monkey. Brain Res Rev 5:267-298, 1983.
- Batton III RR, Jayaraman A, Ruggiero D, Carpenter MB: Fastigial efferent projections in the monkey: An autoradiographic study. J Comp Neurol 174:281-306, 1977.
- Braitenberg V, Atwood RP: Morphological observations on the cerebellar cortex. J Comp Neurol 109:1-33, 1958.
- Brodal A, Gogstad A: Rubro-cerebellar connections. Anat Rec 118:455-482, 1954.
- Brodal A. Neurological Anatomy in Relation to Clinical Medicine. Oxford University Press, New York, 1981.
- Brodal A, Kawamura K: Olivocerebellar projection: A review. Adv Anat Embryol Cell Biol 64:1-137, 1980.
- Brodal P, Brodal A: Further observations on the olivocerebellar projection in the monkey. Exp Brain Res 45:71-83, 1982.
- Brodal P, Brodal A: The olivocerebellar projection in the monkey. Experimental studies with the method of retrograde tracing of horseradish peroxidase. J Comp Neurol 201:375-393, 1981.
- Carleton SC, Carpenter MB: Afferent and efferent connections of the medial, inferior and lateral vestibular nuclei in the cat and monkey. Brain Res 278:29-51, 1983.
- Carleton SC, Capenter MB: Distribution of primary vestibular fibers in the brainstem and cerebellum of the monkey. Brain Res 294:281-298, 1984.
- Chan-Palay V: Purkinje cells of the cerebellum: Localization and function of multiple neuroactive substance. Exp Brain Res (Suppl) 9:129-144, 1984.
- Courville J, Faraco-Cantin F, Diakiw N: A functionally important feature of the distribution of the olivocerebellar climbing fibers. Can J Physiol Pharmacol 52:1212-1217, 1974.
- Cummings JF, Petras JM: The origin of spinocerebellar pathways. I. The nucleus cervicalis centralis of the cranial cervical spinal cord. J Comp Neurol 173: 655-692, 1977.
- Decety J, Shoholm H, Ryding E, Stenberg G, Inbar DH: The Cerebellum participates in mental activity: Tomographic measurements of regional cerebral blood flow. Brain Res 535:313-317, 1990.
- Dietrichs E: Cerebellar autonomic function: Direct hypothalamocerebellar pathway. Science 223:591-593, 1984.
- Dow RS: The evolution and anatomy of the cerebellum. Biol Rev 17:179-220, 1942.
- Dow RS: Cerebellar syndromes. In Vinken PJ, Bruyn GW (eds) Handbook of Clinical Neurology. Vol. 2, 1969, pp.392-431.

참·고·문·헌

- Eccles JC, Ito M, Szentagothai J: The Cerebellum as a Neuronal Machine. Springer-Verlag, New York, 1967.
- Ekerot C-F, Larson B: Differential termination of the exteroceptive and proprioceptive components of the cuneocerebellar tract. Brain Res 36:420-424, 1972.
- Ekerot C-F, Larson B: Termination in overlapping sagittal zones in cerebellar anterior lobe of mossy and climbing fiber paths activated from dorsal funiculus. Exp Brain Res 38:163-172, 1980.
- Flumerfelt BA, Otabe S, Courville J: Distinct projections to the red nucleus from the dentate and interposed nuclei in the monkey. Brain Res 50:408-414, 1973.
- Goldberg JM, Fernadez C: Efferent vestibular system in the squirrel monkey: Anatomical location and influence on afferent activity. J Neurophysiol 43:986-1025, 1980.
- Haines DE, Dietrichs E: An HRP study of hypothalamo-cerebellar and cerebello-hypothalamic connections in squirrel monkey (Saimiri sciureus). J Comp Neurol 250:377-388, 1986.
- Haines DE, Patrick GW, Satrulee P: Organization of cerebellar corticonuclear fiber systems. Exp Brain Res (Suppl) 6:320-367, 1982.
- Holmes G: The cerebellum of man. Brain 62:1-30, 1939.
- Ingram VM, Ogren MP, Charot CL, Gossels JM, Owens: Diversity among Purkinje cells in the monkey cerebellum. Proc Natl Acad Sci USA 82:7131-7135, 1985.
- Ito M: The Cerebellum and Neural Control. Raven, New York, 1985.
- Kalil K: Projections of the cerebellar and dorsal column nuclei upon the inferior olive in the rhesus monkey: An autoradiographic study. J Comp Neurol 188:43-62, 1979.
- Kalil K: Projections of the cerebellar and dorsal column nuclei upon the thalamus of the rhesus monkey. J Comp Neurol 195:25-50, 1981.
- Lang J: Clinical Anatomy of the Posterior Cranial Fossa and its Foramina. Georg Thieme, Stuttgart, 1991.
- Lange W: Regional differences in the distribution of Golgi cells in the cerebellar cortex and some other mammals. Cell Tissue Res 153:219-226, 1974.
- Langer T, Fuchs AF, Scudder CA, Chubb MC: Afferents to the flocculus of the cerebellum in the rhesus macaque as revealed by retrograde transport of horseradish peroxidase. J Comp Neurol 235:1-25, 1985.
- Larsell O: Morphogenesis and evolution of cerebellum. Arch Neurol Psychiat 31:373-395, 1934.
- Larsell O: The cerebellum: A review and interpretation. Arch Neurol Psychiat 38:580-607, 1937.
- Larsell O: Comparative Anatomy and Histology of the Cerebellum from Monotremes through Apes. University of Minnesota Press, Minneapolis, 1970.
- Larsell O, Jansen J: The Comparative Anatomy and Histology of the Cerebellum. III. The Human Cerebellum, Cerebellar Connections, and Cerebellar Cortex. University of Minnesota Press, Minneapolis, 1972.
- Marani E: Topographic histochemistry of the cerebellum. Prog Histochem Cytochem 16:1-169, 1986.

참·고·문·헌

- Mehler WR, Nauta WJH: Connections of the basal ganglia and of the cerebellum. Confin Neurol 36:205-222, 1974.
- Mugnaini E: The length of cerebellar parallel fibers in chicken and rhesus monkey. J Comp Neurol 220:7-15, 1983.
- Palay SL, Chan-Palay V: Cerebellar Cortex. Cytology and Organization. Springer-Verlag, Berlin, 1974.
- Palkovitz M, Magyar P, Szentagothai J: Quantitative histological analysis of the cerebellar cortex in the cat. I. Number and arrangement in spaces of the Purkinje cells. Brain Res 32:1-13, 1971a.
- Palkovitz M, Magyar P, Szentagothai J: Quantitative histological analysis of the cerebellar cortex in the cat. II. Cell numbers and densities in the granular layer. Brain Res 32:15-30, 1971b.
- Palkovitz M, Magyar P, Szentagothai J: Quantitative histological analysis of the cerebellar cortex in the cat. III. Structural organization of the molecular layer. Brain Res 45:15-29, 1972c.
- Palkovitz M, Magyar P, Szentagothai J: Quantitative histological analysis of the cerebellar cortex in the cat. IV. Mossy fiber-Purkinje cell numerical transfer. Brain Res 45:15-29, 1972.
- Palkovitz M, Mezey E, Hamori J, Szentagothai J: Quantitative histological analysis of the cerebellar nuclei in the cat. I. Numerical data on cells and on synapses. Exp Brain Res 28:189-209, 1977.
- Petras JM: Spinocerebellar neurons in the rhesus monkey. Brain Res 130:146-151, 1977.
- Petras JM, Cummings JF: The origin of spinocerebellar pathways. III. The nucleus centrobasalis of the cervical enlargement and the nucleus dorsalis of the thoracolumbar spinal cord. J Comp Neurol 173:693-716, 1977.
- Snyder RL, Faull RLM, Mehler WR: A comparative study of the neurons of origin of the spinocerebellar afferents in the rat, cat and squirrel monkey based on the retrograde transport of horseradish peroxidase. J Comp Neurol 181:833-852, 1978.
- Stanton GB: Topographical organization of ascending cerebellar projections from the dentate and interposed nuclei in Macaca mulatta: An antegrade degeneration study. J Comp Neurol 190:699-731, 1980.
- Voogd J: The Cerebellum of the Cat. Thesis, Van Gorcum, Assen, 1964.
- Voogd J: Comparative aspects of the structure and fibre connexions of the mammalian cerebellum. Prog Brain Res 25:94-135, 1967.
- Voogd J, Bigare F: Topographical distribution of olivary and cortico-nuclear fibers in the cerebellum: A review. In Courville J, de Montigny C, Lamarre Y (eds) The Olivary Nucleus. Anatomy and Physiology. Raven, New York, 1980, pp.207-234.
- Voogd J, Hess DT, Marani E: The parasagittal zonation of the cerebellar cortex in cat and monkey. Topography, distribution of acetylcholinesterase and development. In King JS (ed) New Concepts in Cerebellar Neurobiology. Liss, New York, 1987, pp.183-220.
- Zagon IS, MacLaughlin PJ, Smith S: Neuronal population in the human cerebellum.: Estimations from isolated cell nuclei. Brain Res 127:279-282, 1977.

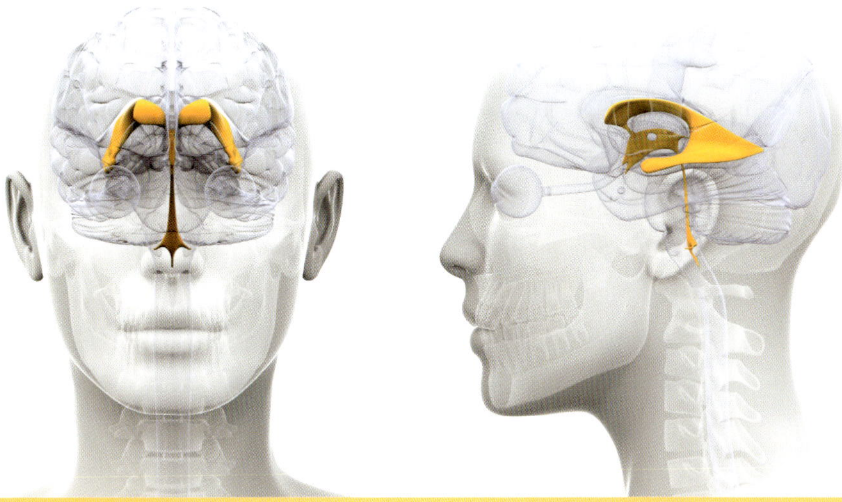

11
CHAPTER

척 수

NEUROSCIENCE

11
CHAPTER

척 수

1 척수부위의 해부학

척수부위는 척추 내에 포함되어 있는 모든 신경구조물인 척수, 앞－뒤뿌리(ventral-dorsal root), 척수신경 그리고 수막 등을 말한다(그림 11-1). 길이가 약 44cm로 약간 편평한 끈 모양의 신경조직으로 척주관(vertebral canal) 내에 비교적 여유있게 들어가 있다. 척수는 뇌와 마찬가지로 3겹의 뇌척수막으로 싸여 있다. 제일 바깥쪽의 경질막과 척주관 내면과의 사이에는 경질막바깥공간(epidural space)이 있어 지방조직과 정맥그물(plexus)을 수용하고 있다. 척수의 무게는 35～38g이고 가로직경(transverse diameter)은 척수 가슴분절에서는 10mm, 척수 목분절(cervical cord)과 척수 허리분절(lumbar cord)에서는 12～14mm이며 세로직경은 8～9mm이다. 척수의 상부경계는 제1목신경이 나오는 높이로 제1목뼈와 뒤통수뼈의 사이 부위이다. 숨뇌와의 경계는 명확하지 않다. 종말끈(terminal filum)은 직경이 약 1mm로 연막조직에서 생긴 것으로 약 15cm에 이르는 경막강내를 자유로이 꼬리측으로 달리는 속종말끈(internal terminal filum)이 있다. 그리고 종말끈이 끝나는 부분인 바깥종말끈(external terminal filum)은 경막강의 바깥을 주행해서 제1꼬리뼈의 후방측면 골막에 강하게 부착되어 있다.

척수는 목척수분절(C_5～T_1)과 허리척수분절(L_1～S_2)에서 현저히 굵어서 이를 각각 목팽대(cervical enlargement)와 허리팽대(lumbar enlargement)라 한다. 이와 같은 팽대는 사지의 신경 지배에 필요한 다수의 신경세포 때문에 생긴 것이다. 목과 허리엉치부 수준에서 척수의 바깥쪽 팽대(enlargement)는 팔과 다리를 신경지배하는 신경세포들을 수용하는 부위이다.

척수는 숨뇌(medulla)와 연결되어 있고 아래로는 성인의 경우 둘째허리뼈 근처에서 척수원뿔(conus medullaris)로 끝난다(그림 11-2). 종말끈은 척수원뿔에서 꼬리뼈까지 뻗어 있고 신경아교조직으로 되어 있다.

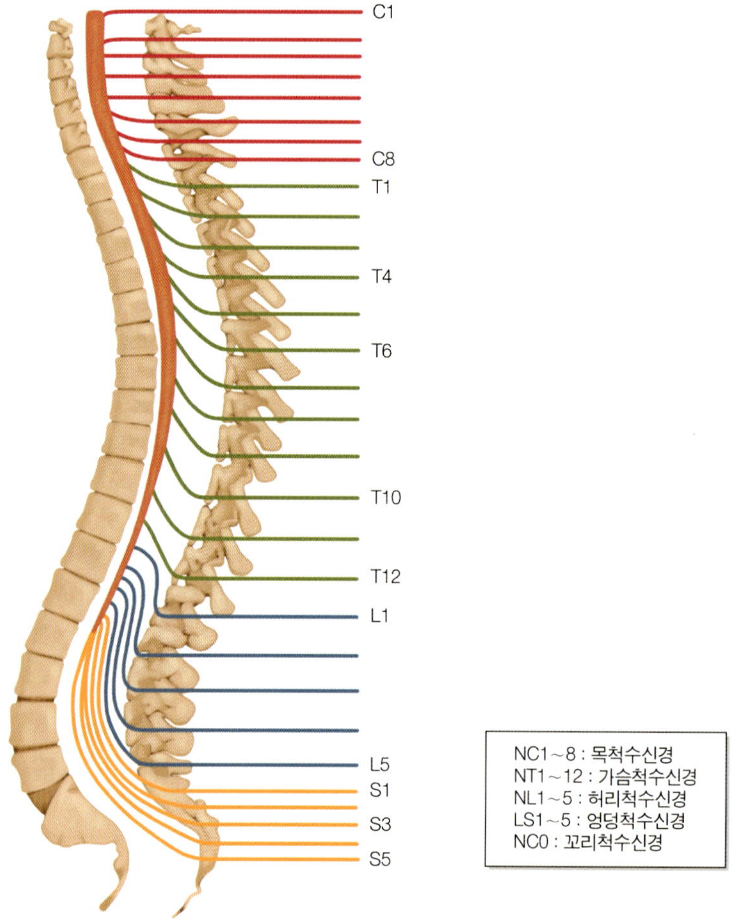

그림 11-1 **척수의 내부구조**

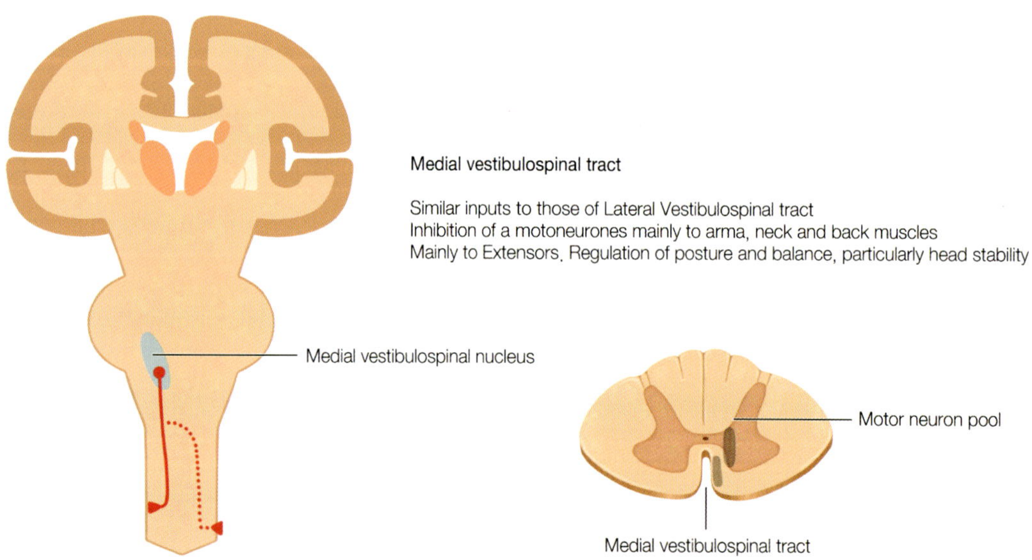

그림 11-2 **분절별 척수구조**

척수는 척추 L_1레벨 아래부분에는 존재하지 않기 때문에, 척수신경이 허리 엉치부 척주(vertebral column)를 통해 나오기 위해 척수 원뿔에서부터 나오는 축삭은 긴 뿌리를 가지게 된다. 이러한 긴 뿌리들은 아래쪽 척주관 내에서 말총(cauda equina)을 형성하게 된다.

수직 고랑(vertical groove)은 척수의 바깥쪽 부분을 일컫는 말이다. 앞쪽은 깊은 앞정중틈새(median fissure)를 가지고, 뒤쪽은 얕은 뒤정중고랑(posterior median sulcus)을 가진다. 또한 앞쪽 척수는 두 개의 앞가쪽고랑을 가지는데 여기에서 신경앞뿌리(nerve root)들이 나온다. 뒤쪽 척수는 두 개의 뒤가쪽고랑을 가지는데, 이곳을 통해 척수 내부로 신경뒤뿌리들이 들어가게 된다.

1) 앞뿌리와 뒤뿌리(ventral & dorsal root)

말초(운동)영역까지 대뇌의 정보를 전달하는 신경섬유는 잔뿌리(rootlets)라고 하는 작은다발 형태로 앞쪽과 가쪽으로 진행한다. 한 분절에서 나온 앞쪽 잔뿌리들은 통합되어 앞뿌리를 형성하게 된다. 뒤뿌리는 정보를 척수까지 전달하는 감각신경섬유를 포함하고 있고 잔뿌리를 통해 뒤가쪽 척수로 들어오게 된다. 앞뿌리와는 다르게 각각의 뒤쪽 잔뿌리는 척수 바깥측에 위치한 뒤뿌리신경절(dorsal root ganglion)을 가지고 있는데 이것은 감각신경세포의 세포체를 포함하게 된다.

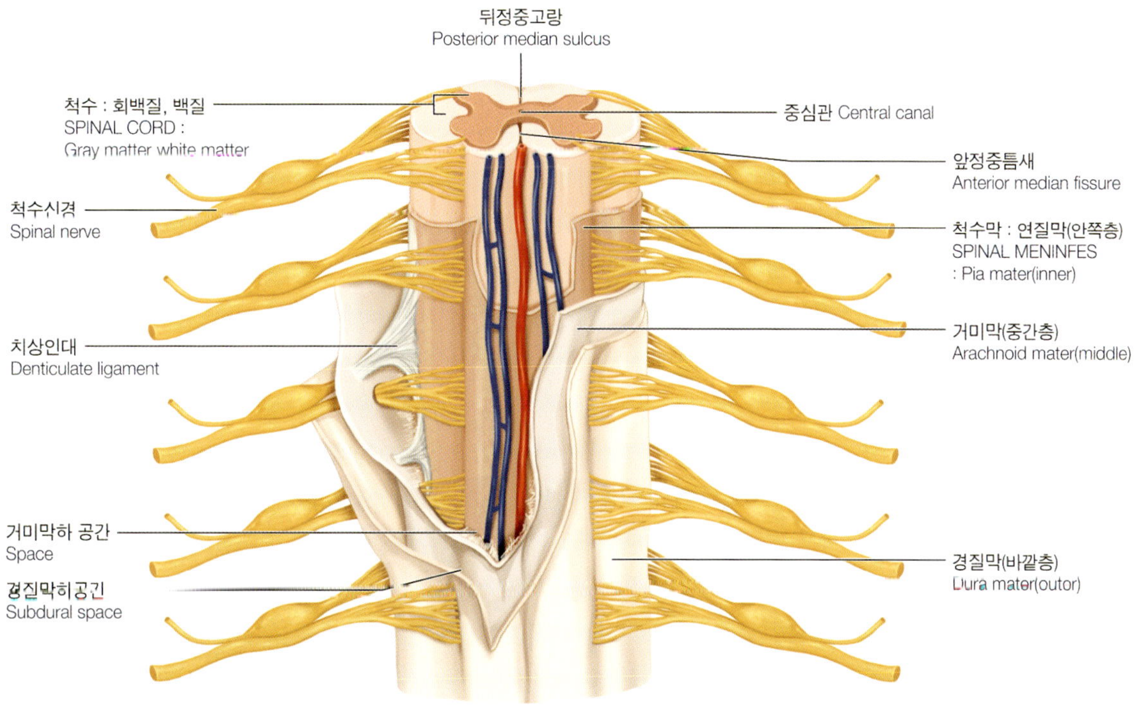

그림 11-3 척수 절단면 구조

고유감각과 촉각정보를 전달하는 큰 직경의 신경섬유들은 척수의 안쪽으로 들어가고, 온도와 통증 정보를 전달하는 작은 직경의 감각축삭이 들어가는 곳은 척수의 바깥쪽이다(그림 11-3). 앞뿌리와 뒤뿌리는 합쳐져 척수신경(spinal nerve)을 형성한다. 척수신경은 감각축삭과 운동축삭이 섞여있는 혼합신경이며 척추사이구멍에 위치하게 된다.

2) 척수의 분절(segmental organization of spinal cord)

척수의 두드러진 특징은 분절배열이다. 각 척수의 분절은 한 쌍의 척수신경을 지나가는 축삭에 의해서 신체의 각 특정 영역과 연결되어 있다. 척수 외부의 잔뿌리 연결이 분절을 나타내는데 이러한 분절들은 그에 맞는 척수신경과 같은 명칭을 가지게 된다.

표 11-1 상지근육의 척수신경 지배분포

<table>
<tr><th>C_2</th><th>C_3</th><th>C_4</th><th>C_5</th><th>C_6</th><th>C_7</th><th>C_8</th><th>T_1</th></tr>
<tr><td colspan="2">목빗근(SCM)</td><td></td><td></td><td></td><td></td><td></td><td></td></tr>
<tr><td colspan="2">등세모근</td><td></td><td></td><td></td><td></td><td></td><td></td></tr>
<tr><td></td><td colspan="3">어깨올림근</td><td></td><td></td><td></td><td></td></tr>
<tr><td></td><td colspan="3">가로막</td><td></td><td></td><td></td><td></td></tr>
<tr><td></td><td></td><td colspan="2">큰·작은마름근</td><td></td><td></td><td></td><td></td></tr>
<tr><td></td><td></td><td colspan="3">가시위근</td><td></td><td></td><td></td></tr>
<tr><td></td><td></td><td></td><td colspan="4">앞톱니근</td><td></td></tr>
<tr><td></td><td></td><td></td><td colspan="2">위팔두갈래근</td><td></td><td></td><td></td></tr>
<tr><td></td><td></td><td></td><td colspan="2">위팔근</td><td></td><td></td><td></td></tr>
<tr><td></td><td></td><td></td><td colspan="2">어깨세모근</td><td></td><td></td><td></td></tr>
<tr><td></td><td></td><td></td><td colspan="3">큰가슴근–빗장뼈부분</td><td></td><td></td></tr>
<tr><td></td><td></td><td></td><td colspan="3">손뒤침근</td><td></td><td></td></tr>
<tr><td></td><td></td><td></td><td></td><td colspan="2">손엎침근</td><td></td><td></td></tr>
<tr><td></td><td></td><td></td><td></td><td colspan="3">넓은등근</td><td></td></tr>
<tr><td></td><td></td><td></td><td></td><td colspan="3">위팔세갈래근</td><td></td></tr>
<tr><td></td><td></td><td></td><td></td><td colspan="4">손목과 손가락의 긴 폄근</td></tr>
<tr><td></td><td></td><td></td><td></td><td colspan="4">큰가슴근–복장뼈부분</td></tr>
<tr><td></td><td></td><td></td><td></td><td></td><td colspan="3">손목과 손가락의 긴 굽힘근</td></tr>
<tr><td></td><td></td><td></td><td></td><td></td><td></td><td colspan="2">손 내재근</td></tr>
</table>

3) 척수신경과 가지(spinal nerve & rami)

척수신경은 하나의 척수분절에 대한 감각과 운동축삭 모두를 전달한다는 면에서 독특한 특징을 가지고 있다. C_7과 T_1척추 사이에서 나오는 8번째 목척수신경을 제외하고 목부분에서의 척수신경들은 그에 맞는 척추의 위에서 볼 수 있다. 나머지 척수부분에는 척수신경이 대응하는 척추아래에 놓여있다(표 11-1, 표 11-2). 척추사이구멍을 통과한 후, 척수신경은 앞·뒤 두 개의 가지로 갈라진다. 이 갈라지는 지점이 척수영역의 끝인 동시에 말초신경계의 시작 지점이다.

뒤쪽 가지(dorsal rami)는 척추옆근육과 척추의 뒷부분 그리고 그 위 피부 영역을 지배하고 있다. 앞쪽 가지(ventral rami)는 팔다리와 몸통 앞쪽과 가쪽의 피부영역, 그리고 뼈대 근육을 지배하게 된다. 두 개의 가지 모두다 혼합신경으로 알려져 있다.

표 11-2 하지근육의 척수신경 지배분포

<table>
<tr><th>L_2</th><th>L_3</th><th>L_4</th><th>L_5</th><th>S_1</th><th>S_2</th><th>S_3</th></tr>
<tr><td colspan="3">엉덩허리근</td><td></td><td></td><td></td><td></td></tr>
<tr><td colspan="3">모음근</td><td></td><td></td><td></td><td></td></tr>
<tr><td></td><td colspan="2">넙다리근</td><td></td><td></td><td></td><td></td></tr>
<tr><td></td><td></td><td colspan="2">앞정강이근</td><td></td><td></td><td></td></tr>
<tr><td></td><td></td><td colspan="2">뒤정강이근</td><td></td><td></td><td></td></tr>
<tr><td></td><td></td><td colspan="3">중간 및 작은볼기근
넙다리근막장근</td><td></td><td></td></tr>
<tr><td></td><td></td><td></td><td colspan="3">큰볼기근</td><td></td></tr>
<tr><td></td><td></td><td></td><td colspan="2">뒤넙다리근</td><td></td><td></td></tr>
<tr><td></td><td></td><td></td><td colspan="2">긴발가락폄근</td><td></td><td></td></tr>
<tr><td></td><td></td><td></td><td colspan="2">긴엄지발가락폄근</td><td></td><td></td></tr>
<tr><td></td><td></td><td></td><td colspan="2">긴 및 짧은종아리근</td><td></td><td></td></tr>
<tr><td></td><td></td><td></td><td></td><td colspan="2">장딴지세갈래근</td><td></td></tr>
<tr><td></td><td></td><td></td><td></td><td></td><td colspan="2">발 내재근</td></tr>
</table>

2 척수의 내부 구조

척수의 내부 구조는 수평면에서 볼 수 있다. 척수는 신경세포체와 이의 돌기인 신경섬유로 구성되는데 신경세포체는 주로 척수의 내부인 속질에 형성된 'H'자 또는 나비 모양의 회색질(gray matter)에 위치해 있으며 그 주변의 겉질인 백색질(white matter)에는 신경섬유가 주로 위치하고 있다. 백색질은 척수와 뇌를 연결하고 척수의 다양한 수준을 연결하는 축삭으로 되어 있다. 또한 척수의 내부 중앙에는 신경관이 시작되는 중심관(central canal)이 있어 뇌실(ventricle)과 이어져 있으며 뇌척수액(cerebrospinal fluid : CSF)이 저장되어 있다.

1) 백색질(white matter)

척수의 백색질은 신경세포체의 돌기인 축삭(axon)들이 형성한 구조이며, 대부분의 축삭이 말이집(myelin)에 의해 싸여 있기 때문에 백색으로 나타나는데, 이곳에는 많은 오름, 내림신경로가 위치해 있다. 백색질의 뒤쪽과 가쪽 기둥은 뇌까지 감각정보를 전달하는 신경로 세포의 축삭을 포함하고 있다. 위운동신경세포(upper motor neuron)의 축삭을 포함하고 있는 앞쪽과 가쪽 백색질은 뇌에서부터 사이신경세포와 아래운동신경세포(lower motor neuron)까지 내려가는 정보를 전달한다. 양쪽의 앞가쪽고랑 사이의 백색질을 앞섬유단(anterior funiculus)이라고 하며, 양쪽의 뒤가쪽고랑 사이는 뒤섬유단(posterior funiculus), 그리고 뒤가쪽고랑과 앞가쪽고랑 사이의 백색질은 가쪽섬유단(lateral funiculus)이라고 하는데, 제6가슴척수 분절 이상의 척수는 뒤정중고랑에 의해 바깥쪽의 쐐기다발(fasciculus cuneatus)과 안쪽의 널판다발(fasciculus gracilis)로 나누어진다. 뒤고랑과 바깥다발이 이행되는 부위의 뒤뿔 바깥쪽에도 세로로 배열된 백색질이 있는데, 이를 리사우어 신경로(Lissauer's tract) 또는 뒤가쪽다발(posterolateral fasciculus)이라고 한다.

앞다발의 중앙부는 앞정중틈새(anterior median fissure)에 의해 좌우로 나누어져 있고, 틈새의 뒤쪽은 서로 연결되어 있는데 이곳의 신경섬유는 가로로 양쪽의 척수를 연결하기 때문에 앞백색맞교차(anterior white commissure)라고 한다. 또한 뒤고랑의 중앙부도 뒤정중고랑(posterior median sulcus)에 의해 좌우로 나누어져 있으나 고랑의 앞쪽 부분은 연결되어 있어서 이를 뒤백색맞교차(posterior white commissure)라고 한다.

2) 회색질(gray matter)

척수의 가운데 부분으로 뚜렷한 H-자 모양의 회색질로 구분된다. 척수의 회색질은 좌우 대칭이며 앞쪽으로 돌출된 앞뿔(anterior horn), 뒤가쪽으로 뻗어 있는 뒤뿔(posterior horn), 그리고 그 사이의 중간회색질(intermediate gray)로 구분되는데 가슴척수분절과 허리척수분절의 중간회색질에는 바깥쪽으로 돌출된 부분이 있어 이를 가쪽뿔(lateral horn)이라고 한다.

척수 회색질은 뿔(horns)이라 하는 앞뿔, 뒤뿔, 가쪽뿔, 중간구역 이렇게 4개의 영역으로 나뉜다. 이중 뒤뿔은 뒤바깥쪽으로 뻗어 있으며 척수뒤뿌리신경절을 거쳐 들어오는 감각섬유와 연결하는 감각신경세포들인 아교질(substantia gelatinosa), 고유핵(nucleus proprius) 및 클라크기둥(Clarke's column) 등이 있고, 가쪽뿔에서는 자율신경이 시작하는 핵들이 위치하고 있다. 뒤뿔은 기본적으로 감각으로, 일차감각신경세포의 곁가지와 종말, 사이신경세포, 그리고 신경로 세포의 세포체와 가지돌기를 포함하고 있다. 예를 들면, 척수시상로(spinothalamic tract)의 이차신경세포의 세포체는 뒤뿔에 위치하고 있다. 가쪽뿔은 T_1에서 L_2 분절에만 존재하는데 신경절이전교감신경세포(parasympathetic preganglionic neuron)의 세포체를 포함하고 있으며 가슴척수분절과 허리척수분절의 중간회색질에서 바깥쪽으로 돌출한 부분을 가리킨다. S_2에서 S_4 척수분절의 가쪽뿔에 해당하는 영역은 신경절이전부교감신경세포의 세포체를 포함하고 있다. 신경절이전자율신경세포들은 날신경세포(efferent)이다. 교감과 부교감성 신경절이전신경세포들은 앞뿌리를 통해 척수를 빠져 나간다.

앞뿔은 앞쪽으로 돌출되어 있으며 앞뿌리를 통해 척수를 빠져 나가는 축삭을 가지는 아래운동신경세포의 세포체를 포함하고 있다. 주로 뼈대근육을 지배하는 운동신경세포들인 크고 작은 알파운동신경세포(α-motor neuron)와 비교적 작은 감마운동신경세포(γ-motor neuron)가 모여 있는데 일반적으로 몸통의 근육을 지배하는 안쪽운동핵(medial motor nucleus)과 몸통과 팔다리의 근육들을 지배하는 가쪽운동핵(lateral motor nuclcus)으로 구분한다. 따라서 나리 근육이 가장 크기 때문에 허리팽대부위의 앞뿔이 가장 크고, 팔 근육을 지배하는 목팽대 부위의 앞뿔 역시 가슴척수분절의 앞뿔에 비하여 더 크게 발달되어 있다.

뒤뿔은 감각정보를 처리하고, 가쪽뿔은 자율신경 정보를, 앞뿔은 운동정보를 처리한다. 대부분의 회색질은 회색질에 세포체를 두고 척수 내에서 다른 세포들과 작용하는 세포들, 즉 척수 사이신경세포들로 구성되어 있다. 척수 사이신경세포는 회색질 내에 전체가 있는 세포와 백색질을 경유하여 다른 척수수준으로 가는 축삭을 가진 세포들을 말한다. 특히 앞뿔에 있는 큰 알파운동신경세포의 축삭 곁가지는 사이신경세포 중의 하나인 렌쇼세포(Renshaw cell)와 연결하고 이 렌쇼세포의 축삭은 다시 큰 알파운동신경세포와 연결되어 있는데, 이는 척수의 큰 운동신경세포를 억제하는 되먹이기의 한 예이다. 즉, 렌쇼세포는 알파운동신경세포로 억제성 흥분을 보내고, 알파운동신경세포에서 나온 곁가지들은 반대로 렌쇼세포에 흥분성 연접을 하는데, 이들은 알파운동신경세포의 과도한 활성을 방지하는 국소 되먹이기 회로의 일부를 구성하는 것으로 보인다.

한편, 좌우 양쪽의 회색질은 중심관(central canal)전후에 위치한 회색질맞교차(gray commissure)에 의하여 중간에서 서로 이어져 있는데, 중심관 뒤쪽 것을 뒤회색질맞교차(posterior gray commissure)라 하고, 앞쪽 것을 앞회색질맞교차(anterior gray commissure)라고 한다.

(1) 렉시드 층판(Rexed's laminae)

척수의 회색질은 렉시드 층판이라고 하는 10개의 조직학적 영역으로 구분되어 왔다(그림 11-4). 뒤뿔에서, 층판 Ⅰ에서부터 Ⅵ까지는 뒤쪽에서 앞쪽으로 번호가 정해진다. 층판 Ⅶ은 중간가쪽뿔(intermediolateral horn)과 앞뿔의 일부를 포함한다. 앞뿔에서 층판 Ⅶ에서 Ⅸ의 배열 위치는 척수 수준에 따라 다양하다. 층판 Ⅹ는 회색질의 중심부분이다.

일반적으로 제Ⅰ층판~제Ⅵ층판은 뒤뿔에 위치하며, 제Ⅶ층판은 중간회색질, 제Ⅷ 및 제Ⅸ층판은 앞뿔, 제Ⅹ층판은 중심관 주위의 회색질맞교차에 위치한다. 층판 Ⅰ과 Ⅱ는 각각 모서리핵층(marginal layer)과 아교질(substantia geletinosa)이라 하며, 해로운 자극에 대한 정보를 처리한다. 층판 Ⅲ과 Ⅳ는 고유핵(nucleus proprius)으로 알려져 있으며, 고유감각과 두점식별감각에 대한 정보를 처리한다. 층판 Ⅴ세포는 해로운 자극과 내장에서 오는 정보를 처리한다. 층판 Ⅵ세포는 고유감각정보를 처리한다. 층판 Ⅶ은 등쪽핵(nucleus dorsalis) 또는 클라크 기둥(Clarke's column)을 포함하며, T_1에서 L_3에 걸쳐 뻗어 있고 중간가쪽뿔에 있다.

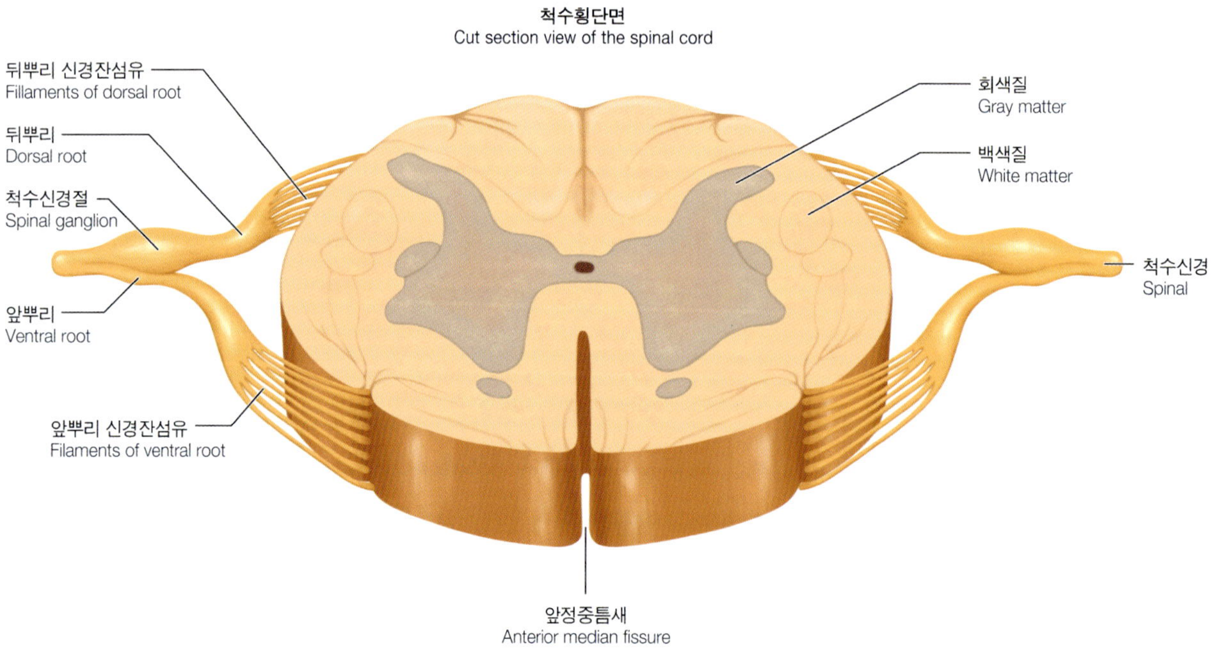

그림 11-4 렉시드 층판

가슴핵은 고유감각정보를 받으며 이 핵의 축삭은 무의식적 고유감각 정보를 소뇌에 전달한다. 중간가쪽뿔은 자율신경 날신경세포의 세포체를 포함하고 있다. 층판 Ⅷ의 세포는 뇌와 반대쪽 척수를 연결한다. 층판 Ⅸ는 아래운동신경세포의 세포체를 포함하고 있는데, 이들의 축삭은 앞뿌리를 통해 척수를 떠나 척수신경이 되고, 이후 뼈대근육을 지배하는 말초신경이 된다. 층판 Ⅹ은 척수의 반대쪽으로 가로지르는 축삭들로 구성되어 있다.

① 제Ⅰ 층판(lamina Ⅰ)

뒤뿔의 가장 바깥쪽을 얇게 싸고 있는 부위로 가벼운 촉각, 통각, 온도감각에 반응하는 세포들이 존재한다. 세포의 밀도는 비교적 낮으나 발다이어세포(가장자리세포) Waldeyer's cell(marginal cell)라고 하는 매우 큰 세포가 있다. 뒤뿌리를 통해 들어오는 들신경섬유의 일부는 이 층판에서 종지하며, 발다이어세포의 축삭은 반대쪽으로 건너가 척수시상로(spinothalamic tract)의 일부가 된다.

② 제Ⅱ 층판(lamina Ⅱ)

아교질(substantia gelatinosa)에 해당하며 많은 소형의 Golgi Ⅱ형 세포를 가지고 있다. 이들의 축삭은 리사우어(Lissauer)의 가장자리구역(뒤바깥쪽섬유단) marginal zone(dorsolateral fasciculus)를 주행해 2~3척수분절에 걸쳐 분포하고 다시 아교질에 들어간다. 가벼운 촉각, 통각 및 온도감각을 수용한다.

③ 제Ⅲ 및 Ⅳ 층판(lamina Ⅲ & Ⅳ)

이 두 층판을 고유핵(nucleus proprius)이라고 하는데, 주로 위치감각과 비분별성촉각을 전달하는 신경섬유들이 들어온다.

④ 제Ⅴ 층판(lamina Ⅴ)

이 층에는 유해자극과 내장감각에 모두 반응하는 세포들이 밀집되어 있다.

⑤ 제Ⅵ 층판(lamina Ⅵ)

뒤뿔의 가장 깊은 곳에 있으며, 관절과 피부로부터 유입되는 기계적 신호에 반응하는 세포들이 위치하고 있다.

⑥ 제Ⅶ 층판(lamina Ⅶ)

비교적 균일한 세포가 넓게 펴져 있는 것이 특징적인데, 모든 층판 중에서도 가장 면적이 넓고 회색질의 중간부위를 차지하고 있지만, 팽대부에서는 앞뿔과 뒤뿔 쪽으로도 많이 분포하고 있다. 이 층판에는 다음과 같은 몇 가지의 특수한 핵이 존재한다.

- 클라크기둥(Clarke's column) ; 가슴신경핵(nucleus thoracicus) ; 등쪽핵(nucleus dorsalis) : 제8목척수분절에서 제3허리척수분절에 걸쳐있는 핵으로 다리 근육의 근방추와 골지힘줄기관을 지배하는 굵은 들신경섬유들이 닿고, 반대로 이 핵들의 축삭들은 앞, 뒤척수소뇌로(ant. · post. spinocerebellar trat)를 이루어 소뇌에 닿는다.
- 중간안쪽핵(intermediomedial cell column) : 제Ⅶ 층판의 안쪽, 제Ⅶ 층판과 제Ⅹ 층판의 이행부에 위치하는 작은 핵으로 중간 크기의 신경세포로 구성되어 있으며 내장기관의 반사에 관여한다고 알려져 있다.
- 중간가쪽핵(intermediolateral cell column) : 제1가슴척수분절에서 제2허리척수분절까지의 가쪽뿔에 위치해 있는데, 이들은 교감신경계의 신경절이전신경세포(preganglionic neuron)에 해당된다. 척수 엉치분절의 자율신경핵은 제2엉치분절 제4엉치분절까지의 제Ⅶ 층판의 바깥쪽에 있으며 신경세포의 형태는 중간가쪽핵과 비슷한데 이 세포들은 부교감신경계의 신경절이전신경세포에 해당된다.

⑦ 제Ⅷ 층판(lamina Ⅷ)

이 층은 척수절에 따라 여러 가지 모양으로 표기되지만 앞뿔의 안쪽부분에 국한되는 것이 많다. 제Ⅷ 층판의 세포 축삭은 앞맞교차에서 정중선을 넘어 반대측에 도달한다고 생각되고 있다.

⑧ 제Ⅸ 층판(lamina Ⅸ)

일반몸감각날신경세포(general somatic efferent nucleus)로 이루어진 여러 개의 안쪽 및 바깥쪽 운동신경핵이 있다. 이들 운동신경핵들은 큰 세포로서 방추바깥근육섬유(extrafusal muscle fiber)에 분포하는 알파운동신경세포(α-motor neuron)와 작은 세포로서 방추속근육섬유(intrafusal muscle fiber)에 분포하는 감마운동신경세포(γ-motor neuron)들로 구성되어 있기 때문에 척수의 제1차운동영역으로 볼 수 있다.

⑨ 제Ⅹ 층판(lamina Ⅹ)

이 층판은 중심관 주위의 작은 세포들에 해당된다.

3 척수의 전도로(spinal cord tract, pathway)

척수전도로란 중추신경계의 여러 기능의 중추 사이를 연결하거나 중추신경계와 각 말초기관을 연결하는 모든 신경섬유다발을 말하는데, 특히 대뇌겉질과 하위의 뇌, 척수 및 전신의 말초기관을 연결하는 섬유를 투사섬유(projection fiber)라고 한다. 투사섬유 중 말초에서 발생한 신경흥분을 척수와 뇌줄기를 거쳐 뇌의 여러부분으로 전달하는 것을 오름전도로(ascending tract, sensory tract)라고 하며, 반대로 고위중추에서 말초의 효과기로 향하는 것을 내림전도로(descending tract, motor tract)라고 하는데 이들의 대부분은 시상과 렌즈핵 및 꼬리핵 사이의 백질부에 속하며 뇌출혈의 호발부위인 속섬유막(internal capsule)을 통과하고 있다(그림 11-5).

1) 오름전도로(ascending tract)

끊임없이 중추신경계로 전달되어 들어가는 많은 양의 정보 중에서 일부는 척수에서 끝나 무의식의 반사활동에 이용되고, 다른 것은 소뇌 또는 시상대뇌겉질계에 도달하며 여러 가지 의식적 감각을 받아들이는 기초가 된다. 척수의 오름전도로는 말초의 수용기에서 받은 각각의 감각정보를 고위중추인 대뇌와 소뇌의 겉질, 또는 뇌줄기의 특정 핵으로 전달하는 신경로로서 신체의 어느 부분에서나 받아들일 수 있는 일반감각(general sensation)이 전해지는 통로이다. 이러한 일반감각은 자극의 종류에 따라 기계적감각(mechanoception), 온도감각(thermoception), 유해감각(nociception)으로 구분되는데, 기계적감각은 신체의 물리적 변형을 감지하는 것으로 넓은 의미의 촉각(tactile sensation)과 운동감각(kinesthetic sensation)으로 다시 분류된다. 넓은 의미의 촉각은 다시 일반적으로 피부 등에서 느낄 수 있는 촉각(touch sensation)과 좀 더 깊은 부위에 있는 수용기에 의해 감지되는 압각(pressure sensation), 그리고 빠르게 반복되는 촉각인 진동감각(flutter vibration)으로 구분할 수 있다. 의식적으로 감각수용되는 정보는 희소연접성 오름계(oligosynaptic ascending system)를 통한다. 이 계통은 척수신경절세포로부터 시상신경세포까지 3개의 신경세포 연결로 이루어진다.

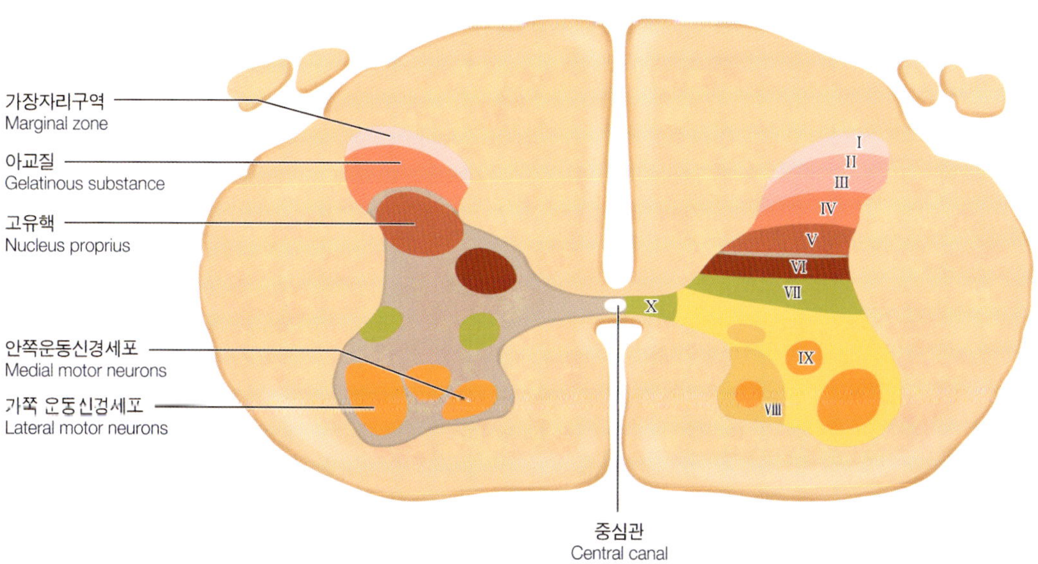

그림 11-5 척수의 전도로

즉, 척수신경절세포(일차신경세포), 척수 또는 뇌줄기의 신경세포(이차신경세포), 시상의 신경세포(삼차신경세포)이다. 따라서 희소연접성 오름계는 적어도 2개의 연접을 하게 된다. 좀 더 많은 수의 연접을 통과하는 다연접성 오름계는 척수의 가쪽섬유단 또는 앞쪽섬유단을 통해 뇌줄기로 상행한다. 희소연접성 오름계에는 명확한 신체부위대응배열(somatotopic arrangement)을 나타낸다. 즉 말초의 수용 부위가 일정한 형태에 따라 신경로 중에 대응적으로 투사된다. 그러나 다연접성 오름계에는 이와 같은 배열을 볼 수 없다.

이러한 감각을 전도하는 오름전도로의 일차신경세포는 척수뒤뿌리신경절(spinal dorsal ganglia)에 있는 거짓홑극신경세포(pseudouniplar neuron)이다. 즉, 대뇌겉질로 전달되는 오름전도로의 일차신경세포는 척수뒤뿌리신경절에 위치하며, 이차신경세포는 척수 또는 뇌줄기에 있고, 삼차신경세포는 사이뇌의 시상(thalamus)에 위치해 있다. 시상의 특수핵군에서 기시한 삼차신경세포의 섬유들은 속섬유막을 거쳐 방사상의 투사섬유로 대뇌겉질의 감각영역에 닿는다. 그러나 소뇌겉질이나 뇌줄기의 핵으로 전달되는 오름전도로는 삼차신경세포가 없고 이차신경세포가 바로 소뇌겉질 또는 뇌줄기의 핵에 연접하게 된다.

척수의 주요 오름신경로에는 시상을 거쳐 대뇌겉질로 투사되는 뒤기둥－안쪽섬유띠로(posterior column-medial lemniscal pathway)와 척수시상로(spinothalamic tract), 소뇌겉질로 유입되는 앞, 뒤척수소뇌로(anterior, posterior spinocerebellar tract), 쐐기소뇌로(cuneocerebellar tract), 그리고 뇌줄기에 닿는 척수그물체로(spinoreticular tract), 척수올리브로(spinoolivary tract), 척수덮개로(spinotectal tract) 등이 있다.

(1) 뒤기둥－안쪽섬유띠로(posterior white column-medial lemniscal pathway)

신체는 그 위치와 근육의 긴장도를 의식하며 서 있을 때 발바닥에 가해지는 압력을 느낄 수 있고, 또한 각 관절의 운동도 인지할 수 있는데 이는 근육, 힘줄, 관절주머니, 심부결합조직 및 피부 등에서 유래한 고유체위감각자극(proprioceptive impulse)의 일부가 대뇌겉질에 전달된다는 것을 의미한다. 척수의 뒤기둥과 안쪽섬유띠(medial lemniscus)를 경유하는 전도로인 뒤기둥－안쪽섬유띠로는 이러한 자극이 감지되는 부위와 강도를 인지할 수 있는 분별성촉각(discriminative touch sensation)과 진동감각(flutter and vibration) 등의 외부자극과 위치감각(position sensation)을 대뇌겉질에 전달하는 역할을 한다.

피부의 메르켈원반(Merkel's disc), 마이스너소체(Meissner's corpuscle), 크라우제끝망울(Krause's end bulb), 파치니소체(Pacinian corpuscle), 루피니소체(Ruffini's corpuscle) 등, 그리고 근육이나 관절의 운동을 감지하는 근방추(muscle spindle)와 골지힘줄기관(Golgi tendon organ) 등의 감각수용기에서 수용된 감각은 일차신경세포인 척수뒤뿌리신경절의 거짓홑극신경세포(pseudounipolar neurons)의 축삭인 척수신경 뒤뿌리를 이루며 척수 뒤뿔의 뒤바깥쪽기둥 안쪽으로 들어가 척수의 뒤기둥(posterior white column)을 구성한다. 이들 신경섬유 중 일부는 하행하고, 나머지 대부분은 두 가지 경로를 통해 상행하는데, 가슴척수분절의 중간분절(T6) 이하에서 들어오는 것들은 안쪽의 널판다발(fasciculus gracilis), 가슴척수분절 중간분절 이상에서 들어오는 것들은 가쪽의 쐐기다발(fasciculus cuneatus)을 통해 상행하게 된다. 따라서 아래몸통, 회음 및 다리의 감각은 널판다발을 통해 올라가고, 윗몸통과 팔, 목 등의 자극은 쐐기다발을 통해 올라가는데 이 두 오름신경로는 숨뇌 하부의 뒤쪽 덮개에 있는 이차신경세포인 널판다발핵(gracilis nucleus)과 쐐기핵(cuneatus nucleus)에 연결된다. 널판다발과 쐐기다발은 숨뇌의 꼬리가쪽부분에서 각각 널판다발핵과 쐐기다발핵에 연접 결합한다. 이들 2개의 뒤섬유단(posterior funiculus nucleus)의 신경세포의 축삭은 정중선에서 교차하여 안쪽섬유띠(medial lemniscus)가 되어 상행하고 시상의 뒤가쪽배쪽핵(posterolateral ventral nucleus, VPL)에서 연접 결합한다. 이 섬유다발이 위로 올라갈수록 가쪽으로 이동하며 시상에서 척수시상로의 섬유들과 합쳐지게 된다.

그러나 다리에서 들어오는 의식적 고유감각을 전달하는 섬유는 척수 가슴 분절의 렉시드 제Ⅶ층판에 있는 등쪽핵에서 연접한 다음 뒤척수소뇌로(posterior spinocerebellar tract)를 통해 상행하다가 널판다발핵의 상부에 있는 제트핵(nucleus Z of Brodal Pompeiano)에서 연접을 이룬다. 따라서 다리에서 시작된 의식적 고유감각을 전달하는 섬유는 하나의 신경세포를 더 거치게 되는데, 이 전도로를 척수숨뇌시상로(spinomedullothalamic tract)라고 구분하여 부르기도 한다.

이차신경세포의 축삭들은 널판다발핵과 쐐기다발핵, 그리고 제트핵에서 가쪽으로 나온 후 숨뇌를 활 모양으로 돌아 속활꼴섬유(internal arcuate fiber)를 이룬다. 이때 반대편에서 오는 속활꼴섬유와 서로 교차하게 되어 이를 섬유띠교차(lemniscal decussation)라고 하는데 교차된 섬유는 중앙부위를 넘은 다음 추체 뒤에서 뇌줄기의 상부로 상행하는 안쪽섬유띠(medial lemniscus)를 형성한다. 이 안쪽섬유띠의 섬유는 다리뇌 및 중간뇌를 상행한 후 사이뇌 시상의 뒤가쪽배쪽핵(ventral posterolateral nucleus, VPL)인 삼차신경세포에 연접하는데 이 핵에는 척수시상로(spinothalamic trac)의 섬유도 종지하게 된다. 이 삼차신경세포의 축삭은 시상겉질로(thalamocortical tract)를 형성하여 속섬유막뒤다리(posterior limb of internal capsule)의 뒷부분을 지나고, 대뇌부챗살(corona radiata)을 거쳐 대뇌겉질의 몸감각영역(Brodmann area 3, 1, 2)에 연접하게 된다.

(2) 척수시상로(spinothalamic tract)

척수시상신경섬유는 뒤뿔의 어느 정도 넓은 범위에서 시작한다. 이들 섬유의 대부분은 그 시작점보다도 1개 내지 수개 분절의 머리쪽 수준에서 앞백색질맞교차(anterior white commissure)를 통해 정중선에서 교차해 반대측의 앞가쪽신경섬유단(앞쪽 신경속과 가쪽 신경속의 경계부)을 가쪽척수시상로(lateral spinothalamic tract, 통각, 온도각) 또는 앞척수시상로(anterior spinothalamic tract, 촉각)로 해서 상행한다(그림 11-6).

가쪽척수시상로는 주로 통각과 온도감각을 전도하는 상행로인데 이곳을 통하여 전도되는 피부 및 말초의 통각과 온도감각은 자유종말(free ending)에서 수용된다. 통각은 전달속도가 빠른 delta A형 섬유 (A-δ fiber)와 느린 C형 섬유 (C-fiber)를 통해 전달된다.

앞척수시상로는 가벼운 촉각과 압각을 전달하는 신경로로 3가지 신경세포를 거쳐 대뇌겉질의 감각영역으로 투사된다. 일차신경세포는 통, 온각과 같은 경로를 통해 수용기로부터 척수로 들어와 오름신경섬유들은 리사우어 뒤가쪽로(posterior lateral tract of Lissauer)를 형성하는데 이들은 대부분이 아교질에 연접하는 것으로 알려지고 있다.

앞척수시상로 섬유 중에는 숨뇌그물체나 숨뇌 바깥쪽 그물핵에 닿는 것이 있다. 이외의 섬유는 대부분 올리브핵(olivary nucleus) 꼬리끝 수준에서 가쪽척수시상로에 문합하게 된다. 가쪽척수시상로는 통각수용에 관여하고 척수에는 앞척수시상로의 뒤가쪽방향에 위치한다. 척수시상로 섬유의 대부분이 뇌줄기그물체에 닿는다. 다리뇌와 중간뇌의 경계 수준에서는 나머지의 척수시상섬유가 안쪽섬유띠에 합쳐진다. 따라서 뒤기둥계(dorsal system), 안쪽 섬유띠(medial lemniscus), 척수시상로를 합해서 섬유띠계(lemniscal system)라고 한다.

앞에 언급하였듯이, 척수시상로의 이차신경세포의 일부는 시상의 뒤가쪽배쪽핵(VPL)에 닿지만 그 외의 섬유는 시상의 섬유판속핵, 뒤쪽핵, 안쪽무릎체 큰세포부 등에 연접 결합한다. 가쪽척수시상로를 한쪽에서 절단하면 신체의 반대쪽에 통각소실(analgesia)과 온도감각소실(thermoanesthesia)이 일어난다. 그러나 이와 같은 감각의 소실은 신체표면에서만 나타나는 것으로 내장기관에서는 일어나지 않는다. 또한 이와 같은 감각소실은 이들의 감각섬유가 앞쪽백색맞교차에서 교차해서 비스듬히 주행하기 때문에 척수손상의 수준보다 약 1개 척수분절 아래 수준으로부터 시작된다.

① 원시성(protopathic)감각과 식별성(epicritic)감각

위에서 언급한 바와 같이 감각형태 중에는(촉각, 압각) 2개의 다른 섬유로 나뉘어져서 전달되는 것이 있다. 이들은 각각 원시적인 것으로 생명의 기본적인(vital) 감각과 식별성인 인지적(gnosia)인 감각이 서로 다르게 대응해 있다.

원시성감각은 진행중인 변화에 관한 정보를 보내주는 것이 있는가 하면 이와 같은 변화의 강도, 위치, 원인 등에 관해서는 정보를 거의 보내지 않는 것이 있다. 한편 원시성감각에는 명확히 정서적인 요소(쾌락, 불쾌감)가 동반된다.

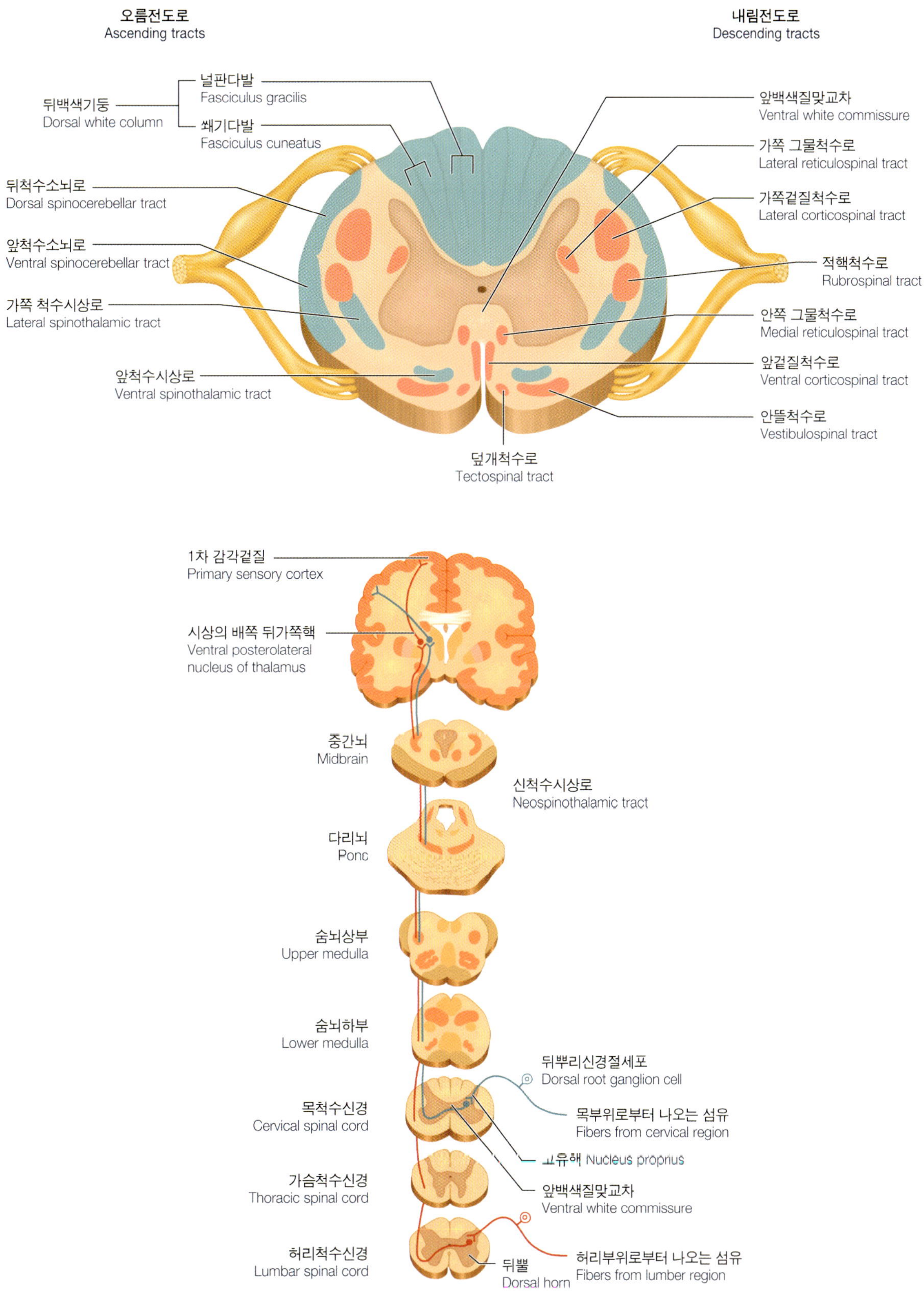

그림 11-6 척수시상로의 분포도

식별성 감각은 자극원의 정확한 위치에 따라, 자극 강도의 미세한 차이, 입체인식(눈을 감았을 때 촉각으로 그 대상을 인식하는 능력) 등, 감각수용을 주로 해서 양적인 면에 관여한다. 척수시상로섬유를 주로 해서 원시성 감각의 수용을 전달하는 것에 대해 식별성 감각은 뒤고랑계에 의해 전달된다. 따라서 뒤고랑계가 장애를 일으키면 입체 인식의 감퇴, 2점식별력의 감소(신체표면에 접촉하는 2점을 2점으로 식별되는 데에 필요한 2점간의 거리가 증가), 사지의 공간적인 위치의 파악이 곤란하게 되는 등의 증상이 나타난다.

(3) 척수소뇌로(spinocerebellar tract)

① 뒤척수소뇌로(posterior spinocerebellar tract)

이 신경로는 척수가쪽섬유단 뒤쪽의 표층에 위치한다. 섬유는 동측의 Clarke의 뒤쪽(흉수핵)으로부터 시작된다. 다른 감각정보와 마찬가지로 일차신경세포인 척수의 뒤뿌리신경절로부터 척수로 들어온 섬유들이며 이들 섬유는 아래소뇌다리(inferior cerebellar peduncle)를 통해 소뇌에 들어가 소뇌앞엽 또는 뒤엽의 중간부와 소뇌벌레부의 겉질에 이끼섬유(mossy fiber)로서 닿는다. Clarke핵으로부터의 들신경섬유는 다리와 아래몸통의 근방추(Ⅰa 또는 Ⅱ군섬유)와 골지힘줄기관(Ⅰb 섬유)으로부터 시작되어 몸통과 다리의 근육 및 관절의 정보를 수용한다. 이차신경세포 돌기들은 같은쪽의 가쪽섬유단에 이르러 뒤척수소뇌로를 형성하여 숨뇌까지 상행한 후 아래소뇌다리를 통해 소뇌로 들어간다. 그리하여 근육과 힘줄의 긴장도 등의 운동정보를 소뇌로 보내어 팔다리의 운동과 자세유지 조절에 관여하게 된다(그림 11-7).

② 가쪽쐐기소뇌로(lateral cuneocerebellar tract)

가쪽쐐기소뇌로는 뒤척수소뇌로와 같은 신경로로 주로 팔과 상위 가슴부에서 오는 근방추, 골지힘줄기관 그리고 관절수용기 같은 고유수용성 흥분충동을 전달한다. 이들 섬유는 쐐기다발을 상행해서 가쪽쐐기핵에 연접 결합하고 가쪽쐐기핵의 세포는 Clarke핵의 세포와 유사하다. 가쪽쐐기핵으로부터 시작하는 섬유(뒤가쪽활꼴섬유)는 아래소뇌다리를 경유해서 같은쪽 소뇌에 이르러 앞엽과 뒤엽의 겉질, 특히 제1틈새에 가까운 겉질 부위에 이끼섬유로서 닿는다.

③ 앞척수소뇌로(anterior spinocerebellar tract)

이들 섬유는 앞뿔의 가쪽부 Ⅳ층, Ⅶ층 등으로부터 기시하는 굵은 섬유로 그다지 많은 수는 아니다. 정중선에서 교차한 후 가쪽섬유단 배쪽과 뇌줄기뒤가쪽부를 상행해서 위소뇌다리을 통해 소뇌에 들어가 이끼섬유로서 주로 앞엽의 겉질에 닿는다. 뒤척수소뇌로와 마찬가지로 일차신경세포 돌기들은 척수의 뒤뿔 가슴신경핵에 연접한다.

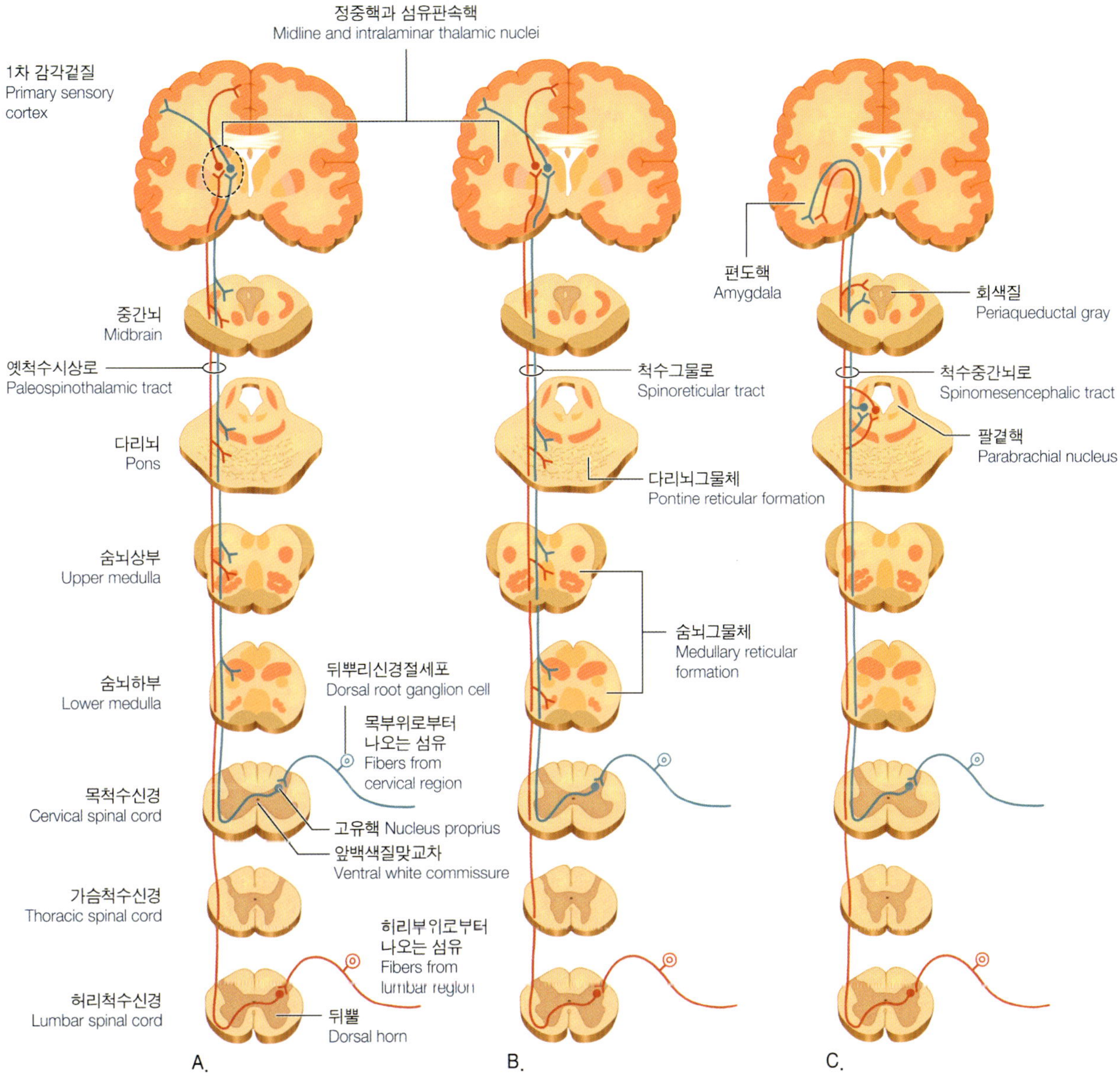

그림 11-7 **척수시상로의 분포도**

이차신경세포 돌기들은 대부분 반대편의 백질부로 교차하여 앞척수소뇌로를 형성하고, 숨뇌와 다리뇌를 상행한 후 위소뇌다리를 통해 소뇌로 들어가는데, 이들은 주로 몸통 및 팔의 고유수용성 정보를 수용한다.

앞척수소뇌로의 섬유는 다리 전체의 위치와 운동에 관한 정보를 전달하는 반면, 가쪽쐐기핵소뇌로와 뒤척수소뇌로의 섬유는 개개의 근육의 운동과 위치에 관한 정보를 전달한다.

④ **척수덮개로**(spinotectal tract)

척수덮개로는 앞척수시상로의 등쪽에 위치하고 양자의 구별은 명확하지 않다. 척수덮개로 섬유는 반대측에서 기시해서 정중선에서 교차한 후 앞섬유단 내지 앞가쪽섬유단을 상행한다. 이들 섬유는 중간뇌 수준에서 척수시상로로부터 갈라져서 위둔덕의 안쪽 섬유띠층에 종지한다.

⑤ **척수올리브핵로**(spino-olivary tract)

척수올리브핵로의 섬유는 Ⅶ층, Ⅷ층에서 기시해서 정중선으로 교차한 후 앞섬유단 내지 앞가쪽섬유단을 상행하여 등쪽 또는 안쪽부 올리브핵에 연접한다. 이들 섬유는 근방추나 골지힘줄기관으로부터 고유수용성 정보를 전달한다.

2) 내림전도로(descending tract)

척수는 그 중량이 비교적 적지만 대부분의 뼈대근 제어중추로서 또는 자율신경계의 기시부로 중요한 역할을 수행한다. 그러나 고등동물일수록 척수는 그 자율성을 상실하고 점점 척수보다 상위의 뇌 부분으로부터 영향을 받는 비율이 증가하게 된다. 이와 같은 영향은 중추신경계의 고위 수준으로부터 기시하여 척수의 신경세포와 연접 결합하는 섬유계의 영향을 받게 된다. 뼈대근육에 도달하는 흥분충동은 의식적으로 발동되는 것이든지 무의식적인 것이든지 모두 척수앞뿔 혹은 뇌신경핵의 운동신경세포에서 기시한다.

이와 같이 말초에 축삭을 보내는 운동신경세포는 신경계가 근육을 제어하기 위한 유일한 경로를 구성하고 있기 때문에 신경계가 운동신경세포의 흥분빈도 조절에 맞추어 근육의 기능을 지배하고 있는 것은 확실하다. 여러 곳에서 기시하는 신경섬유가 직접적으로, 어떤 것은 사이신경세포를 사이에 넣어 척수운동신경세포에 수렴되기 때문에 척수운동신경세포는 여러 가지 연접들의 영향을 받는다.

알파운동신경세포는 중추신경계의 날신경 흥분충동이 모두 수렴되는 최종 공통로(sherrington에 의해 명명)이다. 그러나 이와 같은 흥분충동 중에는 억제성인 것이 있다. 따라서 운동신경세포의 활성은 도달하는 모든 들신경 흥분충동의 총합에 의해 결정된다.

(1) 겉질척수로(corticospinal tract)

대뇌겉질은 두 종류의 신경로에 의해 척수에 영향을 미친다. 겉질척수로와 겉질－겉질밑시스템(cortico-subcortical system)이다(그림 11-8).

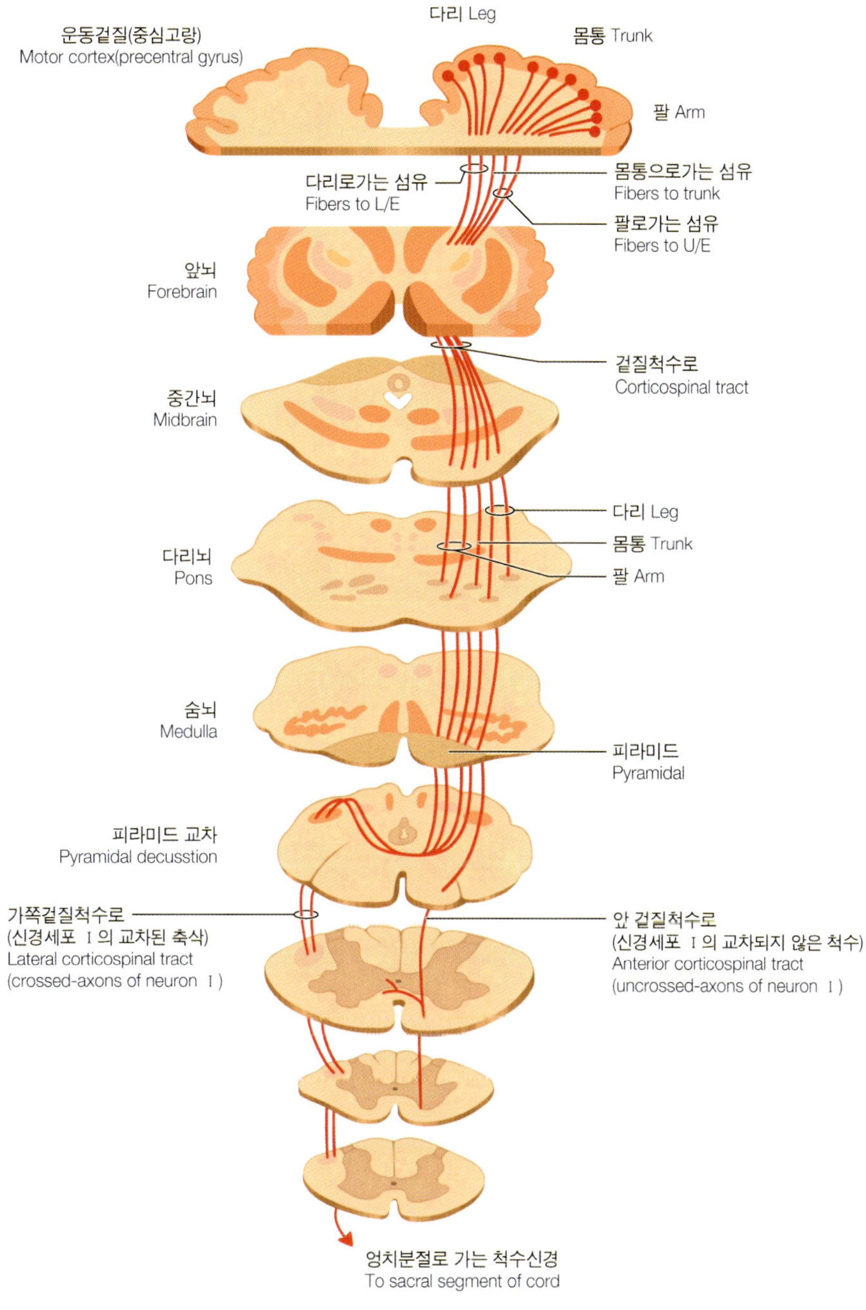

그림 11-8 **겉질척수로**

이들 양 계통은 모두다 대뇌겉질에서 시작하는 것이지만 크게 다른 점은 전자는 대뇌겉질과 척수를 직접 연결하는 것에 비해, 후자는 여러 개의 연접을 중계시키는 점이다. 그러나 양 계통은 기능적으로 분리되지는 않는다.

① 피라미드로(pyramidal tract)

파라미드로라고 하는 명칭은 이들 섬유에 의해 숨뇌의 배쪽에 있는 정중선의 양측에 피라미드 모양의 팽대(pyramis)가 형성되기 때문에 생긴 것이다. 이 피라미드 부위에는 피라미드로와 숨뇌의 표층을 달리고 있어 육안으로도 알 수 있다.

피라미드로는 계통발생학적으로 새로운 계통으로 보이며 영장류에서 최고의 발육을 나타낸다.

• 피라미드로섬유의 시작

굵은 섬유는 대뇌겉질 제4영역의 심유에 있는 Betz 거대세포(giant cell)의 축삭이다. 그러나 대부분의 섬유는 제4, 6영역(이마엽), 제3, 1, 2영역(마루엽)에서 시작한다. 제40, 43영역(이차몸감각영역)에서도 다수의 신경 섬유가 가해진다. 피라미드로의 축삭은 대뇌겉질 Ⅴ층의 세포에서 나온 것으로 전도속도가 빠른 섬유와 느린 섬유가 있다.

빠른 섬유를 내는 신경세포는 대형으로 Vb층에 있고 가는 섬유를 내는 신경세포는 소형으로 Va층에 위치한다. Vb층의 세포는 주로 팔다리의 먼쪽근육과 머리목의 근육을 지배하고 있고 동일한 흥분발사 형태를 나타낸다. Va층의 세포는 자세근육을 지배하고 긴장성의 흥분발사 형태를 나타내고 거의 일정한 저빈도로 흥분발사하는 것이 특징이다.

• 피라미드로 섬유의 주행경과

피라미드로 섬유는 대뇌겉질에서 기시해서 속섬유막의 뒤뿔을 통과하고 그 다음 대뇌다리에서는 중간 2/3의 부분을 점유한다. 여기서는 피라미드로와 겉질다리섬유를 동반해서 간다.

피라미드로 섬유는 다리뇌에서 다수의 섬유집단으로 갈라져 횡으로 달리는 다리뇌소뇌섬유와 교차해서 주행한다. 숨뇌에는 이들의 섬유가 다시 하나로 모여 피라미드를 형성한다. 숨뇌와 척수의 이행부에서 약 90%의 피라미드로 섬유가 교차한다(피라미드교차 pyramidal decussation). 그 결과 교차성의 가쪽겉질척수로(lateral corticospinal tract)가 척수의 가쪽신경속을, 비교차성의 앞겉질척수로(anterior corticospinal tract)가 앞쪽신경속을 통해 척수를 하행하게 된다.

주의할 점은 겉질척수로 섬유는 속섬유막의 뒤뿔을 통과하고 겉질하척수로 섬유나 시상대뇌겉질 섬유 등 다른 많은 섬유와 함께 주행한다. 따라서 종종 일어나는 속섬유막(internal capsule)의 혈관손상에서 볼 수 있는 증상은 겉질척수로 섬유의 차단에만 그 원인이 있는 것은 아니다.

• 피라미드로 섬유의 종지

동물 실험에 의하면 겉질척수로 섬유는 직접 운동신경세포에 닿는 것은 없고 Ⅳ~Ⅶ층에 있는 사이신경세포에 연접한다는 것이 판명되었다. 즉, 마루엽으로부터 기시하는 섬유(감각성 겉질척수로 섬유 sensory corticospinal fiber)는 Ⅵ층에 종지하고, 이마엽으로부터 기시하는 섬유(운동성 겉질척수로 섬유 motor corticospinal fiber)는 Ⅵ층의 가쪽과 Ⅶ층의 배쪽 그리고 일부는 Ⅴ층에 종지한다.

사람에서는 많은 겉질척수로 섬유가 알파운동신경세포의 긴 가지돌기에 직접 연접한다. 피라미드로의 영향은 알파운동신경세포에도 감마운동신경세포에도 미치게 된다. 사람의 손이나 원숭이의 먼쪽 팔다리 근육을 지배하는 알파운동신경세포와 감마운동신경세포에는 피라미드로섬유가 직접적으로 종지해서 흥분성 연접결합을 한다는 보고사례가 있다.

• **피라미드로의 기능**

피라미드로는 섬세한 운동을 수행하여 특히 팔다리의 먼쪽 근육을 제어하는데 관여한다. 피라미드로 섬유의 50% 이상이 척수 목분절 수준에서 종지하기 때문에 다리보다는 팔의 운동성에 더 큰 영향을 미치게 된다. 신소뇌나 줄무늬체의 날신경섬유 연결과 같이 피라미드로는 대뇌겉질로부터 오는 흥분충동을 척수에 전달하는 것만이 아니라 대뇌겉질이 관여해서 피라미드로가 제어회로의 중요한 일부분으로 되어 있다.

즉, 피라미드로의 활성은 예를 들어서 대뇌겉질－줄무늬체－창백핵－시상－대뇌겉질 회로나 대뇌겉질－다리뇌핵－소뇌－시상－대뇌겉질 회로 등이 통합된 결과로 나타나는 것이다. 피라미드로는 척수의 운동섬유의 조절에만 관여하는 것이 아니라, 피라미드로가 감각성 상행계와 연결되어 있다는 것도 확실한 것이다.

과거 연구에 의하면 피라미드로 섬유의 축삭곁가지는 뒤기둥핵내의 뒤기둥섬유를 연접전억제(presynaptic inhibition)함으로서 안쪽섬유띠를 통해 흥분충동의 선(cord) 변환의 과정에 큰 영향을 주는 것이 확실하다고 하였다. 형태학적으로 보아 피라미드로를 균일한 섬유계로 볼 수는 없다. 섬유의 기시의 차이, 섬유의 직경이 고르지 못한 것, 섬유의 종지부의 차이 등 많은 사실이 이것을 나타내고 있다.

피라미드로는 형태학적으로 또는 기능적으로 달라 어느 정도의 요소에 분할되어 분류되고 있다. 요약하자면 피라미드로 섬유는 알파 또는 감마운동신경세포에 주로 사이신경세포를 중개로 해서 영향을 주고 다수 연접반사를 촉진하는 동시에 뒤고랑핵 및 척수뒤뿔, 또한 대개의 뇌줄기에서도 일차감각신경섬유 종말에 연접억제의 영향을 미쳐 들신경 감각을 조절하고 있는 것으로 연구되고 있다.

② 피라미드바깥길(extrapyramidal tract)

피라미드바깥길은 뼈대근육의 운동이나 긴장, 협동운동 등을 반사적 혹은 불수의적으로 지배하는 신경섬유로의 총칭이다. 이는 숨뇌의 올리브핵, 중간뇌의 적핵 및 흑색질 등의 회색질이 중계소로서 개재하지만, 그 경로를 아직 확실하게 설명하지 못하고 있다. 그러나 형태학적으로는 다음과 같이 분류하고 있다.

- **적색척수로**(rubrospinal tract)

동물 실험에서는 아주 잘 알려졌으며 과거 연구에 의해 적색척수로는 사람에서도 이제까지 일반적으로 생각되었던 것보다 더 많이 존재하는 것으로 알려졌다. 이 계통의 섬유는 운동성 겉질에서 기시해서 교차하지 않고 속섬유막을 통해 적핵에 이른다. 또한 명확한 신체부위대응배열(somatotropic arrangement)을 나타낸다(그림 11-9).

중간뇌 덮개에 있는 적핵(red nucleus)에서 시작한 섬유들은 교차하여 앞뒤판교차(ventral tegmental decussation)를 형성한 다음 다리뇌와 숨뇌를 지나 척수의 가쪽섬유단을 통해 앞뿔에 있는 사이신경세포에 연접한다. 적핵의 신경세포는 주로 대뇌겉질의 수의운동이나 소뇌핵인 둥근핵과 마개핵으로부터 자극을 받아 적색척수로를 통해 흥분을 전달한다. 적색척수로 섬유들은 굽힘근의 작용을 촉진하고 항중력근의 작용을 억제하여 긴장성을 유지하면서 직립보행을 원활하게 이루어지도록 조절한다.

적핵으로부터는 다수의 섬유가 기시해서 정중선에서 교차하기 때문에 뇌줄기덮개를 통해 척수로 하행하며, 척수에서는 반대측의 축삭을 따라 허리, 엉치의 수준까지 하행한다. 종지부는 V ~ VII층의 가쪽부에서 앞뿔의 운동신경세포와 직접 연락되는 것은 없다. 적핵은 소뇌로부터의 흥분충동(주로 중위핵으로부터 오는 것)을 척수에 전달하는 중요한 중계핵이다.

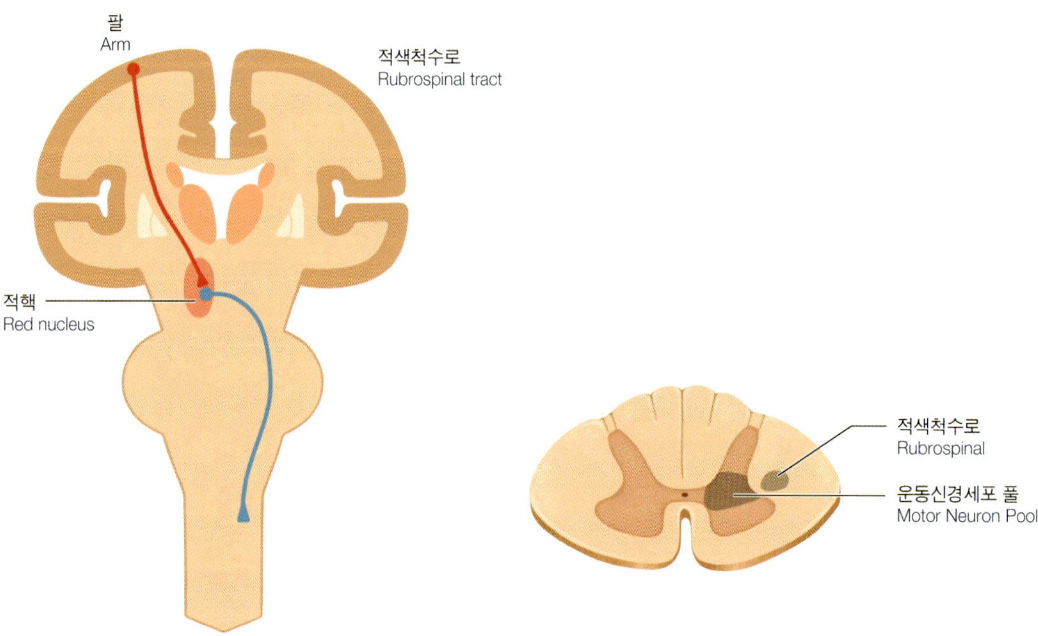

그림 11-9 **적색척수로**

피라미드로와 적색척수로는 같은 대뇌겉질에서 기시하기 때문에 이들 2개의 신경로는 상호적 작용을 하는 것으로 생각된다. 적핵의 흥분에 의해 반대측 척수의 알파운동신경세포와 감마운동신경세포가 영향을 받으며 이때 굽힘근을 지배하는 것은 촉진되고 폄근을 지배하는 것은 억제되게 된다.

원숭이의 뒷다리 먼쪽 근육을 지배하는 알파운동신경세포에는 적색척수로섬유가 직접 종지해서 흥분성 연접 후 전위(exitatory postsynaptic potential, EPSP)를 발생하는 경우가 있다는 연구결과가 있다.

또한 고양이의 적색척수로섬유는 Ia 억제사이신경세포에도 주로 촉진적 영향을 미치지만 이것은 폄근지배 알파운동신경세포에 대한 Ia 억제사이신경세포에 있어서도, 굽힘근지배 알파운동신경세포에 대해서도 같은 것이다(Hongo 등 1969, Hultborn과 Santini 1972).

- **안뜰척수로**(vestibulospinal tract)

가쪽안뜰핵(lateral vestibular nucleus)은 제4뇌실 바닥에 위치하며 속귀의 안뜰신경과 소뇌꼭지핵과 타래결절엽으로부터 자극정보를 수용한다. 이들 축삭은 교차하지 않고 같은쪽으로 숨뇌를 거쳐 척수의 앞쪽섬유단에 안뜰척수로를 형성한다. 이들은 소뇌와 속귀의 조절을 받아 굽힘근은 억제하고 폄근은 촉진하여 공간에서의 평형과 균형을 조절하여 자세가 유지되도록 한다(그림 11-10, 그림 11-11).

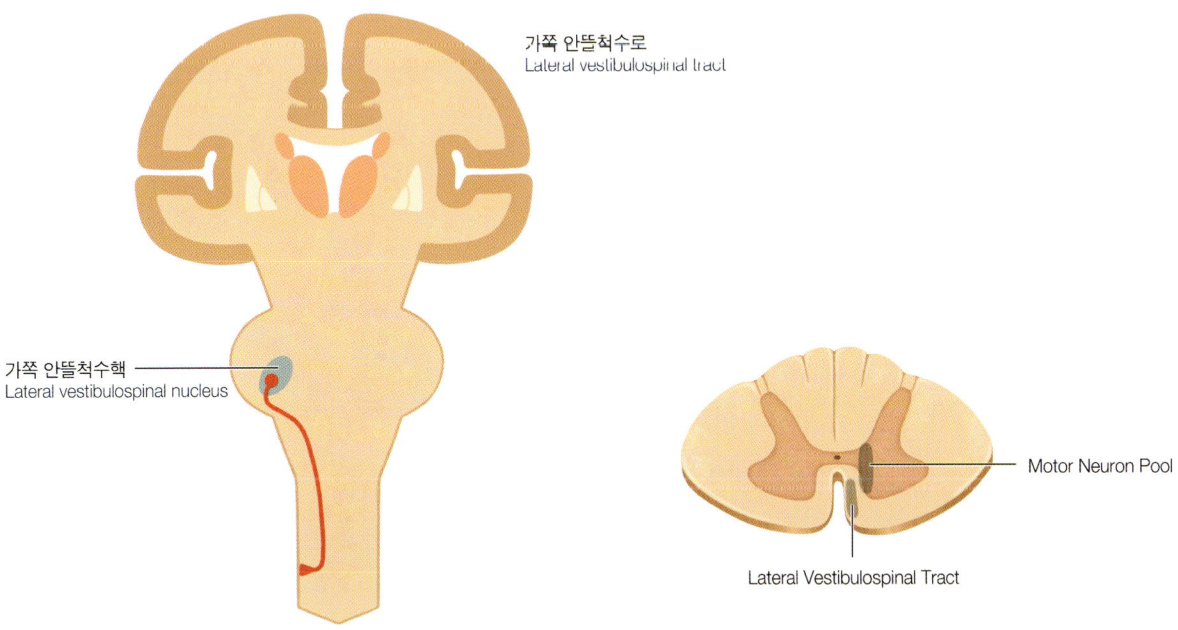

그림 11-10 안뜰척수로의 가쪽 부위

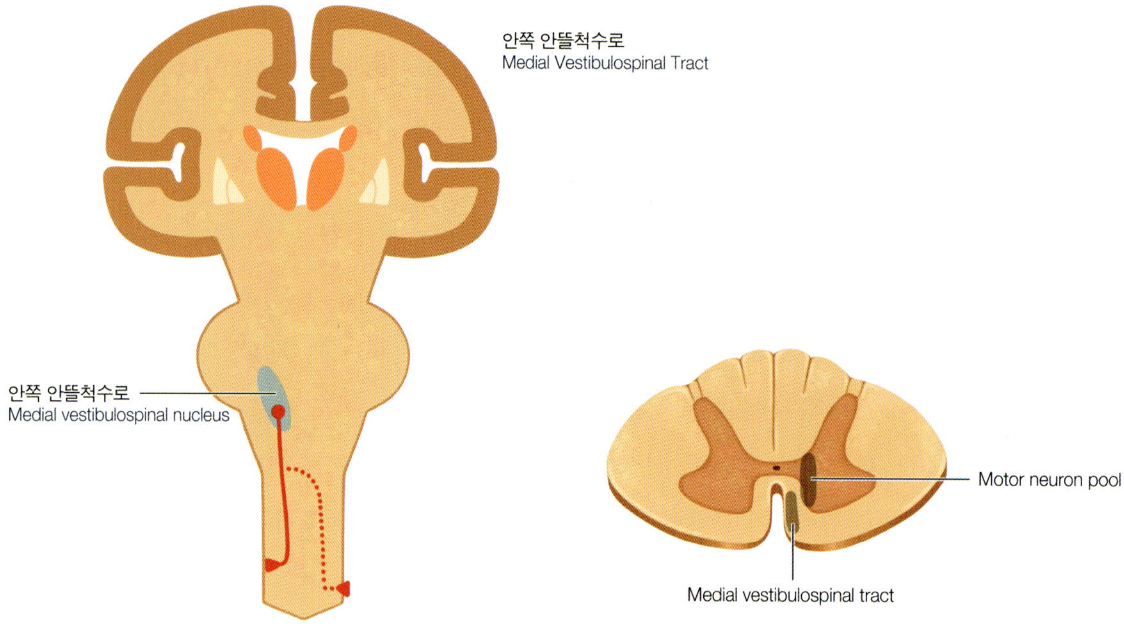

그림 11-11 **안뜰척수로의 안쪽 부위**

- **그물척수로**(reticulospinal tract)

다리뇌 그물체에서 시작된 섬유들은 교차하지 않고 다리뇌 그물척수로(pontine reticulospinal tract)를 형성하여 척수의 뒤쪽기둥을 거친 후 앞뿔의 아래운동신경세포에 연접한다. 한편 숨뇌 그물체에서 시작하여 교차성과 비교차성으로 척수까지 내려오는 숨뇌 그물체척수로(medullary reticulospinal tract)는 가쪽섬유단을 거쳐 앞뿔의 아래운동신경세포에 연접하여 촉진 또는 억제작용에 관여한다. 이들 신경세포들은 수의적인 운동과 반사작용에 영향을 미치는데, 그물척수로의 상위 조절 중추는 시상, 대뇌겉질 및 소뇌가 된다(그림 11-12, 그림 11-13).

- **덮개척수로**(tectospinal tract)

눈으로부터 자극정보를 수용한 중간뇌 위둔덕의 신경세포 축삭들은 대부분 반대편으로 건너가는 등쪽뒤판교차(dorsal tegmental decussation)를 형성한 후 뇌줄기를 통과한다. 척수를 하행하는 섬유들은 뒤쪽기둥을 따라 내려오나 대부분의 섬유들은 상위 척수 목분절에서 뒤뿔의 사이신경세포에 연접한 후, 다시 앞뿔의 아래운동신경세포에 연접되어 제3, 4, 6, 8 뇌신경과 협력하여 눈과 머리의 협동운동을 조절하여 시각에 따른 목의 반사적 자세운동에 관여하는 것으로 생각되고 있다.

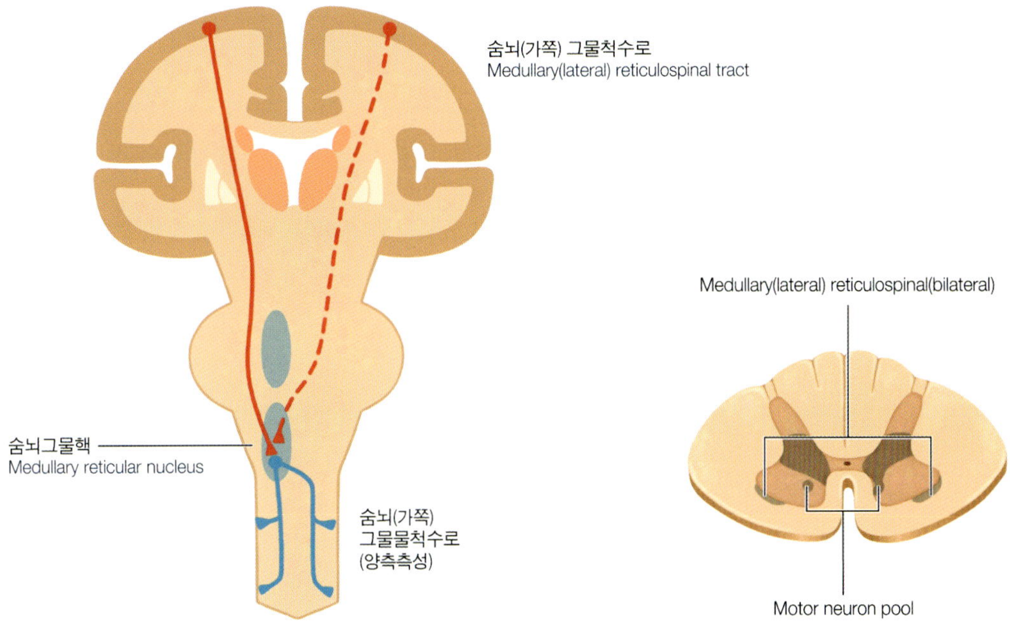

그림 11-12 **가쪽 그물척수 전도로**

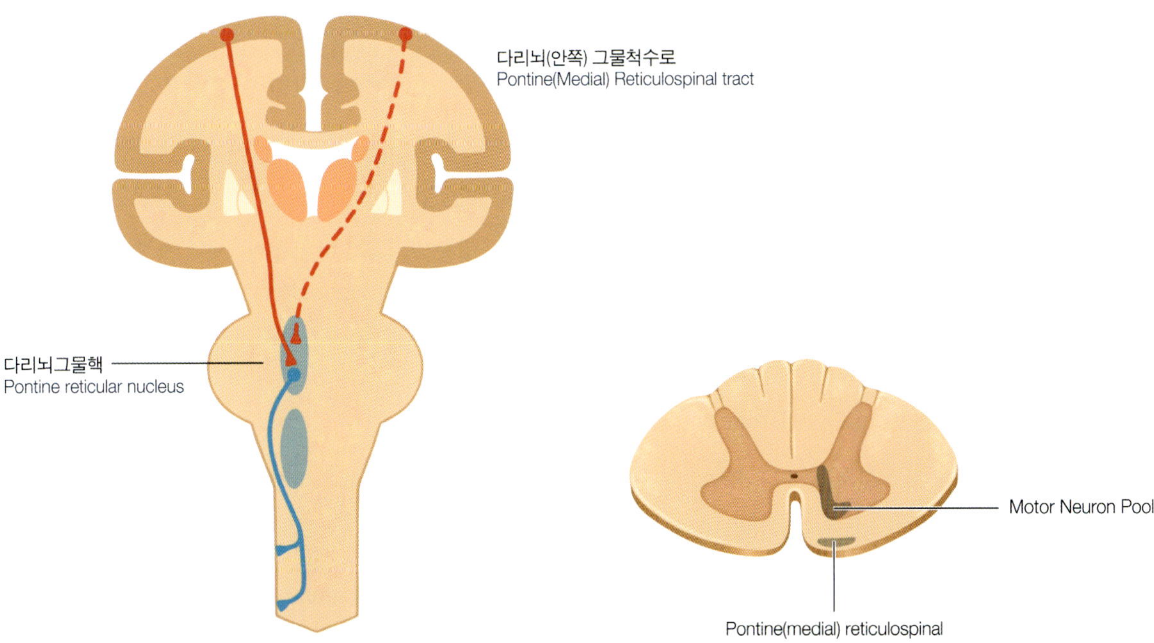

그림 11-13 **안쪽 그물척수 전도로**

4 척수의 병변과 운동장애

1) 척수의 병변(lesion of spinal cord)

척수는 발생학적으로 몸분절(somite)의 흔적이라고 할 수 있는 약 31개의 분절적 배열(segmental arrangement)을 하고 있는데, 이런 척수의 일부 레벨에만 국한된 병변인 분절성병변(segmental lesion)은 해당 레벨의 운동신경세포와 내림전도로 모두에 영향을 미치게 된다. 따라서 손상 레벨에서는 그 보다 아래에 위치하는 아래운동신경세포의 기능 장애가 동반되고, 손상 레벨의 하위레벨에서는 위운동신경세포의 기능장애가 나타나게 된다.

(1) 중심부의 작은 병변(micro-lesion of central region)

다른 오름전도로나 내림전도로는 침해가 없으면서도 양쪽에서 오는 척수시상로의 교차 섬유 부위만 손상시킬 수 있다. 그 결과 해당 피부분절에서는 통각 및 온도감각은 소실되지만 진동감각 및 위치감각은 보존되는 해리성감각마비(dissociated anesthesia)가 나타난다. 척수물구멍증(syringomyelia)이 발생되면 이런 증상이 나타나는데 척수물구멍증은 중심관 형성의 발생학적 이상증상에 의하여 나타나는 질환으로 진동감각, 위치감각, 촉각 및 압각 등의 감각장애는 동반하지 않으면서도 통각과 온도감각만 소실되는 해리성감각마비가 특징적인 증상으로 나타난다. 이 병변은 척수 중심부에 생기며 몇 개 분절에만 한정된다. 따라서 해당분절에서 교차되는 척수시상로만 손상되기 때문에 감각장애는 통각 및 온도감각의 분절성소실(segmental loss)이라는 양상으로 나타난다. 이 병변의 확대로 피부분절에 일치하는 장애가 나타나지만 반드시 좌우대칭으로 발생하지는 않는다. 만약 척수물구멍증이 척수 목분절에 생기면 망토 모양의 감각소실 부위가 나타난다.

(2) 척수종양(spinal cord tumor)

척수나 척수신경근, 말총뿐만 아니라 척주관내조직 및 척추뼈에 발생된 종양으로서 신경조직에 영향을 미치는 것을 포함해서 척수종양이라고 한다. 일반적으로 척수실질내종양(intramedullary), 경막내수질외종양(intradural extramedullary), 경막외종양(extradural tumor)으로 분류한다. 조직학적으로 신경집종(neurinoma, schwannoma), 수막종(meningioma), 뇌실막종(ependymoma), 육종(sarcoma), 별아교세포종(astrocytoma)의 순으로 많다.

수막종은 중년여성에게 많다. 어린이 종양에서는 별아교세포종이 압도적으로 많다. 전체 척수종양의 절반 가까이를 차지하는 경막외종양의 대부분이 전이성 종양(metastatic tumor)이다. 어린이의 경막외종양으로는 신경모세포종(neuroblastoma)이 가장 많으며, 다음으로 림프종(lymphoma), 육종(sarcoma)이 많다. 병태생리를 보면 척주관내 또는 척주관 주위에 종양이 발생해서 척수와 척수신경 및 말총을 압박할 정도로 발육되면 척수는 혈액순환이상, 울혈, 부종을 초래하게 되어 기능이상에 빠진다. 부드럽고 느리게 발육되는 종양에서는 증상이 잠재성으로 진행되지만 굳은 종양에서는 급속하게 악화된다. 특히 전이성종양에서는 24시간내 급속하게 완전마비가 되는 것도 있다. 완전마비가 완성되면 긴급히 척수를 제압하지 않으면 기능회복은 얻을 수 없다. 말총은 말초신경으로서 척수보다 압박에 강하다.

(3) 척수의 혈관병변

척수의 혈관병변에서는 ① 허혈성 병변 ② 출혈성 병변 등이 있다. 전자는 척수영양동맥 즉, 앞척수동맥 및 뒤척수동맥 폐쇄에 의한 척수경화가 주된 병태이다. 한편 후자는 출혈 부위에 따라 경막외, 경막하, 거미막하 그리고 실질내로 분류한다.

① 앞척수동맥증후군

앞척수동맥의 폐쇄에 의한 전형적인 것은 척수 앞 2/3가 장애가 오게 된다. 병변이 척수내에서 차지하는 것이 높이와 넓이에 따라 증상이 다르게 나타난다. 공통적인 증상은 통증으로서 증상발현과 함께 장애가 오게 된 척수 부위를 중심으로 심한 통증이나 둔한 통증이 일어나게 된다. 운동장애의 경우 병변이 있는 앞뿔세포의 지배근육에 아래운동신경세포의 증상이 출현한다. 장애 부위 이하 가쪽섬유단 병변에 의해 위운동신경세포 증상이 나타난다. 처음에는 척수쇼크(spinal shock)에 의한 반사저하가 일어나지만 수일 만에 점차 항진으로 변한다. 감각장애는 전형적인 예로서 장애 부위 이하에 해리감각장애(온, 통각장애, 촉각 정상)가 나타난다. 방광직장장애의 경우 가쪽섬유단 장애가 양쪽으로 나타날 때 요정체, 변정체가 일어나지만 경과와 함께 회복된다. 이들 증후군의 원인에는 동맥경화를 증상으로 하는 병변에 의한 혈전형성, 해리성동맥류, 대동맥의 수술에 의한 합병증, 심근경색, 심장정지, 외상에 의한 것 등이 있다.

② 뒤척수동맥증후군

아주 희귀한 병변이다. 척수의 뒤 1/3에 발생한 병변으로 뒤고랑 장애에 의한 심부감각장애에 이어 뒤뿔장애에 의한 모든 감각장애가 뒤따른다. 병변은 가쪽섬유단 뒷부위에 미치고 운동마비를 동반하는 것이 대부분이다.

(4) Brown-Sequard 증후군

척수 내의 반쪽장애에 의해 나타난다. 심부감각 식별 또는 촉각은 같은 쪽을 상행해서 통각, 온도각, 비분별성 촉각은 척수로 들어가 반대쪽으로 교차한 후 척수시상로를 상행한다. 운동에 관한 피라미드로는 피라미드교차에서 반대쪽으로 들어가 척수를 향해 하행한다. 이 때문에 증상은 복잡하다.

① 병변이 있는 척수 수준의 증상

수준에 일치해서 모든 감각마비와 운동장애가 나타난다. 이때 척수 가슴분절 수준에서는 운동장애가 적다. 병변이 현저하면 그 수준은 반사저하 및 지배하는 근육의 근력저하나 근위축이 나타나는 것으로 알려지고 있다. 또한 모든 감각장애의 피부분절(dematome)상의 분포로 알 수 있다.

② 병변과 같은쪽 아래분절의 증상

심부감각장애나 반사항진, 병변반사, 운동마비, 식별감각장애 증상이 나타난다.

③ 병변 반대쪽 아래분절의 증상

척수시상로의 손상으로 통증과 온도감각 및 비분별적 촉각을 상실하게 된다. 원인으로서 척수의 외상, 척수종양, 다발성경화증, 변형성경추증, 척추원반탈출, 혈관장애, 헤르페스감염에 의한 척수염, 방사선손상 등이 있다.

참·고·문·헌

- Cruccu G, Berardelli A, Inghilleri M, Manfredi M: Corticobulbar projections to upper and lower facial motor neurons. A study by magnetic transcranial stimulations in man. Neurosci Lett 117:68-73, 1990.
- Davidoff RA: The pyramidal tract. Neurology 40:332-339, 1990.
- Davies AM, Lumsden A: Ontogeny of the somatosensory system: Origins and early development of primary sensory neurons. Annu Rev Neurosci 13:61-73, 1990.
- De Broucker Th, Cesaro P, Willer JC, Le Bars D: Diffuse noxious inhibitory controls in man. Involvement of the spinoreticular tract. Brain 113:1223-1224, 1990.
- Fries W, Danek A, Witt TN: Motor responses after transcranial electrical stimulation of cerebral hemispheres with a degenerated pyramidal tract. Ann Neurol 29:646-650, 1991.
- Lumsden A: Motorizing the spinal cord. Cell 64:471-473, 1991.
- Nathan PN, Smith MC, Deacon P: The corticospinal tracts in man. Course and location of fibers at different segmental levels. Brain 113:303-324, 1990.
- Schoenen J, Faull RLM: Spinal cord: Cytoarchitectural, dendroarchitectural and myeloarchitectural organization. In Paxions G (ed) The Human Nervous System. San diego: Academic press, 1990, pp.19-53.
- Schomburg ED: Spinal sensorimotor system and their supraspinal control. Neurosci Res 7:265-340, 1990.
- Willis WD, Coggeshall RE: Sensory Mechanisms of the Spinal Cord. 2nd ed., New York, Plenum Press 1991.
- Brazis PW, Masdeu JC, Biller J: Localization in Clinical Neurology. Boston, Little, Brown & Co., 1990.
- Gimenez-Roldan S, Martin M: Tabetic lightning pains; High-dosage intravenous penicillin versus carbamazepine therapy. Eur Neurol 20:424-428, 1981.
- Rowland LP: Clinical syndromes of the spinal cord. In Kandel ER, Schwartz JH, Jessell TM (eds) Principles of Neural Science. 3rd ed., New York, Elsevier, 1991.

NEUROSCIENCE

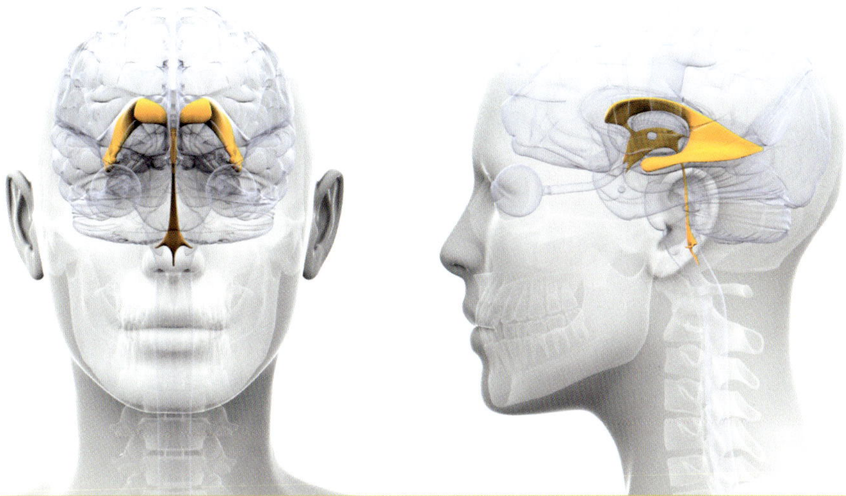

12
CHAPTER

뇌척수막과 뇌실

NEUROSCIENCE

12
CHAPTER

뇌척수막과 뇌실

1 뇌실(ventricles)

대뇌의 뇌실은 가쪽 뇌실, 제3뇌실, 제4뇌실로 뇌속에서 네 공간으로 나누어지며 대뇌수도관으로 연결된다.

뇌실은 신경관의 내강이 이어져 확장된 공간과 그 사이를 이어주는 관으로 구성되어 있고, 뇌실막세포(ependymal cell)로 싸여져 있으며 뇌척수액이 존재한다. 벽의 일부분은 연질막 내부에 뇌혈관을 수반하여 형성된 맥락얼기(맥락총)가 있으며 그곳에서 뇌척수액이 생산되어 뇌실 안으로 분비된다. 제3뇌실과 제4뇌실은 대뇌수도관에 의해 연결된다(그림 12-1).

1) 가쪽뇌실(lateral ventricles)

가쪽뇌실은 대뇌반구 속에 위치한 말발굽 모양으로 뇌실 중 가장 크며, 뇌실사이구멍(interventricular foramen)을 통해 셋째뇌실과 교통한다. 가쪽뇌실은 이마뿔, 몸통, 관자뿔, 뒤통수뿔, 삼각부위로 구성되어 있는데, 뇌척수액을 생산하는 맥락얼기는 몸통과 관자뿔에는 있으나 이마뿔과 뒤통수뿔에는 존재하지 않는다.

앞뿔(anterior horn)은 이마엽에 위치하고 가쪽벽에 꼬리핵(caudate nucleus) 머리부분이 있으며 속벽은 거의 수직인 투명사이막으로 구성되어 있고 앞위벽은 뇌들보의 앞부분으로 된다. 이마뿔의 뒤안쪽으로 뇌실사이구멍이 위치한다.

몸통(body)은 이마엽과 관자엽의 안쪽부분에 위치하고 윗벽은 뇌들보로 되어 있으며 아래벽에는 안쪽에서 가쪽으로 뇌활등면과 가쪽 뇌실맥락얼기의 표면을 덮은 상피성 맥락판, 부착판, 분계섬유줄 및 꼬리핵이 있다. 앞쪽은 이마뿔과 연결되고, 뒤쪽은 관자뿔과 뒤통수뿔로 연결된다.

아래뿔(inferior horn)은 관자엽의 속에 위치하며 앞쪽 아랫방향으로 형성되어 이마뿔과 뒤통수뿔에 비해 더 길다.

뒤뿔(posterior horn)은 마루엽과 뒤통수엽에 위치하는데, 위벽은 뇌들보의 섬유로 덮여 있고 기타 부위는 뒤통수엽의 속질로 덮여 있다.

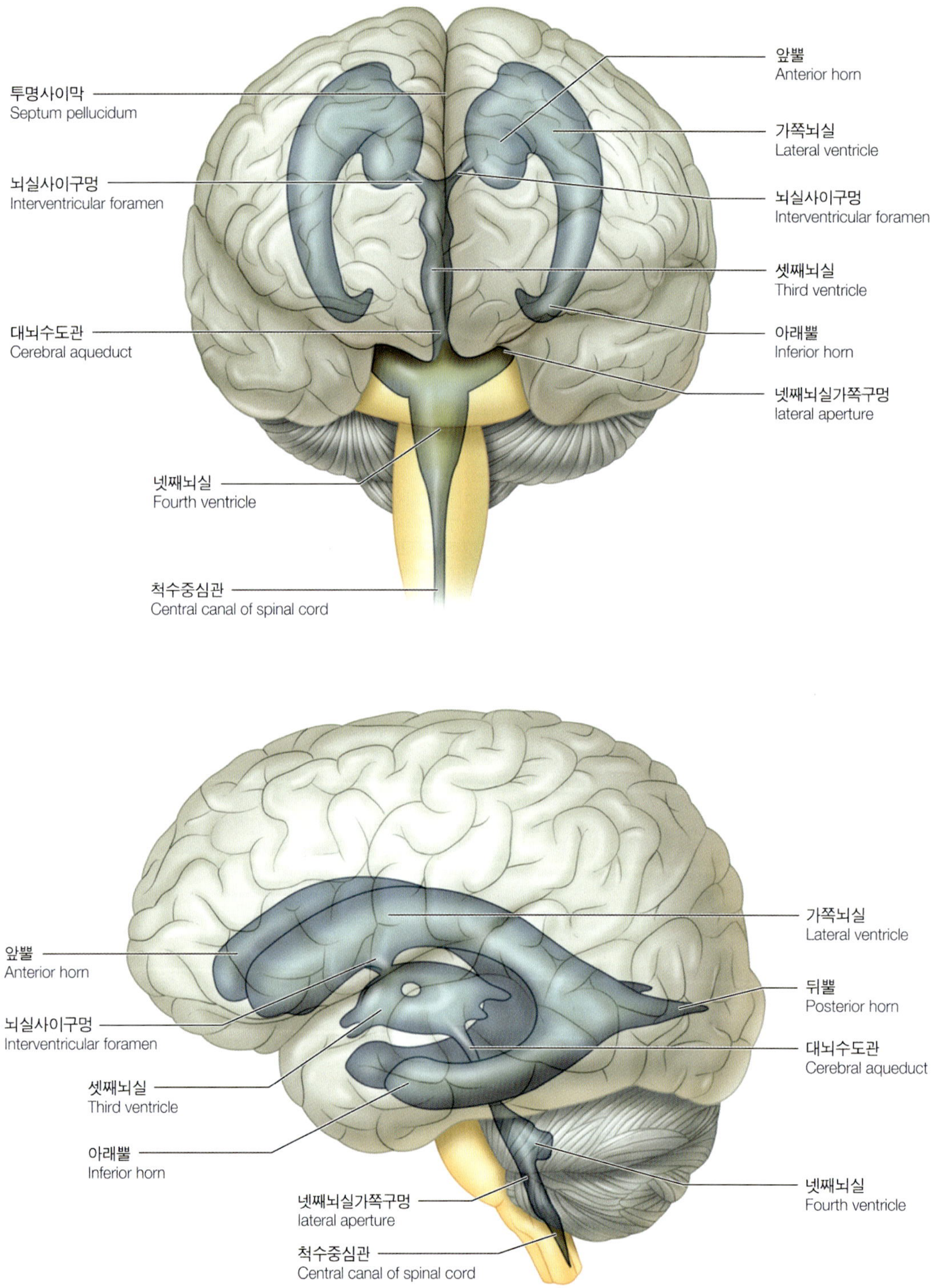

그림 12-1 **뇌실계**

삼각부위(방)(trigone, atrium)는 가쪽뇌실의 몸통, 뒤통수뿔, 관자뿔이 만나는 곳이다. 타래(glomus) 모양의 맥락얼기가 위치하며 성인에서는 석회화되어 X-선 필름이나 CT에서 보인다.

2) 셋째뇌실(제3뇌실, third ventricle)

셋째뇌실은 사이뇌의 가운데 존재하는 긴 틈 같은 공간이고, 뇌실사이구멍(interventricular foramen)을 통해 가쪽뇌실과 교통하며 대뇌수도관(cerebral aqueduct)을 통해 넷째뇌실과 통한다. 위벽은 뇌실막세포로 덮여 있으며 셋째뇌실맥락조직이 있고 등쪽에 뇌활몸통(body of fornix)이 있다. 아래벽은 시상하부의 대부분으로 이루어진다. 왼쪽과 오른쪽의 양벽은 시상의 안쪽면으로 되며, 이곳에 있는 얕은 시상아래고랑은 시상과 시상하부의 경계가 된다. 지붕 위에는 한쌍의 맥락얼기가 존재한다.

3) 대뇌수도관(cerebral aqueduct, sylvian aqueduct)

2~3mm 정도의 두께로 약 15cm정도의 길이를 가지고 있는 가느다란 관으로 중간뇌 속에 있고, 셋째뇌실과 넷째뇌실을 연결해주며 맥락얼기는 존재하지 않는다.

4) 넷째뇌실(제4뇌실, fourth ventricle)

다리뇌와 숨뇌 사이에 위치하며, 사각뿔 모양의 공간으로 거미막밑공간과 연결되는 3개의 구멍이 존재한다. 왼쪽, 오른쪽, 가쪽구멍과 정중구멍을 통해 뇌척수액을 거미막밑공간으로 보내며, 위쪽으로는 제3뇌실과, 아래쪽으로는 뒤통수뼈의 큰 구멍을 통해 척수의 중심관으로 연속된다. 속면은 뇌실막상피(ependymal epithelium)로 덮여있고 넷째뇌실덮개(roof of fourth ventricle)와 마름오목(rhomboidfossa)이 된다.

넷째뇌실덮개는 천막 모양이며 앞쪽에는 위숨뇌천장(superior medullary velum)이 있고 도르래신경이 나온다. 마름오목은 마름모꼴로 넷째뇌실의 바닥이며 숨뇌 및 다리뇌의 등쪽으로 이루어진다. 넷째뇌실의 중간부위는 소뇌로 덮여 있고, 돌출부인 넷째뇌실꼭지(fastigium)가 있다.

2 뇌수막(meninges)

뇌수막은 뇌와 척수를 둘러싸는 보호막으로 세 겹의 결합 조직막으로 구성되어 있다. 뇌수막은 뇌신경과 척수신경을 감싸며 말초에까지 이른다. 바깥쪽의 2겹으로 구성된 경질막(dura mater), 거미줄 모양의 거미막(arachnoid membrane) 및 뇌 표면과 밀착되어 있는 연질막(pia mater)으로 구성되어 있다(그림 12-2).

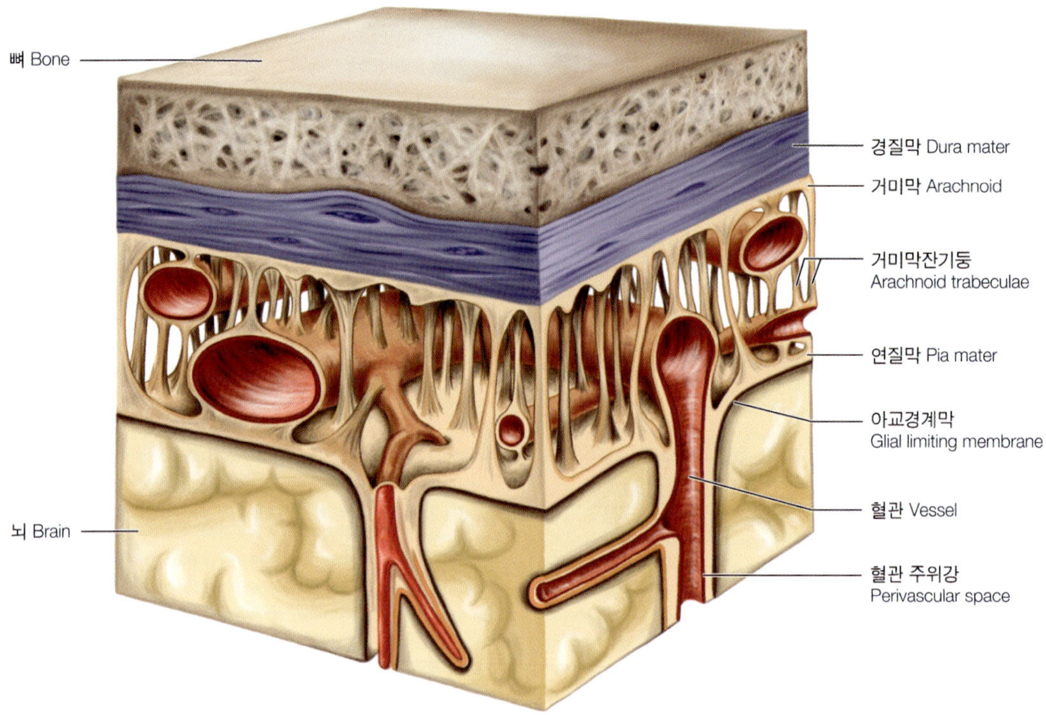
뼈 Bone
뇌 Brain
경질막 Dura mater
거미막 Arachnoid
거미막잔기둥
Arachnoid trabeculae
연질막 Pia mater
아교경계막
Glial limiting membrane
혈관 Vessel
혈관 주위강
Perivascular space

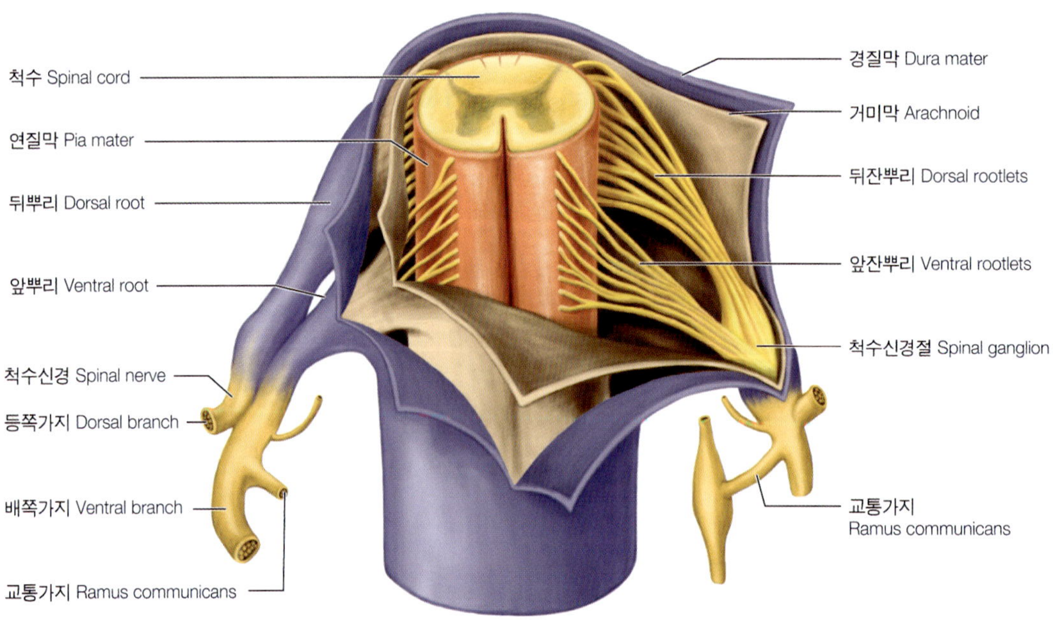
척수 Spinal cord
연질막 Pia mater
뒤뿌리 Dorsal root
앞뿌리 Ventral root
척수신경 Spinal nerve
등쪽가지 Dorsal branch
배쪽가지 Ventral branch
교통가지 Ramus communicans
경질막 Dura mater
거미막 Arachnoid
뒤잔뿌리 Dorsal rootlets
앞잔뿌리 Ventral rootlets
척수신경절 Spinal ganglion
교통가지
Ramus communicans

그림 12-2 **뇌척수막**

1) 경질막(dura mater)

경질막은 뇌와 척수의 가장 바깥쪽을 둘러싸는 바깥과 속층, 2겹의 치밀결합조직으로 구성되어 있는데, 바깥층은 뼈막층(periosteal layer)이고, 속층은 뇌막층(meningeal layer)이다. 뇌막층은 경질막주름(dural reflection)을 형성한다. 두 층 사이에는 정맥혈을 받는 경질막정맥굴(dural sinus)이 있다. 경질막정맥굴은 뇌에서 오는 혈액을 속목정맥으로 보낸다. 경질막에서 시작하는 몇 개의 사이막이 존재하는데, 이 사이막은 뇌의 여러 부분으로 연결되어 머리안 공간을 나누는데, 뇌는 이 공간에 잘 고정되어 큰 움직임으로 인한 손상이 방지된다. 경질막과 관련된 주요 사이막은 대뇌낫, 소뇌천막, 소뇌낫, 안장가로막 등이 있다.

대뇌낫(falx cerebri)은 대뇌반구를 왼쪽과 오른쪽으로 나누는 낫 모양의 수직주름으로 양쪽 대뇌반구 사이의 대뇌세로틈새(longitudinal cerebral fissure)에 위치하는 시상의 경질사이막이다. 두 층의 경질막 사이에 위시상정맥굴과 아래시상정맥굴(superior and inferior sagittal sinus)이 위치한다. 뇌들보는 대뇌낫의 자유모서리 아래쪽에 있다.

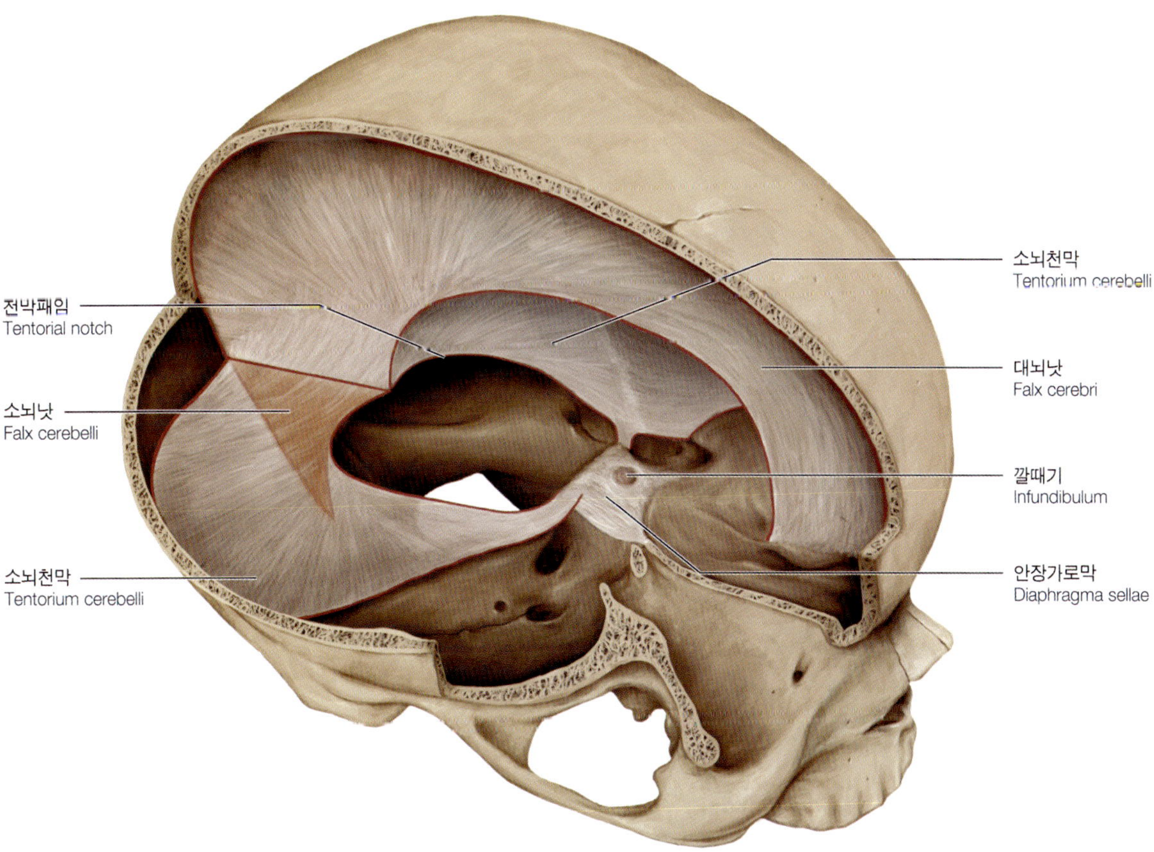

그림 12-3 경질막주름

소뇌천막(tentorium cerebelli)은 대뇌와 소뇌 사이에 존재하는 수평주름으로 대뇌낫과 직각을 이루며 대뇌의 가로틈새(transverse cerebral fissure)에 위치한다. 대뇌의 뒤통수엽으로부터 소뇌를 분리시키는 경질막 중 하나이며 소뇌를 싸는 형태로 소뇌천막 위에 대뇌의 뒤통수엽이 있다. 중간머리뼈우묵과 뒤머리뼈우묵을 나누어주며 대뇌의 관자엽과 뒤통수엽을 소뇌와 뇌줄기로부터 분리시켜준다.

소뇌낫(falx cerebelli)은 소뇌반구를 왼쪽과 오른쪽으로 나누는 낫 모양의 수직주름으로 소뇌천막 밑에 존재한다.

안장가로막(diaphragma sellae)은 뇌하수체오목(hypophyseal fossa)의 지붕을 형성하는 경질막 주름이다. 안장가로막은 뇌하수체를 싸고 있는 나비굴의 터키안장(sella turcica)의 입구를 막는 작은 사이막으로 가운데에 뇌하수체줄기(hypophyseal stalk)가 지나가는 구멍이 있다.

척수 부분에서는 대뇌 경질막의 뇌막층이 밑으로 계속되어 이루어진 1개의 층으로 되어 있고, 경질막 안쪽은 거미막과 연질막이 존재한다. 경질막 바깥쪽에는 지방으로 되어 있으며, 척추뼈 내부에 있는 척추관의 충격을 흡수한다.

제1목신경에서 제8목신경까지는 뒤뿌리와 앞뿌리가 각각 따로 경질막을 관통하여 척수에 연결되며, 제8가슴신경 아래는 뒤뿌리와 앞뿌리가 하나로 되는 단일 경질막집(sheath of dura)이 있다. 말총(cauda equina)의 신경뿌리도 긴 경질막집에 의해 싸여져 있다.

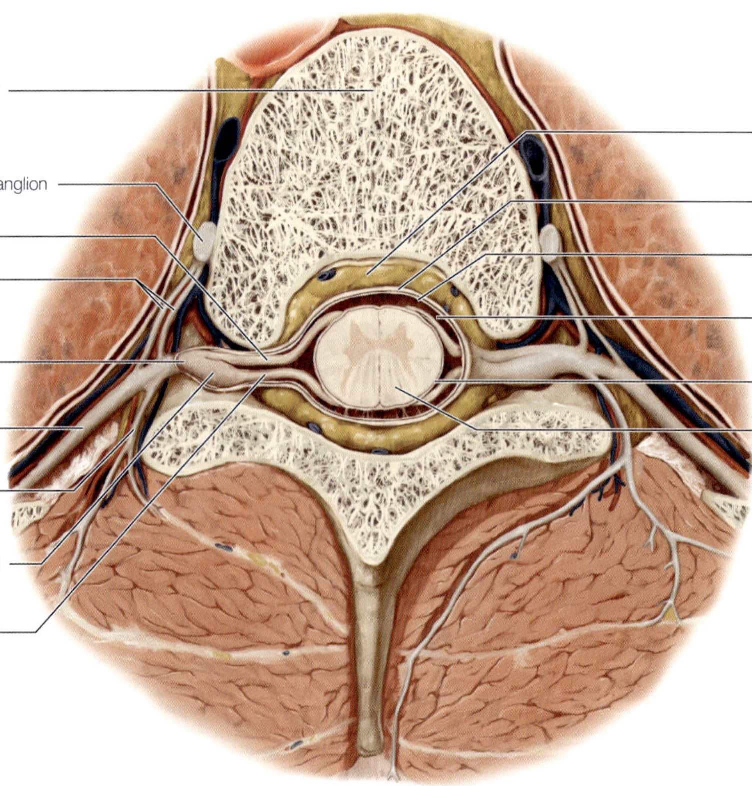

그림 12-4 척수부위의 경질막

2) 거미막(arachnoid membrane)

거미막은 경질막과 연질막 사이에 위치하며, 혈관분포가 미약하고 고유혈관이 없는 홑겹의 결합조직막으로 뇌막 중 가장 얇다. 그물섬유(reticular fiber)로 인하여 마치 거미집처럼 보이므로 흔히 거미막이라고 한다. 거미막은 두께가 일정하지 않고 연막과 달리 뇌표면의 형태에 따라 패인 곳에서 따라 들어가지 않아 거미막밑 공간은 장소에 따라 너비가 매우 다르게 형성된다.

거미막과립(arachnoid granulations)은 작은 포도모양으로 거미막의 일부분이 경질막정맥굴로 돌출되어 있으며, 거미막밑공간의 뇌척수액을 정맥으로 환류시킨다.

거미막밑공간(subarachnoid space)은 연질막과 거미막 사이에 위치하며 거미줄 모양의 거미막잔기둥(arachnoid trabecula)으로 서로 얽혀 있다. 이 공간은 뇌척수액으로 차 있어서 뇌로 전달되는 충격을 흡수하고 부력으로 무게를 줄여주는 역할을 한다. 머리뼈와는 다른 형태로 뇌로 전달되는 충격에 대한 방어기전이라고 할 수 있다.

거미막밑공간 중에 넓게 형성된 곳을 수조(cistern)라 하며, 소뇌숨뇌수조(cerebellomedullary cistern), 다리뇌수조(pontine cistern), 다리사이수조(interpeduncular cistern), 시각교차수조(chiasmatic cistern), 위수조(superior cistern) 등이 있다(그림 12-5).

성인에서는 허리수조(lumbar cistern)가 척수원뿔과 둘째 엉치뼈 사이에 위치한다.

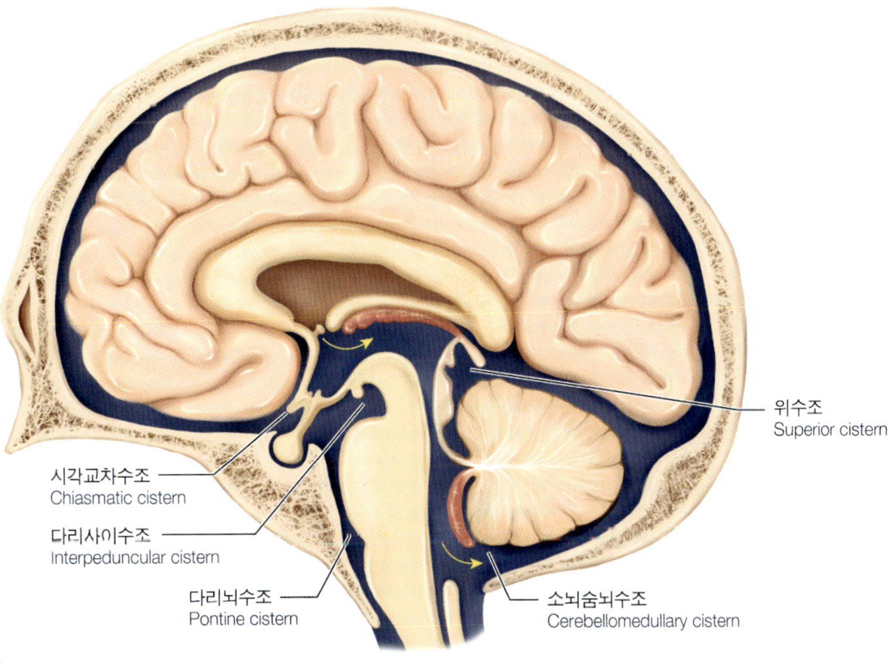

그림 12-5 **거미막밑수조**

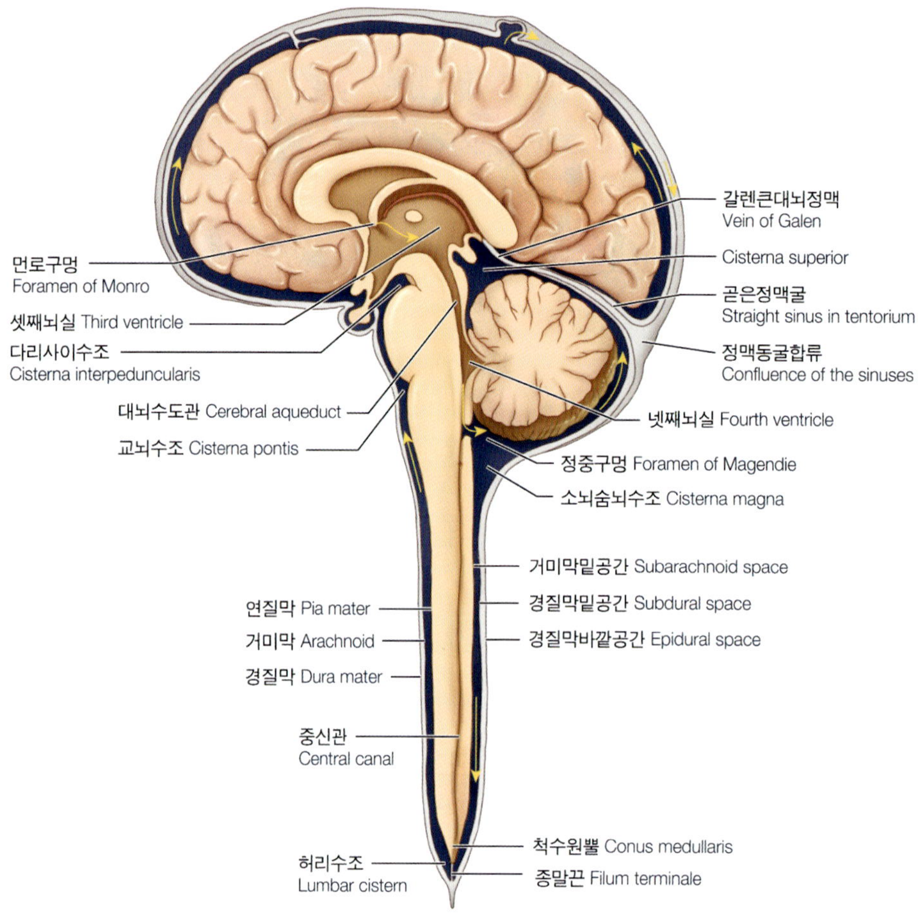

그림 12-6 **허리수조**

3) 연질막(pia mater)

연질막은 가장 안쪽에 있는 층으로 뇌와 척수의 표면을 밀착해서 싸는 부드럽고 연한 막으로 혈관분포가 매우 잘된 결합조직층이다. 뇌혈관이 풍부하며 잔기둥(trabeculae)에 의해 거미막과 연결되어 있다. 연질막은 뇌의 표면에 있는 고랑과 틈새를 따라 들어가 있으며, 중추신경계통 속에서 혈관과 연질막 사이에 있는 공간을 혈관주위공간(perivascular space)이라고 한다. 또한 뇌로 들어간 연질막의 일부는 셋째뇌실과 넷째뇌실 천장 및 가쪽뇌실 벽으로 들어가 뇌척수액을 형성하는 맥락얼기(choroid plexus)가 된다. 연질막은 척수로 내려가 꼬리뼈 근처에서 종말끈(filum terminale)이 된다. 척수 부분에서는 치아인대(denticulate ligament)를 통해 경질막에 직접 붙어 척수의 위치를 고정한다.

치아인대(denticulate ligaments)는 생긴 모양을 따서 치아인대(denticulate ligaments)라고 하며, 가쪽에 있는 두 줄의 편평한 연질막조직으로 총 21쌍이 존재한다.

종말끈(filum terminale)은 연질막이 형성한 비신경성의 줄 모양 결합조직으로, 척수원뿔(conus medullares)과 경질막주머니(dural sac)의 끝을 연결하며 끝 부위에서 융합된다.

3 뇌척수액(cerebrospinal fluid, CSF)

뇌척수액은 거미막밑 공간과 뇌실, 중심관에 존재하는 투명하고 세포가 없는 액체로 약간의 단백질과 포도당, 칼슘 및 염분이 포함되어 있다. 뇌척수액은 하루에 약 500ml 정도가 가쪽뇌실의 맥락얼기에서 대부분 생성된다. 생성된 양만큼 다시 흡수되기 때문에 뇌척수액의 양은 일정하게 유지된다.

1) 척수경질막 바깥공간

전체 뇌척수액 양은 150ml 정도로 일정하게 유지되며, 생성되는 양으로 인해 하루 4번 정도 새것으로 바뀌게 된다.

2) 뇌경질막 바깥공간

뇌척수액이 생성되는 곳이 맥락얼기이기 때문에, 맥락얼기에는 많은 혈액이 공급된다. 공급된 혈액 중 약 1/2정도가 뇌척수액으로 바뀌어 작용하게 된다.

3) 경질막 밑공간

뇌조직에 있는 모세혈관은 다른 조직의 모세혈관과는 다른 성질이 있는데, 일반적으로 모세혈관에서는 조직과 혈관 내 혈장의 특정 물질의 농도가 차이가 나면 짧은 시간에 물질이 이동해 평형을 이루게 된다. 그러나, 뇌혈관에서는 혈관 내 혈장과 뇌척수액의 물질 농도차이가 있을 때 바로 평형상태가 되지 않고 일반 조직에 비해 평형상태에 도달하는 시간이 3~30배 정도로 느리게 진행되거나 평형상태가 되지 않는다. 이는 뇌의 모세혈관과 뇌척수액 사이에 선택적 투과성을 가진 장벽이 있어 물질이동이 다른 조직과 다르게 일어나기 때문인데, 이를 혈액뇌장벽(blood-brain barrier, BBB)이라고 한다.

4) 거미막 밑공간

혈액뇌장벽은 혈관을 통해 혈액으로 운반될 수 있는 병원체 등이 뇌로 침입하는 것을 막아주는 역할을 한다. 하지만 뇌의 일부에서는 이런 혈액뇌장벽이 없어 물질이동이 일어나는 부분이 있는데, 주로 뇌실주위와 솔방울샘을 포함하여 시상하부가 해당된다. 이들은 특히 호르몬 분비와 관련이 있는 부분인데, 알코올의 경우 이 혈액뇌장벽을 통과하기 때문에 뇌에 손상을 줄 수 있다.

가쪽 및 셋째뇌실을 지나 넷째뇌실의 구멍을 통해 거미막밑공간으로 흘러들어간 후, 대뇌반구의 위쪽에 있는 위시상정맥굴을 거쳐 정맥계로 순환한다. 뇌척수액은 뇌와 척수를 충격으로 인한 손상으로부터 보호해주는 역할을 하며, 호르몬과 호르몬 분비인자를 운반해준다. 또한 대사성 노폐물을 흡수하여 제거하며, 거미막융모에서 가장 활발히 일어난다.

뇌척수액은 림프구 수가 5개/ul 이하며, 무균상태이다. pH는 7.35이며, 비중은 1.007, 포도당(glucose)은 혈장 포도당의 66%이다.

기능은 첫째, 신경계통의 항상성을 유지하고 둘째, 뇌의 세포외액과 평형을 이루어 물질대사에 기여한다. 셋째, 뇌조직을 지지하며 완충작용을 통해 뇌의 무게를 감소시켜 기계적 충격으로부터 뇌와 척수를 보호한다. 넷째, 뇌에 불필요한 물질을 제거해주고, 뇌척수액은 뇌의 통합작용과 호르몬이나 호르몬 방출인자가 시상하부에서 세포사이질이나 뇌척수액에 직접 분비되는 등 내분비기능에 중요한 역할을 한다.

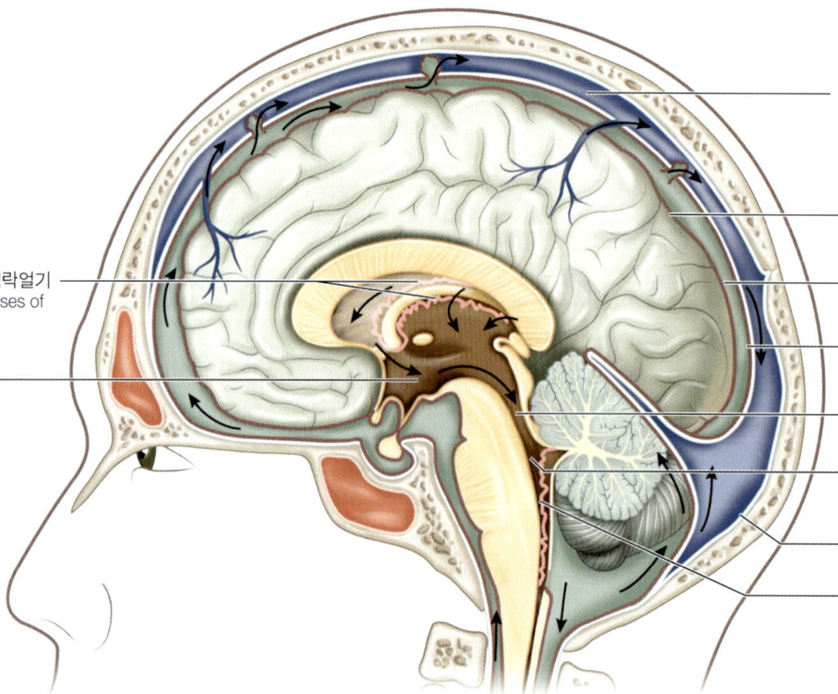

그림 12-7 뇌척수액의 흐름

4 임상질환

1) 물뇌증(hydrocephalus)

순환로가 막혀 대뇌뇌실이 팽대된 것으로 특징적으로 대뇌뇌실 또는 거미막밑공간에 뇌척수액이 과다하게 축적되어 있다.

비교통 물뇌증(noncommunicating hydrocephalus)은 뇌실안에서의 순환장애 시 발생하며 선천성 대뇌수도관협착증이 있다. 교통 물뇌증(communicating hydrocephalus)은 거미막밑공간이 막혀 발생하며 수막염 후의 유착을 예로 들 수 있다.

정상압력 물뇌증(normal-pressure hydrocephalus)은 뇌척수액이 거미막융모에서 흡수되지 않을 때 발생하며 주로 외상 후 뇌막출혈에 이어 나타난다. 임상적으로 치매, 실조보행(~~조화운동불능보행~~), 오줌찔끔증(요실금)이 진행성으로 나타난다.

공포밖 물뇌증(hydrocephalus exvacuo)은 꼬리핵의 세포손상에서 기인하며 헌팅톤병을 예로 들 수 있다.

대뇌 거짓종양(pseudotumor cerebri)은 뇌척수액이 거미막융모를 통해 정맥으로 환류될 때 저항이 증가되어 발생한다. 종양조직이 없는 유두부종, 뇌척수액의 압력증가, 시각저하 등이 특징적이다. 비만인 젊은 여성에서 주로 발생한다.

2) 수막염(meningitis)

뇌와 척수의 연질막–거미막 염증으로 세균성 수막염(bacterial, pyogenic meningitis)과 바이러스성 수막염(viral, lymphocytic meningitis)으로 나눌 수 있다.

세균성 수막염(bacterial, pyogenic meningitis)은 대개 5세 이하의 어린아이(70% 이상)에서 발생한다. 열, 두통, 목덜미 경직 등의 게르닉(kernig)증상이 특징적으로 나타나는데, 뇌신경마비(CN Ⅲ, Ⅳ, Ⅵ, Ⅷ)와 물뇌증이 함께 나타날 수 있다.

3) 뇌탈출(herniation)

사이막에 위치한 뇌가 뇌출혈이나 뇌종양 등의 점거성 병변 또는 부종에 의한 압력 증가로 제 위치에서 밀려져 나온 상태를 뇌이탈 또는 뇌탈출이라고 한다. 뇌탈출은 밀린부분과 함께 밀려져 나온 부분에 문제가 생겨 신경증상을 동반하게 된다. 특히 뇌줄기 부분의 손상 및 압박이 생기면 생명유지에 문제가 생겨 심각할 수 있다.

뇌탈출의 종류에는 대뇌낫 아래탈출, 천막뇌탈출, 큰구멍탈출, 나비모서리탈출 등이 있다. 대뇌낫 아래탈출은 대뇌낫 아래로 돌출되는 것이며, 천막뇌탈출은 천막패임을 통해 뇌가 돌출되는 것이며, 큰구멍탈출은 큰구멍으로 뇌줄기와 소뇌가 함께 돌출되는 것이다.

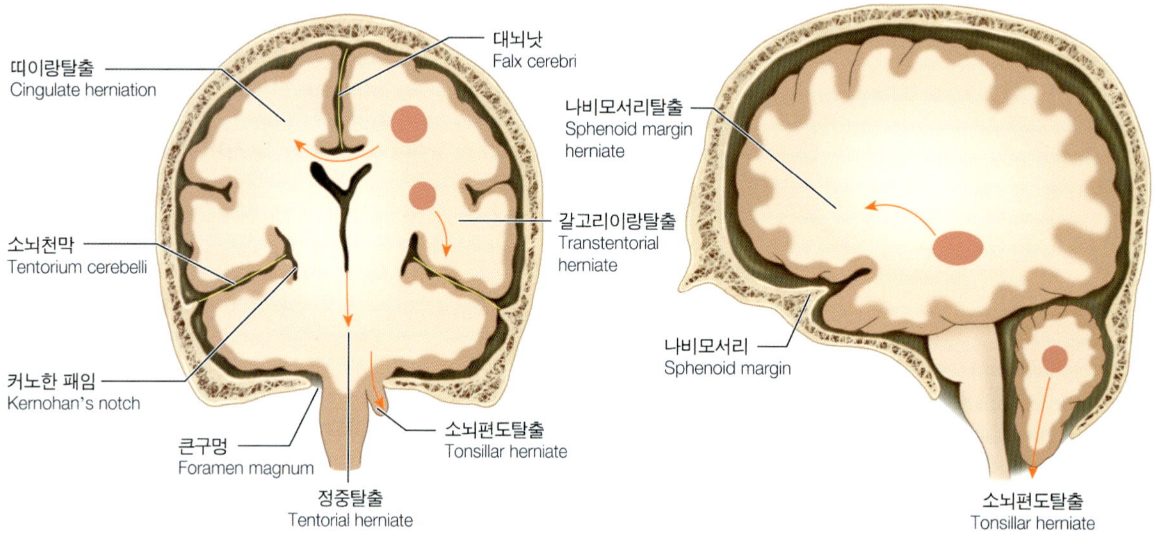

그림 12-8 **뇌탈출**

참·고·문·헌

- Adeeb, Nimer, et al. "The cranial dura mater: a review of its history, embryology, and anatomy." Child's Nervous System 28.6 2012: 827-837.
- Albin, Roger L., Anne B. Young, and John B. Penney. "The functional anatomy of basal ganglia disorders." Trends in neurosciences 12.10 1989: 366-375.
- Berman, Karen F., et al. "A relationship between anatomical and physiological brain pathology in schizophrenia: lateral cerebral ventricular size predicts cortical blood flow." The American journal of psychiatry. 1987.
- Davson, Hugh. "Physiology of the cerebrospinal fluid." 1970.
- Edelman, I. S., and J_ Leibman. "Anatomy of body water and electrolytes." The American journal of medicine 27.2 1959: 256-277.
- Gray, Henry. Anatomy of the human body. Vol. 8. Lea & Febiger, 1878.
- Groen, G. J., B. Baljet, and J. Drukker. "The innervation of the spinal dura mater: anatomy and clinical implications." Actaneurochirurgica 92.1-4 1988: 39-46.
- Gruener, Gregory, and José Biller. "Spinal cord anatomy, localization, and overview of spinal cord syndromes." CONTINUUM: Lifelong Learning in Neurology 14.3, Spinal Cord, Root, and Plexus Disorders 2008: 11-35.
- Hogan, Quinn, and Jeffrey Toth. "Anatomy of soft tissues of the spinal canal." Regional anesthesia and pain medicine 24.4 1999: 303-310.
- Karnath, Hans-Otto, Marc Himmelbach, and Chris Rorden. "The subcortical anatomy of human spatial neglect: putamen, caudate nucleus and pulvinar." Brain1 25.2 2002: 350-360.
- Lü, Jian, and Xian-Li Zhu. "Cranial arachnoid membranes: some aspects of microsurgical anatomy." Clinical Anatomy 20.5 2007: 502-511.
- Millen, James Wilson, and David Henry Morgan Woollam. The anatomy of the cerebrospinal fluid.Oxford University Press, 1962.
- Nicholas, David S., and Roy O. Weller. "The fine anatomy of the human spinal meninges: A light and scanning electron microscopy study." Journal of neurosurgery 69.2 1988: 276-282.
- Nolte, John. "The human brain: an introduction to its functional anatomy." 2002.
- Nolte, John. The human brain: an introduction to its functional anatomy. Mosby/Elsevier, 2009.
- Parent, André, and Lili-NazHazrati. "Functional anatomy of the basal ganglia.I. The cortico-basal ganglia-thalamo-cortical loop." Brain Research Reviews 20.1 1995: 91-127.
- Patel, Neel, and Olga Kirmi. "Anatomy and imaging of the normal meninges." Seminars in Ultrasound, CT and MRI. Vol. 30. No. 6. Elsevier, 2009.
- Resch, K. D. M., A. Perneczky, and M. Tschabitscher. "Endoscopic anatomy of the ventricles." Minimally Invasive Neurosurgery II. Springer, Vienna, 1994. 57-61.

참·고·문·헌

- Riegel, T., et al. "Endoscopic anatomy of the third ventricle." Minimally Invasive Neurosurgery II. Springer, Vienna, 1994. 54-56.
- Sakka, Laurent, Guillaume Coll, and Jean Chazal. "Anatomy and physiology of cerebrospinal fluid." European annals of otorhinolaryngology, head and neck diseases 128.6 2011. 309-316.
- Torkildsen, A. "The gross anatomy of the lateral ventricles." Journal of anatomy 68.Pt 4 1934: 480.
- Welch, Keasley, and Malcolm Beverley Segal. Physiology and pathophysiology of the cerebrospinal fluid. Churchill Livingstone, 1987.

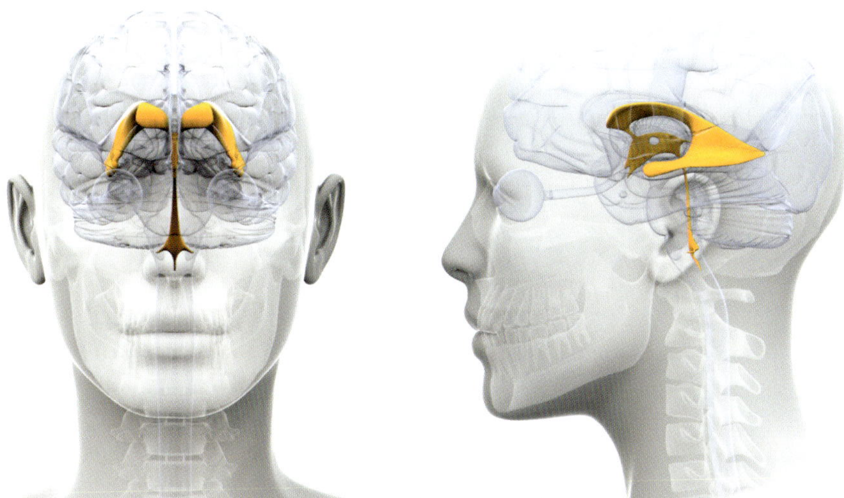

13
CHAPTER

중추신경계의 혈액공급

NEUROSCIENCE

13 CHAPTER 중추신경계의 혈액공급

1 뇌의 혈관분포

1) 뇌의 동맥들

심장에서 나가는 15%의 혈액은 뇌로 공급되고, 몸 전체에서 사용되는 산소의 20%는 뇌에서 소비된다. 또한, 100g의 뇌조직에는 분당 약 50ml의 혈액이 공급된다. 뇌의 동맥들은 한 쌍의 속목동맥, 한 쌍의 척추동맥 및 그 가지들로 구성되어져 있다. 그리고, 숨뇌－다리뇌경계부위에서 양쪽의 척추동맥이 합쳐져 뇌바닥동맥(basilar artery)을 형성한다.

속목동맥(internal carotid artery)은 관자뼈의 목동맥관(carotid canal)을 통해 머리뼈 속으로 들어가고, 해면정맥굴내에서 목동맥사이펀(carotid siphon)이 된다. 경질막, 뇌하수체, 고실, 삼차신경절에 가지를 내고 시각신경, 시각교차, 시상하부, 속섬유막무릎(genu of internal capsule)으로 직접 가지들을 낸다.

눈동맥(ophthalmic artery)은 앞침대돌기(anterior clinoid process)의 안쪽에 있고, 시각신경과 함께 시각시경관(optic canal)을 통하여 눈확(orbit)으로 들어간다.

망막의 중심동맥(central artery of retina)은 눈동맥의 한 가지로 망막의 안쪽 다섯 개 층에 혈액을 공급하는 유일한 혈관이다. 또 다른 눈동맥인 끝동맥(end artery)이 막히면 시력을 잃기도 한다. 뒤교통동맥(posterior communicating artery)은 속목동맥을 뒤대뇌동맥에 문합시키는 작은 가지로, 목동맥사이펀에서 나와 뒤대뇌동맥에 합류하여, 시각교차와 시각로, 시상하부, 배쪽시상하부, 시상의 배쪽부분 앞 2분의 1부위를 공급한다.

앞맥락동맥(anterior choroidal artery)은 속목동맥에서 나오며, 가쪽뇌실관자뿔의 맥락얼기, 해마, 편도, 시각로, 가쪽무릎체, 창백핵 및 속섬유막뒤다리의 배쪽 부분에 혈액을 공급한다. 또, 메이어고리(Meyer loop)를 형성하며 가쪽무릎체에서 출발하는 시각로부채살의 근위부분에 혈액을 공급한다

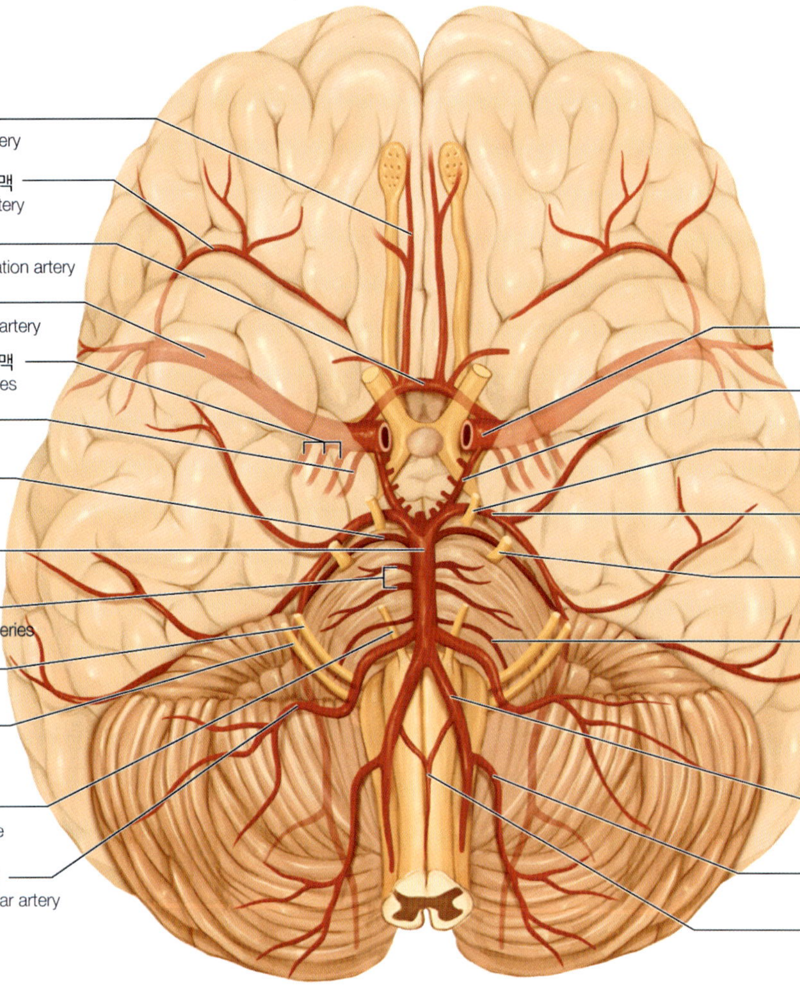

그림 13-1 **뇌와 뇌줄기바닥의 동맥들**

앞대뇌동맥(anterior cerebral artery)은 속목동맥의 종말가지 중 하나로 대뇌세로틈새에서 양쪽의 동맥이 앞교통동맥에 결합한다. 또한 시각교차로 방향으로 직접 가지를 내고, 이마엽과 마루엽, 뇌들보의 안쪽면에 혈액을 공급하며, 안쪽줄무늬체동맥(medial striate artery of heubner)을 통하여 꼬리핵, 조가비핵, 속섬유막의 앞다리의 일부를 및 운동겉질과 감각겉질(중심곁소엽)의 다리와 발 영역에 혈액을 공급한다.

앞교통동맥(anterior communicating artery)은 양쪽의 앞대뇌동맥을 연결하며, 중간대뇌동맥(middle cerebral artery)은 속목동맥의 분기점에서 시작하고, 대뇌 가쪽면에 분포하는 가장 큰 대뇌동맥으로 대뇌반구의 가쪽부분과 그 아래의 섬(insula)으로 혈액을 공급한다. 운동겉질과 감각겉질의 몸통, 팔, 얼굴영역에 공급하며 브로카언어영역(Broca's area)과 베르니케언어영역(Wernicke's area)에 혈액을 공급한다. 또한, 가쪽줄무늬체동맥(lateral striate arteries)을 통해 꼬리핵, 조가비핵, 창백핵, 속섬유막의 앞과 뒤다리에 공급한다.

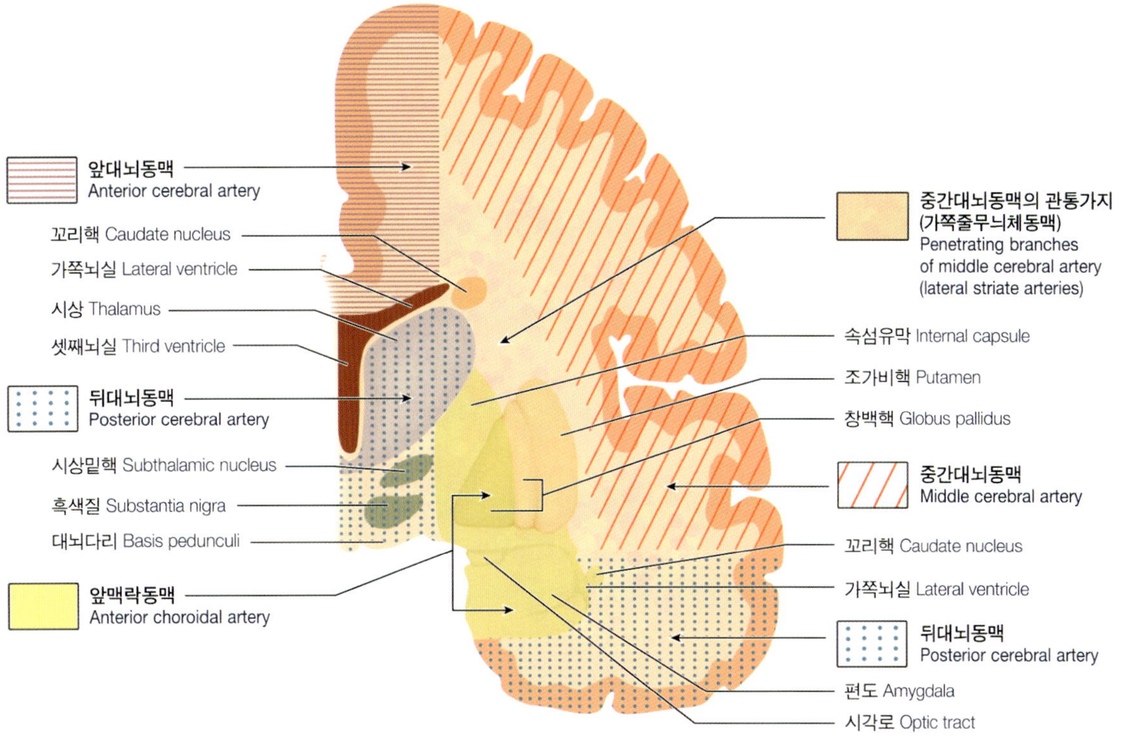

그림 13-2 속섬유막과 시상

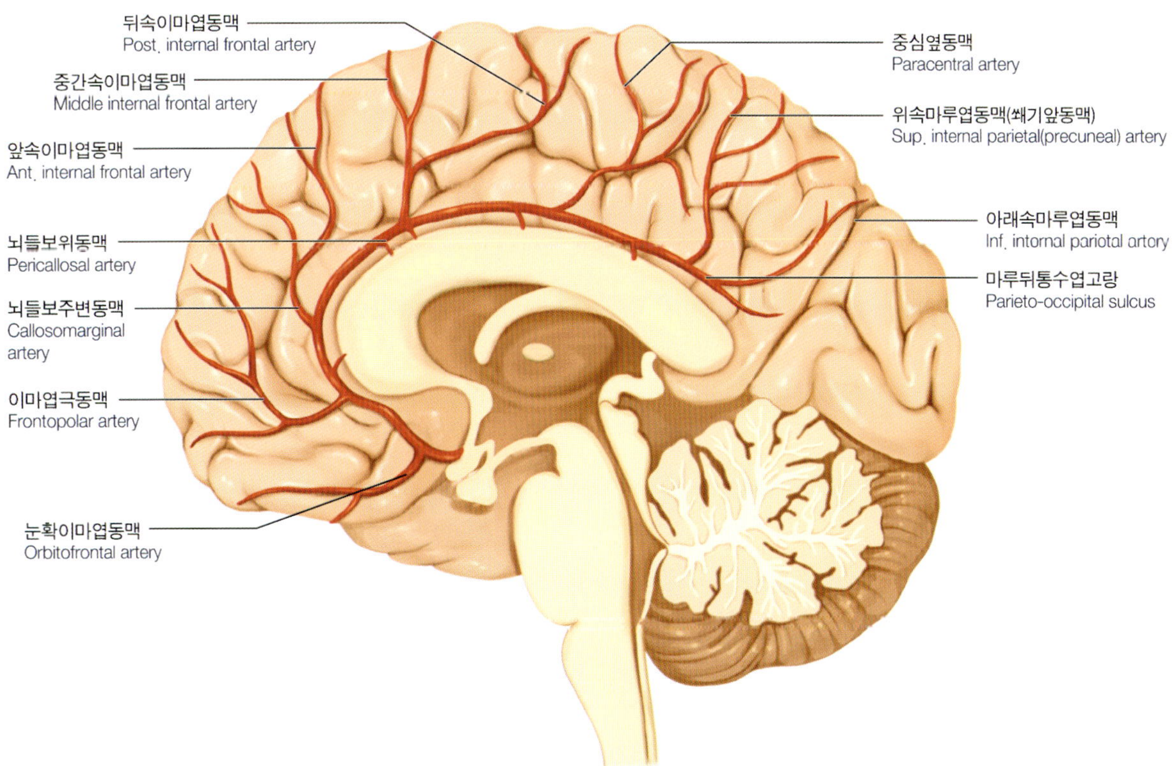

그림 13-3 앞대뇌동맥의 겉질가지

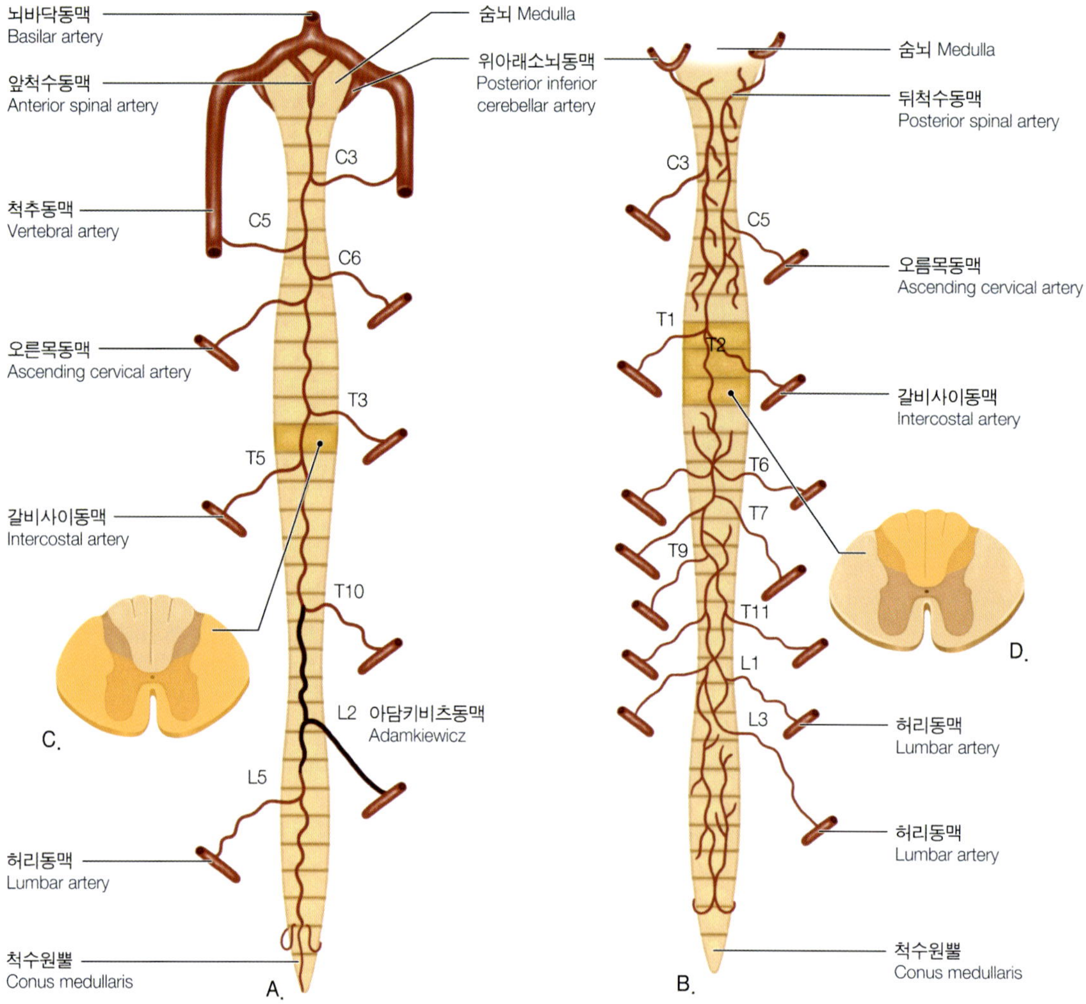

그림 13-4 척수의 동맥공급

(1) 척추동맥(vertebral artery)

빗장밑동맥의 한 가지로 반대쪽 척추동맥과 합류해 뇌바닥동맥을 이룬다. 척추동맥의 분지는 앞척수동맥(anterior spinal artery), 뒤척수동맥(posterior spinal artery) 및 뒤아래소뇌동맥(posterior inferior cerebellar artery)이 있다.

뒤척수동맥은 뒤아래소뇌동맥의 분지로 왼·오른쪽 한쌍이며, 척수의 뒤가쪽고랑을 따라 배열되어 있다. 뒤아래소뇌동맥은 척추동맥의 가장 큰 분지로 뒤척수동맥을 내며, 숨뇌의 등쪽가쪽부분과 소뇌의 아래면, 넷째뇌실의 맥락얼기에 혈액을 공급한다. 또한 안쪽안뜰핵과 아래안뜰핵, 아래소뇌다리, 의문핵(nucleus ambiguus), 혀인두신경과 미주신경의 축안섬유(intraaxial fibers), 척수시상로, 삼차신경척수핵과 삼차신경 척수로에 혈액을 공급하고 상하부척수로에서 T_1~T_2레벨의 섬모척수중심(ciliospinal center of budge)에도 공급한다.

(2) 뇌바닥동맥(basilar artery)

두 개의 척추동맥에 의해 형성되며, 뇌바닥고랑을 빠져나가 다리뇌의 앞에서 왼쪽·오른쪽 뒤대뇌동맥으로 나눠진다. 다리뇌동맥(pontine arteries)은 관통가지들과 짧은 휘돌이가지들을 포함하며, 겉질척수로, 가돌림신경의 축안섬유에 혈액을 공급한다.

미로동맥(labyrinthine artery)은 약 15%정도의 사람에서 뇌바닥동맥으로부터 나오는 미로동맥을 볼 수 있고, 달팽이기관과 안뜰기관에 혈액을 공급한다.

앞아래소뇌동맥(anterior inferior cerebellar artery)은 소뇌의 아랫면 즉, 얼굴신경핵과 축사이섬유, 삼차신경척수핵과 삼차신경척수로, 안뜰핵, 달팽이핵, 안뜰달팽이신경의 축안섬유, 척수시상로, 아래소뇌다리와 중간소뇌다리에 공급한다. 약 85%의 사람에서 미로동맥을 내고, 시상하부척수로에 혈액을 공급한다.

위소뇌동맥(superior cerebellar artery)은 소뇌의 윗면과 소뇌핵(치아핵)에 혈액을 공급하며, 위소뇌다리와 척수시상로를 포함한 다리뇌의 부리쪽과 가쪽에도 공급한다.

뒤대뇌동맥(posterior cerebral artery)은 약 20%의 사람에서는 속목동맥으로부터 나오는 것으로 보이기도 하며, 뇌바닥동맥이 양쪽으로 나누어져 형성된 혈관으로 뒤교통동맥을 통해 속목동맥과 연결되고, 중간뇌의 주요혈액공급원이다. 시상의 뒤쪽 절반, 안쪽무릎체 및 가쪽무릎체에 공급하고, 뒤통수엽, 시각겉질, 해마체를 포함한 관자엽의 아랫면에도 혈액을 공급한다. 또한 뒤쪽시상, 송과체, 셋째뇌실과 가쪽뇌실의 맥락얼기를 공급하는 가쪽뒤맥락동맥(lateral posterior choroidal anteries)과 안쪽뒤맥락동맥(medial posterior choroidal artery)을 낸다.

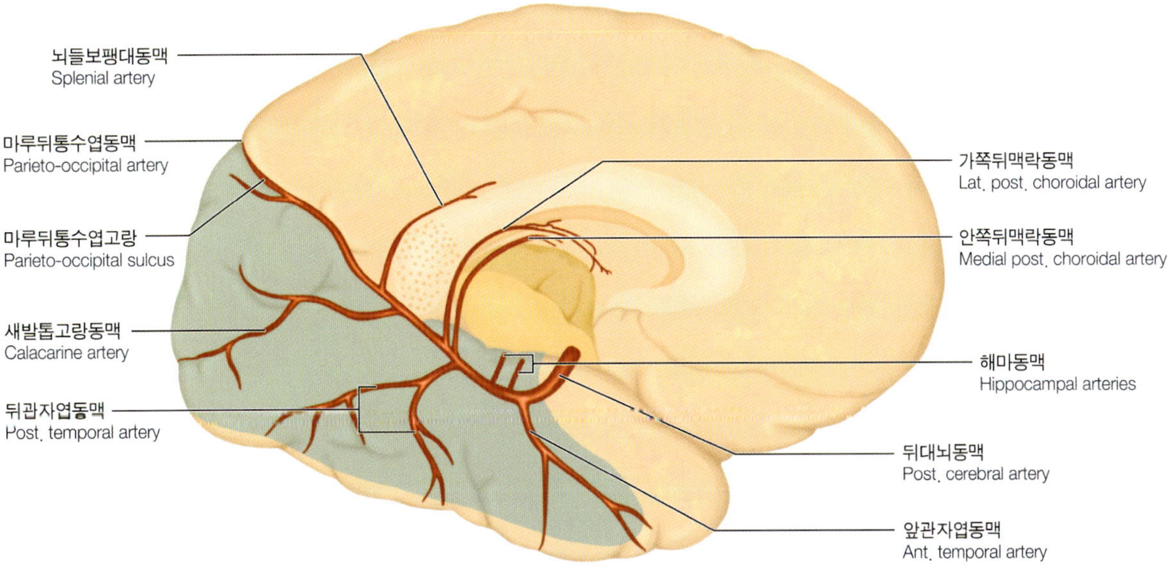

그림 13-5 뒤대뇌동맥의 겉질가지

2) 대뇌동맥고리(arterial circle of willis)

대뇌동맥고리는 뇌의 바닥부분에서 속목동맥계통의 앞·중간대뇌동맥과 앞·뒤교통동맥 및 뇌바닥동맥계통의 뒤대뇌동맥이 서로 연결되어 형성되는 동맥의 연결고리로 뇌의 중요한 결순환로이다. 앞교통동맥, 앞대뇌동맥, 속목동맥, 뒤교통동맥 및 뒤대뇌동맥으로 형성된다. 관통동맥(penetrating anteries)을 내어 배쪽사이뇌(시상하부, 시상밑부, 시상)와 중간뇌에 혈액을 공급한다.

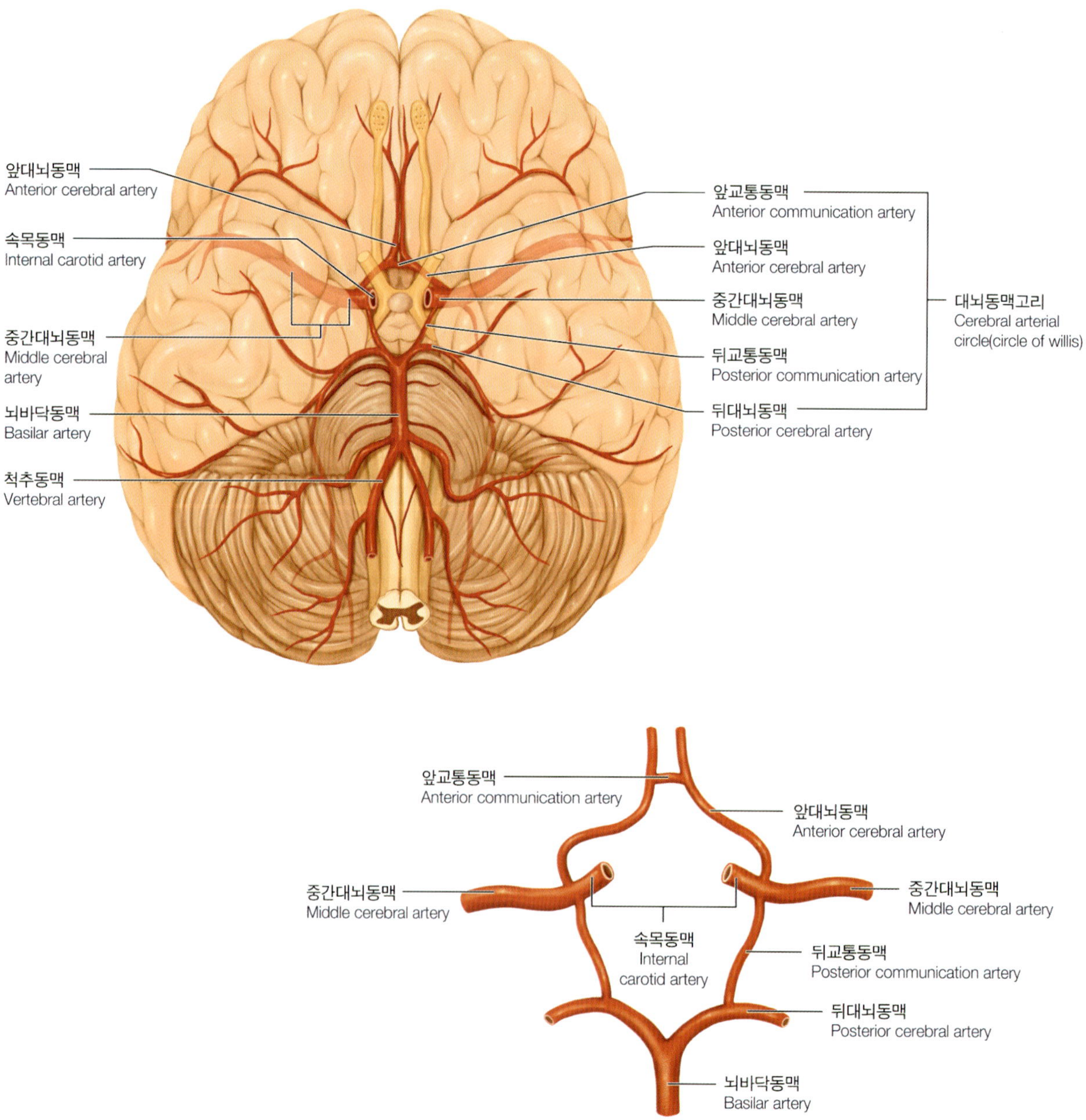

그림 13-6 **대뇌동맥고리**

3) 뇌막동맥(meningeal arteries)

머리뼈안쪽의 경질막에 혈액을 공급을 하며, 주로 바깥목동맥의 가지에서 나온다.

(1) 앞뇌막동맥(anterior meningeal arteries)

앞벌집동맥과 뒤벌집동맥에서 나오고, 앞머리뼈우묵의 경질막에 공급한다.

(2) 중간뇌막동맥(middle meningeal arteries)

위턱동맥(maxillary artery)의 한 가지이며, 뇌막동맥구멍(foramen spinosum)을 통해 머리뼈안으로 들어간다. 관자뼈와 마루뼈 아래에서 뼈막층경질막(periosteal dura)과 뇌막층경질막(meningeal dura)사이에 놓여있으며, 경질막의 대부분과 머리덮개뼈부위 전체에 혈액을 공급한다.

(3) 뒤뇌막동맥(posterior meningeal arteries)

오름인두동맥(ascending pharyngeal artery), 척추동맥, 뒤통수동맥의 가지들이며 뒷머리뼈우묵의 경질막에 혈액을 공급한다.

4) 뇌의 정맥(veins of the brain)

뇌의 정맥은 판막이 없고 뇌표면의 고랑에 놓여있다. 겉질과 겉질아래의 속질부위에서 시작되어 경질막정맥굴(dural sinus)로 배출된다.

(1) 얕은대뇌정맥(superficial cerebral veins)

얕은대뇌정맥의 혈액은 위시상정맥굴로 배출된다. 이 혈관이 찢어지면 경질막밑공간출혈(subdural hemorrhage)을 야기한다.

(2) 깊은대뇌정맥(deep cerebral veins)

깊은대뇌정맥은 대뇌반구의 깊은 겉질아래 구조물로부터 혈액을 배출한다.

① 속대뇌정맥(internal cerebral veins)은 시이막정맥(septal vein), 시상줄무늬체정맥(thalamostriate vein), 종말정맥(terminal vein), 정맥각(venous angle)의 혈액을 받는다.

② 큰대뇌정맥(great vein of galen)은 속대뇌정맥으로부터 온 혈액을 받아서 곧은정맥굴로 배출시킨다.

5) 경질막정맥굴(venous dural sinuses)

경질막정맥굴은 내피세포로 덮혀있고, 경질막의 속막층과 뼈막층 사이에 있는 정맥으로 판막이 없다. 거미막과립을 통해 뇌척수액을 흡수하며 얕은대뇌정맥과 깊은대뇌정맥, 머리뼈로부터 온 혈액이 모이는 곳으로 머리 안의 주요 배출경로이다.

위시상정맥굴(superior sagittal sinus)은 대뇌낫의 위모서리에 위치하며, 얕은대뇌정맥, 판사이정맥(diploic veins), 마루뼈이끌정맥(parietal emissary veins)으로부터 온 혈액을 받고, 거미막과립을 통해 거미막밑공간으로부터 온 뇌척수액을 배출시킨다.

아래시상정맥굴(inferior sagittal sinus)은 대뇌낫의 아래모서리를 따라가며, 큰대뇌정맥과 합류하여 곧은정맥굴을 형성한다. 곧은정맥굴(straight sinus)은 큰대뇌정맥과 아래시상정맥굴에 의해 형성되며, 대체로 왼쪽가로정맥굴로 배출된다. 또한 소뇌 윗면의 혈액을 받는다.

왼쪽가로정맥굴과 오른쪽가로정맥굴(left and right transverse sinuses)은 정맥굴합류(confluence of the sinuses)에서 시작되며 소뇌천막의 모서를 따라 앞가쪽으로 흘러 구불정맥굴이 되고, 관자엽과 뒤통수엽의 정맥혈을 받는다.

정맥굴합류(confluence of the sinuses)는 대뇌낫과 소뇌천막과의 경계에 있는 정맥굴이며, 위시상정맥굴, 곧은정맥굴, 가로정맥동굴이 합쳐져 형성된다. 구불정맥굴(sigmoid sinus)은 정맥굴합류로부터 왼쪽·오른쪽 가로정맥굴과 이어지고, 아래쪽 안쪽을 지나 목정맥구멍(jugular foramen)을 통과한다.

나비마루정맥굴(sphenoparietal sinus)은 나비뼈의 작은날개 굴곡을 따라 놓여있고, 해면정맥굴로 배출된다. 위바위정맥굴(superior petrosal sinus)은 해면정맥굴에서 구불정맥굴까지 뻗어있고, 소뇌천막의 부착선을 따라 달린다. 다리뇌, 숨뇌, 소뇌, 속귀로부터 온 가지들을 받는다.

아래바위정맥굴(inferior petrosal sinus)은 혀인두신경과 미주신경 사이를 지나며, 목정맥팽대(jugular bulb)로 배출되며, 소뇌아래부위로부터 온 주요정맥을 받는다. 또한 해면정맥굴과 비스듬틀정맥얼기(clival plexus)의 혈액을 받아 속목정맥으로 배출시킨다. 해면정맥굴(cavernous sinus)은 나비뼈의 안장과 몸통부분을 둘러싸고 있는 불규칙한 정맥공간이며, 위눈정맥과 아래눈정맥으로부터 온 혈액을 받는다.

2 척수의 혈관분포

1) 척수의 동맥

척수의 동맥은 척추동맥(vertebral artery)과 구역동맥(segmental arteries)으로부터 나온다.

(1) 척추동맥(vertebral artery)

척추동맥은 빗장밑동맥(subclavian artery)의 가지이며, 척수의 앞면을 세로로 가는 앞척수동맥과 척수의 뒷면을 세로로 가는 뒤척수동맥으로 이루어진다.

① 앞척수동맥(anterior spinal artery)은 앞뿔과 가쪽뿔을 포함한 척수의 앞쪽 3분의 2에 혈액을 공급하며, 피라미드, 안쪽섬유띠(medial lemniscus), 속질의 혀밑신경 축안섬유(intra-axial fibers)에 혈액을 공급한다.

② 뒤척수동맥(posterior spinal artery)은 뒤쪽뿔과 뒤기둥을 포함한 척수의 뒤쪽 3분의 1에 혈액을 공급하며, 속질의 널판다발(gracile fasciculi)과 널판핵 및 쐐기다발(cuneate fasciculi)과 쐐기핵에 혈액을 공급한다.

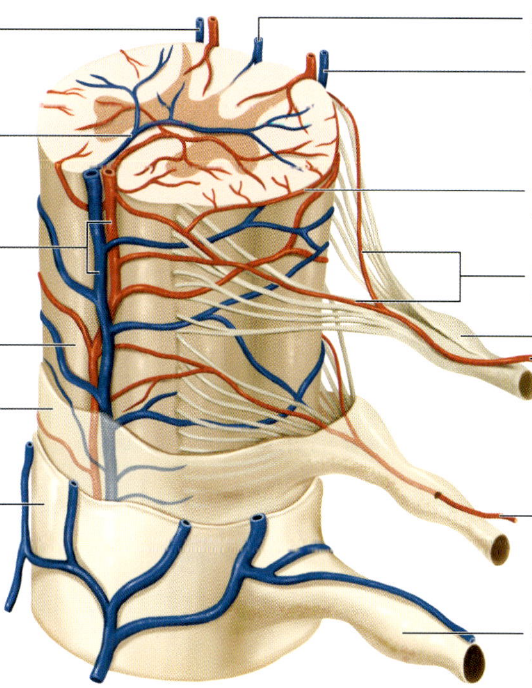

그림 13-7 척수의 속막과 그 내부의 혈관분포

(2) 구역동맥(segmental arteries)

구역동맥은 앞척수동맥과 뒤척수동맥과 연결된 속질동맥이며 대동맥, 척수동맥, 온엉덩동맥에서 나온다. 가슴, 허리부분의 주 혈액공급원이다. 두 번째허리동맥은 큰앞쪽속질동맥, 즉 아담키비츠동맥(Adamkiewicz artery)을 내며, 그 기원은 T_{12}에서 L_4까지 다양하며 주로 왼쪽에서 나온다.

2) 척수의 정맥(veins of spinal cord)

척추의 정맥은 앞·뒤척수 동맥을 따라 달리는 정맥줄기이다. 속척추정맥얼기와 교통하고, 척추사이정맥(intervertebral vein)을 통하여 바깥척추정맥얼기와 연접되고, 다시 위끝에서는 뇌바닥정맥얼기와도 연결된다.

3 정맥순환

뇌의 정맥은 동맥과 동반하지 않고 별도의 정맥얼기를 형성하며 주로 경질막의 정맥굴로 정맥혈액이 유입한다. 정맥얼기에는 얕은정맥계와 깊은정맥계가 있다. 얕은정맥계는 대뇌겉질과 그 깊은 부분의 백색질에서 오는 혈액이 모이고, 깊은정맥계는 대뇌핵, 시상, 시상하부 등에서 오는 혈액이 모인다. 정맥에는 판막이 없어 혈액은 압력차에 따라 양방향의 흐름이 일어날 수 있으며, 감염인자와 암세포의 전달경로가 된다.

1) 경질막정맥굴(venous dural sinuses)

경질막정맥굴은 경질막의 속막층과 뼈막층 사이에 있는 정맥으로서 내피로 싸여 있다. 이들 정맥굴의 벽은 질긴 경질막조직으로 이루어지고 근육세포가 없어서 다른 정맥과는 다르게 혈관직경이 변하지 않기 때문에 경질막정맥굴은 절단되어도 폐쇄되지 않는다.

굵은 정맥굴(위시상정맥굴과 곧은정맥굴)이 정맥굴합류(confluence sinus)에서 하나로 형성된다.

위시상정맥굴(superior sagittal sinus)은 막구멍(foramen cecum)에서 속뒤통수뼈융기까지 뻗어 있으며 대개 오른쪽가로정맥굴에서 끝나며, 얕은 대뇌정맥, 판사이정맥(diploic veins), 마루뼈이끌정맥(parietal emissary veins)으로부터 온 혈액을 받는다. 또한 거미막과립을 통해 거미막밑공간으로부터 온 뇌척수액을 배출시킨다.

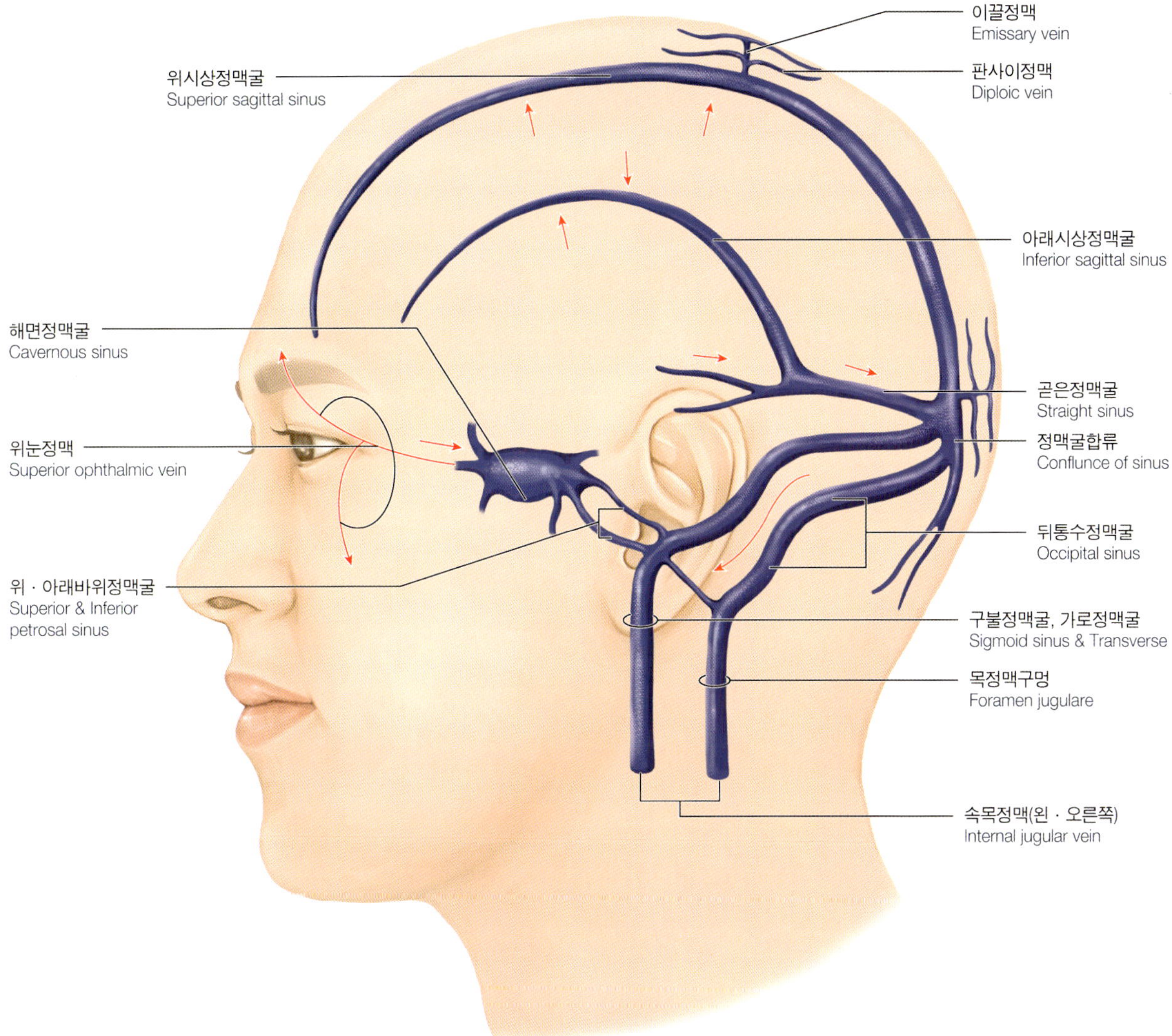

그림 13-8 **경질막정맥굴의 순환**

아래시상정맥굴(inferior sagittal sinus)은 대뇌낫의 아래모서리를 따라가며, 큰대뇌정맥과 합류하여 곧은정맥굴을 형성한다. 곧은정맥굴은 큰대뇌정맥과 아래시상정맥굴에 의해 형성된다. 이는 속뒤통수뼈융기에서 끝나며, 대체로 왼쪽가로정맥굴로 배출되고, 소뇌 윗면의 혈액을 받는다. 왼쪽가로정맥굴과 오른쪽가로정맥굴은 정맥굴합류에서 시작되며 소뇌천막의 모서리를 따라 앞가쪽으로 흘러 구불정맥굴이 되고, 관자엽과 뒤통수엽의 정맥혈을 받는다. 정맥굴합류는 속뒤통수뼈융기에 위치하며, 위시상정맥굴, 곧은정맥굴, 가로정맥동굴이 합쳐져 형성된다.

구불정맥굴은 가로정맥굴과 이어지며, 아래쪽 안쪽을 지나 목정맥구멍을 통과한다. 나비마루정맥굴은 나비뼈의 작은날개 굴곡을 따라 놓여있고, 해면정맥굴로 배출된다. 또한 위바위정맥굴

(superior petrosal sinus)은 해면정맥굴에서 구불정맥굴까지 뻗어있으며, 다리뇌, 숨뇌, 소뇌, 속귀로부터 온 가지들을 받는다.

아래바위정맥굴은 혀인두신경과 미주신경 사이를 지나며, 목정맥팽대로 배출되고, 소뇌 아래부위로부터 온 주요정맥을 받는다. 또한, 해면정맥굴과 비스듬틀정맥얼기의 혈액을 받아 속목정맥으로 배출시킨다.

해면정맥굴은 나비뼈의 안장과 몸통부분을 둘러싸고 있으며, 정맥굴내에는 속목동맥, 교감신경얼기, 가돌림신경이 들어있고, 정맥굴의 바깥벽에 눈돌림신경, 도르래신경, 눈신경, 삼차신경의 위턱가지가 들어있다. 이는 위눈정맥과 아래눈정맥으로부터 온 혈액을 받게된다.

참·고·문·헌

- Duvernoy, H. M. "The human brain: surface, blood supply, and three-dimensional anatomy." 1991.
- Kaplan, Harry A., and Donald Herbert Ford. The brain vascular system. Elsevier Publishing Company, 1966.
- Matula, C., et al. "The course of the prevertebral segment of the vertebral artery: anatomy and clinical significance." Surgical neurology 48.2 1997: 131.
- Nolte, John. The human brain: an introduction to its functional anatomy. Mosby/Elsevier, 2009.
- PADDISON, RICHARD M. "Anatomical studies of the circle of Willis in normal brain." Arch. Neurol 81 1958: 409-418.
- RIGGS, HELENA E., and CHARLES RUPP. "Variation in form of circle of Willis: the relation of the variations to collateral circulation: anatomic analysis." Archives of Neurology 8.1 1963: 8-14.
- Roy, Charles Smart, and Charles S. Sherrington. "On the regulation of the blood-supply of the brain." The Journal of physiology 11.1-2 1890: 85-158.
- Schaller, B. "Physiology of cerebral venous blood flow: from experimental data in animals to normal function in humans." Brain Research Reviews 46.3 2004: 243-260.
- Tobinick, Edward, and C. P. Vega. "The cerebrospinal venous system: anatomy, physiology, and clinical implications." MedGenMed 8.1 2006: 53.

- Tobinick, Edward, and C. P. Vega. "The cerebrospinal venous system: anatomy, physiology, and clinical implications." MedGenMed 8.1 2006: 53.

NEUROSCIENCE

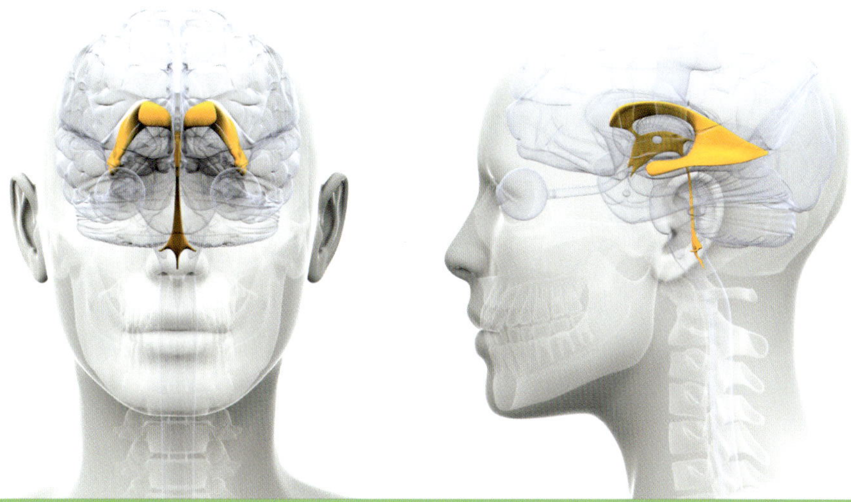

14

CHAPTER

말초신경계통

NEUROSCIENCE

14 CHAPTER

말초신경계통

말초신경(peripheral nerve)은 중추신경계통으로부터 근육, 피부, 감각기관 등 신체말초부에 연결되어 있는 신경로를 총칭하여 이르는 말이다. 말초신경은 뇌신경(cranial nerve), 척수신경(spinal nerve) 및 자율신경(autonomic nerve)으로 나뉜다.

1 뇌신경(cranial nerve)

뇌신경은 12쌍의 신경이 뇌에서 나와 머리와 목에 분포하며, 뇌줄기내의 운동핵 및 감각핵을 말한다. 12쌍의 뇌신경은 뇌에 출입하는 말초신경으로 뇌의 아래면에서 표재성으로 시작하여 머리안을 빠져 나오는데 특수감각기관을 지배하는 신경으로서 척수말초신경보다 구조가 복잡하다.

뇌신경의 기능적 구성요소(function component)는 척수신경과 마찬가지로 몸성분(somatic component)과 내장성분(visceral component)으로 구성되어 있으며 특수운동성분과 특수감각성분이 포함되어 있다. 특수감각 성분은 청각, 시각, 후각, 평형각 및 미각과 관련된 신경성분이고 특수운동성분은 턱과 목 주위의 근육을 지배하는 신경성분이다.

뇌신경은 뇌에서 나가는 순서에 따라 앞에서부터 로마숫자로 표시한다.

1) 후각신경(제1뇌신경, olfactory nerve)

후각신경은 특수내장들신경(SVA, special visceral afferent)으로 냄새 분자를 인지하는 말초수용기가 있는 감각신경이다. 뇌신경 중 가장 짧고 가장 빨리 피로해지는 신경이다. 후각신경의 축삭 말단은 코 안 윗부분에 있는 후각점막(olfactory mucosa)에 감각수용기가 존재하고 이곳에서 시작된 후각신경섬유가 벌집체판(cribriform plate)을 뚫고 올라가 후각망울(olfactory bulb)에서 다음 신경세포와 연접을 이룬다.

표 14-1 뇌신경

신경	구성요소	기능	세포체의 위치	분포
후각신경(감각)	SVA	후각	• 후각점막	• 코안의 위부위
시각신경(감각)	SSA	시각	• 망막	• 망막
눈돌림신경(운동)	GSE	안구운동	• 안구운동핵 복합체(중간뇌)	• 위빗근과 가쪽곧은근을 제외한 바깥눈근육, 위눈꺼풀올림근
	GVE	동공수축과 조절	• 안구운동핵 복합체(중간뇌)	• 동공조임근과 섬모체근
도르래신경(운동)	GSE	안구운동	• 도르래(활차)신경[중간(중)뇌]	• 위빗근
삼차신경(혼합)	GSA	일반감각	• 삼차신경의 감각핵	• 얼굴과 머리의 피부와 점막
	SVE	저작	• Gasser반달신경절	• 삼차신경운동핵(다리뇌), 씹기근육, 두힘살근(앞힘살), 턱목뿔근, 고막긴장근, 입천장긴장근, GSA 고유감각 삼차신경의 중간뇌핵 씹기근육
갓돌림신경(운동)	GSE	안구운동	• 갓돌림신경핵(다리뇌)	• 가쪽곧은근
얼굴신경(혼합)	GSE	안면표정	• 얼굴신경 운동핵(다리뇌)	• 얼굴표정근, 붓목뿔근, 두힘살근,(뒤힘살), 등자근
	GVE	분비	• 위침분비핵(다리뇌)	• 눈물샘, 턱밑샘, 혀밑샘
	GVA	내장감각	• 얼굴신경의 무릎신경절	• 눈물샘, 턱밑샘, 혀밑샘
	SVA	미각	• 얼굴신경의 무릎신경절	• 맛봉오리(혀의 앞 2/3)
속귀신경(감각)				
안뜰신경	SSA	평형각	• 속귀신경의 안뜰신경절	• 반고리뼈관, 타원주머니, 둥근주머니
달팽이신경	SSA	청각	• 속귀신경의 나선신경절	• Corti 나선관
혀인두신경(혼합)	SVE	삼킴	• 숨뇌	• 붓인두근
	GVE	분비	• 아래침분비핵(숨뇌)	• 귀밑샘
	GVA	내장감각	• 혀인두신경의 아래신경절	• 귀밑샘
	SVA	미각	• 혀인두신경의 아래신경절	• 맛봉오리(혀의 뒤 1/3)
미주신경(혼합)	SVE	삼킴과 발성	• 숨뇌	• 인두와 후두의 근육
	GVE	내장근 운동과 분비	• 미주신경의 등쪽핵	• 심장, 호흡기도의 근육과 샘, 소화관의 근육과 샘(내림창자 하부)
	GVA	내장감각	• 미주신경의 아래신경절	• 위와 같음
	SVA	미각	• 미주신경의 아래신경절	• 맛봉오리
더부신경(운동)				
뇌부	SVE	삼킴과 발성	• 숨뇌	• 인두와 후두의 근육
척수부	GSE	머리와 목의 운동	• 첫째목신경에서부터 다섯째 목신경까지	• 등세모근과 목빗근
	GSA	고유감각	• 첫째목신경에서 다섯째목신경의 척수신경절	• 위와 같음
혀밑신경(운동)	GSE	혀운동	• 혀밑신경핵(숨뇌)	• 혀의 외래혀근과 고유혀근
	GSA	고유감각	• 미상	• 위와 같음

GSA : 일반몸들신경섬유, GSE : 일반몸날신경섬유, GVA : 일반내장들신경섬유, GVE : 일반내장날신경섬유
SSA : 특수몸들신경섬유, SVA : 특수내장들신경섬유, SVE : 특수내장날신경섬유

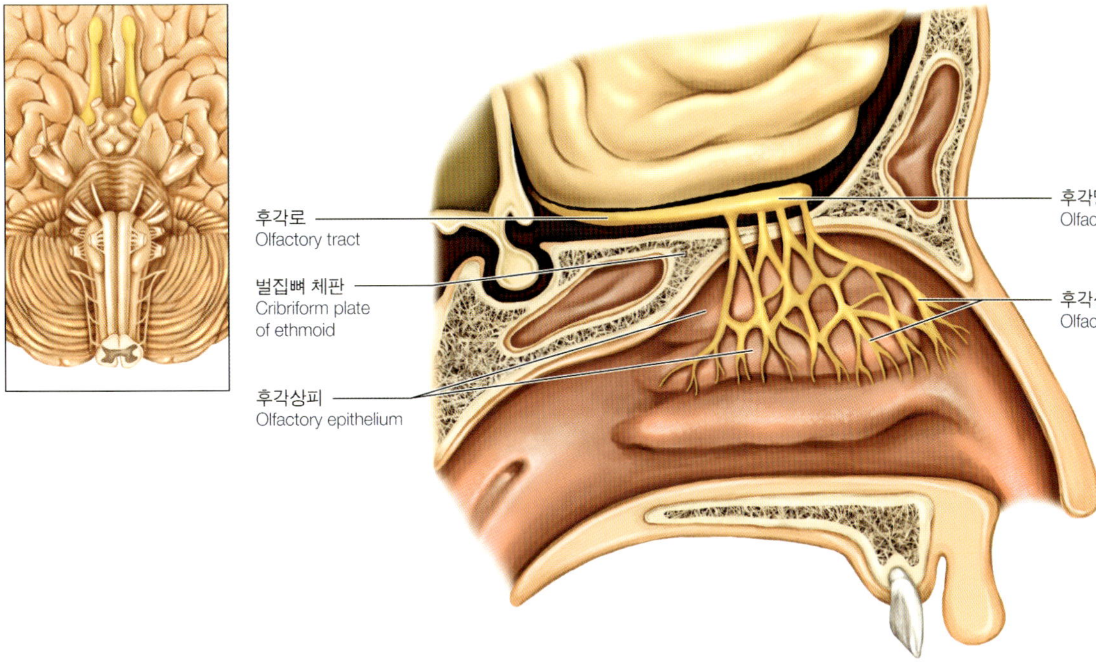

그림 14-1 **후각신경**

후각망울에서 시작된 이차신경세포는 후각로(olfactory tract)로 이어져 뇌의 후각영역에 도달한다. 앞뇌(forebrain)로 직접 투사되는 유일한 뇌신경이다.

2) 시각신경(제2뇌신경, optic nerve)

시각신경은 시각정보를 전달하는 감각신경섬유(SVA)로 이루어졌으며 중추신경계인 뇌에서 직접 분지한다. 특수몸들신경(SSA, special somatic afferent)으로 시각과 동공반사를 관장한다. 빛자극은 망막(retina)의 바깥층에 존재하는 광수용기세포(photoreceptor cell)인 원뿔세포(cone cell)와 막대세포(rod cell)를 통해 받아들인다. 시각자극에 따라 광수용기세포에서 생성된 신경 흥분은 양극세포(bipolar cell)를 거쳐 신경절세포(ganglion cell)로 전달된다. 신경절세포의 축삭(axon)은 처음에는 망막의 안쪽표면을 통해 주행하지만, 시각신경원반(optic disc) 부위에서 안구로 나와 시각신경을 형성한다. 양쪽 시각신경은 시각신경관을 지나 머리안으로 들어가서 시각신경교차를 만들어 시각로가 된다. 시각로는 시상의 가쪽무릎체에서 시각부챗살(optic radiation)을 이루어 뒤통수엽의 시각영역에 도달한다.

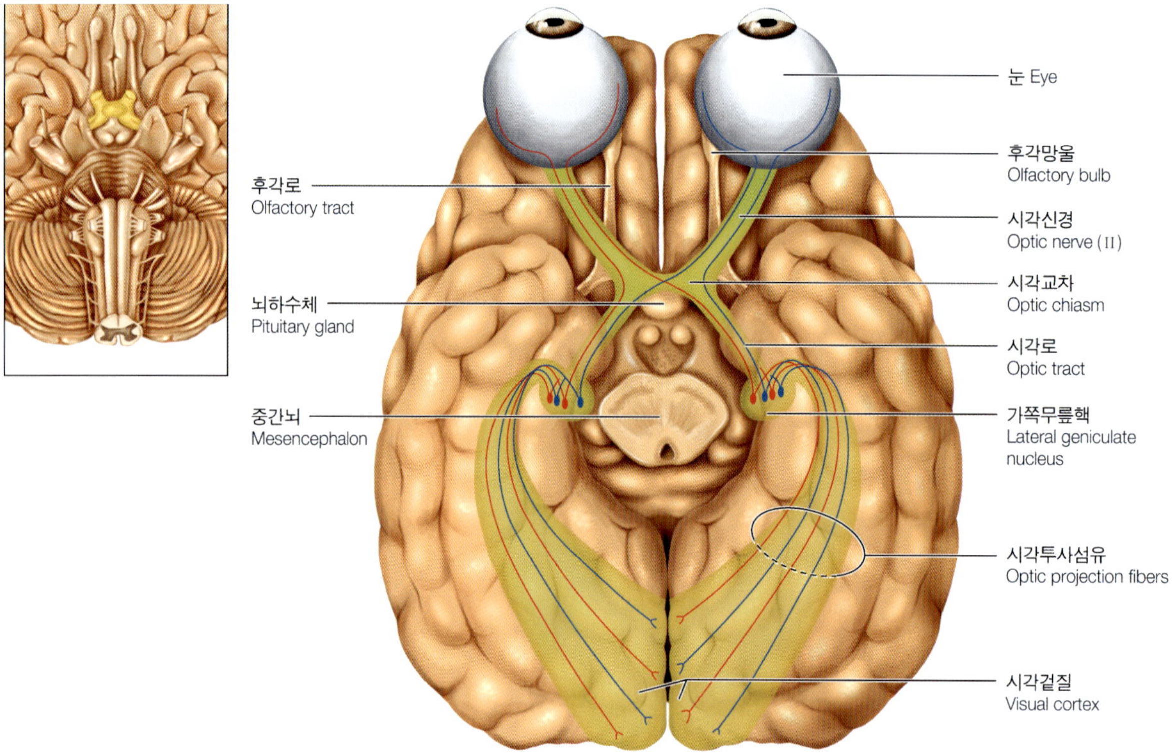

그림 14-2 시각신경

3) 눈돌림신경(제3뇌신경, Oculomotor nerve)

눈돌림신경은 안구를 움직이고, 동공을 수축하며, 눈모음과 조절 기능을 하고, 안구 운동에 관여하는 운동신경으로 안구근육 6개 중 4개를 지배한다. 중간뇌에서 나와 위눈확틈새(superior orbital fissure)를 통해 눈확으로 들어가 안구근육에 분포한다. 눈돌림신경은 아래빗근(inferior oblique muscle)과 안쪽곧은근(medial rectus muscle), 위곧은근(superior rectus muscle), 아래곧은근(inferior rectus muscle)을 지배한다(GSE). 또한 홍채의 동공조임근(sphincter pupillae muscle)과 수정체의 모양체근에 부교감신경섬유를 낸다(GVE). 눈꺼풀올림근을 지배하는 신경의 손상은 위눈꺼풀의 처짐증(ptosis)을 초래하고 마비된 근육쪽으로 응시하게 하면 겹보임(diplopia double vision)이 나타나며 부교감신경의 단절은 동공확대 등을 유발할 수 있다.

4) 도르래신경(제4뇌신경, trochlear nerve)

도르래신경은 안구운동과 연관된 세 가지 운동신경 중 하나로 뇌신경 중 가장 작은 운동신경이다. 도르래신경은 중간뇌 반대쪽 도르래핵신경에서 기시해서 중간뇌에서 교차하여 거미밑막공간에서

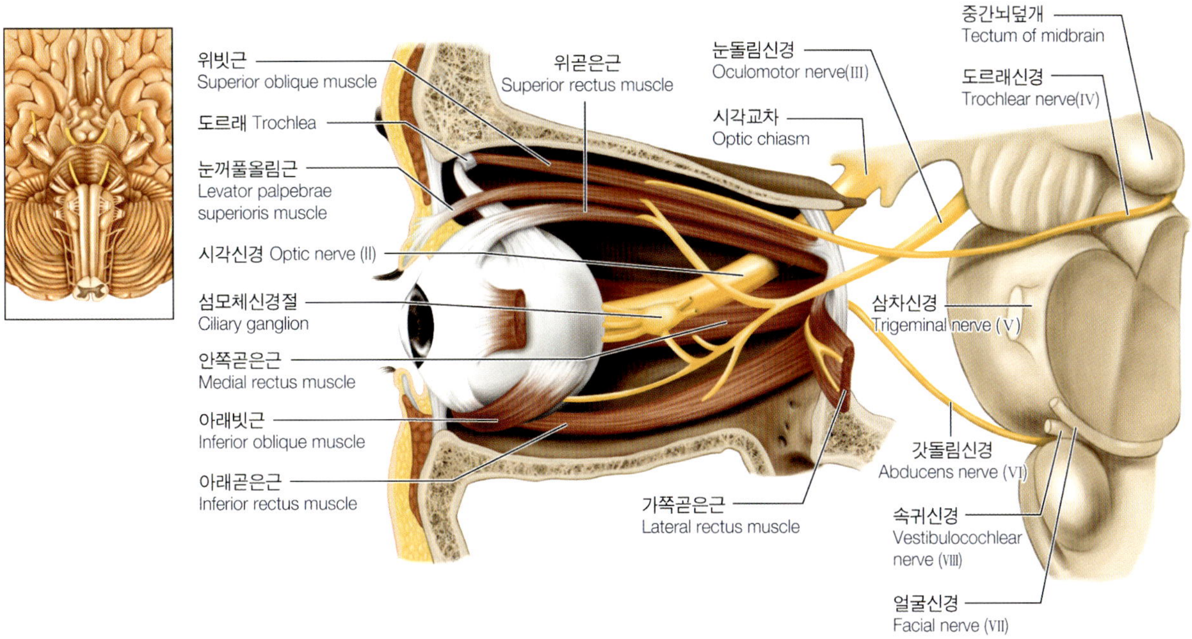

그림 14-3 **눈돌림신경, 도르래신경, 갓돌림신경**

중간뇌를 거쳐 해면정맥굴(cavernose sinus) 가쪽벽을 지나 위눈확틈새를 통해 눈확으로 들어간다. 도르래신경은 위빗근을 지배하여 안구를 안쪽으로 회전시키고 아래쪽 바깥쪽으로 움직이는 역할을 하므로 도르래신경이 손상되면 손상된 쪽의 아래쪽 바깥쪽을 볼 때 겹보임이 나타날 수 있다.

5) 삼차신경(제5뇌신경, trigeminal nerve)

삼차신경은 다리뇌 가쪽부위에서 시작되며, 뇌신경 중에서 가장 큰 직경을 지닌다. 삼차신경은 얼굴의 대부분에서 일반감각을 받아들이는 GSA와 첫째아가미궁(first branchial arch)에서 기원되는 근육을 지배하는 특수내장날신경섬유(SVE)의 두 가지 성분으로 구성된 혼합신경(mixed nerve)이다. 씹기근육들을 지배하고 얼굴, 눈, 코와 입공간의 일반감각을 관장한다.

GSA은 감각뿌리를 통해 다리뇌로 들어가며, SVE은 운동뿌리를 통해 근육을 지배한다. 삼차신경은 감각신경절인 삼차신경절(trigeminal ganglion)을 형성하며, 신경절의 오목한 쪽으로는 중추돌기가 나와 감각뿌리를 형성하며, 볼록한 쪽으로는 말초돌기가 세 개의 신경섬유다발을 형성하여 바깥쪽으로 분지한다.

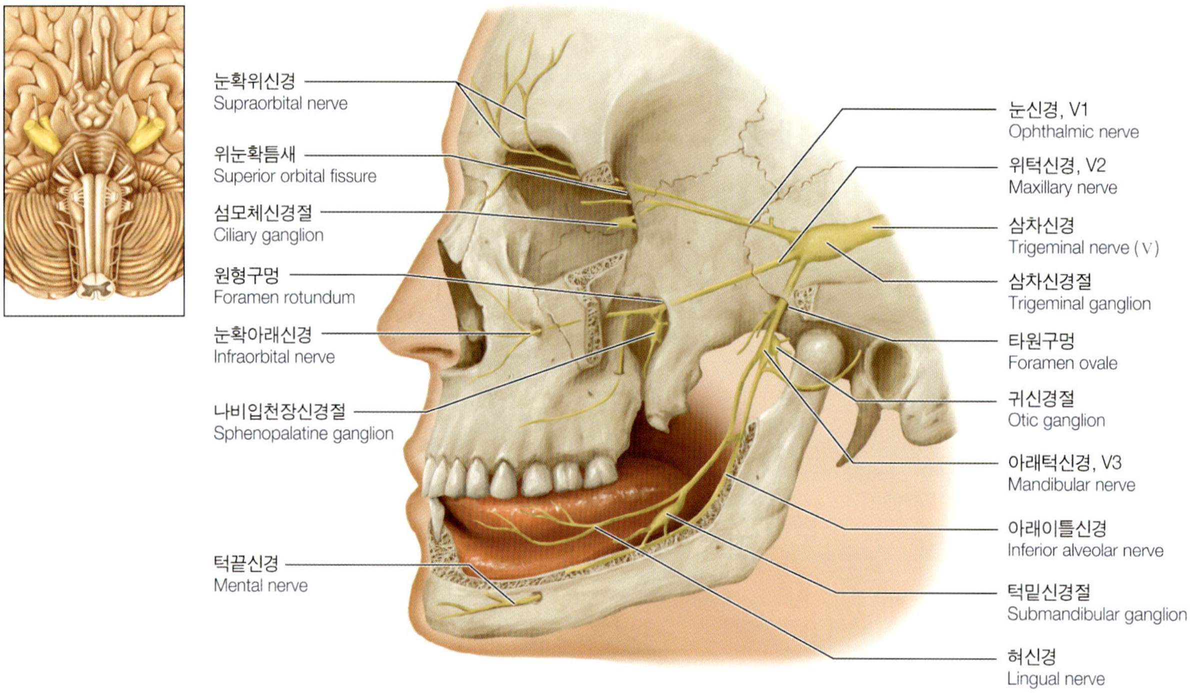

그림 14-4 **삼차신경**

삼차신경은 다음의 3가지로 구분한다.

(1) 눈신경가지(ophthalmic branch)는 눈꺼풀 등에 분포하는 감각신경으로 위눈확틈새를 통해서 머리안을 나와 얼굴윗부분, 즉 이마의 피부, 코점막, 윗눈꺼풀, 눈물샘, 각막과 결막, 이마굴과 벌집굴의 점막 및 피부에서 오는 감각섬유를 낸다.

(2) 위턱신경가지(maxillary branch)는 뺨, 입천장, 윗입술 등에 분포하는 감각신경으로 원형구멍을 통해 머리안을 나와 얼굴중앙부, 즉 볼과 코, 아래눈꺼풀, 윗입술, 위턱의 피부, 위턱치아와 잇몸, 코점막, 나비굴과 위턱굴의 점막 및 뇌척수막 등의 점막과 피부에서 오는 감각섬유를 낸다.

(3) 아래턱신경가지(mandibular branch)는 씹기근육을 지배하고 아래턱치아, 아랫입술, 턱 등을 지배하는 혼합신경으로 삼차신경 중에서 가장 크고 아래턱에서 관자부위에 이르는 부위의 감각을 지배하는 동시에 삼차신경작은부분의 운동섬유 앞부분을 포함하며 씹기근과 턱목뿔근, 두힘살근의 앞힘살, 고막긴장근, 입천장긴장근 등을 지배한다.

삼차신경절을 나와 작은부분과 합쳐서 타원구멍을 지나 관자밑오목에 나타나며 뇌막가지(meningeal branch), 씹기근가지(nerve to muscle of mastication), 볼신경(buccal nerve), 귀덮개관자신경(auriculotemporal nerve), 혀신경(lingual nerve), 아랫니틀신경(inferior alveolar nerve) 등을 낸다.

6) 갓돌림신경(제6뇌신경, abducent nerve)

갓돌림신경은 눈의 운동에 관여하는 세 가지 운동신경 중 하나로 다리뇌와 숨뇌의 경계부에서 기시하여 해면정맥굴을 지나 위눈확틈새를 통해 눈확 안으로 들어가 가쪽곧은근을 지배하여 눈을 가쪽으로 돌리게 한다.

갓돌림신경은 머리안에서의 경로가 매우 길어 가장 손상률이 높다. 갓돌림신경이 손상되면 가쪽곧은근 마비로 손상이 있는 쪽 가쪽으로 눈을 돌릴 때 손상된 쪽 망막에 상이 정확한 위치에 맺히지 않기 때문에 겹보임(diplopia, double vision)이 나타날 수 있다.

7) 얼굴신경(제7뇌신경, facial nerve)

얼굴신경은 미각을 담당하는 감각섬유와 얼굴 표정을 담당하는 운동섬유가 모두 존재하는 혼합신경으로 얼굴근육 운동, 맛감각, 침분비, 눈물분비를 관장한다. 얼굴표정근을 지배하는 고유얼굴신경을 포함한다. 다리뇌의 아래면에서 나와 얼굴신경관(facial canal)을 통해 머리안에서 밖으로 빠져나온다.

운동섬유는 얼굴의 표정근육을 지배하고 눈꺼풀을 닫는 근육, 등자근을 지배한다. 특수감각섬유는 혀의 앞쪽 2/3부분의 미각을 감지하는 고실끈신경으로 아래턱신경의 혀신경과 교통한다. 얼굴신경의 부교감섬유는 침샘 및 눈물샘 등을 지배한다.

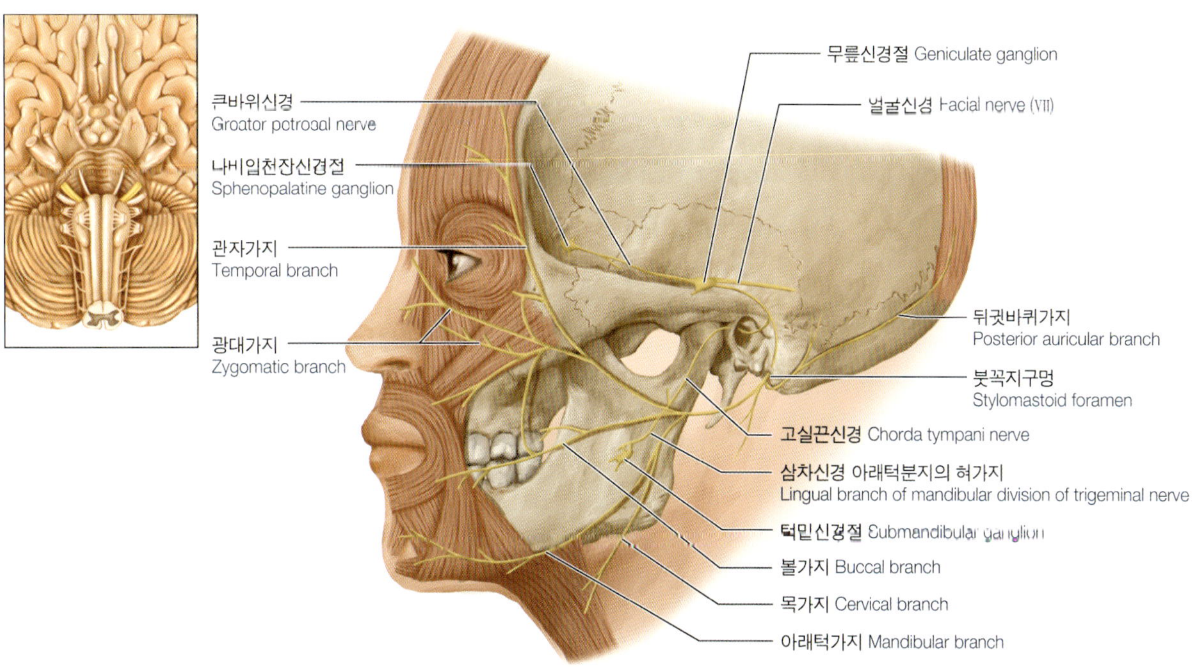

그림 14-5 얼굴신경

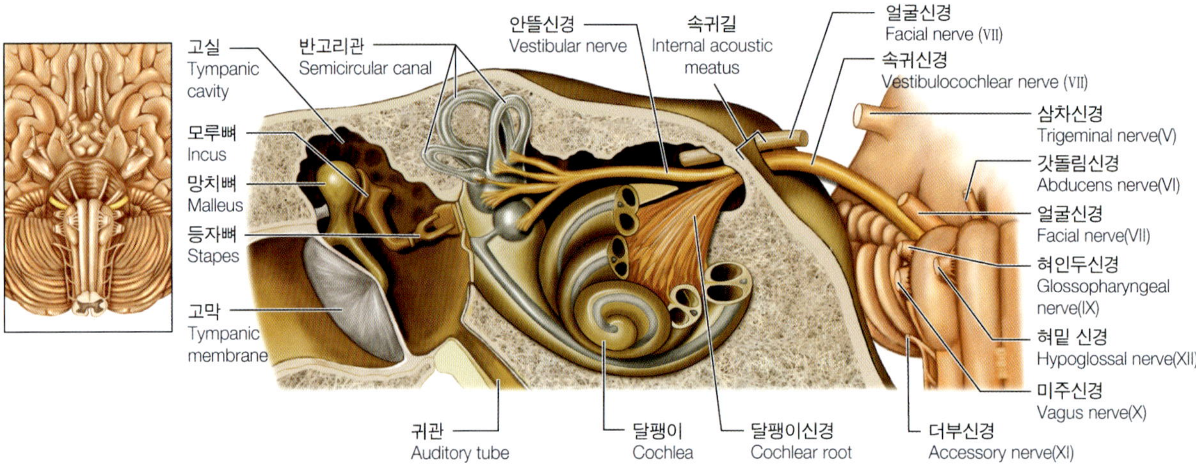

그림 14-6 **속귀신경**

다리뇌에서 나온 얼굴신경의 손상은 혀의 앞 2/3의 미각을 담당하는 감각섬유(SVA : 미각)가 포함되어 있기 때문에 얼굴마비와 혀의 앞 2/3에서의 미각 상실을 유발한다. 만약 얼굴신경이 얼굴신경관에서 나온 이후의 경로에 손상을 입으면 얼굴마비는 나타나지만 미각의 상실은 일어나지 않는다.

8) 속귀신경(제8뇌신경, vestibulocochlear nerve)

속귀신경은 평형청각신경(statoacoustic nerve)이라고도 하고 평형감각을 전달하는 안쪽의 안뜰신경(vestibular nerve)과 청각을 전달하는 바깥쪽의 달팽이신경(cochlear nerve)으로 구성되어 있다. 두 신경은 모두 특수몸들신경섬유(SSA)로 하나로 합쳐져 속귀길(internal acoustic meatus)로 들어간다. 각각 내이의 안뜰기관(vestibular apparatus)과 청각기관(acoustic apparatus)에 분포하며 감각수용기와 수용감각, 중추신경계와의 연결 경로, 말이집으로 싸이는 시기, 기능 등이 모두 다른 독립적인 두 개의 신경으로 기능한다. 안뜰신경은 타원주머니, 둥근주머니 및 반고리관으로부터 오는 평형에 대한 감각정보(SSA : 평형감각)를 소뇌로 전달하며, 달팽이신경은 코르티기관으로부터 오는 청각에 대한 감각정보(SSA : 청각)를 관자엽으로 전달한다. 안뜰신경가지의 기능은 균형, 평형 및 공간에서의 머리 위치이며 손상시 눈떨림, 어지럼, 균형능력 저하가 나타나며, 달팽이신경가지의 기능은 듣기이고, 손상시 귀먹음이나 귀울림이 나타난다.

9) 혀인두신경(제9뇌신경, glossopharyngeal nerve)

혀인두신경은 혀와 인두에 분포하는 신경으로 감각·운동·부교감신경섬유 등 3가지 신경섬유를 가진 혼합신경이다. 맛감각, 침분비, 삼킴 기능을 관장한다.

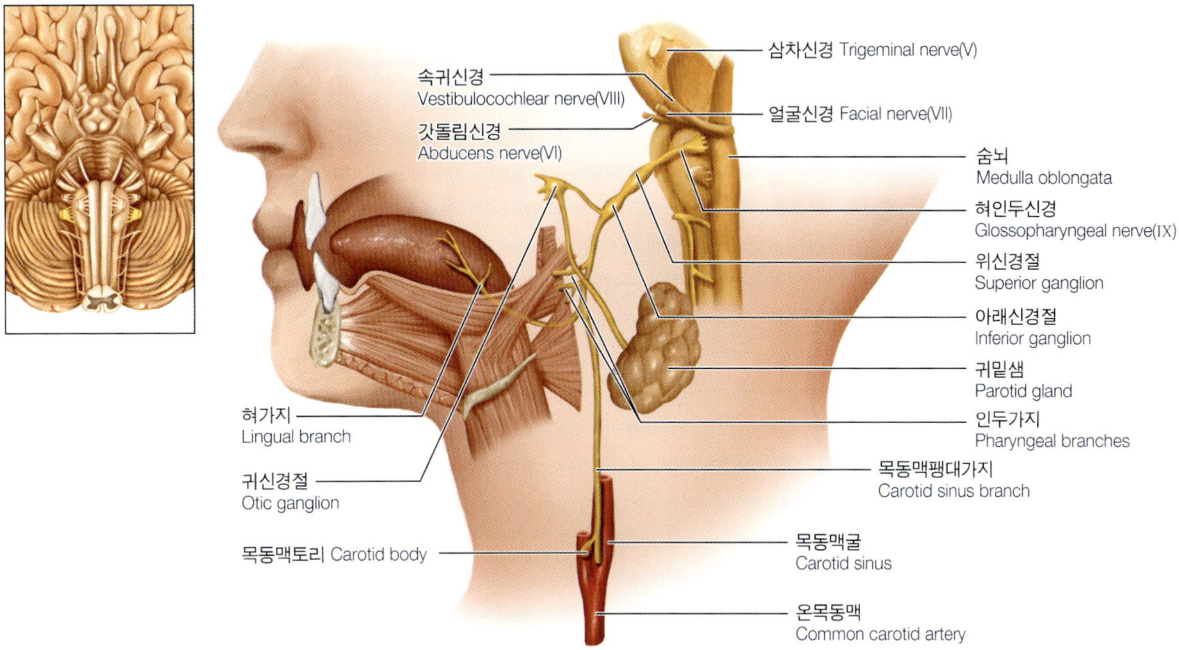

그림 14-7 **혀인두신경**

혀인두신경은 숨뇌의 위쪽 올리브와 아래소뇌다리 사이에서 몇 개의 작은 신경뿌리로 나오며, 소뇌 타래의 아래쪽을 지나 미주신경, 더부신경과 함께 목정맥구멍(jugular foramen)을 통과한다. 혀인두신경은 목정맥구멍을 통과하여 밑으로 내려가 입안의 뒤와 인두에 있는 구조물들을 지배한다. 혀인두신경은 붓인두근을 지배하는 운동신경섬유(SVE), 귀밑샘에서 오는 감각신경섬유(GVA), 혀의 뒤쪽 1/3에서 오는 미각을 담당하는 특수감각신경섬유(SVA : 미각)와 인두점막 및 가운데귀에서 오는 감각신경섬유(GVA)를 포함한다. 마지막으로 혀인두신경의 일반내장감각섬유(GVA)는 혈압변화에 대한 반사반응을 일으키는 목동맥소체와 목동맥굴에서 오는 감각 정보를 전달한다.

10) 미주신경(제10뇌신경, vagus nerve)

미주신경은 머리, 목, 가슴, 배안장기의 민무늬근과 샘에 분포하고 이들의 감각, 운동, 분비를 조절하는 혼합신경으로 뇌신경중 가장 길며 분포가 가장 광범위하고 경로가 복잡하다.

미주신경도 혀인두신경과 비슷하게 숨뇌의 올리브와 약간 뒤쪽의 아래소뇌다리 사이에서 8~10개 정도의 작은뿌리로 나오며, 소뇌 타래의 아래쪽을 지나 혀인두신경, 더부신경과 함께 목정맥구멍을 통과한다. 목정맥구멍을 통과하여 밑으로 내려가서는 각 자신이 담당하는 장기에 위치한다.

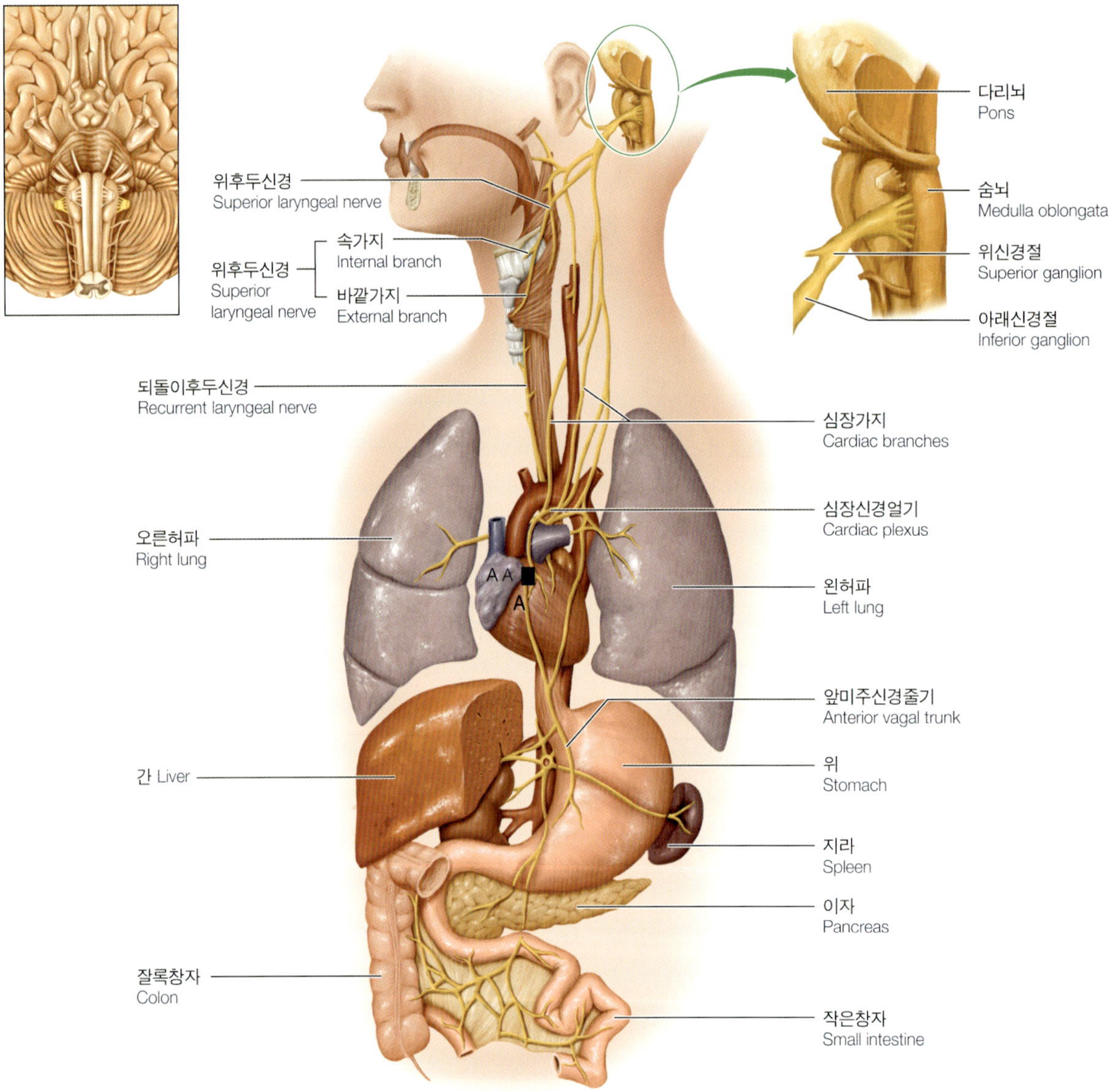

그림 14-8 **미주신경**

운동섬유는 후두근, 물렁입천장 및 인두근에 분포하며 인두의 뼈대근과 후두와 식도의 뼈대근을 지배하는 하위운동신경섬유를 낸다. 감각섬유는 혀, 인두, 후두, 식도, 기관지, 허파, 심장, 복부내장에 분포하며 혀의 끝 부분에서 수용된 미각은 미주신경의 아래신경절에 연접된 후 올라가서 숨뇌에 연접하고 여기서 반대편으로 교차된 오름섬유는 시상이나 시상하부에 연결되어 대뇌겉질의 미각영역에 종지한다. 부교감섬유는 미주신경등핵으로 혀인두신경의 목동맥굴반사로 정보를 받고, 목·가슴안·배안·골반안 속에 날신경섬유를 분지하여 장기를 자율적으로 지배한다.

11) 더부신경(제11뇌신경, accessory nerve)

더부신경은 삼킴, 발성 및 머리와 목의 운동에 관여하며 후두근육들을 지배한다. 더부신경 척수부분(spinal part)과 뇌부분(cranial part)으로 구성되어 있다.

더부신경의 뇌부분은 4~5개의 작은 다발들로 이루어져있으며 미주신경의 바로 아래에서 나온다. 아래쪽에서 올라온 척수부분과 합쳐져 목정맥구멍을 통해 나간 후에 다시 갈라져 미주신경의 아래신경절 아래에서 미주신경과 합쳐져 미주신경의 인두가지(pharyngeal branch)와 되돌이후두신경(recurrent pharyngeal nerve)과 함께 주행하며 입천장긴장근(tensor veil palatini)을 제외한 모든 입천장근육과 후두 근육을 지배한다.

척수수분은 첫 번째 목신경에서 다섯 번째 목신경 사이($C_1 \sim C_5$)의 척수 앞뿔(anterior horn)의 바깥쪽에 위치한 운동신경세포에서 시작되어 숨뇌 척수이행부로 나온다. 목빗근(sternocleidomastoid m.)과 등세모근(trapezius m.)을 지배한다.

뇌부분과 갈라진 척수부분은 밑으로 내려가 운동신경섬유(GSE)와 감각신경섬유(GSA)를 내어 목빗근을 지배한다.

더부신경의 척수부분 손상은 더부신경이 지배하는 근육의 약화를 초래하는데 이 중 목빗근은 목신경의 지배를 함께 받기 때문에 완전한 손상은 발생하지 않는다.

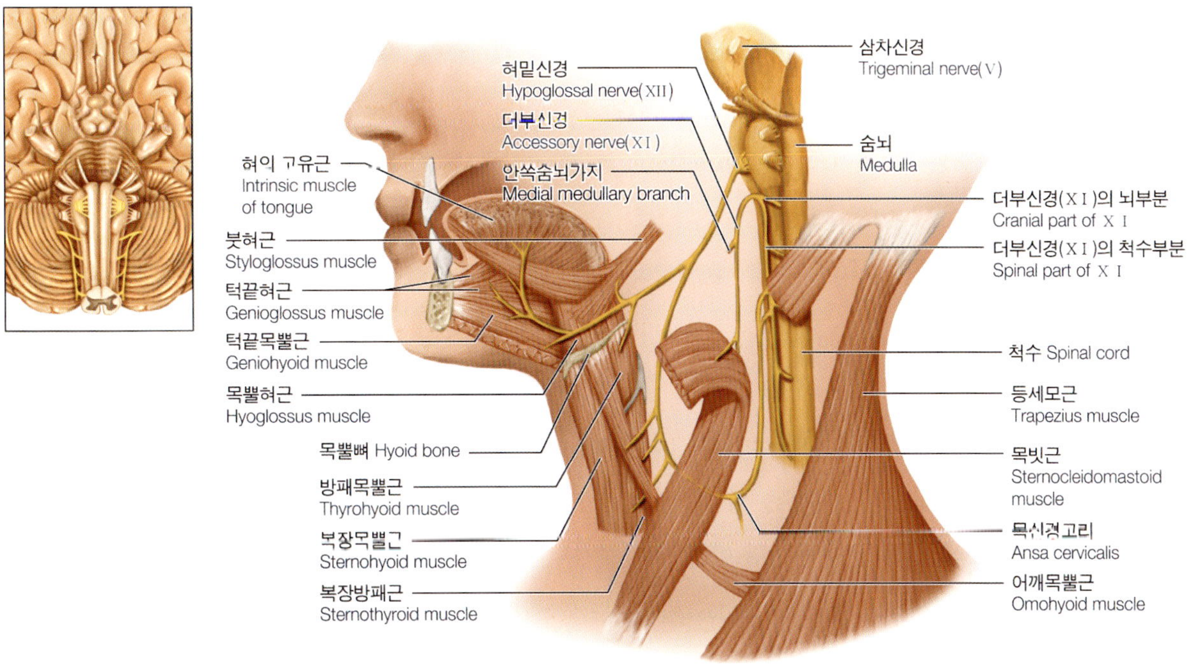

그림 14-9 **더부신경, 혀밑신경**

12) 혀밑신경(제12뇌신경, hypoglossal nerve)

혀밑신경은 혀의 운동을 관장하는 순수운동신경이다. 숨뇌의 바깥쪽 표면에서 피라미드와 올리브 사이에 있는 앞외측고랑을 통해 밖으로 나온다. 숨뇌의 표면에서 혀밑신경은 여러개의 작은뿌리(rootlet)로 나와 2개의 큰 신경섬유다발이 되어 각각 뇌경질막을 뚫고 혀밑신경관을 통해 머리안에서 밖으로 빠져나온 후에 다시 하나로 합쳐져 혀밑신경이 된다. 혀밑신경은 입천장혀근(palatoglossus muscle)을 제외한 혀의 모든 근육의 운동을 지배한다.

혀밑신경이 손상받게 되면 동일한 쪽의 혀 운동의 마비를 일으켜 점차 혀근육이 위축되며 발성, 삼킴 및 씹기에 영향을 준다.

2 척수신경(spinal nerve)

척수신경은 중추신경인 척수(spinal cord)에서 나온 말초신경으로 몸신경과 자율신경을 구성한다. 척수신경은 앞뿌리(anterior root)와 뒤뿌리(posterior root)로 앞, 뒤로 갈라져서 앞가쪽고랑과 뒤가쪽고랑에서 나온 후 합쳐져서 공동신경줄기를 형성한 후 척추사이구멍을 나오기 전에 척수신경을 형성한다. 앞뿌리(ventral root or anterior horn)는 척수로부터 나오는 신호를 전달하는 운동섬유(motor fiber)가 나오고, 뒤뿌리(dorsal root or posterior horn)는 척수로 감각신호를 전달하는 감각섬유(sensory fiber)가 들어간다. 따라서 일차감각신경세포들의 세포체는 척수의 뒤뿌리신경절(dorsal root spinal ganglion)에 모여 있다. 앞뿌리와 뒤뿌리는 척수사이구멍에서 한데 모여 척추뼈 사이를 통과하므로, 척주관(spinal canal)에서 나온 이후의 신경섬유다발에는 운동섬유와 감각섬유가 함께 존재한다. 또한 척수 윗부분에서는 거의 수평으로 가서 척수사이구멍을 나가지만 척수 아래부위에서는 각각 척추사이구멍을 나가기 위해서 비스듬히 아래가쪽방향으로 내려가며, 특히 허리신경과 엉치뼈신경에서는 척주관을 거의 수직으로 내려가 말꼬리(cauda epuina)라는 하위척수 신경다발을 형성한다.

척수신경은 척주관을 나온 후에 바로 교감신경줄기(sympathetic trunk)와 연결되는 2개의 교통가지를 내는데, 이를 백색교통가지(white ramus communicans), 회색교통가지(gray ramus communicans)라 한다. 백색교통가지는 교감신경의 신경절이전섬유이고, 회색교통가지는 교감신경의 신경절이후섬유로서 모든 민무늬근육·샘 등에 분포한다. 척주로부터 나온 척수신경은 또 다시 앞가지(ventral primary ramus)와 뒤가지(dorsal primary ramus)로 분지한다. 뒤가지는 신체 뒷벽에 대한 감각 및 운동을 지배하고, 이보다 훨씬 두꺼운 앞가지는 신체의 앞가쪽 벽과 팔다리의 감각 및 운동을 지배한다.

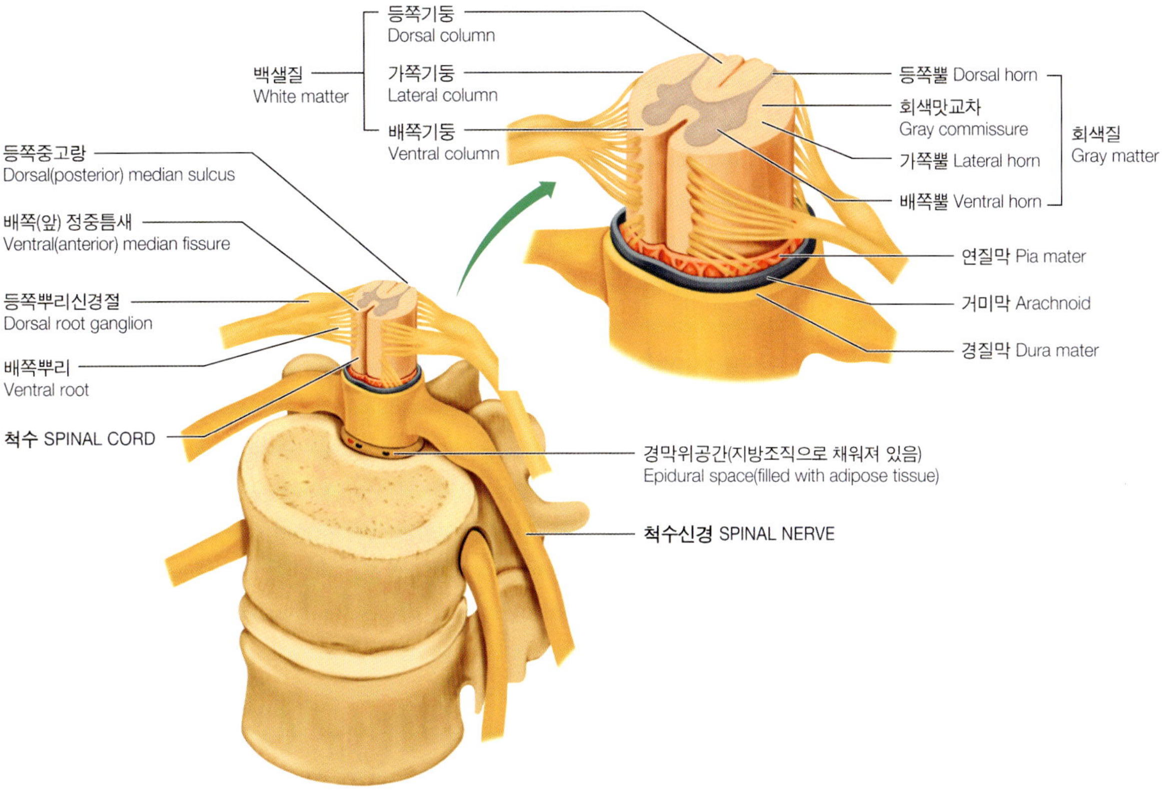

그림 14-10 척수

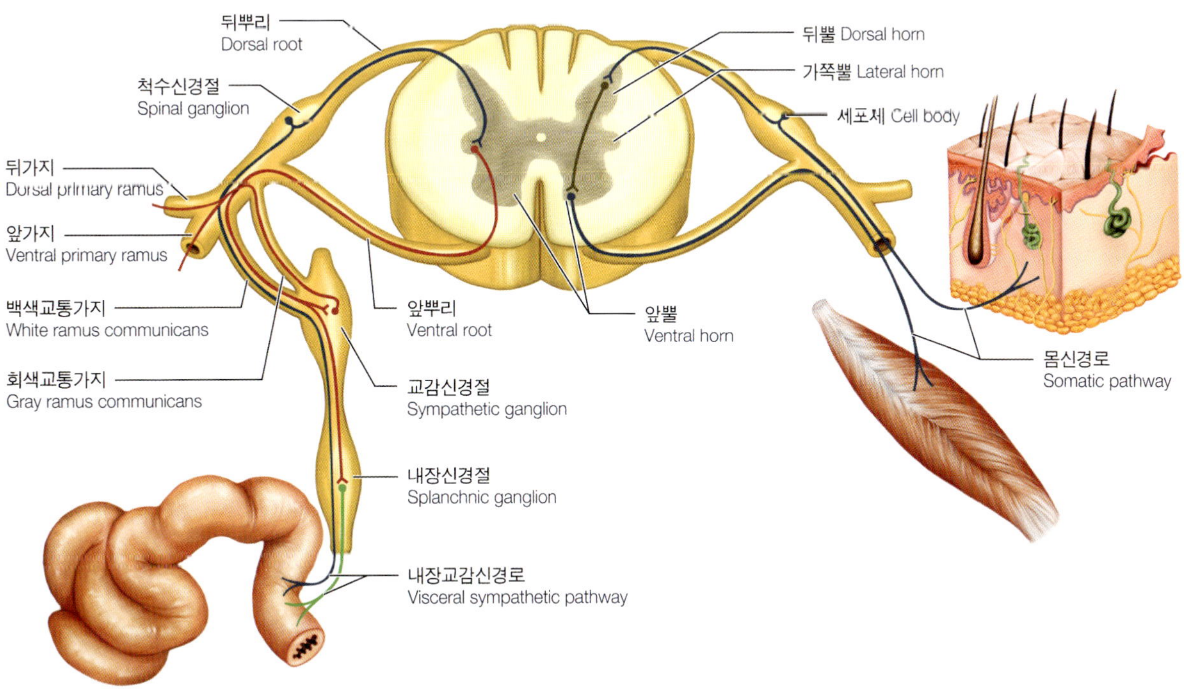

그림 14-11 척수신경의 구조

기능적으로 척수신경은 중추신경에서 말초로 신경흥분을 전달하는 날신경섬유와 말초에서 중추신경으로 감각신경흥분을 전달하는 들신경섬유로 나눌 수 있다. 척수의 날신경섬유는 척수에서 뼈대근으로 신경흥분을 전달하는 일반몸날신경섬유(general somatic efferent fiber, GSE)와 척수에서 내장으로 신경흥분을 전달하는 일반내장날신경섬유(general visceral efferent fiber, GVE)로 나뉜다. 또한 척수의 들신경섬유는 신체로부터 척수로 외부감각 및 고유감각 신경흥분을 전달하는 일반몸들신경섬유(general somatic afferent fiber, GSA)와 내장으로부터 척수로 내부감각신경흥분을 전달하는 일반내장들신경섬유(general visceral afferent fiber, GVA)로 나뉜다.

척수는 31개의 척수분절(spinal cord segment)로 나누어지고 이와 일치하는 31쌍의 척수신경(spinal nerve)이 있으며 다음과 같이 나눈다.

목신경 8쌍을 비롯하여, 가슴신경 12쌍, 허리신경 5쌍, 엉치신경 5쌍, 꼬리신경 1쌍으로 이루어져 있다. 이들 척수신경은 각각 척수의 앞뿌리와 뒤뿌리가 척수에서 갈라져 나온 뒤 다시 합쳐진 후에 앞가지와 뒤가지로 나뉘어서 나가게 된다.

1) 목신경(cervical nerve)

목신경은 8쌍이 있다. 첫째목신경은 머리뼈와 첫째목뼈 사이에서 나오고, 둘째에서 일곱째목신경은 해당하는 척추뼈 바로위에서 척주관 사이를 나온다. 여덟째목신경은 일곱째목뼈와 첫째등뼈 사이를 나온다. 목신경의 앞가지는 목신경얼기(cervical plexus)와 팔신경얼기(brachial plexus)를 구성하고, 뒤가지는 뒷머리와 목의 피부, 근육에 분포한다.

2) 가슴신경(thoracic nerve)

신경얼기를 형성하지 않는 가슴신경은 12쌍이 있는데 이들의 앞 일차가지는 갈비뼈들 사이에 분포하기 때문에 갈비사이신경(intercostal nerve)이라 하고 첫째에서 ~12번째 가슴신경은 첫 번째 갈비뼈 아래에 있기 때문에 갈비밑신경(subcostal nerve)라 한다. 갈비사이신경 및 갈비밑신경은 가슴안, 배안의 피부와 근육에 분포한다. 뒤일차가지는 등의 피부와 깊은 근육에 분포한다. 첫째 가슴신경은 팔신경얼기, 열두째가슴신경은 허리신경얼기(lumbar plexus)를 구성하는데 참여한다.

3) 허리신경(lumbar nerve)

허리신경은 5쌍이 있으며 이들의 앞 일차가지는 허리신경얼기와 엉치신경얼기(sacral plexus)를 구성하는데 참여하고 뒤일차가지들은 볼기(넙다리뼈의 큰돌기까지)뒷면 피부와 깊은근육에 분포한다.

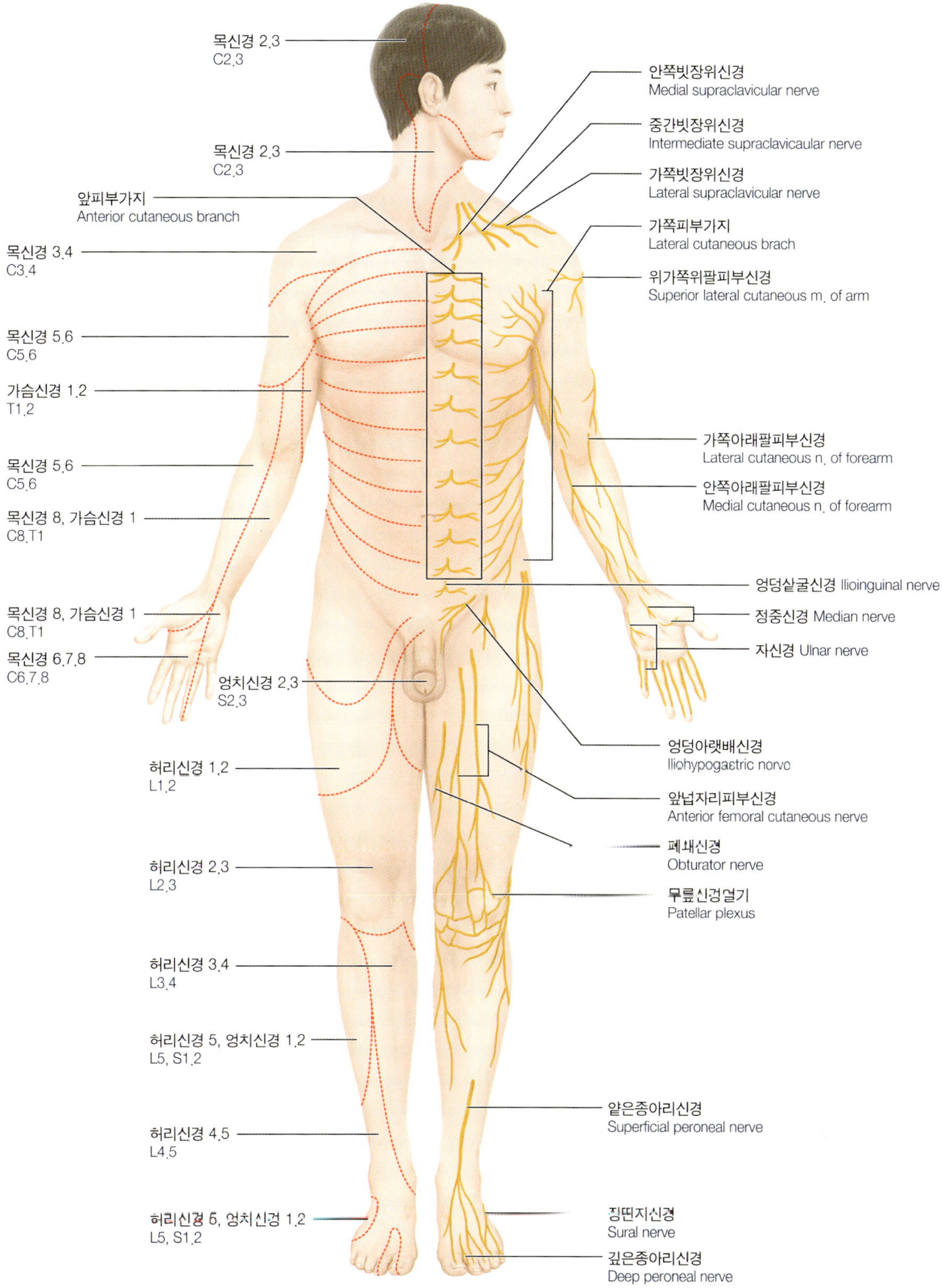

그림 14-12 척수신경과 피부분절영역(앞면)

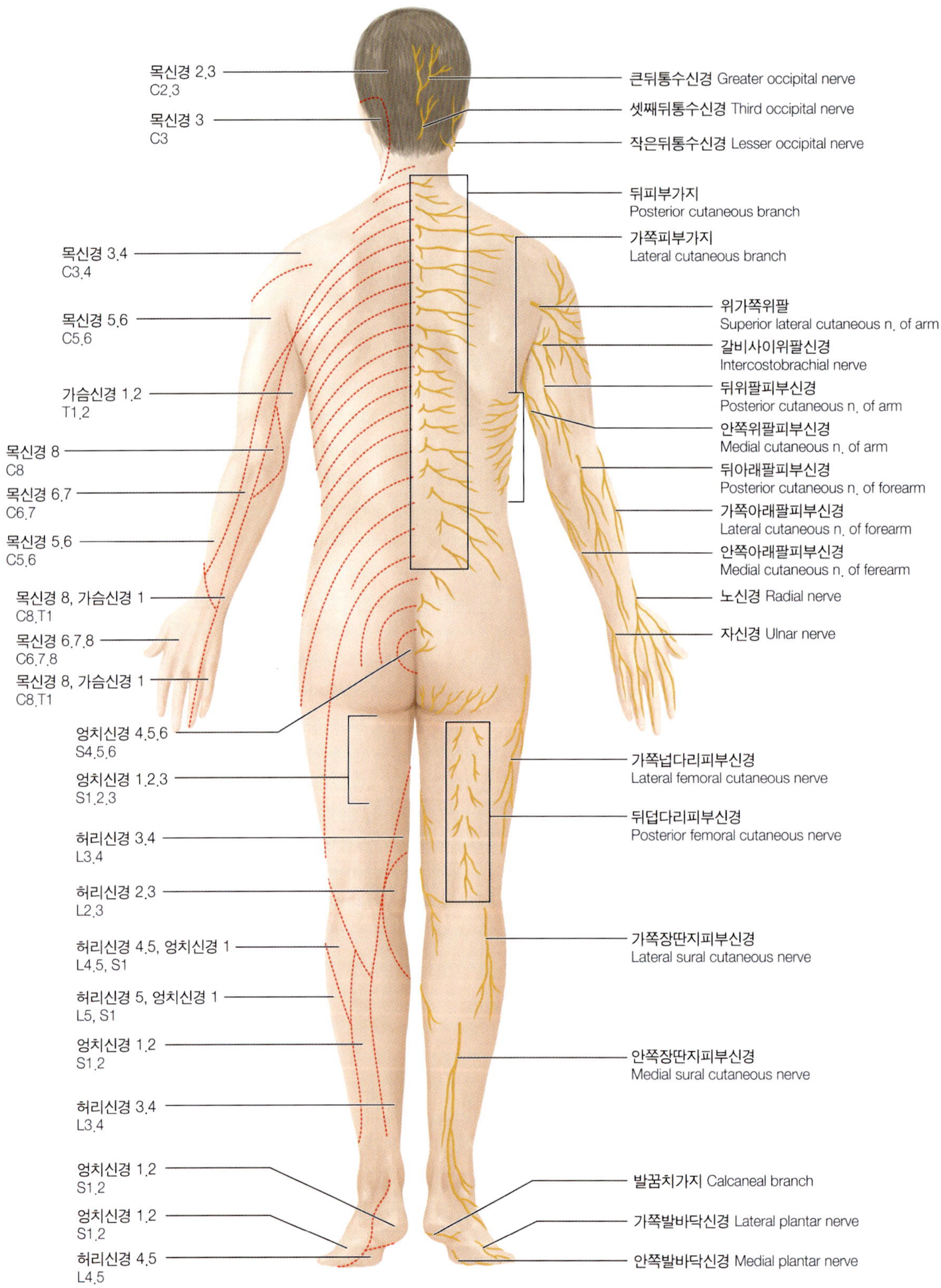

그림 14-13 **척수신경과 피부분절영역**(뒷면)

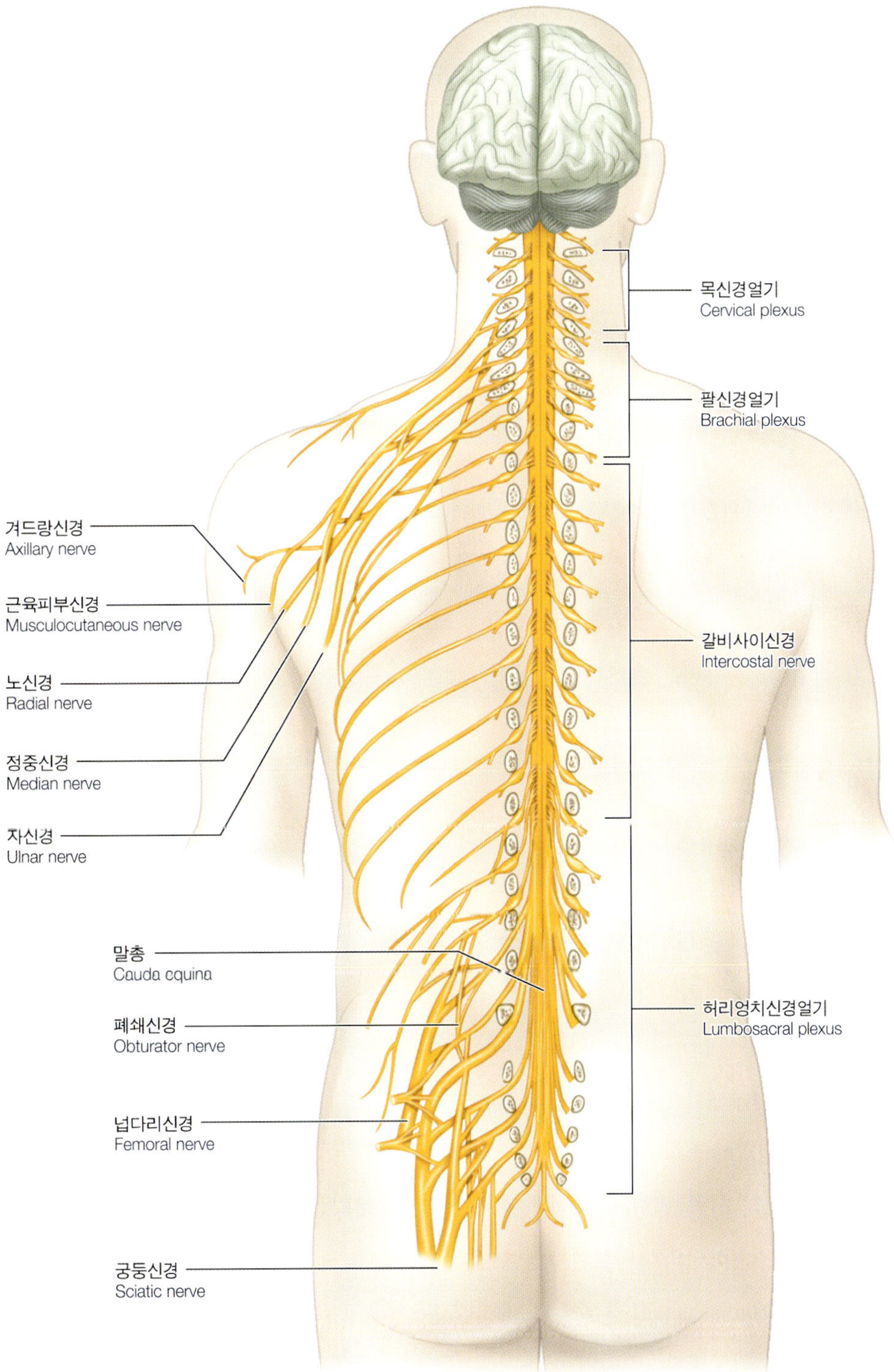

그림 14-14 척수신경의 분포

4) 엉치신경과 꼬리신경(scaral and coccygeal nerve)

엉치신경에는 5쌍이 있고, 꼬리신경에는 1쌍이 있다, 엉치신경의 앞가지는 엉치신경얼기를 구성하고, 뒤가지는 엉덩이 안쪽의 피부와 깊은 근육에 분포한다.

5) 척수신경얼기

척수신경 중 가슴신경을 제외한 목신경, 허리신경 및 엉치뼈신경의 앞 일차가지들은 신경얼기(nerve plexus)라는 복잡한 신경그물을 형성하며, 각 신경얼기 속에서 신경섬유들은 세밀하고도 정교하게 재배열하여 신체의 여러 부위에 분포하게 되므로 신경얼기에서 나가는 말초신경은 1개 이상의 척수분절에서 오는 신경섬유로 이루어진다.

(1) 목신경얼기(cervical plexus)

목신경얼기는 첫째목신경에서 넷째목신경($C_1 \sim C_4$)까지의 앞가지들로 구성된다. 목신경얼기는 목과 등 앞가슴의 윗부분을 지배한다. 목신경얼기에서 가장 중요한 신경은 가로막을 지배하는 가로막신경(phrenic nerve)이다.

(2) 팔신경얼기(brachial plexus)

팔신경얼기는 다섯째목신경에서 첫째가슴신경($C_5 \sim T_1$)까지의 앞가지들로 구상된다. 팔신경얼기 아래의 다음 신경들은 어깨와 팔 부위를 지배한다.

① 겨드랑이신경(axillary nerve)은 어깨세모근과 작은원근을 지배하고, 감각기능은 위팔의 위가쪽피부 영역이다.

② 근육피부신경(musculocutaneous nerve)은 위팔의 앞칸에 있는 모든 근육을 지배하고, 감각기능은 아래팔의 가쪽 피부의 감각영역이다.

③ 정중신경(median nerve)은 아래팔의 앞칸에 있는 모든 근육(자쪽손목굽힘근과 깊은 손가락굽힘근의 안쪽 절반은 예외), 세 가지 엄지 두덩근, 첫째와 둘째 벌레근을 지배하고, 감각기능은 손바닥의 가쪽 피부영역이다.

④ 노신경(radial nerve)은 위팔과 아래팔 뒤칸의 모든 근육을 지배하고, 감각기능은 위팔과 아래팔의 뒤쪽피부, 위팔의 아래가쪽면, 손의 등가쪽면 피부영역이다.

⑤ 자신경(ulnar nerve)은 손의 내재근육(세가지 엄지두덩근육, 첫째와 둘째 벌레근 예외) 아래팔에서 자쪽손목굽힘근과 깊은손가락힘근의 안쪽절반을 지배하고, 감각기능은 아래팔의 앞안쪽 피부영역이다.

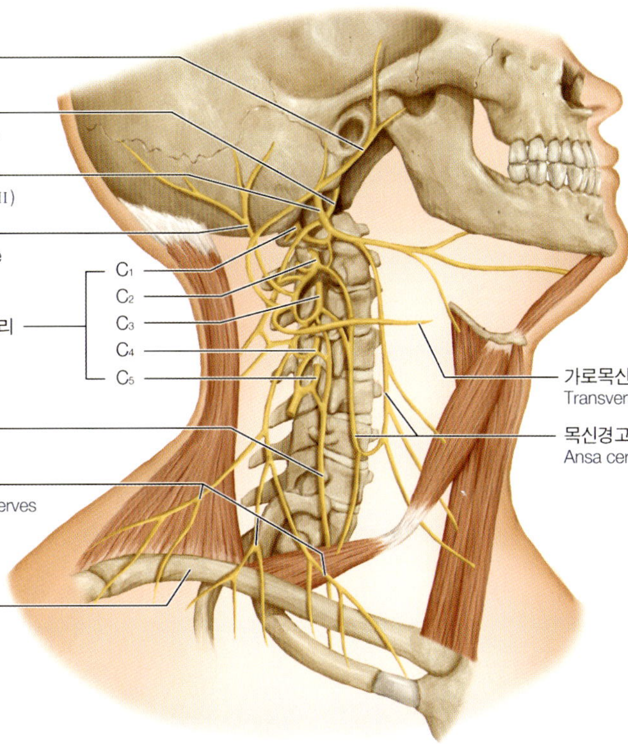

A. 목신경얼기의 해부학적 위치

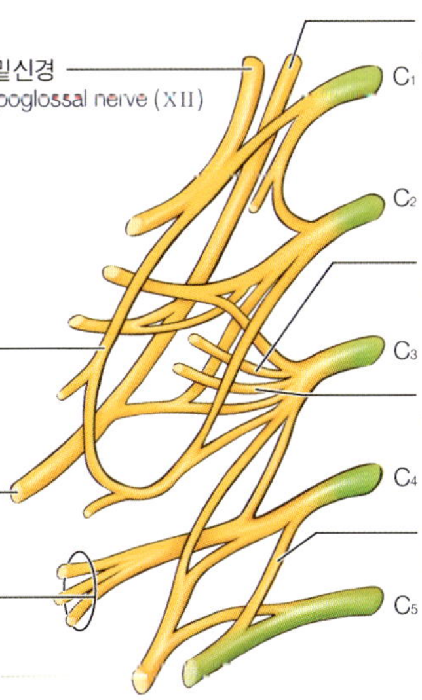

B. 목신경얼기의 구조

그림 14-15 목신경얼기

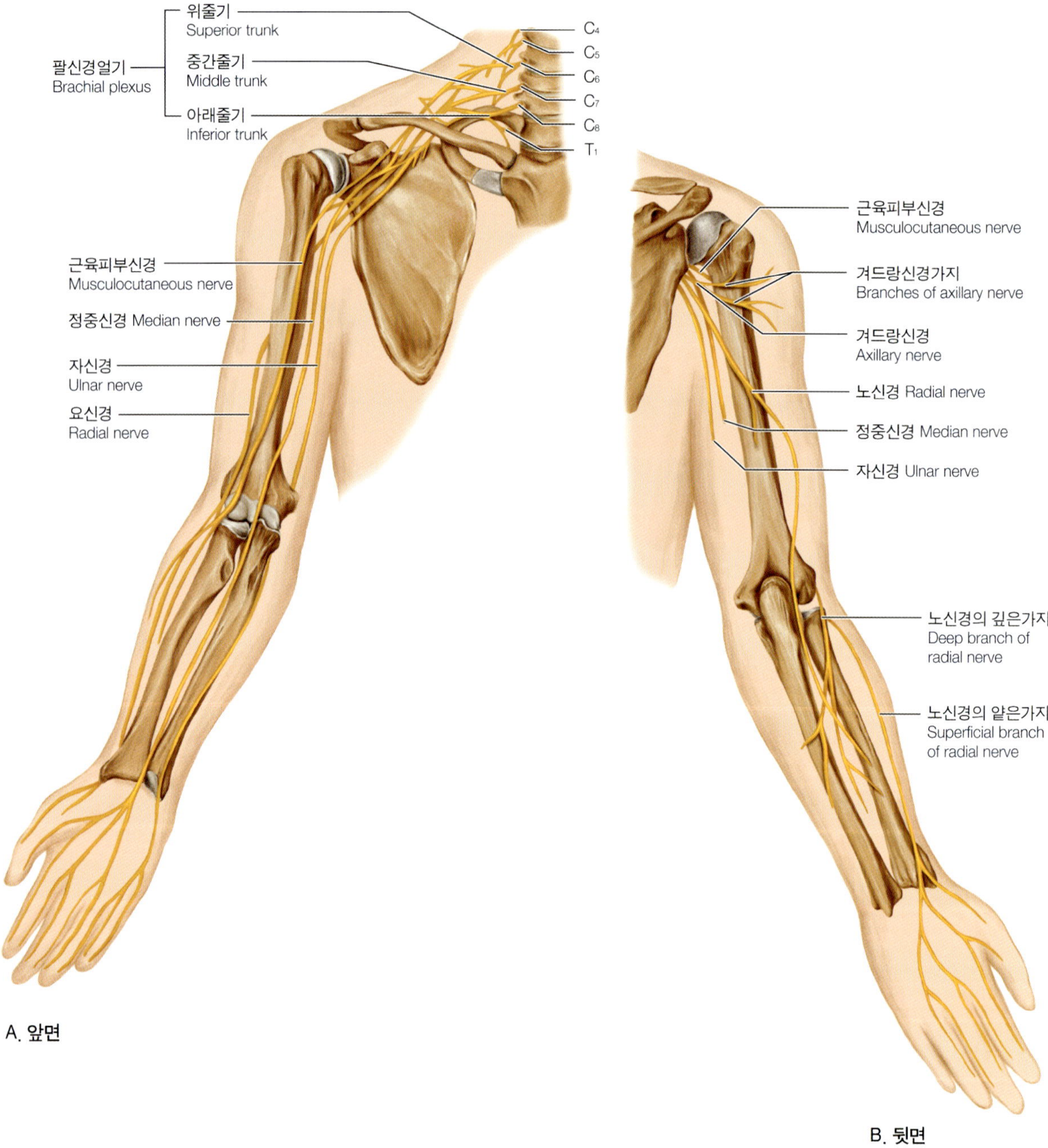

그림 14-16 **팔신경얼기**

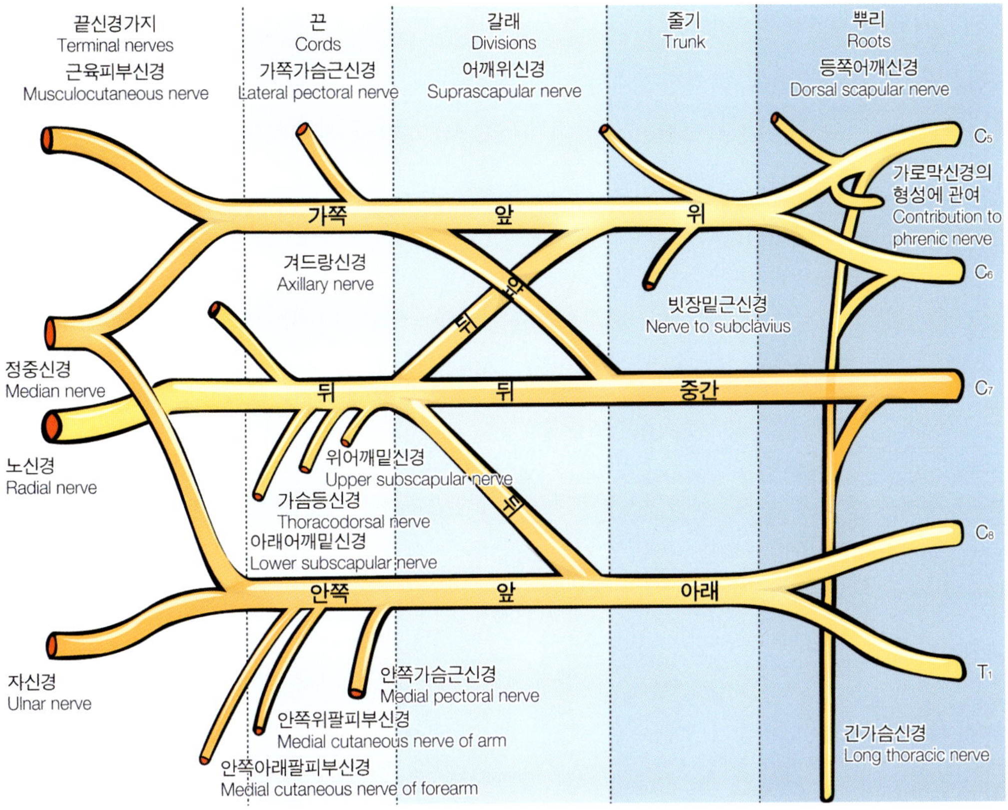

A. 팔신경얼기의 모식도

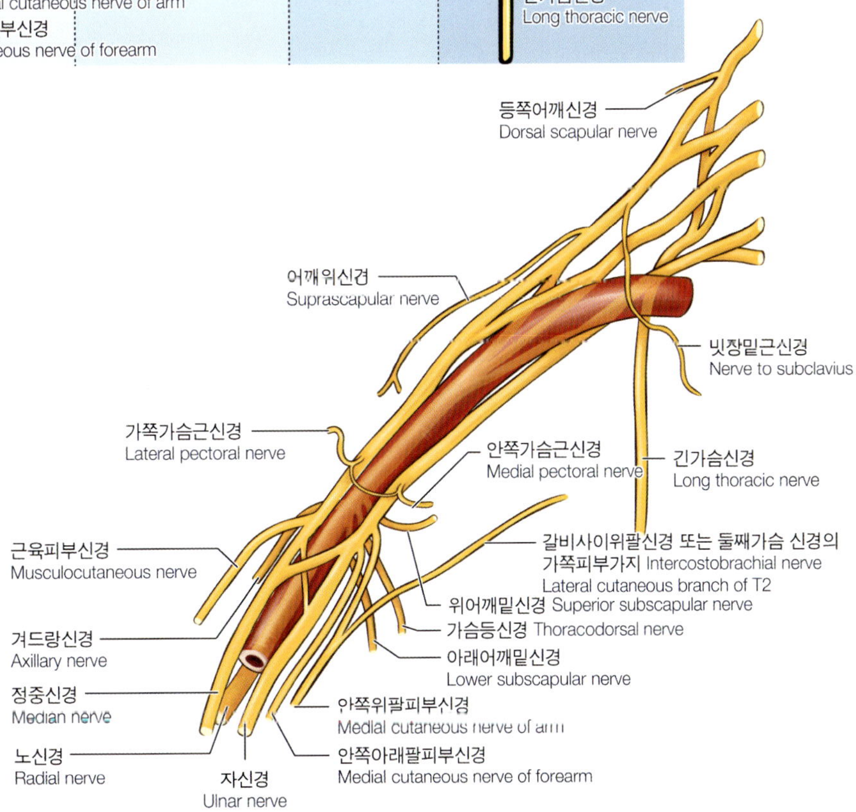

B. 겨드랑동맥과의 관계

그림 14-17 팔신경얼기와 겨드랑동맥과의 관계

(3) 허리신경얼기(lumbar plexus)

허리신경얼기는 첫 번째 허리신경에서 네 번째 허리신경(L_1~L_4)까지의 앞가지로 구성되며, 갈비밑신경(T_{12})에서도 일부 가지를 받는다. 넙다리의 앞안쪽 근육들의 운동과 아랫배벽, 바깥 생식기 및 넙다리와 종아리의 앞안쪽 피부 감각을 담당한다. 다음과 같은 신경들이 허리신경얼기에서 유래한다.

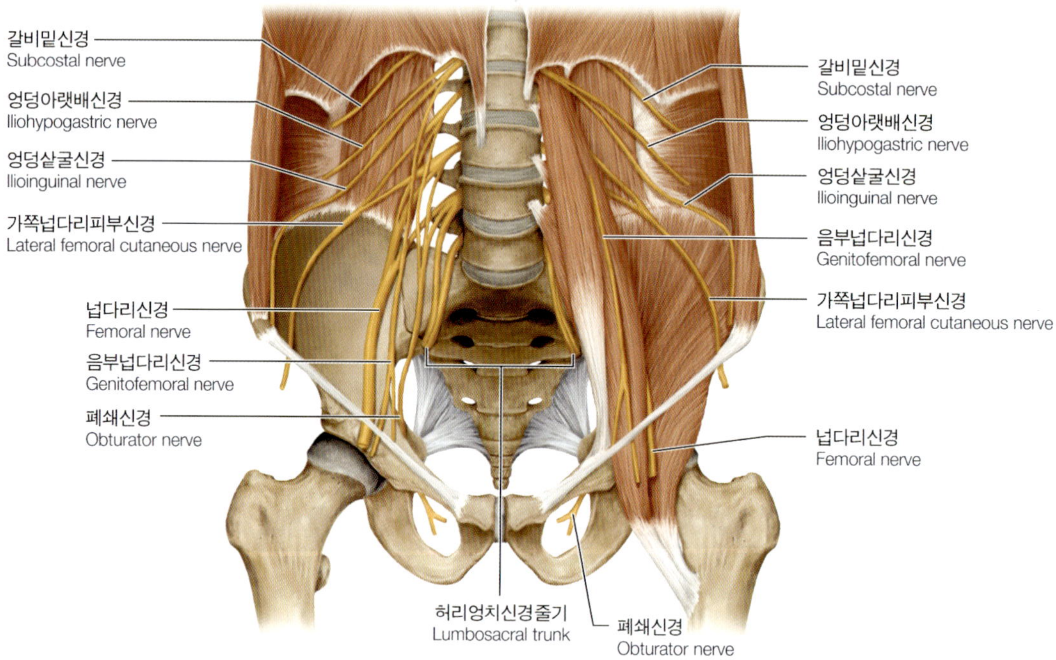

A. 아래배벽부위의 허리신경얼기

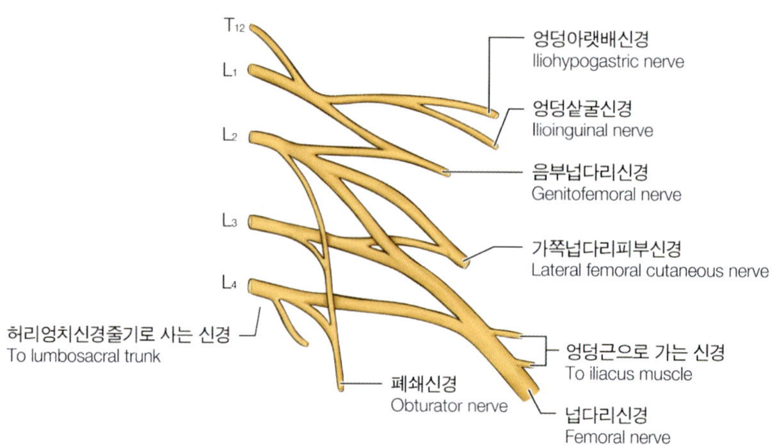

B. 허리신경얼기의 모식도

그림 14-18 허리신경얼기

① 넙다리신경(femoral nerve)은 엉덩근, 두덩근 및 넙적다리 앞쪽 구획의 근육을 지배하고, 감각기능은 넙적다리의 앞쪽과 다리의 안쪽면의 피부영역이다.

② 폐쇄신경(obturator nerve)은 바깥폐쇄근, 두덩근 및 넙적다리의 안쪽구획의 근육을 지배하고, 감각기능은 넙적다리 안쪽면의 피부영역이다.

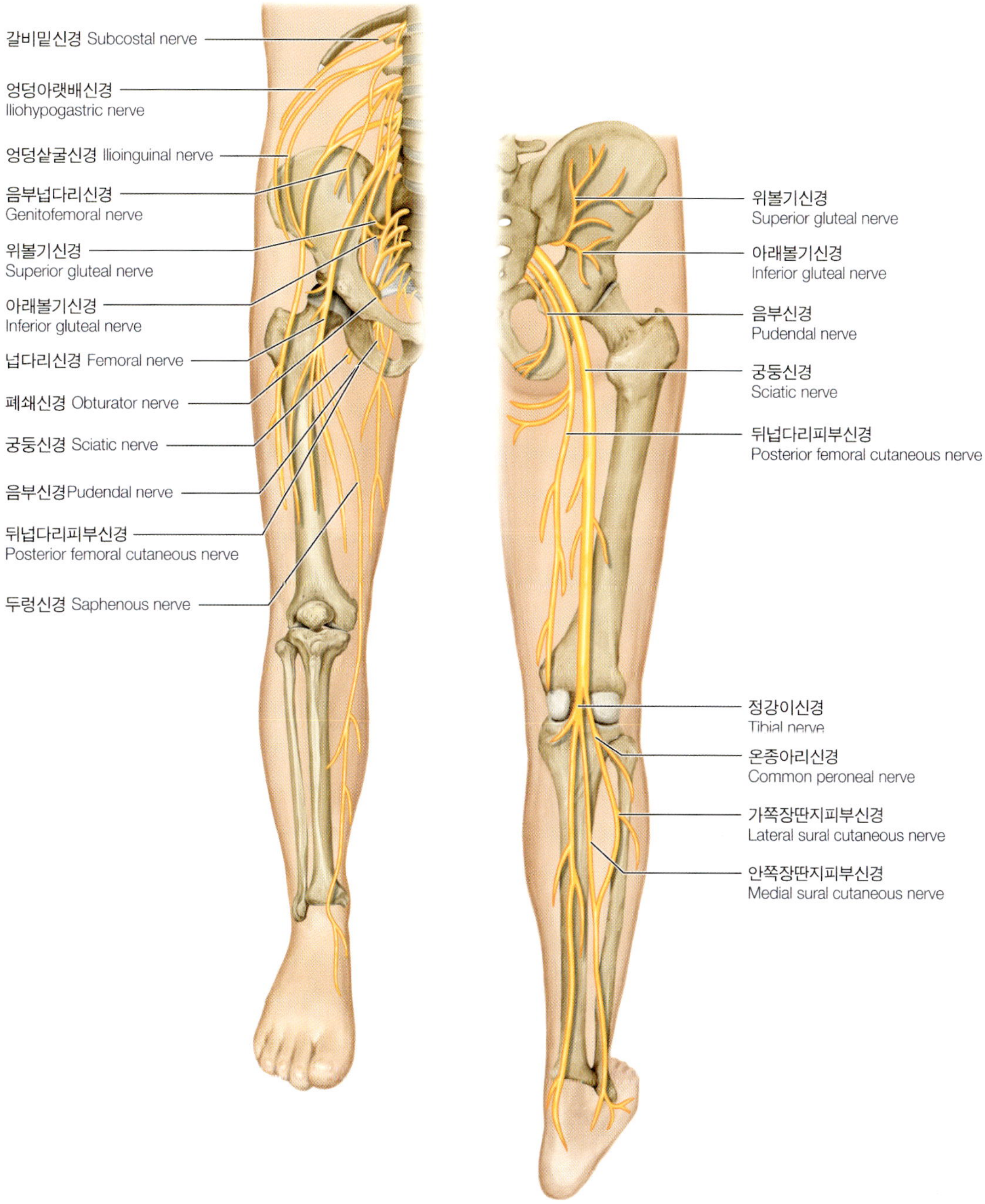

그림 14-19 **허리신경얼기의 다리분포**

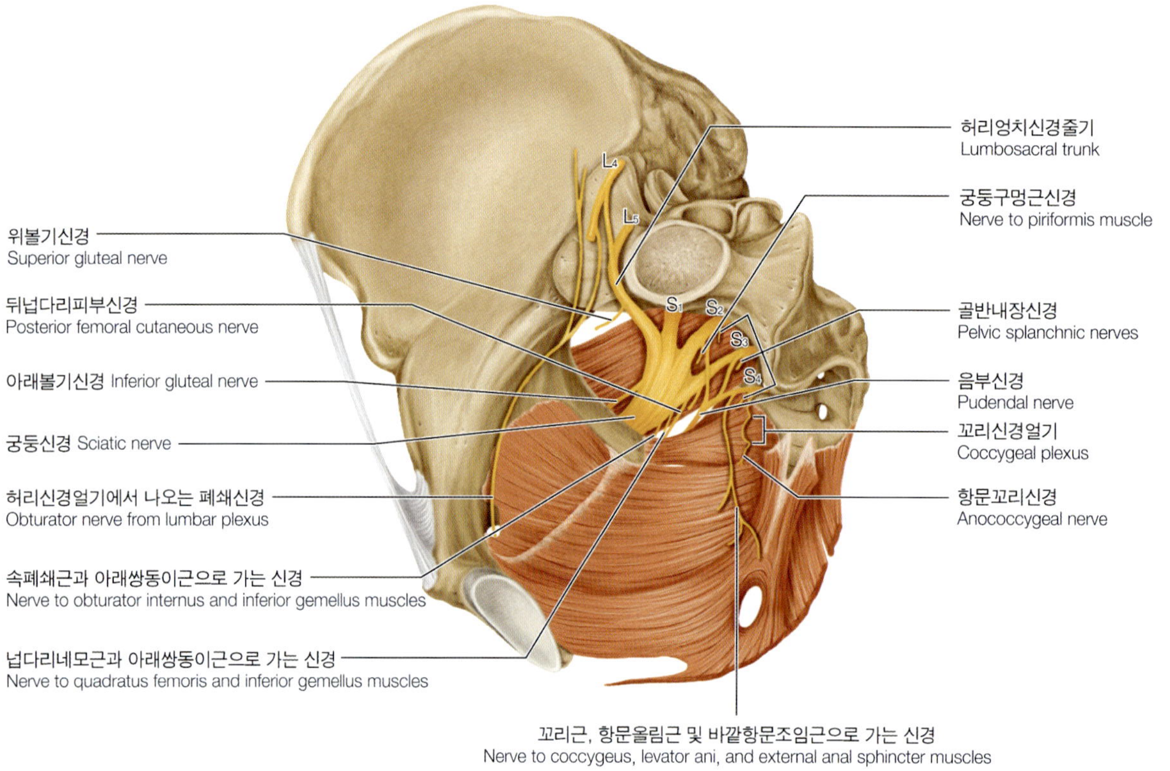

A. 엉치신경얼기의 위치

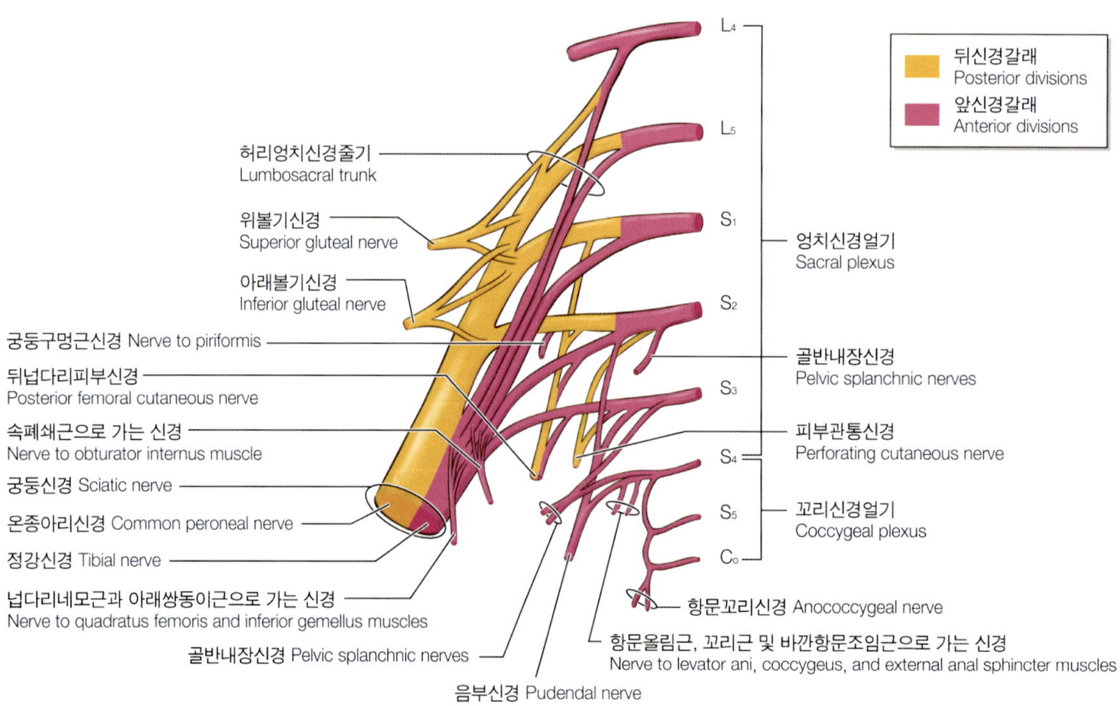

B. 엉치신경얼기의 모식도

그림 14-20 엉치신경얼기

(4) 엉치신경얼기(sacral plexus)

엉치신경얼기는 네 번째 허리신경에서 네 번째 엉치신경(L_4~S_4)까지의 앞가지들로 구성된다. 엉치신경얼기는 샅부분, 외음부, 엉덩이부분, 넙다리뒷부분, 종아리 및 발의 근육 운동과 피부 감각을 담당한다. 다음 신경들이 엉치신경얼기에서 유래한다.

① 궁둥신경(sciatic nerve)은 넙다리 뒷부분의 근육과 종아리굽힘근을 지배하고, 감각기능은 넙다리 뒷부분의 피부영역이다.

② 온종아리신경(common peroneal nerve)은 넙다리두갈래근의 짧은갈래, 종아리 앞가쪽 근육, 발의 짧은발가락 폄근을 지배하고, 감각기능은 종아리의 앞가쪽면과 발등 피부영역이다.

③ 정강신경(tibial nerve)은 종아리의 발바닥굽힘근 및 발의 고유근을 지배하고, 감각기능은 발의 뒤가쪽과 발바닥의 피부영역이다.

④ 음부신경(pudendal nerve)은 샅부위의 뼈대근육을 지배하고, 감각기능은 샅부위와 외음부의 피부영역이다.

3 자율신경계(autonomic nervous system, ANS)

자율신경계는 뇌나 척수에서 나와 심상을 비롯한 신체의 모든 민무늬근육·샘과 같은 불수의적인 구조들의 신경지배와 관계가 있는 말초신경계통이다.

자율신경은 중추신경의 지배에 별로 의존하지 않고 거의 자율적으로 활동하고 있으나, 실제로는 시상하부 및 상위 중추신경의 지배를 받고 있다. 자율신경계통은 중추 및 말초신경계통에 모두 분포되어 있고 교감신경(sympathetic nerve)과 부교감신경(parasympathetic nerve)으로 나누며 들신경 및 날신경섬유를 갖는다. 신경절이전신경세포(preganglionic neuron)와 신경절이후신경세포(postganglionic neuron)의 두 종류의 신경세포로 구성되고(교감신경절에는 사이신경세포도 있다) 시상하부의 영향을 받는다.

부교감신경은 형태학적으로 독립된 존재가 아니고, 뇌척수신경 속에 섞여서 달린다. 눈돌림신경, 얼굴신경, 혀인두신경 및 미주신경이나 둘째~넷째엉치뼈신경 중 골반내장신경(pelvic splanchnic nerve)에는 부교감 신경의 섬유가 섞여 있다.

1) 교감신경계통(sympathetic system)

교감신경계통은 가슴척수와 허리척수에서 시작하고 교감신경의 날신경섬유는 T_1~L_2의 척수회백질에서 시작한다. 교감신경계통은 신경줄기의 부위에 따라서 머리목부분, 가슴배부분 및 골반부분으로 구분한다. 가슴허리계통(thoracolumbar system), 아드레날린신경계통(adrenergic system)이라고도 불리며, 위급하고 심각한 상황에서 이뤄지는 신체작용을 자극하여 심장박동수와 수축력의 증가, 혈압의 상승 등의 반응을 일으킨다.

신경절이전신경세포(preganglionic neurons)는 중간가쪽세포기둥(intermediolateral cell column)에 들어있다. 척수신경 앞뿌리(ventral root)와 백색교통가지(white communicating rami)를 거쳐 교감신경줄기(sympathetic trunk)에 투사되거나 내장신경(splanchnic nerve)을 거쳐 척추앞신경절(prevertebral ganglia, collateral ganglia)에 투사된다. 교감신경줄기나 척추앞신경절에서 신경절이전신경세포가 신경절이후신경세포와 연접한다.

신경절이후신경세포(postganglionic neurons)는 교감신경줄기에 있는 척추옆신경절(paravertebral ganglia)이나 척추앞신경절에 들어 있다. 교감신경줄기로부터 회색교통가지(gray communicating rami)를 거쳐 척수신경으로 전달되어 혈관, 털세움근, 땀샘 등에 분포한다. 척추앞신경절로부터 배와 골반의 내장에 투사된다.

사이신경세포(interneurons)는 SIF 세포(small intensely fluorescent cell, SIF cell)라고도 불리며 교감신경절에 들어있다. 도파민을 전달물질로 사용하며 억제성이다.

아세틸콜린(acetylcholine, ACh)은 신경절이전신경세포(preganglionic neuron)의 신경전달물질이며, 노르에피네프린(norepinephrine)은 신경절이후교감신경세포(postganglionic sympathetic neuron)의 신경전달물질로 땀샘과 일부 혈관은 예외적으로 아세틸콜린을 이용한 교감신경의 지배를 받는다. 혈관작용창자펩티드(vasoactive intestinal polypeptide, VIP)는 일부 신경절이후부교감신경섬유에 아세틸콜린과 더불어 존재하며 혈관확장물질(vasodilator)이다.

2) 부교감신경계통(parasympathetic system)

부교감신경계통은 뇌와 엉치척수에서 나오고 부교감신경의 날신경섬유는 눈돌림신경(Ⅲ), 얼굴신경(Ⅶ), 혀인두신경(Ⅸ), 미주신경(Ⅹ)의 뇌신경과 둘째~넷째엉치신경의 척수회백질에서 나온다. 대부분의 부교감신경섬유는 교감신경섬유처럼 척수신경 안에서 이동하지 않는다. 뇌신경 12쌍 중 눈돌림신경, 얼굴신경, 혀인두신경, 미주신경은 신경절이전부교감신경섬유를 갖는다.

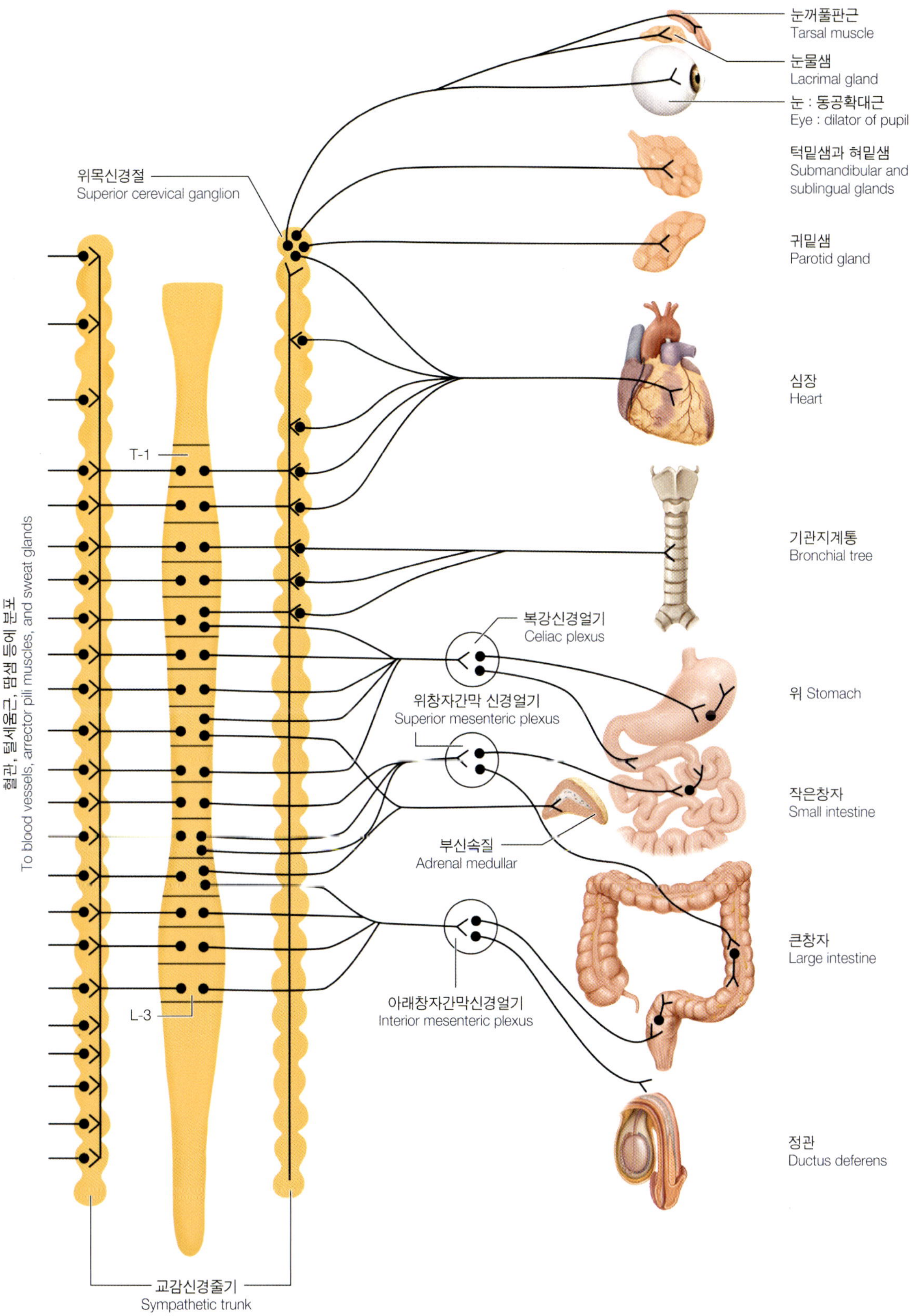

그림 14-21 **교감신경계**

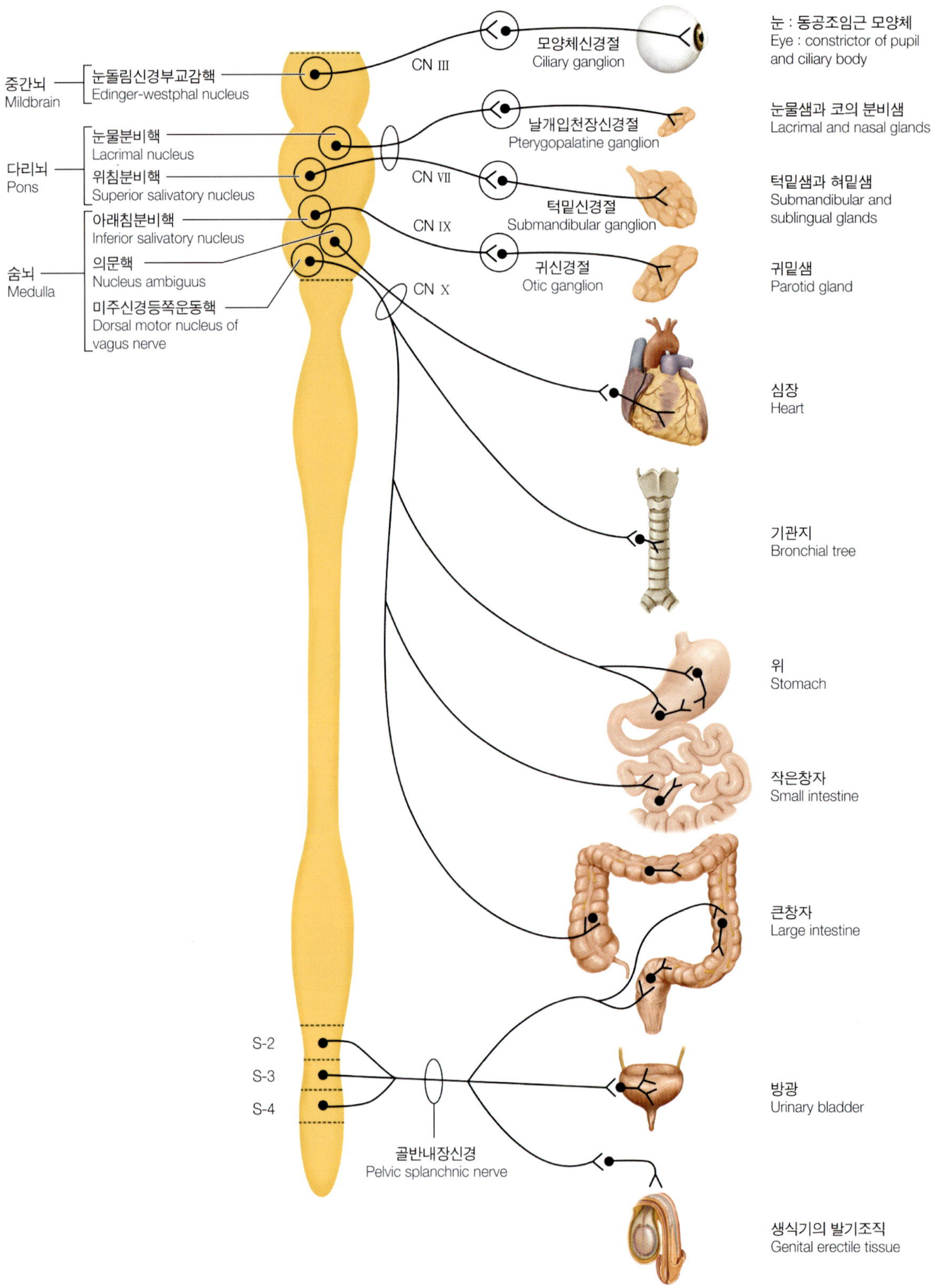

그림 14-22 부교감신경계

뇌엉치계통(craniosacral system) 또는 콜린신경계통(cholinergic system)이라고도 불린다. 부교감신경계는 교감신경계와 길항적으로 작용하여 우리 몸을 이완 상태로 만들어 심장박동수 감소, 음식의 소화와 흡수의 증가 등과 같이 에너지를 보존하고 기력을 회복하는 작용을 자극한다. 신경절이전섬유 및 신경절이후섬유가 모두 아세틸콜린(acetylcholine)을 신경전달물질로 이용한다.

(1) 뇌신경부분(cranial division)

뇌신경부분은 눈돌림 신경(oculomotor never, CN Ⅲ), 얼굴신경(Facial nerve, CN Ⅶ), 혀인두신경(glossopharyngeal nerve, CN Ⅸ), 미주신경(vagus nerve, CN Ⅹ) 등 4 종류의 뇌신경과 관련이 있다.

얼굴신경은 위침분비핵(superior salivatory nucleus)은 신경절이전섬유가 날개입천장신경절과 턱밑신경절에 투사된다. 날개입천장신경절(pterygopalatine ganglion)은 신경절이후섬유가 눈물샘과 코나 입천장의 점막에 투사된다. 턱밑신경절(submandibular ganglion)은 신경절이후섬유가 턱밑샘(submandibular gland)과 혀밑샘(sublingual gland)에 투사된다.

혀인두신경(glossopharyngeal nerve, CN Ⅸ)은 아래침분비핵(inferior salivatory nucleus)은 신경절이전섬유가 귀신경절에 투사되고, 귀신경절(otic ganglion)은 신경절이후섬유가 귀밑샘(parotid gland)에 투사된다.

미주신경(vagus nerve, CN Ⅹ)은 등쪽운동핵(dorsal motor nucleus)은 신경절이전섬유가 내장기관의 속이나 근처에 있는 벽속신경절이나 종말신경절에 투사된다.

벽속신경절(종말신경절)[intramural ganglia(terminal ganglia)]은 짧은 신경절이후섬유를 거쳐 가슴과 배의 내장을 지배한다.

의문핵(nucleus ambiguus)은 신경절이전섬유가 심장의 벽속신경절에 투사되어 굴심방결절(sinoatrial node)과 방실결절(atrioventricular node)을 조절한다.

(2) 엉치부분(sacral division)

척수의 S_2~S_4분절에 있는 엉치부교감핵으로부터 시작된다. 신경절이후신경세포는 내장벽에 또는 그 근처나 속에 존재하는 벽속신경절을 형성한다.

골반신경(pelvic nerve)을 거쳐 왼굽이(left colic flexure) 아래의 잘룩창자, 방광배뇨근(detrusor), 생식기 등과 같은 아랫배와 골반의 내장을 지배한다. 배뇨(micturition), 배변(defecation), 성기능(sexual function) 등과 관련이 있다.

(3) 신경전달물질(neurotransmitters)

아세틸콜린(acetylcholine), 혈관작용창자펩티드(VIP), 산화질소(nitric oxide)가 있으며 VIP는 아세틸콜린과 공존하며, 샘분비운동신경세포와 혈관확장신경세포를 자극한다. 산화질소(nitric oxide)는 새로이 발견된 신경전달물질로서 민무늬근육의 이완과 음경의 발기를 일으킨다.

3) 창자신경얼기(enteric plexus)

위창자관의 벽속신경절과 신경얼기로 구성된다. 점막밑신경얼기(submucosal plexus, meissner plexus)와 근육층신경얼기(myenteric plexus, auerbach plexus)가 있다. 신경절이후교감신경에 의하여 영향을 받는다. 신경절이전부교감신경에 의하여 영향을 받는다. 중추신경계통의 신경지배가 차단되면 독립적으로 작용한다. 위창자관의 운동성(gastrointestinal motility)을 조절하는데 있어서 주된 역할을 한다.

4) 기관별 자율신경 분포(autonomic innervation of selected organs)

(1) 눈(eye)

① 교감신경(sympathetic input)

시상하부의 신경세포가 T_1, T_2 분절의 중간가쪽세포기둥에 있는 섬모체척수중추(ciliospinal center of budge)에 직접 투사되고, T_1, T_2 분절의 중간가쪽세포기둥(intermediolateral cell column)에서 시작된 신경절이전섬유가 교감신경얼기를 거쳐 위목신경절에 투사된다. 위목신경절(superior cervical ganglion)로부터 시작된 신경절이후섬유가 속목동맥을 거쳐 해면정맥굴에 투사된다.

동공을 확대시키는 신경섬유가 위눈확틈새를 지나 삼차신경의 코섬모체신경(nasociliary nerve)과 긴섬모체신경(long ciliary nerve)을 거쳐 홍채의 동공확대근(dilator pupillae)에 도달한다. 이 신경섬유가 눈확으로 들어가기 전에 일부 섬유가 목동맥고실신경(caroticotympanic nerve)에 합류한다. 중이염(otitis media)이 있을 때 눈꺼풀처침(ptosis), 안구함몰(enophthalmos), 동공수축(miosis), 홍조(flushing), 반땀없음증(hemianhidrosis) 등을 보이는 호너증후군이 나타나는 것도 이 때문이다.

눈꺼풀판근(tarsal muscles of Müller)을 담당하는 신경섬유가 시각신경관을 지나는 눈동맥(ophthalmic artery)을 거친 후에 눈꺼풀에 도달한다. 눈에 전달되는 교감신경의 경로 중에서 어느 단계에서든지 차단되면 호너증후군(Horner syndrome)이 일어난다.

② 부교감신경(parasympathetic input)

눈돌림신경 부교감핵(Edinger-Westphal nucleus)으로부터 시작된 신경절이전섬유가 눈돌림 신경을 거쳐 모양체신경절에 투사되고, 모양체신경절(ciliary ganglion)로부터 시작된 신경절이후섬유가 짧은모양체신경(short ciliary nerve)을 거쳐 동공을 수축시키는 동공조임근(sphincter pupillae)과 조절(accommodation)작용에서 수정체의 모양을 변화시키는 모양체근(ciliary muscle)에 투사된다. 신경절이후섬유(postganglionic fiber)가 동공빛반사(pupillary light reflex)의 날경로를 중개한다.

부교감신경이 차단되면 속눈근육마비(internal ophthalmoplegia)가 일어나서 동공이 반응을 보이지 않고 확장된 채로 고정되며, 조절마비(paralysis of accommodation, cycloplegia)가 나타난다.

(2) 혈관(blood vessels)

혈관에는 교감신경계통이 분포한다. 동맥과 세동맥(arteries and arterioles)은 교감신경의 노르에피네프린이 작용하여 알파수용기를 자극하면 피부와 내장의 혈관이 수축하고, 교감신경의 에피네프린이 작용하여 베타수용기를 자극하면 뼈대근육의 동맥이 확장된다. 혈관은 부교감신경의 영향을 받지 않는다.

대형정맥과 세정맥(large veins and venules)은 중등도의 신경분포를 받고, 모세혈관(capillaries)은 신경분포가 없는 것으로 보인다.

뇌혈관(cerebral blood vessels)은 혈액 속의 대사물질(이산화탄소와 산소)에 반응한다.

(3) 심장(heart)

① 교감신경(sympathetic input)

T_1～T_5 분절의 중간가쪽세포기둥(intermediolateral cell column)으로부터 시작된 신경절이전섬유가 교감신경줄기의 위쪽 가슴신경절과 세 목신경절에 투사된다. 위쪽 교감신경줄기(rostral sympathetic trunk)로부터 시작된 신경절이후섬유가 심장신경을 거쳐 심실과 심방벽, 심박조율기(pacemaker)조직에 투사된다. 심장신경(cardiac nerve)을 자극하면 베타1－아드레날린수용기를 통해 심장박동수와 심장의 수축력이 상승한다.

② 부교감신경(parasympathetic input)

제10뇌신경의 의문핵(nucleus ambiguus)에서 시작된 신경절이전섬유가 미주신경을 거쳐 심방의 벽속신경절과 굴심방결절(sinoatrial node)에 투사된다. 벽속신경절로부터 시작된 신경절이후섬유(postganglionic fibers)가 심장에 분포한다. 미주신경(vagus nerver)을 자극하면 심장의 수축력과 박동수가 저하된다.

(4) 방광[배뇨의 조절, bladder(control of micturition)]

주로 부교감신경의 조절을 받는다.

① 교감신경의 조절(sympathetic input)

T_1～L_3 분절로부터 아래창자간막신경얼기(inferior mesenteric plexus)와 아래아랫배신경얼기(inferior hypogastric plexus)를 거쳐 방광배뇨근(detrusor)과 속조임근(internal sphinccter)에 전달된다. 교감신경섬유가 손상되어도 방광기능에 영향이 없다.

② 부교감신경의 조절(parasympathetic input)

S_2～S_3 분절로부터 골반내장신경(pelvic splanchnic nerve)을 거쳐 방광배뇨근과 속조임근에 전달되고, 자극되면 배뇨가 일어난다. 마비되면 무긴장방광(atonic bladder)이 되어 반사나 수의적 조절이 사라진다.

몸운동신경의 영향(somatomotor input)은 S_2～S_4 분절로부터 음부신경(pudendal nerve)을 거쳐 바깥조임근(external sphincter muscle)에 분포한다.

척수에 전달되는 감각신경(sensory input to spinal cord)은 아랫배신경(hypogastric nerve), 골반신경(pelvic nerve), 음부신경(pudendal nerve)을 통해 전달되며, 손상되면 소변방울이 새는 범람요실금(overflow incontinence)을 동반한 무긴장방광이 일어난다.

방광감각의 오름경로(ascending pathway for bladder sensation)는 소변을 보고자 하는 욕구를 조절하고, 엉치분절에서 시작된 가쪽척수시상로(lateral spinothalamic tract)의 신경섬유에 존재한다. 절단되면 소변을 보고자 하는 욕구가 사라지고 범람요실금이 일어난다.

위운동신경세포의 조절(upper motor neuron input)은 수의적 배뇨를 조절하고, 중심곁소엽(paracentral lobule)으로부터 치아인대와 가쪽뿔 사이의 겉질엉치로(corticosacral tract)를 거친다. 좌우측이 모두 절단되면 비억제신경탓방광(uninhibited neurogenic bladder)이 일어난다.

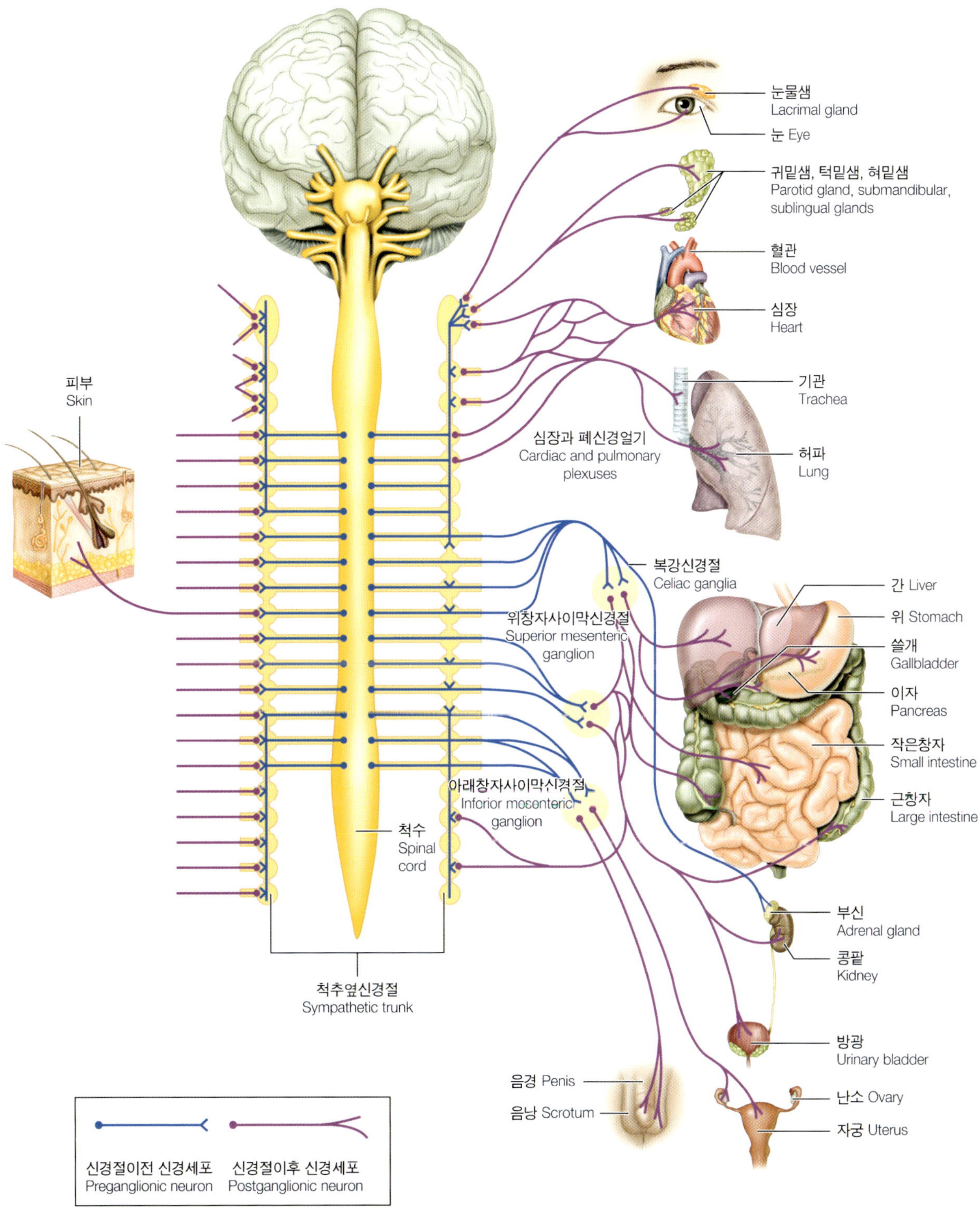

그림 14-23 **교감신경의 분포**

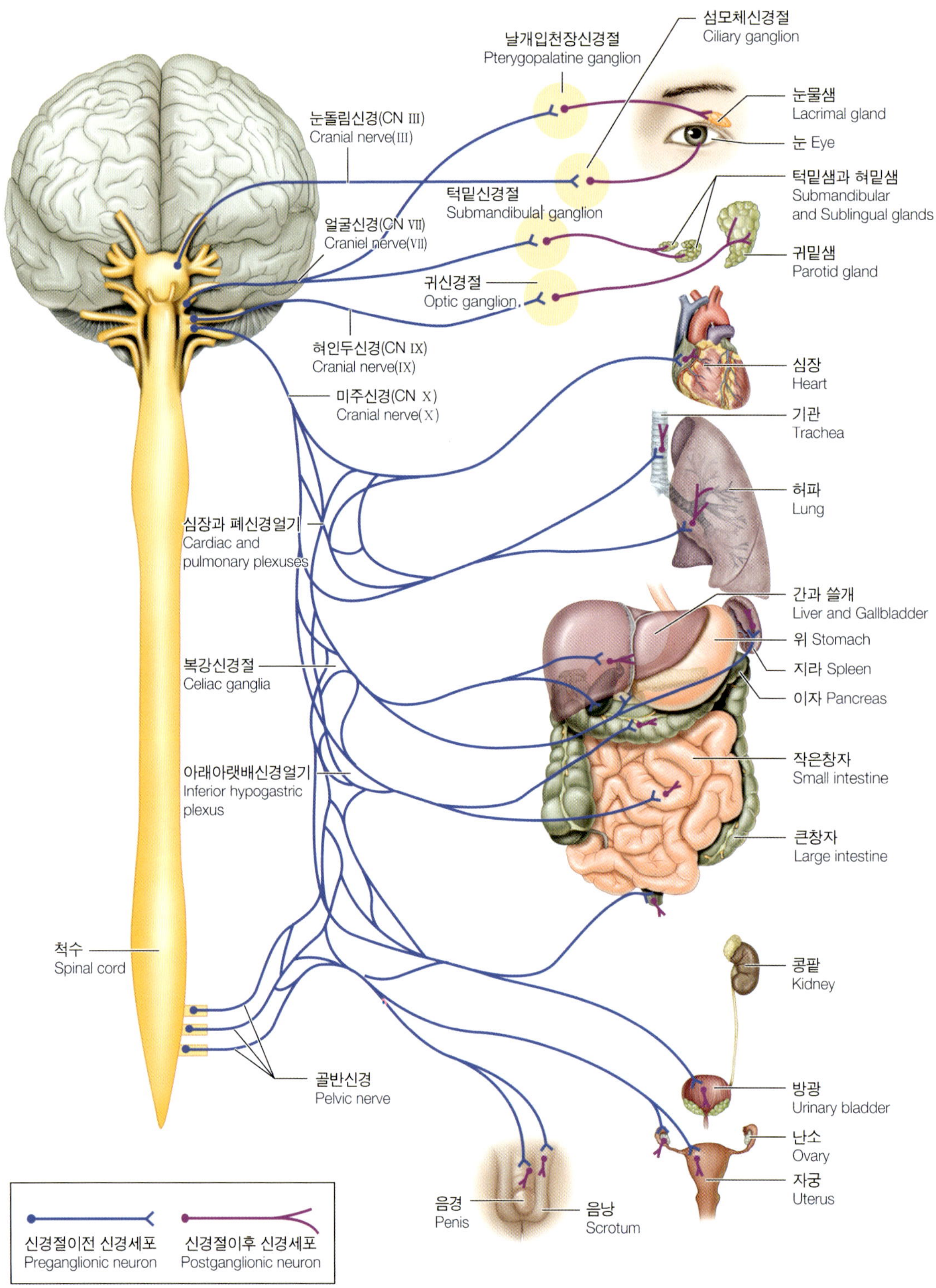

그림 14-24 **부교감신경의 분포**

참·고·문·헌

- Binder, Devin K., D. Christian Sonne, and Nancy J. Fischbein. Cranial nerves: anatomy, pathology, imaging. Thieme, 2010.
- Blumenfeld, Hal. Neuroanatomy Through Clinical Cases (Blumenfeld, Neuroanatomy through Clinical Cases). Sinauer Associates, 2002.
- Crock, H. V. "Normal and pathological anatomy of the lumbar spinal nerve root canals." Bone & Joint Journal 63.4 1981: 487-490.
- Gray, Henry. Anatomy of the human body. Vol. 8. Lea & Febiger, 1878.
- Gray, Henry. Anatomy of the human body. Vol. 8. Lea & Febiger, 1878.
- Lang, Johannes. "Anatomy of the brainstem and the lower cranial nerves, vessels, and surrounding structures." The American journal of otology 1985: 1-19.
- Nolte, John. "The human brain: an introduction to its functional anatomy." 2002.
- Rutecki, Paul. "Anatomical, physiological, and theoretical basis for the antiepileptic effect of vagus nerve stimulation." Epilepsia 31. s2 1990.
- Saladin, Kenneth S., and Leslie Miller. Anatomy & physiology. New York (NY): WCB/McGraw-Hill, 1998.
- Saladin, Kenneth S., and Leslie Miller. Anatomy & physiology. New York (NY): WCB/McGraw-Hill, 1998.
- Samii, Madjid, and Peter J. Jannetta, eds. The Cranial Nerves: Anatomy · Pathology · Pathophysiology · Diagnosis · Treatment. Springer Science & Business Media, 2012.
- Sherrington, Charles S. "On the Anatomical Constitution of Nerves of Skeletal Muscles; with Remarks on Recurrent Fibres in the Ventral Spinal Nerve-root." The Journal of physiology 17.3-4 1894: 210-258.
- The cranial nerves: Anatomy and anatomico-clinical correlations. Thomas, 1959.
- Wilson-Pauwels, Linda, Elizabeth J. Akesson, and Patricia A. Stewart. Cranial nerves: anatomy and clinical comments. Toronto: BC Decker, 1988.

NEUROSCIENCE

NEUROSCIENCE I·N·D·E·X

INDEX

가

INDEX

라

마

바

사

INDEX

아

INDEX

자

INDEX

B

C

INDEX

D

E

F

G

O

P

Q

R

S

INDEX

T

U

V

W

기타

NEUROSCIENCE

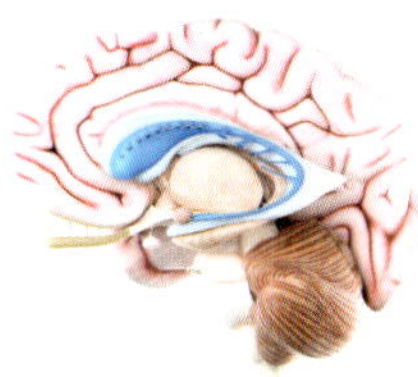

신경과학
NEUROSCIENCE

발　행　2018년 8월 1일

저　자　오태영 · 김병조 · 김창숙 · 김태훈 · 송주민 · 정다은 · 김영준 · 김정진
김진아 · 남형전 · 성윤희 · 송수영 · 양내풍 · 양승훈 · 오동환 · 이건칠
이미영 · 이연섭 · 이우형 · 이주상 · 조용호 · 최은희 · 하미숙 · 한승협
한종만 · 황윤태 · 권해연

발행인　이웅현
발행처　**퍼시픽북스**
서울특별시 중구 충무로 29 아시아미디어타워 501호
TEL. 02-2272-7766(代) / FAX. 02-2272-7166
E-mail: papu77@daum.net

ISBN 978-89-6130-202-9

정가 40,000원

NEUROSCIENCE